- 은하출판사 간호조무사 교재는 교육부 인정 교과서입니다.
- 합격의 지름길! 최고의 권위서!

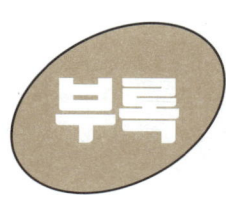 스마트폰 실기 관련 그림문제 및 동영상 강의

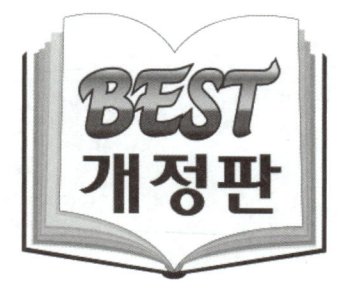

National Nursing Examination

10회차 간호조무사
실전문제 총정리

은하출판사 편집국

은하출판사 문제집으로 50여 년간 간호조무사 완벽 배출!

+ CBT(컴퓨터 시험) 대비 실전문제 총정리
+ 자세한 해설을 통한 문제의 완벽한 이해력!
+ 최신 기출문제 분석을 통한 문제 재구력!
+ 실기 관련 그림 문제 및 그림 문제 동영상 강의 수록!

국시원 고시에 따른 대한의사협회 '의학용어집' 용어 준수

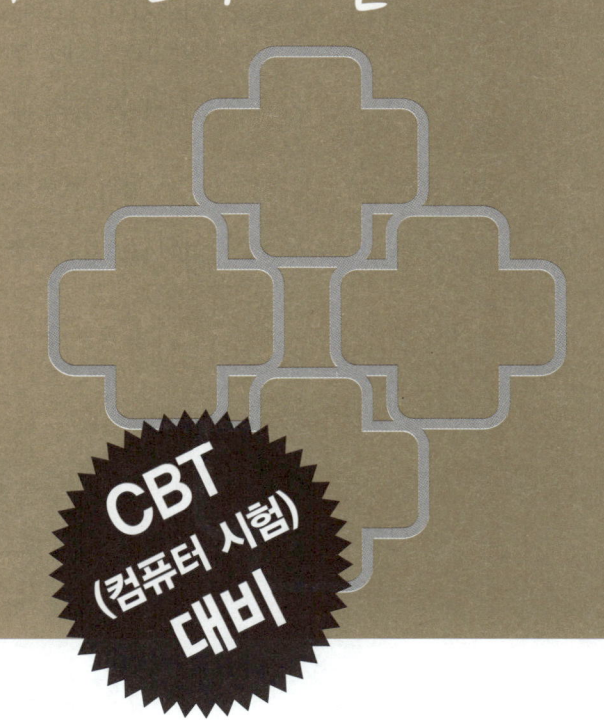

CBT (컴퓨터 시험) 대비

시행처 한국보건의료인국가시험원

교육부교과서인정업체
은하출판사
Eunha Publishing Co.

National Nursing Examination

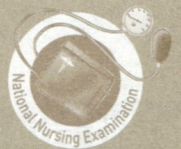

합격을 위한 핵심 문제 정리
간호조무사 실전 문제

|머리말| *Preface*

우리나라는 국민들의 건강에 대한 인식이 보다 강화되고 더불어 국민의 평균수명 증가와 노령화가 급속화됨에 따라 정부의 복지행정에 대한 관심이 증대되고 있는 실정이다.

양질의 의료서비스가 한층 더 요구되고 있는 현실에서 간호조무사의 인력수급이 보다 절실해지고 있으며, 또한 간호조무사 자격취득자를 대상으로 대학교마다 특별전형제도를 실시하고 있기 때문에 해마다 간호조무사 자격시험에 대한 응시자수가 현저하게 늘어나고 있다.

또한 간호조무사는 주로 병·의원과 보건소나 보건지소, 노인요양시설, 사회복지시설, 아동복지시설, 유치원, 산후조리원 등 그 진로의 폭이 점점 더 넓어지고 있는 추세이다.

그럼에도 불구하고 시중에 간호조무사 자격시험을 위한 교재가 변변치 않은 점을 안타깝게 여겨 30여년 동안을 끊임없이 간호조무사 관련 교과서와 문제집을 발간해온 본사에서 수험생들의 고민을 해결해 드리고자 심혈을 기울여 이 책을 출간하게 되었다.

본 문제집의 특성은

첫째 실제 시험과 동일한 유형으로써 시험현장에서 실제 풀어보는 것처럼 실전감각을 높일 수 있게 하였으며

둘째 수년간의 기출문제를 완전분석하여 문제의 적중도를 한층 더 높였고, 최근 실기 관련 그림 문제도 해마다 출제되고 있어 그 유형에 맞춰 그림 문제를 강화시켰으며

셋째 국시원에서 출제하고 있는 최근의 문제형식을 파악하여 임상현실을 고려한 해석·해결형 문제에 그 초점을 맞추었으며

넷째 적중률 높은 실기 관련 그림 문제를 동영상 강의를 통해 알기 쉽게 풀이하고 있다.

이 책 한 권이 수험생 여러분의 학습에 절대적인 도움이 되리라 확신하면서 앞날에 큰 영광이 함께 하길 기원해 본다.

은하출판사 편집국

National Nursing Examination

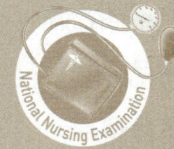

합격을 위한 핵심 문제 정리
간호조무사 실전 문제

목차 | Contents

- 서언
  - 머리말 2
  - 간호 국가시험 출제경향 4
  - 간호조무사 기출 문제 분석표 4

- 간호조무사 실전문제 1회차 7
  - 정답 및 해설 15
- 간호조무사 실전문제 2회차 24
  - 정답 및 해설 32
- 간호조무사 실전문제 3회차 44
  - 정답 및 해설 52
- 간호조무사 실전문제 4회차 62
  - 정답 및 해설 70
- 간호조무사 실전문제 5회차 79
  - 정답 및 해설 87
- 간호조무사 실전문제 6회차 97
  - 정답 및 해설 105
- 간호조무사 실전문제 7회차 114
  - 정답 및 해설 122
- 간호조무사 실전문제 8회차 132
  - 정답 및 해설 140
- 간호조무사 실전문제 9회차 151
  - 정답 및 해설 159
- 간호조무사 실전문제 10회차 168
  - 정답 및 해설 176
- 부록 : 실기 관련 그림 문제 187
  - 정답 및 해설 207

National Nursing Examination

간호 국가시험 출제경향

01 「간호실기」문제는 교과과목의 영역에 관계없이 간호조무사가 임상에서 간호적용을 할 때 주의해야 할 사항을 다루고 있다. 실기 문항을 분석해 보면 「기본간호」와 「성인간호」및 「모성간호」가 50% 이상을 차지하고 있으나 지역사회간호 및 모자보건, 기초약리 등 의외의 문제도 출제되고 있다(분석표에서는 기출되었던 「간호실기」문제를 각 과목에 합산하였음).

02 「기본간호」문제는 간호조무사가 임상에서 활동하는데 있어서 가장 필요한 과목이라 해마다 그 출제비율이 매우 높아지고 있다. 또한 실기 관련 그림 문제가 계속해서 출제되고 있다.

03 「성인간호」문제는 질병의 구체적 증상이나 기전을 다루기보다는 생활습관병 등 사회적으로 발생빈도가 높은 질병을 중심으로 그 기전과 간호를 다루고 있다.

04 「간호관리」는 간호조무사가 임상에 임할 때 지녀야 할 기본적 직업소양 및 태도와 업무 한계에 대하여 묻는 문제가 꾸준히 출제되고 있다.

05 「의료관계법규」의 경우 매년 6문제 정도가 출제되고 있으며 의료법, 구강보건법, 감염병의 예방 및 관리에 관한 법률, 혈액관리법, 정신건강증진 및 정신질환자 복지서비스 지원에 관한 법률, 결핵예방법에서 고루 출제되고 있다.

06 「지역사회간호」에서는 지역사회 주민에 의한 건강증진 개념이 강조되고 있으며, 방문간호 및 보건소 간호에 대한 문제도 해마다 출제되고 있다.

07 최근 들어 「노인간호」에 관련된 문제가 자주 출제되고 있는 바, 이는 초고령 사회를 앞두고 있는 현실을 감안해 볼 때 앞으로도 출제빈도가 점차 높아질 것으로 예상된다.

08 「질병관리사업」에서 감염병에 관련한 출제빈도는 점차 증가하고 있는 추세이고 생활습관병인 만성질환과 결핵 및 성병관련 문제도 꾸준히 다루어지고 있는 편이다.

기출 문제 분석표

시험과목	세부과목	2019.10	2020.6	2020.10	2021.3	2021.9	2022.3	2022.9	2023.3	2023.9	2024.3	2024.9
기초간호학 개요	간호관리	2	2	2	1	1	1	2	2	2	2	3
	기본간호	33	30	32	35	36	33	32	32	32	35	33
	성인간호	6	5	4	6	7	6	7	6	7	4	6
	인체구조와 기능(해부생리)	2	3	3	3	2	2	1	2	1	2	2
	모성·아동간호	9	7	6	7	7	7	7	9	7	6	7
	기초치과	2	2	2	2	2	2	2	2	2	2	2
	기초한방	2	2	2	2	2	2	2	2	2	2	2
	기초약리	2	3	3	2	1	2	2	2	2	2	2
	기초영양	2	3	2	1	2	2	2	2	2	2	2
	응급간호	3	4	4	3	4	5	4	5	4	4	3
	노인간호	4	4	5	3	2	3	4	3	4	4	3
보건간호학 개요	보건교육	4	4	4	4	4	4	4	5	4	4	4
	보건행정	6	6	5	6	8	7	9	8	9	8	8
	환경보건	4	3	4	4	4	4	4	4	4	4	4
	산업보건	1	1	2	1	1	1	1	1	1	1	1
공중보건학 개요	지역사회간호·모자보건	5	5	4	7	6	7	5	2	4	3	5
	인구와 가족계획	1	1	1	1	2	1	1	1	2	2	2
	질병관리사업	6	8	9	5	4	5	5	6	5	6	5
	의료관계법규	6	6	6	6	6	6	6	6	6	6	6
실기	실기											

National Nursing Examination

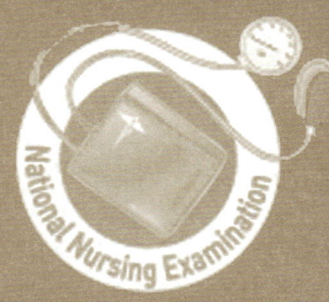

합격의 지름길! 최고의 권위서!

1~10 회차

간호조무사 실전문제

시행처 한국보건의료인국가시험원

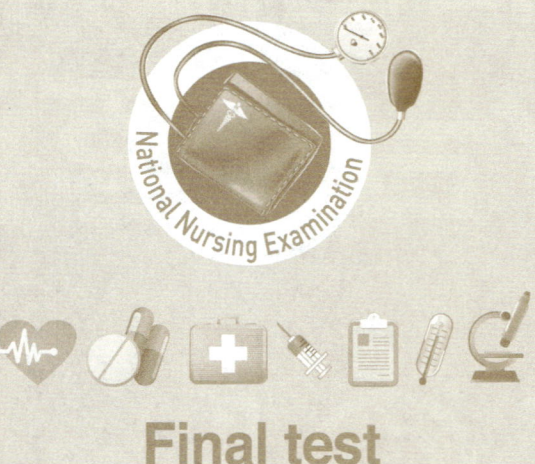

Final test

합격을 위한 핵심 문제 정리
간호조무사 실전 문제 — 1회차 Final test

기초간호학 개요

01 산욕열을 일으키는 가장 흔한 균으로 옳은 것은?
① 웰치균 ② 임균
③ 사슬알균 ④ 대장균
⑤ 포도알균

02 혈액 중에 산소(O_2)보다 이산화탄소(CO_2)가 증가할 경우 호흡수의 변화로 옳은 것은?
① 감소했다가 증가한다. ② 증가했다가 감소한다.
③ 감소한다. ④ 증가한다.
⑤ 변화가 없다.

03 신생아실에서 아기에게 우유를 먹일 때 적당한 온도 측정 방법으로 옳은 것은?
① 손바닥으로 우유병을 만져 본다.
② 입으로 조금 빨아 본다.
③ 팔꿈치로 온도를 확인한다.
④ 대충 흔들어 그냥 먹인다.
⑤ 팔 안쪽에 한두 방울 떨어뜨려 본다.

04 보조 지팡이를 사용하는 오른쪽 반신마비(편마비) 환자의 보행을 돕는 방법으로 옳은 것은?
① 환자 오른쪽에 서서 보조하며 걷는다.
② 환자와 같은 쪽 발을 내디디며 걷는다.
③ 환자와 마주 서서 보조를 맞추어 걷는다.
④ 왼쪽 다리가 먼저 앞으로 나가도록 한다.
⑤ 침대에서 내려올 때 환자의 어깨를 잡고 옆에 선다.

05 간호 업무를 보조하는 간호조무사의 업무로 옳은 것은?
① 투약을 한다. ② 방사선 촬영을 한다.
③ 간단한 처치를 한다. ④ 드레싱을 한다.
⑤ 환자의 신체적 간호를 돕는다.

06 아동의 경련 시 간호에 대한 설명으로 옳은 것은?
① 다치지 않도록 위험한 물건을 치운다.
② 억지로라도 설압자를 물려준다.
③ 경쾌한 음악을 들려준다.
④ 방을 좀 더 밝게 해준다.
⑤ 자극을 주기 위해 말을 시키거나 몸을 마사지한다.

07 보육기 신생아에게 고농도 산소를 장기간 복용시킬 경우 나타나는 질환으로 옳은 것은?
① 수정체 뒤 섬유 증식 ② 산소 중독증
③ 폐렴 ④ 특발호흡곤란증후군
⑤ 무기폐

08 골절의 응급처치 시 응급 골절 환자를 움직이지 못하게 하는 가장 중요한 이유로 옳은 것은?
① 통증 예방을 위하여 ② 혈관 파괴를 예방하기 위하여
③ 복합 골절 예방을 위하여 ④ 감염 방지를 위하여
⑤ 출혈을 막기 위하여

09 엄마의 태반을 통해 감염되는 신생아의 질환으로써 트레포네마 팔리듐균에 의한 질환으로 옳은 것은?
① 결핵 ② 한센병
③ 매독 ④ 아구창
⑤ 임질

10 임신 24주 처음으로 모성 클리닉을 방문한 임부가 특별한 이상이 없다면 다음에 방문해야 할 시기로 옳은 것은?
① 26주 ② 28주
③ 30주 ④ 36주
⑤ 38주

11 임신의 확정적 징후로만 연결된 항목으로 옳은 것은?
① 무월경, 복부의 증대, 입덧
② 자궁의 유연, 태아심음 청취, 입덧
③ 임신 반응 검사 양성, 태동, 무월경
④ 복부 증대, 태동, 입덧
⑤ 태아심음 청취, 초음파에 의한 태아 확인, 태동

12 임신부의 관리 시 임신 기간 중에 산모가 칼슘(Ca)을 복용해야 하는 이유로 옳은 것은?
① 임신부의 유즙 분비를 촉진하기 위해
② 임신부의 입덧 완화와 식욕 증진을 위해
③ 태아의 골격 형성과 모체의 치아 보호를 위해
④ 태아의 영양과 근육 강화를 위해
⑤ 산모의 영양과 건강을 위해

13 임신 8주째인 초산모가 무통 점적 질 출혈이 있고, 경미하지만 규칙적인 복통이 지속되고 있다며 무척 걱정스런 목소리로 산부인과에 전화를 걸어왔다. 이때의 답변으로 옳은 것은?
① "다리를 올리고 누워 있으면 점차 괜찮아질 겁니다."
② "매우 심각한 응급상황으로 소파수술을 해야 합니다."
③ "침상에서 안정을 취하도록 하고 출혈이 계속 있으면 병원으로 오세요."
④ "지금 당장 병원으로 오도록 하세요."
⑤ "일체의 활동을 제한하고 유동식을 섭취하세요."

14 신생아 출생 직후 가장 먼저 관찰해야 할 사항으로 옳은 것은?

① 맥박수
② 호흡
③ 근육의 힘
④ 신체 결함 유무
⑤ 피부색 변화

15 신생아에게 1% 질산은(AgNO₃)이나 1% 테트라사이클린, 0.5% 에리스로마이신을 점안하여 예방하는 질환으로 옳은 것은?

① 선천 심장 질환
② 매독
③ 백내장
④ 임균 눈염증(임균성 안염)
⑤ 신생아 결막염

16 산후기(산욕기) 간호 중 비수유부의 유방 울혈을 완화시킬 수 있는 방법으로 옳은 것은?

① 유즙을 자주 짜도록 격려한다.
② 산모용 브래지어로 받쳐 준다.
③ 탄력 붕대로 유방을 묶어 준다.
④ 가벼운 진통제라도 사용을 금한다.
⑤ 유두를 자극해 주도록 한다.

17 응급 상황 시나 의식이 없는 환자에게 가장 중요한 간호로 옳은 것은?

① 활력 징후(Vital Signs)를 자주 측정하도록 한다.
② 욕창을 예방하기 위해 체위를 자주 변경시켜 준다.
③ 고개를 옆으로 돌려 주어 질식을 예방한다.
④ 쇼크(Shock) 예방을 위해 다리를 올려 준다.
⑤ 환자에게 산소를 공급하여 주도록 한다.

18 입원한 유아 간호에 대한 설명으로 옳은 것은?

① 관장액은 240~270mL로 한다.
② 경련 시 병실을 밝게 한다.
③ 찬물찜질은 5℃ 낮게 한다.
④ 약 먹은 직후 토하면 바로 다시 준다.
⑤ 5세 이하는 구강 체온 측정을 한다.

19 노인의 심혈관계와 호흡계의 변화에 대한 설명으로 옳은 것은?

① 호흡이 감소하며 맥박이 증가한다.
② 혈압이 증가한다.
③ 수축기압만 낮아진다.
④ 수축기압만 증가한다.
⑤ 호흡수와 맥박수가 증가한다.

20 가정 분만 후 분만후출혈(500cc 이상의 출혈)이 발생할 경우 처치법으로 옳은 것은?

① 즉시 다량의 수분을 섭취시킨다.
② 환자 가족과 걱정을 나눈다.
③ 흘린 피를 깨끗이 치운다.
④ 철분제제를 투여한다.
⑤ 자궁 저부 마사지를 한다.

21 췌장의 랑게르한스섬의 β세포에서 분비되는 인슐린의 기능으로 옳은 것은?

① 성장호르몬이다.
② 소변량을 증가시킨다.
③ 단백질을 분해시킨다.
④ 혈당을 증가시킨다.
⑤ 혈당을 감소시킨다.

22 약물의 관리 중 예방 백신 PPD, BCG의 보관 온도로 옳은 것은?

① 30℃ 전후의 어두운 곳
② 10℃ 이상의 실온
③ 5~10℃의 냉장고
④ 15~20℃의 냉암소
⑤ 2~5℃의 냉암소

23 구불(S자상) 결장에 이어지는 부분으로 선골 앞을 일직선으로 내려가서 끝부분이 넓게 팽대되어 있으며, 변의를 일으키는 부위로 옳은 것은?

① 회장
② 대장
③ 결장
④ 직장
⑤ 항문관

24 간호조무사의 대인 관계로 옳은 것은?

① 간호사의 간호 계획과 방침에 따라 적극적으로 활동하도록 한다.
② 환자의 사적인 비밀에 대해서 필요하다면 동료에게 이야기한다.
③ 환자 상태의 이상을 발견했을 때는 신속한 판단하에 처치한다.
④ 진단, 예후, 치료에 대한 문의가 있을 때는 배운 한도 내에서 성의있게 답변한다.
⑤ 직장을 그만둘 경우 언제든지 미리 통보만 하면 된다.

25 분만 중 산모가 힘을 주어 복압을 높여야 할 시기이며, 자궁경관의 완전 소실과 개대가 있는 시기는?

① 동통이 심해질 때
② 규칙적인 분만 진통 시
③ 태반 만출기
④ 태아 만출기
⑤ 경관 개대기

26 며칠 동안 배가 아픈 김 할머니의 보호자는 할머니를 병원에 데려가지도 않고 평소와 같이 어르신 혼자 경로당에 가게 하였다. 어떤 노인학대 유형인가?

① 성적 학대
② 재정적 학대
③ 유기
④ 방임
⑤ 신체적 학대

27 쾌락 추구를 목적으로 일반적인 약물을 과잉 사용하는 것을 무엇이라고 하는가?

① 약물의 중독
② 약물의 오용
③ 약물의 금단증상
④ 약물의 내성
⑤ 약물의 남용

28 임신 16주 된 임신부가 태동이 없어 병원에 들러 진찰한 결과 임신반응 검사가 음성으로 확인되었다. 자궁 수축이 없었고 태아심음도 들리지 않았다. 이 유산의 형태로 옳은 것은?

① 불완전유산　② 패혈유산
③ 계류유산　④ 절박유산
⑤ 완전유산

29 급성 사구체신염 아동의 간호 계획으로 옳은 것은?
① 부종 부위의 피부 마찰을 예방하기 위해 자세를 변경한다.
② 적어도 2~4시간마다 소변 비중을 측정한다.
③ 매일 각기 다른 시간에 체중을 측정한다.
④ 환아에게 수분과 염분을 철저히 제한하도록 한다.
⑤ 자주 많은 양의 식사를 주도록 한다.

30 마지막 월경 시작일이 2021년 2월 20일인 여성의 분만 예정일로 옳은 것은?
① 2021년 11월 15일　② 2021년 11월 18일
③ 2021년 11월 25일　④ 2021년 11월 27일
⑤ 2021년 11월 29일

31 고페닐알라닌혈증과 선천 갑상샘저하증이 공통으로 나타내는 후유증으로 옳은 것은?
① 지능 발달 지연　② 비만
③ 관절염　④ 당뇨
⑤ 스트레스

32 젖니(유치)에서 간니(영구치)로 대치되는 시기로 옳은 것은?
① 2~3세　② 4~5세
③ 6~7세　④ 8~9세
⑤ 10~11세

33 치과 진료 시 표준 장비에 대한 설명으로 옳은 것은?
① 자주 사용하는 물품은 우측에서 좌측으로 배열한다.
② 간호사 의자가 의사보다 낮아야 한다.
③ 세면대를 보이지 않는 곳에 설치한다.
④ 저속 손잡이기구(핸드피스)만 사용한다.
⑤ 의자의 머리 쪽을 앞으로 제쳐 환자를 편안하게 한다.

34 침의 적응증으로 옳은 것은?
① 급성 폐렴　② 대출혈
③ 급성 심장 질환　④ 안면 신경 마비
⑤ 고막 천공

35 일반적으로 급성 질환에 많이 응용되며 증상에 따라 용량을 가감할 수 있는 것은?
① 환제　② 주제
③ 고제　④ 산제
⑤ 탕제

보건간호학 개요

36 가장 능률적이고 효과적인 보건교육이라 할 수 있는 것은?
① 가정 보건교육　② 학교 보건교육
③ 공중 보건교육　④ 산업장 보건교육
⑤ 직업적 보건교육

37 작업환경을 관리하는 목적으로 가장 옳은 것은?
① 작업 도구 보호　② 직업병 치료
③ 복지시설 확대　④ 작업 시간 확대
⑤ 근로자의 건강 증진

38 식품의 물리적 보존법으로 옳은 것은?
① 훈연법　② 당장법
③ 절임법　④ 건조법
⑤ 방부제

39 환경 개선을 위해서 경유를 연료로 사용하는 자동차 소유자에게 개선에 필요한 비용을 부담시키는 제도로 옳은 것은?
① 환경개선부담금　② 폐기물예치금
③ 수질개선부담금　④ 배출부과금
⑤ 폐기물부담금

40 수인성 감염병 유행의 특징으로 옳은 것은?
① 일반적으로 성별, 연령별 발생률에 차이가 있다.
② 항상 이차 감염이 생긴다.
③ 하절기에 다소 많으나 계절에 관계 없이 일어난다.
④ 대체적으로 치명률이 높다.
⑤ 환자 발생이 간헐적이다.

41 일차 보건의료의 개념으로 옳은 것은?
① 이차 기관에서 처리하지 못한 환자의 최종 진료기관
② 지역사회의 공동적인 노력이 요구되는 보건의료의 기본적인 초기 단계
③ 전문의가 진료하는 병원급 의료
④ 부녀자 지도·계몽만을 선도하는 지역사회 의료
⑤ 가족계획의 전반적인 상담 실시 단계

42 모든 인류의 건강 실현을 궁극적인 목적으로 하는 일차 보건의료의 접근법으로 옳은 것은?
① 의료기관 중심의 접근법　② 가족 중심의 접근법
③ 기본적이고 포괄적인 접근법　④ 정부기관 중심의 접근법
⑤ 구체적이고 완전한 접근법

43 지방의 조그마한 면소재지에 살고 있는 65세의 김 할머니는 보건지소를 이용하려면 이동하는 시간이 약 한 시간 정도가 소요

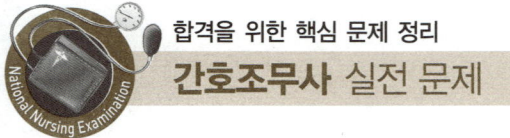 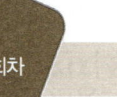

된다며 불평을 호소하였다. 이는 일차 보건의료 접근의 필수 요소 중에서 어느 요인이 부족한 것인가?

① 주민의 참여
② 지불 부담 능력
③ 수용 가능성
④ 포괄성
⑤ 접근성

44 보건교육 시 가장 중요한 사항으로 옳은 것은?

① 교육을 실시하기 전에 충분히 연습한다.
② 우선순위에 따라 예산을 배정한다.
③ 교육 대상자와 함께 계획한다.
④ 교육 전문가의 협조를 구한다.
⑤ 해당 지역에서 이용할 수 있는 자원을 조사한다.

45 보건교육의 방법 중 왕래식 보건교육의 방법으로 옳은 것은?

① 포스터
② 면접
③ 광고
④ 게시
⑤ 비디오 상영

46 위생적이기는 하지만 고비용과 운영 관리 문제, 대기오염 문제가 발생하며 가연성 쓰레기 처리에 적합한 방법으로 옳은 것은?

① 투기 처리
② 소각 처리
③ 고화 처리
④ 퇴비 처리
⑤ 매립 처리

47 원인균이 장독소를 생성하여 중독을 일으키며, 예방을 위해서는 고름(화농), 편도염을 가진 사람의 음식 취급을 금지해야 하는 식중독으로 옳은 것은?

① 보툴리눔 중독
② 병원 대장균
③ 포도알균 중독
④ 장염 비브리오
⑤ 살모넬라 중독

48 고혈압 환자에게 혈압 조절을 위해 약물 사용 방법에 대한 보건교육을 실시하였다면 이것은 보건교육 목적 중 어디에 해당하는가?

① 건강 증진
② 질병 예방
③ 건강 문제 관리
④ 재활
⑤ 질병 치료

49 국민의료비 억제 대책 방법으로 옳은 것은?

① 의료전달체계의 확립
② 본인 부담률 감소
③ 고가 의료기술 도입 장려
④ 보험급여의 확대
⑤ 지불보상제도를 사후 결정 방식으로 개편

50 다음에서 의심할 수 있는 식중독은?

급식으로 햄버거를 먹은 어린이들이 복통, 설사, 발열, 구토 증상을 집단으로 호소하고 있으며 일부는 심각한 용혈요독증후군을 나타내고 있다.

① 장출혈대장균 식중독
② 장염비브리오 식중독
③ 살모넬라 식중독
④ 포도알균 식중독
⑤ 캄필로박터 식중독

⏳ 공중 보건학 개론

51 매개물이 없이 사람으로 직접 전파되며, 접촉자의 발견이 어렵기 때문에 그 관리가 어려운 전염성 질환으로 옳은 것은?

① 페스트
② 기생충
③ 성병
④ 폴리오
⑤ 콜레라

52 우울증이 있는 대상자의 다음 이야기 중 특히 주의를 기울여야 할 말은?

① "센터 프로그램에 참석할지 결정을 못 했어요."
② "다른 사람들과 잘 지낼 수 있을지 걱정돼요."
③ "속이 안 좋아 식사를 못 하겠어요."
④ "제가 없어져도 아무도 찾지 않을 거예요."
⑤ "부모님 생각하면 죄송한 마음에 울게 돼요."

53 경구피임제 28정 복용 시 21정 + 7정을 먹는데 왜 7정을 복용하는지 그 이유로 옳은 것은?

① 부작용을 예방하기 위해
② 영양 공급을 위해
③ 피임 효과를 증대시키기 위해
④ 매일 먹는 습관을 들이기 위해
⑤ 미용 효과를 위해

54 여성 피임법 중 더 이상 자녀를 갖지 않으려는 부부를 대상으로 수술의 방법을 통하여 영구히 임신할 수 없게 하는 영구적 피임술로 옳은 것은?

① 기초체온법
② 먹는 피임제
③ 격막(다이아프램)
④ 월경 조절술
⑤ 난관결찰

55 최근 치료보다 질병 예방이나 건강 증진이 강조되는 이유로 옳은 것은?

① 감염성 질환의 증가
② 의료비의 평준화를 위해
③ 의사 및 의료시설의 부족
④ 만성 퇴행 질환의 증가
⑤ 의료인에 대한 불신의 증가

56 지역사회 간호사업 중 일차적 예방으로 옳은 것은?

① 재활 서비스 제공
② 당뇨병 식사요법
③ 비만증 예방

④ 신체 부위의 기능 회복을 위한 물리치료
⑤ 흉부 X선을 통한 결핵의 발견

57 지역사회 간호활동 중 가장 많은 비중을 차지하고 있고 효율적인 보건교육을 실시할 수 있으며 간호 대상자에게 효과가 가장 큰 것은?

① 환경위생 관리
② 학교 예방접종
③ 전화 상담
④ 보건소 관리 활동
⑤ 가정방문

58 지역사회 현장에서 가족 중심의 포괄적 간호계획이나 간호 제공을 위한 가정방문을 계획할 때 하루 동안 방문할 대상자의 순서를 옳게 나열한 것은?

① 폐렴 아동-폐결핵 성인-당뇨 임산부-초생아
② 미숙아-폐결핵 성인-매독 임산부-당뇨 노인
③ 임신중독 임산부-A형 간염 아동-미숙아-폐결핵 성인
④ 미숙아-당뇨 임산부-폐렴 아동-폐결핵 성인
⑤ 신생아-매독 임산부-폐렴 아동-당뇨 노인

59 지역사회 간호사업은 누구를 대상으로 실시하는가?

① 보건소나 보건지소의 주민
② 담당 지역 내의 모든 주민
③ 영세민의 미취학 아동
④ 퇴원 후 요양 환자
⑤ 가정에서 치료를 받고 있는 환자

60 지역사회 보건사업 및 지역사회 간호사업의 실패 원인으로 옳은 것은?

① 과학적 기술 부족
② 학문적 뒷받침 부족
③ 인력 자원 부족
④ 경제 부족
⑤ 사회 풍습에 대한 인식 부족

61 지역사회 간호사업의 기본 단위로 옳은 것은?

① 국가
② 기관
③ 사회
④ 개인
⑤ 가족

62 후천면역결핍증후군(AIDS) 예방을 위한 행동 지침으로 옳은 것은?

① AIDS 감염자와 화장실, 세면기, 욕실을 같이 사용하지 않도록 한다.
② 환자의 가래, 침, 콧물과 접촉하지 않도록 한다.
③ 자신이 AIDS에 걸려 있을 가능성이 있는 사람은 헌혈을 하지 않는다.
④ AIDS 감염자와 악수나 포옹을 하지 않는다.
⑤ HIV 감염이 의심되는 사람과의 성적 접촉은 괜찮다.

63 금연 프로그램의 단계 중 계획이전단계에 해당하는 내용은?

① 유혹을 줄일 수 있는 방법을 개발한다.
② 보상을 적절히 활용한다.
③ 긴장을 완화할 수 있는 방법을 활용한다.
④ 목표를 설정한다.
⑤ 흡연의 유해성을 강조한다.

64 보건소 모자보건센터에서 근무하는 간호조무사가 임신부에게 모유수유를 권하면서 모유를 먹는 아이의 감염병 발생률이 분유를 먹는 아이보다 낮다고 교육하였다. 이는 어떤 면역이 형성됨을 강조하는 것인가?

① 선천면역
② 자연수동면역
③ 인공수동면역
④ 자연능동면역
⑤ 인공능동면역

65 「구강보건법」에 따른 구강보건사업에 대한 설명으로 옳은 것은?

① 시장·군수·구청장은 권역 장애인 구강진료센터 및 지역 장애인 구강진료센터를 설치·운영할 수 있다.
② 「영유아보육법」에 따라 실시하는 영유아의 건강진단에는 구강검진이 포함되지 않는다.
③ 특별자치시·특별자치도 또는 시·군·구의 보건소에는 구강보건실 또는 구강보건센터를 설치·운영해야 한다.
④ 국가와 지방자치단체는 홀로 사는 노인의 구강 건강을 위해 6개월에 한 번씩 정기검진을 실시해야 한다.
⑤ 사업장 사업주가 보건교육과 건강진단을 실시할 때는 구강보건교육과 구강 검진을 구분하여 각각 실시한다.

66 정신질환자의 「민법」상의 부양의무자 또는 후견인은 정신질환자의 보호의무자가 된다. 다만, 보호의무자가 될 수 없는 자로 옳은 것은?

① 외국 주재 부모
② 파산선고를 받고 복권된 자
③ 65세 이상의 고령자
④ 성년자
⑤ 피성년후견인 또는 피한정후견인

67 「결핵예방법」에 명시된 대한결핵협회의 설치 목적으로 옳은 것은?

① 결핵퇴치사업, 결핵진료사업
② 결핵병원관리사업, 결핵퇴치사업
③ 결핵예방사업, 결핵퇴치사업
④ 결핵진료사업, 결핵예방사업
⑤ 결핵예방사업, 결핵병원관리사업

68 「의료법」상 보건복지부 장관의 면허를 받은 의료인에 속하는 사람끼리 묶인 것은?

① 약사, 의사, 간호사
② 한의사, 조산사, 간호사
③ 조산사, 약사, 간호사
④ 임상병리사, 조산사, 간호사
⑤ 치과의사, 약사, 간호사

69 보건복지부 장관은 헌혈환급예치금으로 헌혈환급적립금을 조성·관리하는데, 적립금의 사용 용도로 옳은 것은?

① 혈액원 개설
② 혈액 채취 요원의 지원
③ 혈액제제 폐기 비용
④ 혈액원 확장정책 지원
⑤ 수혈 비용의 보상

70 감염병 위기 시 감염 전파의 차단 조치에 대한 내용으로 옳은 것은?

① 감염병 관리기관이 아닌 의료기관이 감염병 관리시설을 설치·운영하려면 시·도지사에게 신고해야 한다.
② 감염병 관리기관은 정당한 사유없이 감염병 환자 등의 입소를 거부할 수 없다.
③ 보건복지부 장관은 국민의 건강에 위해가 되는 감염병 확산 시라도 불안을 막기 위해 감염병 환자의 이동 경로, 이동 수단 등의 정보를 국민에게 공개해서는 안 된다.
④ 보건복지부 장관은 수립한 감염병 위기관리 대책을 시장·군수·구청장에게 알려야 한다.
⑤ 질병관리청장은 감염병의 확산 또는 해외 신종 감염병의 국내 유입으로 인한 재난 상황에 대처하기 위해 감염병 위기관리 대책을 수립·시행해야 한다.

실기

71 25세의 배구 선수 정씨는 발목을 지지하고 있던 인대가 늘어나 경기를 뛰지 못하고 있다. 환자 정씨에 대한 간호로 옳은 것은?

① 상처 부위에 항생제를 투여한다.
② 상처 부위를 고정한 후 체중을 부가하지 않는다.
③ 상처 부위가 물에 젖지 않게 한다.
④ 다리를 올리지 말고 조심하라고만 한다.
⑤ 가능한 한 걸어 보게 한다.

72 수술 전 정규 검사의 종류에 속하는 것은?

① 위내시경 검사   ② 객담 검사
③ 기관지내시경 검사   ④ 천자 검사
⑤ CBC(전혈) 검사

73 유치도관 삽입 환자에 대한 간호보조활동으로 옳은 것은?

① 소변 배액 주머니는 도뇨관과 분리한 상태에서 비운다.
② 도뇨관은 알코올로 씻어 건조한 후 재사용한다.
③ 도뇨관은 침대 난간에 고정한다.
④ 밤사이 취침 중에는 도뇨관을 잠가 둔다.
⑤ 소변 배액 주머니는 바닥에 닿지 않게 한다.

74 항결핵제 투여 시 단독으로 쓰지 않고 두 가지 이상의 약물을 병용으로 사용하는 이유로 옳은 것은?

① 치료 기간이 훨씬 단축된다.
② 감염력을 감소시키고 약 복용 횟수를 줄인다.
③ 병균의 저항력이 늦게 생기고 약 효과가 증진된다.
④ 특이한 약 효과가 생긴다.
⑤ 합병증을 줄이고 증상을 완화시킨다.

75 일반적인 소변검사를 위한 검사물 채취 방법으로 옳은 것은?

① 중간 소변으로 30~50cc를 검사물 용기에 담도록 한다.
② 마지막 소변으로 20~30cc를 검사물 용기에 담는다.
③ 처음 소변과 마지막 소변을 합하여 20~30cc를 검사물 용기에 담는다.
④ 24시간 동안의 소변을 모아서 그 중 20~30cc를 검사물 용기에 담는다.
⑤ 24시간 동안 소변을 모아서 그 중 60~100cc를 검사물 용기에 담는다.

76 임신 37주경에 전치태반인 임부가 약간의 출혈과 복통이 있어 산부인과를 찾았다. 임부가 질분만 가능성을 물어보았을 때의 가장 적절한 답변으로 옳은 것은?

① "변연전치태반인 경우 반드시 제왕절개술을 해야 해요."
② "이미 진통이 시작된 경우라 질분만은 어려워요."
③ "출혈이 계속되면 즉시 제왕절개 분만을 할 수 있어요."
④ "태아가 아직 미숙해서 질분만은 어려워요."
⑤ "가진통이므로 아직 분만 방법을 결정할 수 없어요."

77 멸균 상태에 대한 설명으로 옳은 것은?

① 시야에서 보이지 않는 부분은 멸균된 것으로 간주한다.
② 멸균된 물품이 젖어 있어도 멸균포를 개방하지 않으면 멸균된 것으로 본다.
③ 멸균 물품과 오염된 물품이 접촉했을 때 멸균된 것으로 본다.
④ 멸균품과 깨끗하게 소독된 물품이 접촉했을 때는 멸균 상태로 간주한다.
⑤ 멸균이 되었더라도 확실치 않다면 오염된 것으로 간주한다.

78 교차 감염을 예방하기 위하여 30초에서 1분 정도 흐르는 물에 손을 씻어야 하는 경우로 옳은 것은?

① 멸균용품을 만지고 난 후   ② 간호 인계 전후
③ 차팅을 하고 난 후   ④ 환자와의 직접 접촉 전후
⑤ 간호사실 전화기를 사용하기 전후

79 환자에게 수행해야 할 퇴원교육 내용으로 옳은 것은?

① 약물 처방 시 고려 사항   ② 앞으로의 치료 방침
③ 의사의 병실 방문 시간   ④ 병실 조명 및 침대 조절 방법
⑤ 추후 병원 방문 일자와 장소

80 전신마취를 하는 환자의 수술 전 간호(준비)에 대한 설명으로 옳은 것은?

① 수분이나 음식 등 금식을 시키도록 한다.
② 속옷을 입은 후 가운을 입도록 한다.
③ 머리핀을 꽂아 머리를 정돈하도록 한다.
④ 의치를 제거하여 휴지에 싸서 보관한다.
⑤ 귀중품은 중요하므로 몸에 간직하게 한다.

81 구강 간호에 사용하는 용액으로 옳은 것은?

① 생리식염수, 알코올, H_2O_2 ② 알코올, 생리식염수, 글리세린

③ 글리세린, 알코올, 붕산수　　④ H_2O_2, 알코올, 글리세린
⑤ 생리식염수, H_2O_2, 글리세린

82 격리 병실에서 사용한 가운을 격리실 안에 걸어둘 때 주의 사항으로 옳은 것은?

① 비닐봉투에 넣어 탁자 위에 둔다.
② 병실 탁자 서랍 속에 둔다.
③ 병실 탁자 위에 접어 둔다.
④ 오염 부분이 안으로 들어가게 건다.
⑤ 오염 부분이 겉으로 나오게 건다.

83 한쪽 다리가 불편한 42세의 대상자가 혼자서 오른손에 지팡이를 잡고 계단을 내려갈 때의 순서로 옳은 것은?

① 왼쪽 다리 — 지팡이 — 오른쪽 다리
② 오른쪽 다리 — 왼쪽 다리 — 지팡이
③ 오른쪽 다리 — 지팡이 — 왼쪽 다리
④ 지팡이 — 오른쪽 다리 — 왼쪽 다리
⑤ 지팡이 — 왼쪽 다리 — 오른쪽 다리

84 근육 강화와 근경축 예방, 정맥 울혈을 예방하고 근섬유의 긴장을 증대시키는 운동으로 옳은 것은?

① 유산소 운동　　② 무산소 운동
③ 등장성 운동　　④ 등척성 운동
⑤ 등역학 운동

85 약물의 경구투여 시 유의 사항으로 옳은 것은?

① 준비했다가 투여하지 않은 약은 다시 병에 넣는다.
② 환자가 요구하면 정제를 가루로 만들어서 제공한다.
③ 환자가 수술을 받아도 투약은 수술 전과 같이 계속 준다.
④ 액체약은 병을 옮겨 담아서는 안 된다.
⑤ 환자가 수면 중일 경우에는 다음 시간에 2회분을 투여한다.

86 환자의 체위 변경에 대한 설명으로 옳은 것은?

① 관절은 신전 상태로 유지　　② 4시간 간격으로 체위 변경
③ 상처의 감염 예방　　④ 호흡기·순환기 합병증 예방
⑤ 호흡곤란 환자는 누운 자세로 체위 변경

87 건열 멸균을 이용할 수 없는 물품으로 옳은 것은?

① 유리　　② 고무
③ 연고　　④ 거즈
⑤ 기계

88 역격리법에 대한 내용으로 옳은 것은?

① 건강한 사람이 스스로 무균적으로 유지하는 것이다.
② 감염에 민감한 사람을 위해 주위 환경을 무균적으로 유지하는 것이다.
③ 감염병 환자나 보균자로부터 감염병의 전파를 방지하기 위한 것이다.
④ 세균을 일정한 범위 밖으로 나가지 못하게 하는 것이다.
⑤ 외과적 무균법의 하나로 표준 격리라고도 부른다.

89 병실의 관리 방법으로 옳은 것은?

① 파손되거나 고장 난 기구 조각은 버린다.
② 환자의 보호자에게 병실 청소를 시킨다.
③ 시든 꽃은 환자의 허락 없이 버린다.
④ 기구는 반드시 따뜻한 물로 닦는다.
⑤ 바닥 청소 시 비질을 하지 않는다.

90 직접 세균을 죽이지 않고 세균의 생활환경이나 서식을 불리하게 만들어 유해한 미생물의 증식이나 발육을 저지시키는 것을 무엇이라고 하는가?

① 소독　　② 방취
③ 방부　　④ 정결
⑤ 멸균

91 욕창 발생이 우려되는 환자로 옳은 것은?

① 활동이 편한 환자　　② 소아 환자
③ 무의식 환자　　④ 심장 질환으로 누워 있는 환자
⑤ 호흡 장애, 기침이 심한 환자

92 불규칙한 맥박을 측정하는 방법으로 옳은 것은?

① 맥박을 30초간 측정한 후 2를 곱한다.
② 청진기로 심박동수를 정확히 측정한다.
③ 반대편 손목 요골동맥수를 확인한다.
④ 말초 맥박수만을 1분간 정확히 측정한다.
⑤ 맥박수와 호흡수를 동시에 측정한다.

93 입안(구강)으로 체온을 측정해서는 안 되는 환자로 옳은 것은?

① 직장암 환자　　② 경련 환자
③ 설사 환자　　④ 12세 아동
⑤ 심장 질환자

94 다음에 해당하는 치료적 의사소통 방법은?

> 환자가 자신이 말하기 힘든 내용을 이야기할 때 스스로 생각을 정리하고 결정하여 말할 수 있도록 충분한 시간을 주면서 기다린다.

① 침묵　　② 반영
③ 개방적 질문　　④ 조언
⑤ 안심시키기

95 요 정체(urinary retention)에 관한 설명으로 옳은 것은?

① 24시간 소변량이 현저하게 감소된 상태이다.
② 하루 10회 이상의 배뇨가 있다.
③ 배뇨 시 작열감을 호소하며 탁한 소변을 보는 상태이다.
④ 소변이 생성되나 방광에서 배설되지 않은 상태이다.

⑤ 외조임근 기능의 감소로 배뇨 조절이 상실된 상태이다.

96 코위관을 삽입하는 중에 환자가 헛구역질을 하면서 구토를 하려고 한다. 이때 간호조무사가 취해야 할 간호로 옳은 것은?

① 코로 짧은 호흡을 한다.　② 고개를 뒤로 젖힌다.
③ 즉시 코위관을 제거한다.　④ 잠깐 쉬게 한다.
⑤ 강하게 밀어 넣는다.

97 장기간 침대에 누워 있는 환자의 발뒤꿈치에서, 표피부터 진피층까지 침범된 찰과상과 수포가 관찰되었다. 욕창의 단계는?

① 1단계　　　　　　② 2단계
③ 3단계　　　　　　④ 4단계
⑤ 미분류 단계

98 욕창 예방을 위해 밑 홑이불에 부스러기나 주름이 없도록 신경을 쓰는 이유로 옳은 것은?

① 조직 허혈을 예방하기 위해
② 마찰력을 줄이기 위해
③ 지속적인 치료를 피하기 위해
④ 중력을 줄이기 위해
⑤ 체중의 부담을 줄이기 위해

99 격리 환자 간호를 위한 내과적 무균술 적용에 관한 설명으로 옳은 것은?

① 모자는 오염 방지를 위하여 격리실에서는 착용하지 않는다.
② 격리실에서 가운 착용은 간호사의 유니폼이 오염되는 것을 막기 위함이다.
③ 마스크는 착용한 후 4시간마다 교환하도록 한다.
④ 가운을 착용한 후에 마스크를 착용하도록 한다.
⑤ 장갑은 환자를 보호할 목적으로만 착용하도록 한다.

100 호흡기 질환 환자에게 마스크 주변의 피부 손상을 예방하기 위한 간호로 옳은 것은?

① 비강 카테터로 교환한다.　② 분말(파우더)을 발라준다.
③ 다른 마스크로 교환한다.　④ 피부를 건조시킨다.
⑤ 활력징후를 측정한다.

101 가래(객담) 배양 검사에 관한 설명으로 옳은 것은?

① 가래(객담)를 종이컵에 수집한다.
② 식사 직후의 가래(객담)를 수집한다.
③ 침이 많이 섞인 가래(객담)를 수집한다.
④ 수집된 가래(객담)를 신속하게 검사실로 보낸다.
⑤ 협조가 가능한 환자는 가래(객담) 수집 전에 기침을 참게 한다.

102 환자운반차를 이용하여 다른 병동에서 전입한, 의사소통이 가능한 환자를 확인하는 방법으로 옳은 것은?

① 이송 요원에게 환자의 이름을 물어본다.
② 환자의 이름과 등록번호를 보호자에게 물어본다.
③ 전출 병동에 전화하여 환자의 이름과 등록번호를 확인한다.
④ 환자의 이름과 등록번호를 호명하고 맞는지 환자에게 물어 본다.
⑤ 환자에게 이름과 등록번호를 개방형으로 질문하고 입원 팔찌와 의무기록을 대조한다.

103 노인 환자의 일상적인 식사를 돕는 방법으로 옳은 것은?

① 음식을 빨리 먹게 한다.
② 한번에 많은 음식을 먹게 한다.
③ 식사 후 30분 정도 앉아 있게 한다.
④ 음식을 먹고 있을 때 말을 많이 시킨다.
⑤ 환자 손등에 음식을 조금 떨어뜨려 온도를 확인시킨다.

104 환자의 손발 관리를 돕는 방법으로 옳은 것은?

① 손톱의 측면을 깊게 깎아 준다.
② 발가락 사이에는 로션을 발라 준다.
③ 냄새가 심한 경우 맨발 상태를 유지한다.
④ 두꺼운 발톱은 더운물에 담갔다가 자른다.
⑤ 손톱 밑은 예리한 기구를 이용하여 다듬어 준다.

105 입원 환자에게 입원 생활을 안내하는 동안 환자가 집에서 복용하던 약을 가져왔다는 것을 알게 된 경우 옳은 행동은?

① 약국에 반납하여 폐기한다.
② 보호자에게 집으로 가져가게 한다.
③ 집에서 복용하던 대로 복용하라고 한다.
④ 복용하지 않도록 안내한 후 간호사에게 알린다.
⑤ 처방받은 병원에 복용 여부를 문의하도록 안내한다.

간호조무사 최종 마무리 테스트
실전문제 정답 및 해설 — 1회차

정답

01	02	03	04	05	06	07	08	09	10	11	12	13	14	15	16	17	18	19	20
③	④	⑤	①	⑤	①	①	③	③	②	④	⑤	③	④	③	④	③	①	②	⑤
21	22	23	24	25	26	27	28	29	30	31	32	33	34	35	36	37	38	39	40
⑤	⑤	④	①	④	④	④	③	①	④	①	③	④	④	②	⑤	⑤	④	①	③
41	42	43	44	45	46	47	48	49	50	51	52	53	54	55	56	57	58	59	60
②	③	⑤	③	②	④	③	①	①	④	②	③	③	④	③	③	⑤	⑤	①	①
61	62	63	64	65	66	67	68	69	70	71	72	73	74	75	76	77	78	79	80
③	③	⑤	②	③	②	⑤	②	⑤	②	②	⑤	⑤	②	⑤	③	⑤	④	⑤	①
81	82	83	84	85	86	87	88	89	90	91	92	93	94	95	96	97	98	99	100
⑤	⑤	⑤	④	④	②	②	⑤	②	⑤	④	③	⑤	①	④	④	②	②	②	④
101	102	103	104	105															
④	⑤	③	④	④															

01 산후열(산욕열)
- **특징** : 분만 후 24시간 이내에는 산모의 체온이 보통보다 높으나 다음날부터 10일간 사이에 계속 2일 이상 38℃ 이상으로 지속되는 경우에는 유방염이나 기관지염 등 그 원인이 뚜렷한 경우를 제외하고는 산후열로 추정되는 데 즉시 의사에게 보고하고 적절한 조치를 취하여야 한다.
- **산후열의 요인** : 열상, 출혈, 빈혈, 파수 후 분만 지연
- **산후열의 원인균** : 사슬알균

02 이산화탄소의 특징
- 혈액 속에 이산화탄소가 증가할 경우 호흡수가 증가한다.
- 이산화탄소는 혈장에 용해되거나 혈색소(헤모글로빈)에 의해서 운반되지만 대부분은 탄산수소염의 형태로 운반된다.

03 인공 수유 시 주의점 : 수유 시 온도는 팔목 안쪽에 몇 방울 떨어뜨려 보아 너무 뜨겁지 않고 따뜻한 정도가 좋다.

04 반신마비(편마비) 환자의 평지 이동 보행 돕기
- 보조 지팡이를 사용하여 환자가 스스로 이동 시에 보조자는 환자의 불편한 쪽에 서서 보조해주고, 보조자가 환자를 부축하여 지팡이 없이 함께 이동할 때 보조자는 환자의 건강한 쪽에 서서 환자를 보조해 준다.
- 보조 지팡이를 사용하는 경우 이동 방법은 '지팡이 → 마비 쪽 다리 → 건강한 다리'의 순서이다.

05 간호조무사의 업무
- 간호조무사 스스로 무엇을 할 것인가 분명히 알아야 하며, 환자 자신이 어느 정도 할 수 있는 신체적 간호를 돕는다.
- 입원실 및 진찰실의 환경을 정리한다.
- 환자의 특이한 증상이 관찰되면, 간호사에게 보고한다.
- 환자 진찰 시 보조한다.
- 체온, 맥박, 호흡 측정을 돕는다.
- 각종 치료에 필요한 재료를 만든다.
- 드레싱 준비를 한다.
- 처치 혹은 수술에 필요한 기구의 소독과 사용 후 손질을 한다.
- 환자의 침대를 만든다.
- 환자의 입·퇴원을 돕는다.
- 환자의 진단 방사선실, 수술실, 검사실 등 필요한 장소에 동반한다.
- 의사나 간호사의 지시에 따라 검사물 수집을 한다.
- 기타 병실 운영과 환자 간호에 도움을 주는 일들을 간호사의 지시에 따라 행한다.
- 임종을 앞둔 환자에게는 환자의 일에 관심을 보이며 잘 경청한다.
- 간호사의 지시·감독하에 환자에게 투약을 한다.
- 의사 및 간호사 부재 시 응급 환자가 왔을 때는 응급 처치를 하면서 급히 의사와 간호사를 부른다.

06 경련 : 일반적으로 고열 시에 경련이 일어나는데, 경련 시 발작한 시간이나 양상들을 잘 관찰하고 발작 중에는 환자의 입안에 아무 것도 넣지 않는다. 그리고 의복의 끈, 허리띠, 단추 등을 풀어 눕히고 편안한 상태에 있도록 안정시킨다. 주위에 위험한 물건(예 날카로운 기구)이 없는지 확인하고, 만약 구강에 분비물이 있는 경우 기도로 흡입될 수 있으므로 잘 닦아 주며, 병실을 어둡고 조용하게 해준다. 대소변을 싸는 수가 많으므로 비닐이나 고무천을 허리 밑에 깔아 두면 좋다.

07 보육기 내에서 고농도의 산소를 장기간 흡입했을 경우 미숙아는 망막증(수정체 뒤 섬유 증식)으로 실명하게 되므로 특히 주의하며, 산소 공급 시 산소 농도 및 모니터링에 가장 우선을 두어야 하고, 최소한의 산소를 투여하도록 한다.

08 골절의 응급처치 : 손상 부위를 건드리거나 환자를 함부로 옮김으로써 부러진 뼈 끝이 신경, 혈관 또는 근육을 손상케 하거나 피부를 뚫어 복합 골절이 되게 하는 일이 없도록 한다.

09 매독 : 매독은 어머니의 태반을 통해 감염될 수 있고, 원인균은 트

레포네마 팔리둠균(Treponema Pallidium)이다.

10 정기 건강진단 : 세계보건기구에서 임신 중의 정기적 산전 관리는 임신 초기에서 임신 7개월까지는 매월 1회, 임신 8~9개월까지는 월 2회, 분만까지는 월 4회를 받는 것이 이상적이라고 제시하고 있다.

11 임신의 진단 : 가능한 징후로는 월경 중단, 입덧 등이 가장 먼저 나타난다. 이후 임신 20주 정도에는 복부의 증대, 태아의 윤곽 촉진, 자궁의 유연성 증가, 임신 반응 검사로 확인할 수 있다. 임신 20주 이후가 되면 태아심음의 청취, 태동, 초음파에 의한 태아 확인 등으로 확진할 수 있다.

12 임신부의 주의 사항
- 태아의 골격 형성과 모체의 치아 보호를 위해 칼슘을 섭취하고, 충치는 임신 전에 치료한다.
- 관장 및 변완화제·구충제 등의 사용을 삼가며, 임신 말기 통 목욕을 금지한다.
- 단백질을 섭취하되 균형잡힌 식사(쪬 고단백, 저지방)를 하도록 한다.
- 평상시와 같은 적절한 운동(쪬 임신 24주 된 임부가 그 다음달에 진료를 받는데 체중이 5kg 늘었을 경우 하루 20~30분 정도 운동을 하도록 적극 권장)과 하지 부종 시 다리를 높여 준다.
- 청결에 유의하며 통풍이 잘되는 면으로 된 속옷을 입되 자주 빨아서 갈아 입고 너무 끼는 옷은 입지 않는다.
- 수면(쪬 하루 8~9시간)과 휴식(쪬 낮에 1시간 정도 수면) 및 정신적으로 안정을 취하고, 여행 및 무리한 장거리 보행은 되도록 삼간다.
- 임신 중 입덧은 임신 6~12주 사이에 나타나며, 입덧이 심한 임신부에게는 탄수화물이 많이 함유된 음식을 섭취하게 하고 소량으로 자주 먹어야 한다. 또한 자리에서 일어나기 전 마른 음식(쪬 비스킷, 크래커, 토스트 등)을 약간 섭취하며 수분 섭취(쪬 3,000cc 이상)를 권장하고 과식은 금한다.
- 임신부가 진료를 받을 때에는 골반내진 자세(절석위, 쇄석위)를 취하고, 신체 노출을 최소한으로 해준다.
- 임신 말기 임신부에게는 소듐(나트륨)이 제한되며, 임신이 진행되면서 혈액량의 증가로 철분이 특히 더 요구된다.
- 임신 말기 욕조로 이동 시 무게중심이 변하여 외상의 가능성이 있기 때문에 통목욕을 삼가야 한다.
- 유방 보호는 임신 후반기에 실시하며, 초임부는 임신 5개월부터 실시하도록 한다. 또한 부드럽고 마른 수건으로 살살 문질러 유두를 단련시키고 알맞은 브래지어로 지지해준다. 유방 세척 시에는 중성비누와 물을 사용하며, 함몰유두는 미리 간호하여 수유에 대비한다.
- 엽산은 적혈구 생성을 위해 필요하며, 결핍 시 태아의 신경계에 악영향을 미치고 태아의 성장을 지연시키기 때문에 충분히 섭취하도록 한다.
- 임신 말기에는 오래 쭈그리고 앉아서 활동하지 않는다.
- 손이나 눈 주위에 부종이 있으면 요검사를 해본다.
- 임신부에게 갑상샘호르몬이 결핍될 경우 태아에게 크레틴병이 발생하게 되어 성장이 지연되고, 선천 기형이 초래되기 때문에

주의한다.

13 절박유산 : 임신 전반기에 무통성 점적 질 출혈이 있는 경우로, 약간의 선홍색 질 출혈과 함께 경미하고 규칙적인 복통이 있다. 황체호르몬 주사를 맞고 안정을 취함으로써 막을 수 있다.

14 출생 즉시 사정 내용 : 아프가 점수(심박동수, 호흡 상태, 근 긴장도, 반사 반응, 피부 색깔), 체온, 맥박, 혈압, 의식 정도, 신장 등이며, 가장 먼저 관찰할 사항은 호흡 상태이다.

15 신생아 감염의 예방·손상 방지 : 자연분만으로 출생한 신생아의 경우 산도를 지나면서 임균에 노출될 수 있으므로 임균 눈염증(임균성 안염)을 예방하기 위해 1% 질산은(AgNO₃) 1~2방울 또는 1% 테트라사이클린 또는 0.5% 에리트로마이신 안연고를 사용한다.

16 비수유부의 유방 울혈 시 간호
- 탄력 붕대로 유방을 묶어 준다.
- 유즙을 짜 내서는 안 된다.
- 유두 자극을 피해야 한다.
- 유방에 얼음주머니를 대준다.
- 가벼운 진통제를 사용한다.

17 의식이 없는 환자의 처치 : 의식이 없는 환자는 기도 유지를 위하여 반복와위나 측위 또는 앙와위를 취한 후 고개를 옆으로 돌려 놓으며 호흡 유지가 되는지 확인한다.

18 ② : 경련 시 병실을 어둡게 해준다.
③ : 38℃ 이상의 고열이 있는 경우 미온수 또는 얼음베개를 해주며 발은 따뜻하게 한다. 미온수로 닦아주는 경우 처음에는 체온보다 2℃ 정도 낮은 미온수로 시작하며 적어도 15~20분 동안 실시한다.
④ : 약 먹은 직후 토할 경우 바로 약을 주지 말고 10분 정도 지난 후에 다시 주도록 하며, 약을 먹은 후 20~30분이 지나 토할 경우에는 몸에 약물이 흡수된 것으로 보아 다시 주지 않는다.
⑤ : 5~6세 이하의 소아 환자나 노인 환자는 구강 체온을 측정할 수 없다.

19 노인의 신체적 변화에 따른 특징
- 혈관 저항 증가
- 기초대사량 감소
- 심박출량 감소
- 고환의 크기 감소
- 면역 능력 감소
- 기침 반사 및 호흡 능력 감소

20 분만후출혈의 처치 및 간호
- 출혈량 기록 및 활력징후 측정
- 산후질분비물(오로)의 색, 양, 냄새를 관찰 기록
- 자궁 저부에 얼음주머니 적용(혈관 수축)
- 회음부 주위의 열상 확인 및 봉합
- 절대안정과 지시에 따른 자궁수축제 주사와 자궁 저부 마사지
- 속발성 분만후출혈이 의심되는 경우 배출된 태반 확인 및 소파수

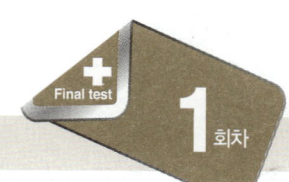

술로 잔류 태반 조직 제거
- 분만후출혈 시 가장 먼저 처치해야 할 사항은 일단 하지를 올려 주고(트렌델렌부르크 자세, 골반 고위) 간호사나 의사에게 보고함.

21 인슐린
- 이자의 랑게르한스섬의 β세포에서 분비되는 호르몬으로 혈액 속의 포도당의 양을 일정하게 유지시킨다.
- 혈당을 낮추는 작용이 있는 호르몬으로, 당이 세포 내에 흡수되도록 작용한다.

22 약물의 관리 : 혈청, 예방백신(예 BCG 용액, PPD 용액), 인슐린, 간장 추출물, 헤파린, 알부민, 혈액응고인자 등은 2~5℃의 냉암소에 보관하고 좌약은 실온에 보관한다.

23 직장
- 직장은 선골 앞을 일직선으로 내려가서 끝부분이 넓게 팽대되어 있어서 변이 축적되어 있고 이를 직장 팽대부라 한다.
- 직장의 끝부분에 변이 축적되어 팽대되면 이 팽대부가 항문근을 자극하여 변의를 일으키게 된다.

24 ② : 업무상 알게 된 환자의 비밀 특히 환자에게 불리한 비밀은 누설해서는 안 된다. 동료 간호조무사나 그 환자와 관련 없는 다른 직원에게도 말해서는 안 된다.
③ : 환자 상태의 이상을 발견했을 때는 담당 간호사에게 보고한다.
④ : 환자가 진단, 예후, 치료 등에 대해 알고 싶어 할 때는 간호사에게 보고하며 의사나 간호사에게 직접 문의하도록 설명한다.
⑤ : 직장을 그만 둘 경우는 적어도 한달 전 사직 의사를 알려 후임이 정해진 다음 떠나야 한다.

25 분만 2기(태아 만출기)의 특징
- 자궁경관의 완전 개대부터 태아의 몸체가 만출되는 시기로서 임부가 힘을 주어 복압을 높여야 한다.
- 분만 2기가 지연될 때 탈수 예방을 위해 정맥(I.V)을 통해 수분을 공급한다.
- 태아머리(아두)가 발로될 때는 복압을 멈추고 이완시켜야 한다.

26 방임 : 부양 의무자로서의 책임이나 의무를 의도적 혹은 비의도적으로 거부, 불이행 혹은 포기하여 노인에게 의식주 및 의료를 적절하게 제공하지 않는 것을 말한다.
- 식사와 물을 주지 않거나 약물을 불충분하게 투여한다.
- 치료를 받게 하지 않는다. 예 병원에 데리고 가지 않는다.
- 개인위생을 태만히 한다. 예 옷 갈아입기, 기저귀 교환, 손톱 깎기, 목욕 등
- 노인에게 필요한 기구를 제공하지 않는다. 예 안경, 의치, 보청기 등
- 거동이 불편한 노인을 장기간 혼자 있게 둔다.

27 약물 남용 : 약물 남용(drug abuse)은 약물을 지속적으로 또는 간헐적으로 과용하는 것으로 적당한 사용 목적을 떠나서 기분 전환, 쾌락 추구 등의 바람직하지 못한 목적으로 약물을 사용하는 것을 말한다.

28 계류유산 : 임신 전반기에 태아가 사망하여 자궁강 내에 4~8주 이상 머무르는 경우로, 복부 통증과 질 출혈이 없으나 코피가 나는 경우가 있다. 자궁의 증대 및 유방의 변화가 없거나 감소된 모습을 나타내고 초음파에 의해 진단된다.

29 급성 사구체신염 아동의 간호
- 매일(적어도 2~4시간마다) 섭취량과 배설량을 측정한다. 섭취량과 배설량의 비교는 신장 기능이 돌아왔는지 판단하는 것을 돕는다.
- 매일 하루에 한번씩 소변 비중을 측정한다. 소변 비중은 신장이 소변을 얼마나 잘 농축 시키는지를 나타내는지의 지표이다.
- 매일 일정한 시간에 아동을 같은 저울로 같은 옷을 입은 상태에서 체중을 측정한다. 체중 증가는 체액 정체를 의미한다.
- 부종의 증상을 관찰한다. 부종의 존재는 불량한 신장 기능을 암시한다. 부종으로 인한 피부 마찰 예방을 위해 자세를 변경시켜 준다.
- 처방된 이뇨제를 준다. 이뇨제는 체내의 체액 과다가 되는 것을 막는다.
- 소량씩 자주 저소듐과 단백질 식사를 제공한다. 적은 양의 빈번한 식사는 아픈 아동이 더 쉽게 견디게 한다.
- 아동이 자신이 선호하는 음식을 선택할 수 있게 한다.

30 분만 예정일 계산법(Nägele 산출법) : 최종 월경 월수에 9를 더하고 일수에 7을 더하며, 만약 월수에 9를 더해서 12가 넘을 때 최종 월경 첫날의 월수에 3을 빼고 일수에 7을 더한다.

31 고페닐알라닌혈증과 선천 갑상샘저하증은 공통적으로 지능 발달 지연의 후유증이 나타난다.

32 간니(영구치, Permanent teeth) : 간니(영구치)는 만 6세부터 나오기 시작하여 18세에 완전히 나온다.

33 ① : 필요한 기구는 시술에 사용되는 순서에 따라 좌측에서 우측으로 배열하여 작업 효과를 높인다.
② : 환자 입안을 잘 볼 수 있게 치과의사의 의자보다 간호조무사의 의자를 더 높게 한다.
④ : 고속 손잡이기구(핸드피스)는 보존 치료·근관 치료·비철치료 그 외 발치 시 치아를 삭제하는 데 이용되며, 저속 손잡이기구(핸드피스)는 치질 제거 시 사용된다.
⑤ : 환자는 편안한 자세로 앉아 있다가 등받이가 뒤로 젖히면서 누워서 치료받게 된다.

34 침 간호 : 침이 가장 유효하다고 알려져 있는 분야는 중추신경 및 말초신경의 장애에 의한 마비 질환(예 중풍, 안면 신경 마비 등)이며, 약물 남용에도 효과가 있다.

35 탕제(湯劑, 煎劑) : 탕약관 또는 기타 용기 중에서 약물을 넣고 물을 부어 가열하여 성분을 삼출시키는 방법으로, 일반적으로 급성 질환에 많이 응용되며 증상에 따라 용량을 가감할 수 있다.

간호조무사 최종 마무리 테스트
실전 문제 정답 및 해설

Final test

1회차

이 정답의 문제 p.7~14

36 보건교육의 일반적 내용
- 지역사회 간호업무 중 보건교육은 가장 포괄적이고 중요하다.
- 보건교육 중 학교보건은 장기적인 행동 변화에 중요하며, 가장 능률적이며 효과적이다.
- 보건교육의 대상은 지역사회 주민 전체이다.

37 작업환경관리 : 작업환경관리는 근로자들이 작업을 수행하고 근무를 하고 있는 장소에 대한 환경관리로써, ⅰ) 직업병 예방, ⅱ) 산업재해 예방, ⅲ) 산업피로 억제, ⅳ) 인간의 건강 보호에 그 목적을 두고 있다.

38 식품의 보존법
- **물리적 보존법** : 건조법, 가열법, 냉동냉장법, 밀봉법, 자외선 이용, 통조림법 등
- **화학적 보존법** : 염장법, 당장법, 산저장법, 훈연법, 가스저장법, 훈증가스법, 방부제 등

39 환경개선부담금 제도의 시행 : 환경개선을 위한 대책을 종합적·체계적으로 추진하고 이에 따른 투자 재원을 합리적으로 조달하여 환경 개선을 촉진하기 위해 2015년 「환경개선비용부담법」이 개정되어 환경 개선을 위해서 경유를 연료로 사용하는 자동차 소유자에게 개선 비용을 부담시키는 환경개선부담금 제도가 시행되어 오고 있다.

40 수인성 감염병 유행의 특징
- 성별, 연령별, 직업별에 따른 차이가 없이 발생한다.
- 잠복기가 길고 치사율, 2차 감염률은 낮으며 급수원 사용을 중단하거나 개선하면 발병률이 빨리 감소한다.
- 계절의 영향을 크게 받지는 않지만 온도가 높은 여름에 발병률이 특히 높다.
- 소화기 계통의 통증이나 설사 증상이 집단적으로 발생한다.
- 수인성 감염병 예방을 위해 가장 먼저 음용수 관리를 해야 한다.

41 1차 보건의료의 기본 개념
- 지역사회 주민들이 누구나 쉽게 이용할 수 있는 근접성이 있어야 한다.
- 주민들의 지불 능력에 맞는 의료수가가 제공되어야 한다.
- 지역 주민의 기본적인 건강 요구에 기본을 두어야 한다.
- 주민과 보건의료팀과의 접근성과 수용성이 필요하다.
- 건강은 인간의 기본권이라는 개념에 기초하고 있다.
- 1차 보건의료는 지역사회개발사업의 일환으로 이루어져야 한다.
- 지역사회 주민의 적극적인 참여가 필요하다. 이는 1차 보건의료가 성공하기 위한 가장 중요한 요건이기도 하다.
- 높은 차원의 의료가 필요한 경우를 위해 후송 의뢰 체계가 잘 이뤄져야 한다.
- 기본적이고 보편적·포괄적인 지역사회 건강 문제를 관리한다.
- 의사, 간호사만이 아닌 보건의료팀을 통한 접근이 이루어져야 한다.
- 간호사와 주민과의 교량 역할은 주민을 위해 봉사하고자 하는 활동적인 사람이 적합하다.

- 지역사회에서 가장 흔한 질병 관리부터 우선하며 질병 예방이 중요하다.
- 주민과 가장 가까운 거리에서 계속적인 건강관리를 해야 한다.

42 문제 41번 해설 참조

43 WHO에서 제시한 1차 보건의료 접근의 필수 요소(4A)
- **지리적 접근성(accessible)** : 지리적, 지역적, 경제적, 사회적 이유로 차별이 있어서는 안 된다.
- **수용 가능성(acceptable)** : 주민이 수용 가능한 과학적 방법으로 접근하여야 한다.
- **주민의 참여(available)** : 주민의 적극적 참여를 통해 이루어져야 한다. **참** 보건진료소 운영위원회나 마을건강원 제도 활용
- **지불 부담 능력(affordable)** : 주민의 지불 능력에 맞는 보건의료 수가로 제공되어야 한다.

44 보건교육 시 가장 중요한 사항 : 보건교육 시 가장 중요한 것은 대상자와 함께 계획하는 것이다.

45 교육자 중심의 보건교육
- **일방적 교육 방법의 종류** : 강의, 비디오·영화 상영, 게시, 전달, 회람, 포스터, 광고, 라디오, TV, 신문 논설, 녹음기 사용 등
- **왕래식 교육 방법의 종류** : 집단 토의, 면접, 연극 실험, 시범 교육, 분단 토의, 교수 강습회 등

46 소각 처리 : 가장 위생적인 방법이지만 소각 과정에서 주변 지역의 공기를 오염시킬 수 있고, 고비용과 운영 관리가 문제이다. 특히 전선이나 PVC를 태울 때 나오는 다이옥신은 인체에 매우 유해하다. 따라서 처리 전과정을 위생적으로 하여 주변의 주민에게 피해를 주지 않도록 해야 하며, 소각 후에 배기가스나 폐수에 중금속과 같은 유해물질이 들어가지 않도록 해야 한다. 최근에는 대형, 불연성, 플라스틱 쓰레기가 증가하고 있으므로 대기오염의 가능성이 커지고 있다.

47 포도알균 식중독
- 우리나라에 가장 많은 식중독으로 식중독균 중 잠복기가 가장 짧으며 식중독 독소가 100℃에서 30분간 끓여도 파괴되지 않는다. 이 포도알균은 당분이 함유된 식품에 침입하여 번식할 때에는 장독소(엔테로톡신)를 분비하여 식품을 유독하게 만든다. 증상은 심한 구역질과 함께 복통, 설사, 발열 등의 위장염 증세를 나타내는데 보통 2~3일 후에는 회복되지만 탈력감, 권태감, 기억력 감퇴 등의 후유증이 있을 때도 있다.
- 이 균의 침입 경로를 보면 식품 취급자의 손, 먼지, 파리나 쥐가 음식물에 닿을 때 옮겨지며 유통기한이 지난 케이크를 먹은 경우에도 발생한다. 따라서 고름(화농)과 편도염을 가진 사람은 음식을 취급하지 말아야 한다. 이 식중독은 기온이 높은 여름철에 많이 발생하며 집단 식중독을 일으킬 때가 많다.

48 보건교육의 목적 중 건강 문제 관리 : 보건교육을 통한 건강 문

제 관리는 건강 문제를 가진 상황에서 심각성 정도를 감소시켜서 개인으로 하여금 빨리 정상적인 기능을 수행할 수 있도록 돕는 것을 말한다. 예 고혈압 환자에게 혈압 조절을 위해 약물 사용 방법에 대한 보건교육 실시

49 국민의료비 억제 대책 : 보험급여를 확대하고, 본인 부담률을 감소하면 수요가 증가하고, 그에 대한 재정 부담이 늘어나므로 국민의료비가 상승하게 된다. 따라서 고가 의료기술의 도입과 사용 억제, 다양한 의료대체서비스, 인력 개발과 활용, 의료전달체계의 확립, 보건의료체계 점검, 지불보상제도를 사전 결정 방식으로 개편하는 등의 방법으로 국민의료비를 억제하려 한다.

50 장출혈대장균 식중독
- 원인균은 소, 양, 염소, 돼지, 개, 닭 등 가금류의 대변에서 Shiga 독소를 생성하는 대장균(E. coli)이며, 소가 가장 중요한 병원소이다.
- 장출혈성대장균은 소의 장내에 존재할 수 있는데 도축과정이나 가공과정에서 오염된 쇠고기를 충분한 온도로 가열하지 않고 조리하는 경우 균이 죽지 않고 살아남아 사람을 감염시킨다.
- 대부분의 발생은 소고기로 가공된 음식물에 의하며, 집단 발생은 조리가 충분치 않은 햄버거 섭취로 발생하는 예가 많다.
- 대변으로 나온 균이 위생 상태가 불량한 경우에 사람과 사람 사이에서 전파될 수도 있는데 특히 밀집된 환경에서 2차 감염이 잘 일어나므로 소아 집단 시설에서의 관리가 어려운 면이 있다.
- 증상으로 복통, 설사, 발열, 구토 등이 나타나며, 일부는 심각한 용혈요독증후군이 나타난다.

51 성병의 특징
- 성병은 매개물이 없이 사람에게서 사람으로 직접 전파되며, 접촉자의 발견이 어렵기 때문에 그 관리가 어려운 실정이다.
- 성병 환자를 간호할 때 환자에게 가장 강조해야 할 사항은 꾸준히 치료하면 치유될 수 있다는 것을 각인시키는 일이다.
- 부부 중 한 사람 감염 시 함께 치료한다.

52 우울증의 증상
- 정서적으로 기분이 처지거나 우울한 느낌을 가지게 되는 것이 첫 증상이다. 대개의 경우 자신감이나 의욕이 없고 쉽게 피곤해져 평소에 해오던 일도 어려움을 느끼게 된다.
- 잠들기 어렵고 잠이 들어도 자다가 자주 깨거나 평소보다 일찍 일어나게 되며, 잠을 자긴 자도 아침에 일어나면 개운한 느낌이 들지 않는다.
- 아무 것도 할 수 없을 것만 같은 무기력감, 세상에 나만 외따로 떨어져 혼자만 남겨져 있는 것 같은 느낌, 분노와 공격의 감정, 심한 죄책감, 스스로를 징벌하려는 욕구 또는 망상이 생길 수 있으며, 이 때문에 자살을 시도하거나 자해를 하는 수가 있다. 정신병적 양상까지 생기게 되면 의심이나 피해 의식에 사로잡히게 되어 망상이나 환청이나 환시 같은 환각을 경험하기도 한다. 우울증의 10%에서 이런 정신병적 양상을 보일 수 있으며 심한 혼란감에 빠지기도 한다.

53 경구피임제(먹는 피임제) : 난소에서 나오는 황체호르몬과 난포호르몬의 혼합형 제제를 복용함으로써 배란 작용을 억제하고 자궁경관의 점액 점도를 높여 정자가 유입되지 못하게 함으로써 피임을 하는 방법으로, 월경량이 감소하고 월경통이 없어지며 월경 전 긴장 증상이 감소하는 효과가 있다. 월경주기에 맞춘 28정짜리와 21정짜리가 있는데 28정짜리에는 노란색의 영양제가 7정 포함되어 있다. 월경 시작 첫 날부터나 5일째 되는 날부터 백색의 약을 한 알씩 매일 일정한 시간에 21일간 복용하며 28정짜리인 경우 매일 먹는 습관을 들이기 위해 그 다음부터 7일간 노란색의 영양제를 추가로 복용하고 21정짜리인 경우 7일간 쉰 후 다시 반복한다.

54 난관결찰(Tubal ligation)
- 여성의 양측 난관을 절단 또는 폐쇄시켜서 난자와 정자가 난관에서 수정되지 못하도록 하는 영구적 피임 방법이다.
- 단시간 내에 시술할 수 있고 수술 후 당일 귀가할 수 있으며 흉터가 적어 미용상 좋다.
- 입원이 필요 없고 수술 다음 날부터 활동이 가능하며 부작용이 적고, 수술 후부터 바로 피임 효과를 기대할 수 있으며 성생활에 장애를 주지 않으면서 임신에서 영구적으로 해방될 수 있는 방법이다.
- 금기증으로는 심장 질환, 당뇨 환자, 결핵, 암, 고혈압, 빈혈, 개복 및 장유착 기왕력자, 복벽 비만자 등을 들 수 있다.

55 치료보다 질병 예방이나 건강 증진이 강조되는 이유
- 건강 생활 습관의 중요성이 증대되었기 때문이다.
- 의료비에 대한 사회적 부담의 증가를 막기 위해서이다.
- 인구의 노령화로 인한 비감염 질환이 증가하였기 때문이다.
- 질병의 만성 퇴행 질환 및 난치병이 증가하였기 때문이다.

56 1차적 예방
- 건강한 개인을 대상으로 질병을 예방하거나 만일 발생하더라도 질병 발생 정도를 약하게 하는 것을 의미한다.
- 1차 예방 활동에는 예방접종, 산전 간호, 건강 유지, 비만 예방이나 질병 예방, 건강 증진, 보건교육, 환경교육 개선, 개인 청결 유지 등이 있다.

57 가정방문
- 지역사회 간호활동 중 가장 많은 비중을 차지하고 있으며 상황에 가장 적합한 실제적이며 효율적인 보건교육을 실시할 수 있는 방법으로, 가족을 단위로 한 건강관리 및 가정의 실정에 맞는 서비스를 하는 데 목적이 있다.
- 가족 전체의 강점과 취약점을 확인할 수 있으며, 활용 가능한 가족 내 자원을 직접 파악할 수 있다.
- 보건소 내에서의 활동과 함께 보건사업 중 가장 중요한 업무로써 간호 대상자에게 가장 효과가 큰 사업으로 간주되고 있다.
- 간호조무사는 가정방문 시 가장 먼저 환자(대상자)를 관찰한 후 가족의 상태 파악, 환자의 가정간호, 환경위생 개선 지도, 보건교육 등을 주임무로 활동을 한다.

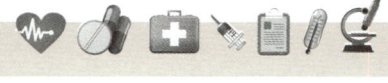

58 감염을 고려한 가정방문의 우선순위 : 신생아 · 미숙아 → 임산부 → 학령전 아동 → 학동기 아동 → 성병 환자 → 결핵 환자

59 지역사회 간호의 대상자는 모든 지역사회 주민으로써, 다시 말해 보건사업을 필요로 하는 개인 및 사회를 포함한다.

60 지역사회 보건사업 및 지역사회 간호사업의 실패 원인 : 지역사회 보건사업 및 지역사회 간호사업이 실패하는 주 원인은 그 지역의 사회풍습에 대한 인식 부족 때문이다. 따라서 간호사업을 실시하고자 하는 지역에 대한 철저한 사회 · 문화적 조사가 필요하다.

61 지역사회 간호사업의 기본 단위는 가족이다.

62 후천면역결핍증후군(AIDS) 예방법
- AIDS 환자, 남성 동성연애자, 마약중독자와의 성적 접촉을 피할 것
- 성행위 시 콘돔을 사용할 것
- AIDS 환자나 항체 보유자와 함께 생활 시 면도기, 칫솔을 같이 쓰지 말고, 이들의 혈액이 묻은 물건은 모두 소각할 것
- AIDS 바이러스에 오염된 혈액이나 혈액제제에 대해 항체 검사 실시
- 주사기나 주삿바늘, 침(구)은 1회용을 사용할 것
- AIDS 의심 환자의 헌혈 금지

63 변화단계이론(범이론)에 따른 금연 · 절주 프로그램
- 계획이전단계 : 아직 담배나 술을 끊고 싶다는 생각이 전혀 없는 상태이며, 주요 제공 메시지로 인지 유도를 들 수 있다.
- 계획단계 : 담배나 술이 해롭다는 것을 인정하고, 담배를 피거나 술을 마시는 것에 대해 자가 진단하여 부정적으로 생각하고 있지만 당장 금연 · 절주를 하는 것은 아니다.
- 준비단계 : 구체적인 금연 · 절주 날짜를 검토하고 있으며, 금연 · 절주 예정일을 한 달 이내로 생각하고 있는 단계로서, 주요 제공 메시지는 행동 실천 교육이다.
- 행동단계 : 금연 · 절주로 돌입하는 과정으로 금연 · 절주를 시작한 지 6개월 이내의 경우로써, 이 단계의 주요 제공 메시지는 중재이다.
- 유지단계 : 적어도 6개월 이상 금연 · 절주를 지속하고 있는 단계로써, 주요 제공 메시지는 지지이다.

64 자연수동면역 : 태아가 모체의 태반을 통해 항체를 받거나, 생후에 모유에서 항체를 받는 방법으로서, 이는 생후 차차 없어지며, 평균 4~6개월 지속된다.

65 ① : 시 · 도지사는 장애인의 구강진료 등 구강보건 및 구강건강증진을 효율적으로 추진하기 위하여 권역 장애인 구강진료센터 및 지역 장애인 구강진료센터를 설치 · 운영할 수 있다.
② : 「영유아보육법」에 따라 실시하는 영유아의 건강진단에는 구강 검진을 포함하여야 한다.
④ : 국가와 지방자치단체는 홀로 사는 노인의 구강 건강을 위하여 노력하여야 한다.

⑤ : 「산업안전보건법」에 따라 사업장의 사업주가 보건교육과 건강 진단을 실시할 때에는 구강보건교육과 구강 검진을 함께 실시하여야 한다.

66 정신질환자의 보호의무자 : 정신 질환자의 민법상의 부양의무자 또는 후견인은 정신 질환자의 보호의무자가 된다. 다만, 피성년후견인 및 피한정후견인, 파산선고를 받고 복권되지 아니한 자, 당해 정신 질환자를 상대로 한 소송이 계속중인 자 또는 소송한 사실이 있었던 자와 그 배우자, 미성년자, 행방불명자, 그 밖에 보건복지부령으로 정하는 부득이한 사유로 보호의무자로서의 의무를 이행할 수 없는 사람은 보호의무자가 될 수 없다.

67 대한결핵협회
- 결핵에 관한 조사 · 연구와 예방 및 퇴치사업을 수행하기 위하여 대한결핵협회를 둔다.
- 협회는 법인으로 한다.
- 대한결핵협회가 아닌 자는 대한결핵협회 또는 이와 유사한 명칭을 사용하지 못한다.
- 협회에 관하여는 「결핵예방법」에 규정된 것을 제외하고는 「민법」 중 사단법인에 관한 규정을 준용한다.

68 「의료법」상 보건복지부 장관의 면허를 받는 사람 : 의사 · 치과의사 및 한의사, 조산사, 간호사, 간호조무사

69 헌혈환급예치금 및 헌혈환급적립금
- 혈액원이 헌혈자로부터 헌혈을 받았을 때에는 보건복지부령으로 정하는 바에 따라 헌혈환급예치금을 보건복지부 장관에게 내야 한다. 다만, 헌혈 혈액이 검사 결과 부적격 혈액으로 판정된 경우에는 헌혈환급예치금의 전부 또는 일부를 돌려주거나 면제할 수 있다.
- 보건복지부 장관은 헌혈환급예치금으로 헌혈환급적립금을 조성 · 관리한다.
- 적립금은 수혈 비용의 보상, 헌혈의 장려, 혈액관리와 관련된 연구, 그 밖에 대통령령으로 정하는 용도(특정 수혈 부작용에 대한 실태조사 및 연구, 혈액원 혈액관리 업무의 전산화에 대한 지원)의 어느 하나에 해당하는 용도에만 사용하여야 한다.

70 ① : 감염병 관리기관이 아닌 의료기관이 감염병 관리시설을 설치 · 운영하려면 특별자치도지사 또는 시장 · 군수 · 구청장에게 신고하여야 한다.
③ : 질병관리청장, 시 · 도지사 및 시장 · 군수 · 구청장은 국민의 건강에 위해가 되는 감염병 확산 시 감염병 환자의 이동 경로, 이동 수단, 진료 의료기관 및 접촉자 현황 등 국민들이 감염병 예방을 위하여 알아야 하는 정보를 신속히 공개하여야 한다. 다만, 공개된 사항 중 사실과 다르거나 의견이 있는 당사자는 질병관리청장, 시 · 도지사 및 시장 · 군수 · 구청장에게 이의 신청을 할 수 있다.
④ : 질병관리청장은 수립한 감염병 위기관리 대책을 시 · 도지사에게 알려야 한다. 시 · 도지사는 통보된 감염병 위기관리 대책에 따라 특별시 · 광역시 · 도 · 특별자치도별 감염병 위기관리 대책을 수립 · 시행하여야 한다.

⑤ : 보건복지부 장관 및 질병관리청장은 감염병의 확산 또는 해외 신종 감염병의 국내 유입으로 인한 재난 상황에 대처하기 위하여 위원회의 심의를 거쳐 감염병 위기관리 대책을 수립 · 시행하여야 한다.

71 염좌의 손상 기전
- 염좌의 손상 기전은 좌상과 유사하나, 염좌가 보다 강한 외상력에 의하여 발생한다.
- 염좌는 관절이 정상 운동 범위를 초과하여 인대가 손상되었을 때 발생한다.
- 염좌는 주로 족관절, 슬관절, 견관절에 발생한다.
- 경한 염좌는 경미한 통증과 함께 종창을 유발시킨다.
- 압박붕대의 착용, 거상, 12시간 동안의 얼음찜질, 부하 체중의 감소 등에 주의한다.

72 수술 전 정규 검사의 종류 : 혈액 검사, X선 촬영, 조직 검사, Bun/cr 검사(신장 기능 검사), 대 · 소변 검사, CBC(전혈) 검사 등

73 유치 도뇨 환자의 관리
- 소변 배액 주머니를 침상 밑에 매달고 유치도관 끝을 연결시키되 소변 배액 주머니가 바닥에 닿지 않게 한다.
- 요로 감염을 예방하기 위해 적절한 회음부 위생을 유지하도록 하며, 도뇨관을 잠그지 않도록 한다.
- 소변 배액 주머니는 요로감염 예방을 위하여 항상 폐쇄형을 유지하고 깨지거나 찢어지지 않게 한다.
- 소변 배액 주머니는 3/4 이상 채우지 않도록 하며, 항상 방광의 위치보다 아래에 놓아 중력에 의해 소변이 흐르게 함으로써 소변이 역류되지 않게 하거나 요로감염을 방지해야 한다.
- 유치도관은 가능한 한 빨리 제거하여 합병증으로 가장 흔히 올 수 있는 비뇨계 감염에 주의한다.
- 항생제를 이용한 일상적인 방광 세척은 권고되지 않는다.
- 소변백에 소독제나 항생제를 일상적으로 주입하는 것은 권고되지 않는다.
- 유치도관을 가지고 있는 환자에서 요로 감염 예방을 목적으로 피부소독제를 이용하여 요도구 주변을 소독하지 않는다. 샤워나 목욕 동안의 요도구 청결과 같은 일상적인 위생이면 적절하다.
- 일상적으로 항생제나 소독제가 도포된 도뇨관을 사용하지 않는다.

74 항결핵제
- 결핵균은 약에 따라 내성이 잘 생기며 체내에 있는 균을 모두 완전하게 죽일 만큼 많은 양을 줄 수 있는 약이 현재까지는 없다.
- 단독 약물을 투여하면 그 약에 대해 균의 내성이 빨리 생기기 때문에 병균의 저항력을 지연시키고 약의 효과를 증진시키기 위해 항상 병용해서 사용하도록 한다.
- 대개 INAH, SM, RMP이나 INAH, PZA, SM을 병용하여 사용한다.

75 소변검사 방법
- 반드시 소독된 용기(멸균 검체 용기)에 소변을 받도록 하고 소변을 담을 용기에는 환자 이름, 병동, 날짜 등을 표기한다.
- 검사의 목적과 방법을 환자에게 설명하도록 한다.
- 일반 소변검사용 소변을 받는 경우 환자에게 처음 소변 50cc 정도를 배뇨하다가 소변 컵에 중간뇨 30~50cc 받게 하고, 생리중인 여자는 검사물에 생리중임을 표시한다.
- 요배양용 소변검사인 경우 필요시 인공 도뇨하여 도뇨관으로부터 소변이 흘러나오게 한 후 멸균 시험관에 소변을 받는다.
- 채취 후 되도록이면 빨리 검사물을 의뢰서와 함께 보내고 기록한다.

76 제왕절개술 : 전치태반 임부가 임신 37주 이상이고 분만이 시작되거나 출혈이 계속되면 즉시 제왕절개를 실시한다.

77 ① : 멸균된 물건이라도 시야를 벗어나거나 허리선 밑으로 갔을 경우 멸균적이지 않은 것으로 간주한다.
② : 젖은 물건은 멸균적이지 않다고 본다.
③ : 멸균 물품이 멸균되지 않은 물품과 접촉하면 오염된 것이다.
④ : 멸균적인 것은 오직 멸균적인 것과 접촉되었을 때에만 멸균 상태가 유지된다.

78 교차 감염을 예방하기 위해 손을 씻어야 할 경우
- 근무 시작 전후
- 가운 및 마스크 사용 전후
- 환자와 직접 접촉한 후
- 처치나 투약 전
- 환자 붕대나 대소변을 만지고 난 후

79 퇴원 환자에 대한 간호
- 퇴원 지시가 나면 곧 원무과로 퇴원 서류를 보내 퇴원 수속을 하도록 한다.
- 환자가 퇴원 후 추후 병원 방문 일자와 장소, 집에서 시행해야 하는 운동, 투약법, 활동 수준, 바른 자세, 주의해야 할 음식(식사요법), 이상 증상 등에 관한 것을 환자와 가족에게 교육시킨다.
- 퇴원 후 병원 외래 방문 일자를 알려준다.
- 환자의 옷을 챙겨 주고 소지품을 내어 주며 입원 환자 명단에서 이름을 지운다. 귀중품 반환 시에는 반드시 서명을 받는다.
- 환자가 다 준비되면 친절히 작별 인사를 하고 필요하면 휠체어에 태워 문밖까지 바래다 준다.

80 전신마취를 하는 환자의 수술 전 간호
- 속옷을 벗긴 뒤 수술 가운을 입힌다.
- 머리핀은 빼고 긴 머리는 갈라 묶어 단정하게 해준다.
- 의치나 부분적 의치는 제거하여 그릇에 넣어 귀중품과 같이 보호자가 보관한다.
- 수술 전날 밤 10시 이후부터는 수분이나 음식을 구강으로 섭취하는 것을 일체 금한다.
- 털 주위와 피부에 있는 세균 수를 줄여 수술 부위의 감염 위험을 줄이기 위해 삭모를 실시하고 매니큐어를 지운다.

81 특수 구강 간호 시 사용할 수 있는 용액
- 2~3% 붕산수
- 2~3% 중조수(sodium bicarbonate solution)
- 과산화수소수(H_2O_2, 과산화수소 1 : 물 4)
- 0.9% 생리식염수, 글리세린

- 클로로헥시딘(원액을 희석해서 사용함)
- 미네랄 오일(흡인 시 감염 유발)

82 **격리 병실에서 지켜야 할 지침** : 격리 병실 안에 격리 가운을 걸어두어야 할 때는 가운의 외면(오염 부분)을 겉으로 나오게 한다.

83 **반신마비(편마비) 대상자의 지팡이 보행법** : 대상자의 건강한 쪽 손으로 지팡이를 잡고 선다.
- 평지를 이동하거나 계단을 내려갈 때 : 지팡이 → 마비된 다리 → 건강한 다리
- 계단을 오를 때 : 지팡이 → 건강한 다리 → 마비된 다리

84 **등척성 운동**
- 등척성 운동은 근육 길이에는 변화가 없고 근육 긴장만이 변화한다. 6초 동안 근육을 수축시킨 후 2분간 쉬며 매일 5회씩 실시하면 보행에서 사용하는 복부나 둔부를 힘 있게 하는 데 유용하다. **예** 대퇴사두근 운동 등
- 관절 사용이 없기 때문에 관절 수축 방지 효과는 없다.
- 부동적인 환자의 다리에 석고붕대를 했을 때 등척성 운동은 손상된 다리의 근육 힘을 유지하도록 돕는다. 또한 근육 크기와 운동 부위의 순환을 증가시키고 뼈를 재생시키는 효과가 있으며, 정맥 울혈을 예방할 수 있다.

85 **약물의 경구투여 시 유의 사항**
- 약을 너무 많이 따랐거나 환자가 거부한 것을 약병에 다시 넣어서는 안 된다.
- 당의정이나 교갑에 싸여진 약을 가루로 만들어 투약하지 않고 가루약과 용액을 섞어 투약한다.
- 수술 후에는 수술 전에 주던 약을 주지 말고 새로운 처방을 받아 투약한다.
- 액체 약은 정확하게 따르고, 약을 너무 많이 따랐을 경우 약병에 다시 붓지 않는다.
- 약물을 투여하지 못했거나 실수가 있었을 때 그 이유와 함께 투약하지 못한 사실을 즉시 간호사에게 보고하고 기록한다.

86 **체위 유지의 목적** : 적절한 체위를 유지하는 것은 환자에게 편안함을 제공할 뿐만 아니라 치료에 영향을 준다.
- 환자의 진찰, 치료 및 간호에 적합하며 환자에게 편한 체위를 만들어 준다.
- 정맥혈 귀환, 피부 통합성 유지, 폐와 순환기의 합병증을 예방하기 위함이다.
- 바른 자세를 유지하고 배액을 촉진시키기 위함이다.
- 근육의 수축 방지, 욕창 예방과 호흡을 용이하게 하기 위함이다.
- 체위 저혈압 예방, 하부 폐의 분비물 정체를 예방하기 위함이다.

87 **건열 멸균(Dry Hit Sterilization)** : 고온 증기가 침투되지 않는 물품의 멸균에 사용된다. 고온으로 인한 파괴 효과를 이용한 오븐 형태의 멸균으로서 파우더, 오일 등의 멸균에 적당하다. 바셀린처럼 가열로 인해 유액화되는 물질 또는 자체에 수분을 포함하지 않는 파우더 등은 고온 증기로는 멸균되지 않으므로 바셀린 거즈 멸균

에 필수적이다. 멸균 시간은 물품(**예** 유리 제품, 종이, 연고, 솜, 거즈, 예리한 기구 등)과 온도에 따라 다르나 보통 120~140℃에서 3시간 또는 160℃에서 1~2시간 정도로서, 건조 시 사멸되는 균에는 페스트균, 콜레라균, 임균, 매독균 등이 있다.

88 **역격리(보호 격리)** : 감염에 민감한 사람을 위해 주위 환경을 무균적으로 유지하는 것으로, 일반 격리와는 달리 역으로 환자가 저항력이 낮아서 다른 환자나 병원 직원으로부터 감염되는 것을 막기 위해 적용되는 것이다. 따라서 감염 상태가 의심되는 의료 직원은 보호적 격리를 받고 있는 환자(**예** 화상 환자, 백혈병 환자, 림프종 환자, 재생불량 빈혈 환자, 악성빈혈 환자, 항암제 사용 환자, 부신 피질호르몬 사용 환자나 피부염 환자, 신장이식 환자, 무과립세포증 환자, 선천면역결핍 환자 등)에게 접근해서는 안 된다.

89 청소는 높은 곳에서부터 낮은 곳으로 해야 하며 규정에 따라 소독한다. 바닥 청소 시에는 비질을 하지 않는다.

90 **방부** : 직접 세균을 죽이지 않고 세균의 생활환경이나 서식을 불리하게 하여 유해한 미생물의 증식이나 발육을 저지한다. **예** 붕산수

91 **욕창 호발 대상자**
- 신체 조직의 상태 변화와 순환장애가 있는 사람 그리고 확장기압이 60mmHg 이하인 경우 욕창 발생 우려가 높다.
- 무의식 환자, 마비 환자, 실금 환자, 몹시 마른 환자, 노인, 부종이 심한 환자, 당뇨병 환자에게 호발한다.

92 요골맥박이 불규칙할 경우 정확한 맥박 측정을 위해 청진기를 심첨 부위에 대고 심박동수를 1분간 측정하여 비교하도록 한다.

93 **입안(구강) 체온 측정 주의 사항** : 다음과 같은 경우에는 입안(구강) 체온을 측정할 수 없다.
- 5~6세 이하의 소아 환아나 노인 환자
- 의식이 없는 중증 환자, 정신 질환자, 간 질환자
- 히스테리 또는 불안신경증이 심한 환자
- 감기로 코가 막히거나 기침이 심한 환자
- 호흡곤란 증세가 있는 환자나 산소를 흡입 중인 환자
- 구강이나 코를 수술한 환자, 급성 구내염 환자
- 입을 다물기 힘든 환자, 흡연 직후 환자, 오한으로 떠는 환자
- 음식물 섭취(**예** 담배, 껌을 씹은 경우) 후 10분 이내와 뜨겁거나 찬 음식을 먹은 후 30분 이내인 경우

94 **치료적 의사소통의 기법**
- 개방적 질문 : 대상자와 의사소통을 시작할 때나 계속할 때, 표현하는 데 초점을 맞출 때 도움을 제공할 수 있다.
- 경청(공감) : 대상자에게 객관적으로 공감하면서 손을 잡아 주는 등 주의를 기울이는 적극적인 과정이다.
- 느낌의 명료화 : 대상자의 표현이 모호하고 불분명할 때 내용을 명확하게 해주는 것이다.

- **반영** : 대상자가 나타낸 느낌이나 경청 내용을 간호조무사가 다른 용어로 대상자에게 다시 표현하는 것이다.
- **내용 설명** : 대상자가 설명한 메시지 내용의 일부를 설명하여 대상자가 경험을 회상하도록 돕는다.
- **직면** : 대상자에게 정직하고 직접적으로 현실을 인식시켜 주는 것이며, 무비판적 태도로 평가해야 한다.
- **정보 제공** : 대상자에게 건강 교육이나 약물 복용, 부작용 등에 관한 교육적 자료를 제공할 때 사용하는 기술이다.
- **침묵** : 대상자에게 사고·느낌·결정 등을 심사숙고할 수 있는 시간을 제공한다.
- **안내** : 대상자가 그의 생각과 느낌을 탐색하고 표현할 수 있도록 격려함으로써 간호조무사의 관심과 주의집중을 전달해 주는 기술이다.
- **인도** : 개방적인 대화를 할 수 있도록 격려하기 위해 사용되는데, 처음 시작하는 단계에서 유용하다.
- **요약** : 대화가 끝난 다음 그동안 나눈 대화의 느낌과 사고들을 정리해 주는 기술이다.

95 요정체(retention) : 신장에서 소변이 생성되나 스스로 방광을 비울 수 있는 능력이 부족하여 방광에 소변이 축적되는 상태이다.

96 코위관 삽입 환자에 대한 간호 : 코위관 삽입 중 구역질이 일어나면 구역질이 멈출 수 있도록 잠깐 쉬게 하고 입으로 짧은 호흡을 하도록 한다.

97 욕창의 단계
- **1단계** : 표피는 정상이나 표피에 생긴 홍반이 30분 이내에 없어지지 않을 때, 즉 지속적인 표피의 발적과 염증
- **2단계** : 표피 또는 진피를 포함한 피부에 부분적인 손상이 있을 때, 즉 진피층까지만 파괴된 표면적인 궤양이나 수포
- **3단계** : 진피와 피하조직을 포함한 피부 전체가 파괴되었거나 손상이 있을 때
- **4단계** : 피하조직과 근막, 근육, 뼈나 관절을 포함한 심부조직에 손상이 있을 때, 즉 전층이 파괴되고 근육이나 인대와 골격이 손상
- **미분류 단계** : 조직 손상의 깊이를 정확히 알 수 없는 상태
  - 상처 바닥이 죽은 조직으로 덮여있어 조직 손상의 깊이를 알 수 없다.
  - 죽은 조직이 제거된 후에는 3~4단계 욕창이 되는 경우가 많다.
  ※ 분류 조직 및 죽은 조직을 충분히 제거하여 욕창의 단계를 결정하여 수술적 치료가 필요한지 판단한다.

98 욕창 간호 : 침대의 주름과 습기는 피부를 자극하는 요인이므로 자극을 제거하기 위해 침대를 바꿀 때는 밑홑이불에 주름진 곳이 없도록 팽팽하게 잡아당겨 피부 압력이나 마찰을 감소시켜 주고, 침대가 젖었는지 자주 확인한다.

99 ① : 내과적 무균술에서 모자를 착용해야 할 경우 머리카락이 하나도 노출되지 않도록 해야 한다.
③ : 마스크는 2시간 이상 사용이 지나면 교환해야 한다.
④ : 마스크를 착용한 후에 가운을 착용한다.
⑤ : 장갑은 환자가 갖고 있는 감염성 미생물을 직원이 접촉할 가능성을 감소시키고 직원 자신의 내부 균총을 환자에게 전파시키는 것을 예방하기 위해 착용한다.

100 산소 마스크 주의 사항
- 건조한 산소로 눈의 자극을 방지하기 위해 마스크의 눈쪽 부분을 꼭 맞게 씌운다.
- 산소를 계속 공급할 경우 2시간마다 마스크를 제거해 피부를 건조시킨다.

101 가래검사(객담검사)
- **목적** : 병리적인 폐 상태 평가에 필요한 가래(객담)를 적절히 수집하기 위함이다.
- **물품** : 가래채취용 통, 검사 의뢰서
- **방법**
  - 환자에게 기침하여 폐로부터 나오는 가래를 수집해야 함을 설명한다.
  - 침이 아닌 가래를 뱉어내도록 한다.
  - 가래를 뱉기 전에 입안을 물로 씻도록 한다.
  - 수집된 가래는 표지를 붙여 검사실에 신속하게 보낸다. 만일 운반이 지연될 경우에는 냉장 보관한다.
- **주의 사항**
  - 가래는 이른 아침 첫기침을 하여 받은 것이 가장 정확하다.
  - 가래(객담) 배양 검사 시에는 멸균된 가래 채취병에 무균적으로 받는다.

102 환자 확인 방법 : 성인 입원 환자 확인 시 환자가 대답한 이름과 등록번호 또는 생년월일을 입원팔찌와 대조하여 확인한다. 또한 의식이 없는 환자일 경우에는 입원 팔찌와 환자 리스트를 대조한다.

103 ①·② : 식사 시 서두르지 말고 가능한 한 앉아서 먹도록 하며 한 번에 조금씩 준다.
④ : 식사 중에는 환자에게 말을 시키지 않는다.
⑤ : 음식·물의 온도를 알기 위해 처음 간호조무사 손등에 조금만 떨어뜨려 본다.

104 손톱·발톱 간호
- 손톱은 손가락 끝을 보호하고 위생적인 생활을 하기 위하여 손끝 모양대로 둥글게 자르는 것이 좋다.
- 발톱은 일직선으로 잘라서 양끝이 안으로 말려 들어가는 것을 막는다.
- 잘 깎은 깨끗한 손톱은 피부 상처나 질병에 감염되는 것을 예방할 수 있다.
- 두껍고 건조하여 자르기 힘든 발톱은 더운물에 담갔다가 자른다.

105 환자가 가지고 온 약물은 입원해 있는 동안 의사가 처방한 약물을 복용하는 데 방해가 될 수 있으므로 가져온 약물을 복용하지 않도록 설명한 후 간호사 또는 의사에게 알린다.

Nursing assistants

● 정답 및 해설 : p.32~43

Final test

합격을 위한 핵심 문제 정리
간호조무사 실전 문제

2 회차

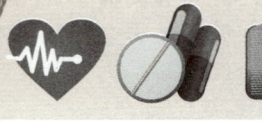

기초간호학 개요

01 소장에 해당하는 것끼리 묶인 것은?

① 십이지장, 공장, 직장
② 결장, 맹장, 직장
③ 십이지장, 공장, 회장
④ 맹장, 결장, 회장
⑤ 십이지장, 공장, 결장

02 교감신경을 자극했을 때 일어날 수 있는 생리 현상으로 옳은 것은?

① 눈물샘의 분비 촉진
② 소화관 연동운동 억제
③ 동공의 수축
④ 기관지 수축
⑤ 방광 수축으로 인한 배뇨 촉진

03 췌장의 랑게르한스섬에서 분비되는 호르몬으로 옳은 것은?

① 에렙신
② 펩신
③ 엿당분해효소(말타아제)
④ 담즙염
⑤ 인슐린

04 간호조무사의 복장 규범에 대한 내용으로 옳은 것은?

① 환자들에게 불쾌한 느낌을 주더라도 활동이 편하면 된다.
② 활동에 불편하더라도 환자가 좋아하면 된다.
③ 순결을 상징하는 흰색을 반드시 입어야 한다.
④ 항상 청결하고 깨끗하게 유지한다.
⑤ 아름다움을 강조하기 위해 복잡한 디자인이 좋다.

05 분만 예정일 계산 시 반드시 알아야 할 사항으로 옳은 것은?

① 처음 입덧을 한 날
② 처음으로 산전 진찰을 받은 날
③ 마지막 월경 중간일
④ 마지막 월경 종료일
⑤ 마지막 월경 시작일

06 임신으로 인한 여성의 신진대사 및 신체적 변화로 옳은 것은?

① 변비 현상은 임신 전반에 걸쳐 올 수 있다.
② 혈액량은 약 10% 증가한다.
③ 자궁의 압박으로 호흡을 길게 쉰다.
④ 임신 초기에는 빈뇨 현상이 없다.
⑤ 심장의 부담이 작아진다.

07 태아를 둘러싸고 있는 양수의 기능으로 옳은 것은?

① 노폐물 교환
② 산소 공급
③ 영양 공급
④ 호르몬 생산
⑤ 체온 유지

08 골절 환자의 응급처치로 옳은 것은?

① 더운물 주머니를 대어 주어 복합 골절을 예방하도록 한다.
② 부상자를 일단 병원으로 후송한 후 처치를 하도록 한다.
③ 부상자에게 일단 부목을 먼저 대고 처치를 하도록 한다.
④ 부목을 대기 전 따뜻한 찜질로 부종을 막고 부목을 대어 준다.
⑤ 부목을 대기 전 얼음찜질로 부종을 막고 부목을 대어 준다.

09 신생아의 생리적 체중 감소의 원인으로 옳은 것은?

① 양수의 소실
② 과다 호흡으로 인한 탈수
③ 출생 시 과다한 열량 소모
④ 부적당한 영양 섭취
⑤ 모체로부터 공급받던 호르몬의 중단

10 임신중독증 환자의 식사로 옳은 것은?

① 고지방 식사
② 저열량 식사
③ 고탄수화물 식사
④ 고염 식사
⑤ 저단백 식사

11 임신중독증인 자간전증 발생 시 가장 먼저 나타나는 증상을 순서대로 나열한 항목으로 옳은 것은?

① 부종 — 단백뇨 — 고혈압
② 단백뇨 — 고혈압 — 부종
③ 고혈압 — 부종 — 단백뇨
④ 시각 장애 — 두통 — 부종
⑤ 체중 증가 — 단백뇨 — 고혈압

12 임신부가 산전 진료 시마다 검사해야 하는 항목으로 옳은 것은?

① 심전도, 체중 측정
② Rh 검사, 소변 검사
③ 빈혈 검사, 혈액형 검사
④ 혈액형 검사, 심전도
⑤ 체중 · 혈압 측정, 소변 검사

13 임신부의 산전 관리 시 임신부에게 부족하기 쉬운 영양소로 옳은 것은?

① 단백질, 지방
② 탄수화물, 지방
③ 섬유소, 비타민
④ 섬유소, 단백질
⑤ 단백질, 칼슘

14 기밀 용기에 넣어 차광하여 보관하는 소독약으로 옳은 것은?

① 생리식염수
② 승홍수
③ 알코올
④ 과산화수소수
⑤ 크레졸

15 병원에서 근무하는 간호조무사의 업무로 옳은 것은?

① 환자의 진찰
② 환자에 대한 관찰
③ 병원의 재정 상태 보고
④ 해당 약물의 처방
⑤ 병의 진단 및 치료

16 경련 환자에 대한 응급처치로 옳은 것은?

24

간호국가시험 최종 마무리 테스트

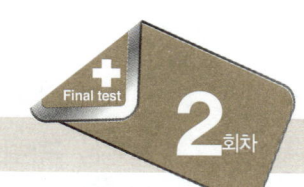

① 호흡곤란 시 진정시켜 주기 위하여 인공호흡을 해준다.
② 옷끈을 풀고 혀를 깨물지 않도록 깨끗한 수건을 물려준다.
③ 무엇보다 먼저 경련이 있는 시간을 잰다.
④ 몸은 따뜻하게 머리는 더운물 찜질한다.
⑤ 정신을 차리도록 찬물을 끼얹어 준다.

17 우리 몸의 체내를 혈액이 일정한 방향으로 순환하는 현상인 혈액순환의 순서로 옳은 것은?

① 폐－폐정맥－우심방－우심실－전신－대동맥－대정맥－좌심방－좌심실－폐동맥
② 폐－폐동맥－폐정맥－좌심방－좌심실－대동맥－전신－대정맥－우심방－우심실
③ 우심방－우심실－폐동맥－폐－폐정맥－좌심방－좌심실－대동맥－전신－대정맥
④ 대동맥－대정맥－전신－우심방－우심실－폐－폐동맥－폐정맥－좌심방－좌심실
⑤ 대정맥－좌심실－좌심방－폐정맥－폐동맥－우심방－우심실－대동맥－전신－폐

18 신체에서 배설이 늦게 되는 약을 사용할 때의 주의 사항으로 옳은 것은?

① 알레르기 반응   ② 축적작용
③ 배설 장애   ④ 습관성
⑤ 내성

19 비만증 치료를 위한 식사요법으로 옳은 것은?

① 식염을 늘리고 단백질 감소
② 비타민 제제를 반드시 제외시킴.
③ 탄수화물(당질) 대신 과량의 지방 공급
④ 총열량과 단백질량은 무시해도 됨.
⑤ 동·식물성 단백질을 주로 섭취

20 외과 환자를 위한 재활 계획은 언제 세워야 하는가?

① 병원 퇴원 시   ② 진단이 내려지면 즉시
③ 입원과 동시에   ④ 수술 전
⑤ 수술 후

21 심장판막의 역할로 옳은 것은?

① 산소를 공급한다.   ② 혈액의 여과 작용을 한다.
③ 혈액순환을 촉진한다.   ④ 혈액의 역류를 방지한다.
⑤ 심장 근육에 산소를 공급한다.

22 폐디스토마와 조충에 유효한 구충제로 옳은 것은?

① 산토닌   ② 버막스
③ 피페라진   ④ 비치오놀
⑤ 콤반트린

23 위에서 분비되는 소화효소로 옳은 것은?

① 엿당분해효소(말타아제)   ② 지방분해효소(리파아제)
③ 녹말분해효소(아밀라아제) ④ 트립신
⑤ 펩신

24 분만 과정 중 분만 제1기인 개구기에 필요한 간호로 옳은 것은?

① 보행 권장   ② 회음 보호술
③ 신생아 간호   ④ 금식
⑤ 자궁 저부 마사지

25 자궁 태반 관류의 저하로 인해 모체와 태아에게 발생할 수 있는 건강 문제로 옳은 것은?

① 무력자궁경부(자궁경관무력증)   ② 조기 진통
③ 포상기태   ④ 태반 조기 박리
⑤ 전치태반

26 경구 투여에 관한 설명으로 옳은 것은?

① 장용 피복정은 약 성분이 위 점막을 자극하므로 씹어 먹거나 부수어 먹는다.
② 함당 정제는 씹거나 삼켜서 먹이도록 한다.
③ 모르핀을 투여하기 전에는 호흡수를 측정하여 분당 12회 이하인 경우는 투약 과정을 중지하고 의사에게 보고한다.
④ 완하제는 식후 즉시 투약하도록 한다.
⑤ 강심제는 심박동수를 측정한 후 60회 이상일 경우에는 투여하지 않는다.

27 통증을 완화시키기 위해 모르핀을 투여하는 것처럼 질병 자체에는 효과가 없지만 증상을 감소시킬 목적으로 투여하는 약물의 유형으로 옳은 것은?

① 지지제   ② 강장제
③ 대용제   ④ 치료제
⑤ 완화제

28 선천 대사장애로 오는 신생아의 고페닐알라닌혈증(PKU)으로 인해 야기되는 문제점으로 옳은 것은?

① 타이로신 과다 축적 장애   ② 필수아미노산 대사장애
③ 지방 대사장애   ④ 탄수화물 장애
⑤ 무기질 대사장애

29 치매 환자의 식사를 돕는 방법으로 옳은 것은?

① 할머니의 관심을 끌기 위해 예쁜 유리 접시에 음식을 담도록 한다.
② 음식이 싱거울 경우 간을 맞추도록 식탁 위에 소금과 간장을 놓아둔다.
③ 할머니가 먹는 모든 음식은 믹서로 갈아서 제공한다.
④ 하품을 하거나 졸려하더라도 정해진 시간에 식사를 하도록 한다.
⑤ 숟가락을 인지할 수 있도록 약간 무거운 것을 사용한다.

30 6세 아동이 열이 39.5℃까지 오르면서 콧물, 기침 및 결막염의 증상이 있고, 귀 뒤에 홍반의 구진이 나타났으며, 구강 사정 시 코플릭 반점을 발견하였다. 이 아동의 증상을 사정한 후 의심할 수 있는 감염 질환으로 옳은 것은?

① 수두   ② 성홍열
③ 일본뇌염   ④ 홍역
⑤ 백일해

① 포도알균   ② 살모넬라균
③ 프로테우스   ④ 웰치균
⑤ 보툴리누스균

31 임신한 지 32주 된 임부가 태반 조기 박리로 갑작스럽게 산부인과 병동에 입원했다. 이 여성에게 나타난 증상으로 옳은 것은?

① 자궁 옆으로 단단한 덩어리가 만져짐, 질 출혈
② 안면 부종, 두통, 자궁 무력증, 전신 무력
③ 발한, 구토, 거품 같은 질 분비물
④ 자궁 무력증, 선홍색의 질 출혈, 얼굴이 붉어짐
⑤ 복통, 자궁이 나무판처럼 단단해짐, 검붉은 질 출혈

32 의사의 치과 진료 시 간호조무사의 역할로 옳은 것은?

① 간호조무사 A씨의 의자 높이는 진료 의사보다 낮은 것이 좋다.
② 진료 시 사용되는 기구의 사용 부위가 구강 내를 향하도록 방향을 잡아 전달한다.
③ 진료 의사가 오른 손으로 진료할 경우 간호조무사 A씨는 진공흡인장치를 왼손으로 잡아 조정한다.
④ 진공흡인장치의 팁은 환자 치아에서 멀리 떨어져 사용하도록 한다.
⑤ 진료 시 간호조무사 A씨는 환자의 발끝에 서 있도록 한다.

33 충치를 예방하기 위한 방법으로 가장 옳은 것은?

① 과일 음료로 입안을 헹구어 낸다.
② 치과에서 불소를 도포한다.
③ 요구르트와 같은 유산균 발효유를 수시로 섭취한다.
④ 음식물 섭취 후 탄산음료나 바나나를 먹는다.
⑤ 음식물을 섭취한 후 1시간 이내에 양치질을 한다.

34 발침 시 주의 사항으로 옳은 것은?

① 발침 후 신체에 남은 침이 없는지 확인한다.
② 가슴이 답답하고 불편함을 호소하는 경우 명현 현상이라고 안심시키고 계속 침을 놓는다.
③ 침을 놓을 경우 방안의 온도는 낮을수록 좋다.
④ 유침 시간 동안 환자가 자유롭게 움직일 수 있도록 한다.
⑤ 환자는 편안히 앉아서 침을 맞도록 한다.

35 오장육부의 기혈과 음양의 부조화나 한열의 조절이 되지 않을 경우를 치료하는 데 이용되는 방법으로 옳은 것은?

① 보법(補法)   ② 청법(淸法)
③ 화법(和法)   ④ 토법(吐法)
⑤ 한법(汗法)

보건간호학 개요

36 안면 마비와 같은 신경계 증상 및 위장 증상을 나타내 치명률이 가장 높은 것으로, 통조림 · 소시지 등을 통해 전파되는 식중독균으로 옳은 것은?

37 대기오염물질의 측정 방법 중 링겔만 차트(Ringelmann Chart)는 어디에 사용하는 것인가?

① 가스 농도 측정   ② 소음 측정
③ 매연량 측정   ④ 이산화황(SO_2) 측정
⑤ 먼지량 측정

38 우리나라의 대표적인 지방 보건 행정의 일선 조직인 보건소의 업무끼리 묶인 것은?

① 의료조사연구, 정신보건사업과 가족계획사업
② 감염병 환자 격리 장소 지정, 감염병 진료
③ 모자보건 및 가족계획사업, 청소년 문제 상담
④ 보건교육과 구강건강, 학교보건사업
⑤ 영양관리사업 및 보건교육, 감염병의 예방 및 관리

39 산업재해 발생과 관계되는 요소로 옳은 것은?

① 구내식당 여부, 급여액, 작업 숙련도
② 급여액, 환경 상태, 복지시설
③ 감독자 창의력, 급여액, 근로자의 건강 상태
④ 근로자의 건강 상태, 환경 상태, 작업 숙련도
⑤ 복지시설, 환경 상태, 구내식당 여부

40 지역사회 간호업무 중 가장 포괄적이고 중요하며, 건강의 보호 · 유지 · 증진을 위해 건강 생활에 대한 이해 · 태도 · 기능을 육성하는 것은?

① 예방접종 실시   ② 보건교육
③ 치료와 간호   ④ 환자 발견
⑤ 환자 격리

41 보건소 간호조무사의 업무로 옳은 것은?

① 임산부 진료   ② 보건 계몽
③ 치료 및 예방   ④ 임산부 분만 개조
⑤ 출생, 사망의 진단서 발급

42 만성질환에 대한 보건 계몽 활동의 중심지로 만들어야 할 장소로 적합한 곳은?

① 보건소   ② 병원
③ 주민센터   ④ 유흥장
⑤ 학교

43 면담에 대한 원칙으로 옳은 것은?

① 비밀 보장이 되지 않음을 주지시킨다.
② 지도자는 주로 말하는 위치에 있어야 한다.
③ 피면담자의 신뢰를 얻는다.
④ 선생이 학생을 지도하듯 한다.
⑤ 직접적인 질문을 한다.

44 위생 해충은 여러 형태로 사람의 건강에 영향을 주며, 해충에 의해 매개되는 질병은 그 종류가 다양하다. 모기로 인해 감염되는 기생충으로 옳은 것은?

① 편충   ② 사상충
③ 선모충   ④ 회충
⑤ 아메바이질

45 보건진료소에서 마을건강원 제도나 보건진료소 운영협의회를 활용하는 것은 일차 보건의료를 위한 기본 원칙 중 어디에 해당하는가?

① 지리적 접근성   ② 수용성
③ 주민 참여   ④ 포괄성
⑤ 상호 협조성

46 기온과 기습의 영향으로 인간이 느끼게 되는 불쾌감을 의미하는 불쾌지수에 대한 설명으로 옳은 것은?

① 우리나라에서는 10~11월에 불쾌지수가 가장 높다.
② 실외의 불쾌지수를 산출할 때도 적용된다.
③ 50%의 사람들이 불쾌한 것은 60일 때이다.
④ 기류와 복사열을 고려한 결과이다.
⑤ 거의 모든 사람들이 견딜 수 없을 정도의 불쾌감은 80 이상이다.

47 생물을 이용한 전환을 유도하여 처리하는 폐기물 처리 방법은?

① 매립 처리   ② 소각 처리
③ 가축사료 처리   ④ 퇴비 처리
⑤ 투기 처리

48 체내에 비타민 D를 합성하여 구루병 예방, 피부염이나 관절염 치료 작용을 하고 강한 살균 작용을 하나 피부의 홍반 및 색소 침착 등으로 차광 보호구를 착용해야 하는 비전리방사선으로 옳은 것은?

① α선   ② X선
③ 가시광선   ④ 자외선
⑤ 적외선

49 지상 고도에 따라 기온이 상승하여 상부 기온이 하부 기온보다 높아 대기가 안정되고 공기의 수직 확산이 일어나지 않는 대기 오염 현상으로 옳은 것은?

① 열섬현상   ② 온실효과
③ 라니냐 현상   ④ 엘리뇨 현상
⑤ 기온역전

50 반복적으로 시끄러운 소음이 심하게 발생하는 작업장에서 산업 간호조무사가 할 수 있는 간호 중재로 옳은 것은?

① 소음을 줄일 수 있는 방법으로 대치한다.
② 근무시간을 효율적으로 단축시키도록 한다.
③ 작업 시 반드시 귀마개를 착용하도록 한다.
④ 반드시 차단벽을 설치하도록 한다.
⑤ 소음 수준을 90dB 이하로 제한한다.

공중 보건학 개론

51 지역사회 보건간호사업 후 기록을 통해 얻을 수 있는 가치로 옳은 것은?

① 교육 자료 및 경제력 판단의 기초가 된다.
② 지역 보건간호사업의 기초 자료이다.
③ 국제 간호에 부수적인 조력 여하를 결정한다.
④ 간호사업을 중복해서 처리할 수 있게 된다.
⑤ 보건 간호사의 환자 치료 및 진단의 자료이다.

52 보건 간호조무사가 지역사회 보건사업을 성공시킬 수 있는 첫번째 요소로 옳은 것은?

① 나름대로의 지침을 설정한 후 따르면 된다.
② 행정안전부의 지휘·감독대로만 하면 된다.
③ 보건복지부의 지휘·감독만 받고 한다.
④ 전임자가 하던 것만 하면 된다.
⑤ 지역사회에 대한 실태 파악으로 건강 문제를 확인한다.

53 질병의 1차 예방 활동으로 옳은 것은?

① 당뇨병의 식사요법   ② 흉부 X선 검사
③ 재활   ④ 조기 치료
⑤ 예방접종

54 2차 성비 110에 대한 설명으로 옳은 것은?

① 2차와 3차 성비의 비 100 : 110
② 출생 시 남성 대 여성의 비 100 : 110
③ 출생 시 여성 대 남성의 비 100 : 110
④ 현재 남성과 여성의 비 100 : 110
⑤ 현재 여성과 남성의 비 100 : 110

55 당뇨병 환자의 간호에 있어서 특별히 주의할 점으로 옳은 것은?

① 비뇨기 질병 예방   ② 발 상처 주의
③ 체액 균형 유지   ④ 소화기 질병 예방
⑤ 호흡기 질병 예방

56 VDT 증후군을 효과적으로 예방하기 위해 취할 수 있는 방법으로 옳은 것은?

① 작업 책상에 홍보 스티커를 붙여 놓는다.
② 강당에 모여 놓고 강의실 교육을 한다.
③ 식당 게시판에 유인물을 붙여 놓고 읽게 한다.
④ 팸플릿이나 전단지를 이용한다.
⑤ 근무 교대 시간에 방송을 한다.

57 경구피임제를 복용할 수 있는 사람으로 옳은 것은?

① 내분비 질환 여성   ② 임신 중인 여성
③ 정맥염 여성   ④ 간질환 환자

⑤ 불규칙한 월경주기의 여성

58 지역사회 주민이 불만을 호소할 때 보건 간호조무사의 태도로 옳은 것은?

① 면담을 사절한다.
② 조용히 타이른다.
③ 듣는 척 하면서 자신의 일을 한다.
④ 병원 업무가 끝난 후에 오라고 돌려보낸다.
⑤ 인내심을 가지고 끝까지 청취한다.

59 우리나라에서 회충 감염률이 가장 높은 연령층으로 옳은 것은?

① 노인층
② 성인
③ 청소년기
④ 소아
⑤ 신생아

60 지역사회 보건간호사업을 계획하기 전에 반드시 고려해야 할 사항으로 옳은 것은?

① 예산 확보
② 독자적 사업 여부
③ 평가
④ 사업우선순위 결정
⑤ 재계획

61 우리나라 국민건강보험에서 국가 암 검진 사업대상으로 추진하고 있는 6대 암 검진 프로그램에 속하는 사항으로 옳은 것은?

① 간암, 대장암, 위암, 유방암, 자궁경부암, 폐암
② 간암, 갑상샘암, 대장암, 유방암, 폐암, 췌장암
③ 간암, 갑상샘암, 대장암, 위암, 자궁경부암, 폐암
④ 간암, 대장암, 위암, 유방암, 폐암, 후두암
⑤ 간암, 위암, 유방암, 자궁경부암, 폐암, 후두암

62 지역사회 간호조무사의 역할로 옳은 것은?

① 교육자
② 대변자
③ 상담가
④ 진료자
⑤ 직접 간호 대상자

63 자궁암에 걸린 50세의 여성 A씨는 자신이 암이라는 것을 받아들이지 못하고 의사의 오진이라고 하면서 여러 병원을 찾아다니며 전전긍긍하고 있다. 이때 여성 A씨가 사용하고 있는 방어기제로 옳은 것은?

① 전치
② 왜곡
③ 합리화
④ 부정
⑤ 억압

64 6개월 전 큰 화재로 가족을 잃은 사람이 다음과 같은 증상으로 일상생활에 심각한 문제가 발생하고 있다. 의심할 수 있는 정신 장애는?

• 본인만 살아남은 것에 대해 심한 죄책감을 보임
• 과한 놀람 반응과 불안정한 수면 양상을 보임
• 고통스러운 당시 상황이 반복하여 떠오름
• 화재사고 상황에 대하여 말하는 것을 꺼림

① 외상후스트레스장애
② 양극성장애
③ 섭식장애
④ 신체증상장애
⑤ 성격장애

65 혈액원의 헌혈자의 신원 확인 및 건강진단, 채혈 등과 관련된 내용 중 옳은 것은?

① 보건복지부 장관은 관계 중앙행정기관의 장 또는 공공기관의 장으로 하여금 모든 감염병 환자 또는 약물복용 환자 등의 관련 정보를 혈액원 등에 제공하도록 한다.
② 혈액원은 채혈 금지 대상자로부터 채혈을 하여서는 아니 된다.
③ 천재지변, 긴급 수혈의 경우라도 채혈하기 전에 채혈 금지 대상 여부 및 과거 헌혈 경력과 그 검사 결과를 조회하여야 한다.
④ 혈액원은 감염병 환자 및 건강 기준에 미달하는 사람이라도 채혈을 한 후 걸러 낸다.
⑤ 혈액원은 채혈 전에 헌혈자에 대하여 신원 확인만을 하고 채혈을 한다.

66 의료법인·의료기관 또는 의료인은 거짓이나 과장된 내용의 의료 광고를 하지 못하는데, 의료 광고를 할 수 있는 경우는?

① 치료 효과를 보장하는 등 소비자를 현혹할 우려가 있는 내용의 광고
② 신문, 방송, 잡지 등을 이용하여 기사 또는 전문가의 의견 형태로 표현되는 방법
③ 수술 장면 등 직접적인 시술 행위를 노출하는 내용의 광고
④ 신의료기술 평가를 받은 신의료기술에 관한 광고
⑤ 다른 의료기관·의료인의 기능 또는 진료 방법과 비교하는 내용의 광고

67 「구강보건법」 제5조에 명시된 구강보건사업 기본계획의 내용으로 옳은 것은?

① 구강보건사업에 관한 제시 사업
② 중환자의 특별 구강보건사업
③ 구강보건에 관한 경제사업
④ 노인, 장애인 구강보건사업
⑤ 구강보건에 관한 정보사업

68 질병관리청장은 결핵관리 종합계획을 수립·시행해야 하는데, 계획에 포함되어야 하는 내용으로 옳은 것은?

① 결핵균에 대한 실험 방법 대책
② 결핵에 관한 홍보 및 교육
③ 금연을 위한 담배값 인상 대책
④ 결핵 환자에 대한 개인정보 수집
⑤ 결핵 환자에 대한 관리 및 통제

69 감염병을 예방하기 위한 조치로 옳은 것은?

① 선박·항공기·열차 등 운송 수단, 사업장 또는 그 밖에 여러 사람이 모이는 장소에 의사 배치
② 감염병 전파의 위험성이 있는 음식물의 판매·수령 허용
③ 감염병 병원체에 감염되었다고 의심되는 자에 대한 일정 기간의

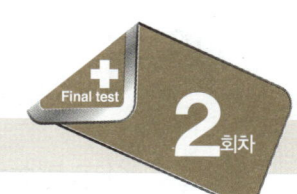

입원 또는 격리 금지
④ 감염병 매개의 중간 숙주가 되는 동물류의 포획 또는 생식의 섭취
⑤ 감염병 매개 동물의 구제 또는 구제 시설의 설치 금지

70 「정신건강증진 및 정신 질환자 복지서비스 지원에 관한 법률」의 기본 이념에 대한 설명으로 옳은 것은?

① 정신 질환자에 대하여는 입원 또는 입소가 최소화되도록 지역 사회 중심 치료가 우선 고려되어야 하며, 정신건강증진 시설에 자신의 의지에 따른 입원 또는 입소가 권장되어야 한다.
② 정신 질환자는 정신 질환이 있기 때문에 일반 사람들과 차등하게 대우를 해야 한다.
③ 정신건강증진시설에 입원 등을 하고 있는 모든 사람은 가능한 한 신체적 제한이 적용되어야 한다.
④ 모든 정신 질환자는 최고의 치료를 받을 권리가 있다.
⑤ 모든 정신 질환자는 의견 교환을 할 수 있는 권리가 없다.

실기

71 노인 환자의 피부 건조를 방지하기 위한 방법으로 옳은 것은?

① 한 달에 1~2회 목욕을 실시하도록 한다.
② 등 마사지 시에는 알코올을 바르도록 한다.
③ 등 마사지 시에는 가열등 램프를 자주 사용해 준다.
④ 비누를 많이 사용하여 깨끗하게 씻어 준다.
⑤ 목욕한 후에는 오일이나 크림을 피부에 바른다.

72 외과적 소독 물품 중 뚜껑이 있는 소독 용기를 다루는 방법으로 옳은 것은?

① 사용하지 않은 용액은 소독액 병에 다시 붓는다.
② 뚜껑을 바닥에 놓아야 할 때는 내면이 아래로 향하게 놓는다.
③ 사용 예정인 경우 드레싱 30분 전에 용액을 따라 놓는다.
④ 뚜껑을 열어서 들고 있을 때에는 뚜껑 안쪽이 위로 향하게 한다.
⑤ 반드시 필요한 경우에 한해서만 뚜껑을 열고 사용 후에는 신속히 뚜껑을 닫는다.

73 수술 전날 저녁 간호에 대한 내용으로 옳은 것은?

① 케겔 운동을 촉진시킨다. ② 숙면하게 한다.
③ 외관상 아름답게 한다. ④ 독서를 권장한다.
⑤ 식욕을 증진시킨다.

74 임부의 정맥류 예방을 위한 간호로 옳은 것은?

① 자주 걷는다. ② 앉는 자세를 취한다.
③ 탄력 양말을 착용한다. ④ 다리를 낮춰 준다.
⑤ 굽이 높은 구두를 착용한다.

75 분만후출혈 시의 간호로 옳은 것은?

① 산모에게 골반내진 자세(절석위)를 취해 주어 안정을 시켜 준다.
② 산모의 호흡, 혈압, 맥박을 자주 측정하도록 한다.
③ 더운물 주머니를 산모의 복부에 대어 준다.
④ 산모에게 유방 마사지를 시행하여 주도록 한다.
⑤ 간호사에게 보고하기 전에 옥시토신을 투여한다.

76 산전 유방 간호로 옳은 것은?

① 유두를 보호하기 위해 절대안정을 취한다.
② 유두에 콜드크림을 바르고 마사지한다.
③ 함몰 유두인 경우에는 수술로 교정한다.
④ 유방을 붕대로 세게 압박하여 감아 준다.
⑤ 유두 부위를 베타딘으로 깨끗하게 닦아 준다.

77 임신에 영향을 미치는 요인 중 임신 중 흡연이 태아에게 미치는 영향으로 옳은 것은?

① 간접흡연은 태아와 무관하다.
② 태아가 니코틴에 중독된다.
③ 태반 순환 감소로 태아 성장이 지연된다.
④ 흡연은 태아에 영향을 미치지 않는다.
⑤ 단백질 대사를 방해하여 거대아 출생률이 높아진다.

78 멸균 영역을 결정하는 방법으로 옳은 것은?

① 소독포 내면은 오염 부위
② 시야에서 보이지 않는 부분은 멸균 영역
③ 소독 가운 착용 시 가운 앞면 전체는 멸균 영역
④ 소독포를 폈을 때 늘어지는 가장자리는 오염 부위
⑤ 멸균 거즈포에 멸균 증류수가 엎어져 젖었다면 멸균 영역

79 상처를 닦아 낼 때 소독솜의 방향으로 옳은 것은?

① 일정한 규정이 있는 것은 아니다.
② 상처 주위에서부터 닦아 낸다.
③ 가까운 곳부터 먼저 닦는다.
④ 더러운 부분에서 깨끗한 부분으로 닦는다.
⑤ 깨끗한 부분에서 더러운 부분으로 닦는다.

80 배액을 흡수하고 상처 표면을 습하게 유지시켜 감염 위험을 감소시키며, 친수성 흡수 분자가 소수성 폴리머 접착 성분과 결합하여 이루어진 드레싱 방법으로 옳은 것은?

① 거즈 드레싱 ② 투명 드레싱
③ 칼슘 알지네이트 드레싱 ④ 수화젤(친수성 젤) 드레싱
⑤ 수성 교질(친수성 콜로이드) 드레싱

81 산욕부에게 초유에 대해 교육할 때 옳은 것은?

① 면역체가 거의 없다.
② 성숙유보다 열량이 더 높다.
③ 신생아에게 먹이도록 지도한다.
④ 초유를 먹이면 태변의 배설이 늦어진다.
⑤ 토할 가능성이 있으므로 가능한 한 먹이지 않도록 한다.

82 입안(구강) 체온 측정 시 주의 사항 중 환자가 끓인 물을 마신

경우 입안(구강) 체온을 측정하는 시기로 옳은 것은?

① 10분 후 ② 20분 후
③ 30분 후 ④ 1시간 후
⑤ 24시간 후

83 얼음주머니를 대어 주는 이유로 옳은 것은?

① 통증 감소 ② 고름 형성(화농) 촉진
③ 혈관 이완 ④ 열 상승
⑤ 염증 증가

84 무거운 물건이나 환자 운반 시 자세로 옳은 것은?

① 등을 구부리고 무릎을 편다.
② 발을 벌리지 않고 붙인다.
③ 엉덩이와 배의 근육은 사용해서는 안 된다.
④ 운반하려는 목적물에서 30cm 가량 떨어진 곳에 선다.
⑤ 무거운 것을 들어 올릴 때는 힘의 반대 방향으로 마주한다.

85 고압증기멸균을 해야 할 소독 물품을 포장할 때 주의 사항으로 옳은 것은?

① 포장 내면에 소독 일자를 써 넣는다.
② 내용물은 단단하게 차곡차곡 쌓는다.
③ 전달집게(이동겸자)는 끝을 모아서 싸도록 한다.
④ 소독포로 싼 후에 옷핀으로 고정한다.
⑤ 뚜껑이 있는 용기는 뚜껑을 벗겨서 옆으로 놓고 싼다.

86 심장에서 혈액을 밀어낼 때 혈관 내에 생기는 압력인 혈압을 높이는 요인으로 옳은 것은?

① 진정제 복용 ② 탈수
③ 수면 ④ 출혈
⑤ 음식물 섭취

87 내분비질환인 갑상샘항진증에 대한 설명으로 옳은 것은?

① 간호법으로 갑상샘호르몬을 투여한다.
② 남자가 여자보다 더 많이 호발된다.
③ 안구 돌출과 체중 감소, 식욕 증진 등의 증상이 있다.
④ 체온이 급격히 떨어지고 크레틴 증상이 나타난다.
⑤ 갑상샘호르몬 부족으로 나타나는 질병이다.

88 문제 중심 기록에 해당하는 SOAP 형식에서 S(주관적 자료)에 기록할 내용으로 옳은 것은?

① 체온 — 38.5℃ ② 맥박 — 92회/분
③ 피부가 빨갛게 보임 ④ 얼음주머니를 적용하고 있음
⑤ "기운이 없고 목이 말라요."

89 농흉 환자의 체위로 옳은 것은?

① 배위 ② 복와위
③ 배횡와위 ④ 감염된 부위 쪽으로 눕힌다.
⑤ 감염이 없는 부위 쪽으로 눕힌다.

90 오른쪽 다리만 약한 대상자의 보행기 사용법으로 옳은 것은?

① 보행기와 왼쪽 다리 — 오른쪽 다리
② 오른쪽 다리 — 왼쪽 다리 — 보행기
③ 보행기 — 오른쪽 다리 — 왼쪽 다리
④ 보행기와 오른쪽 다리 — 왼쪽 다리
⑤ 보행기 — 왼쪽 다리 — 오른쪽 다리

91 마취 회복기의 간호에 대한 설명으로 옳은 것은?

① 구토를 대비하여 머리를 낮춘다.
② 출혈, 쇼크 증상을 관찰할 필요가 없다.
③ 환자의 두부를 똑바로 눕힌다.
④ 호흡기 폐쇄 증상을 관찰한다.
⑤ 체위는 의식이 회복될 때까지 반좌위로 한다.

92 무균 거즈를 다룰 때의 주의 사항으로 옳은 것은?

① 고압증기 물품은 3~4주까지는 재소독 없이 사용하도록 한다.
② 소독 날짜가 최근인 것은 앞으로 배치하며, 내과적 무균술을 사용하도록 한다.
③ 사용하기 1시간 전에 멸균 포장을 미리 풀어놓도록 한다.
④ 조명을 밝게 하며, 무균 거즈를 펴놓은 위로 손이 가지 않도록 한다.
⑤ 멸균 거즈가 젖어 있다 하더라도 멸균 포장을 개방하지 않았다면 멸균된 것으로 간주한다.

93 요실금 환자에 대한 간호로 옳은 것은?

① 1일 수분 섭취량을 150cc 이하로 줄이도록 한다.
② 환자에게 규칙적으로 소변을 보게 한다.
③ 운동을 제한하여 실금 횟수를 줄이도록 한다.
④ 욕창 예방을 위해 베타딘으로 회음부 소독을 실시한다.
⑤ 환자의 사생활 보호를 위하여 격리시킨다.

94 배뇨 곤란 환자를 도울 수 있는 방법으로 옳은 것은?

① 이뇨제를 투여한다. ② 수분 섭취를 증가시킨다.
③ 따뜻한 변기를 대어 준다. ④ 차가운 물에 손을 담가 준다.
⑤ 원할 경우 유치 도뇨를 한다.

95 임종을 앞둔 대상자가 "모든 미해결된 일들을 처리했고 내 자식들은 결혼해서 잘 살고 있으며, 이제 나는 모든 사람들이 잘 될 것이라는 것을 알고 편안히 갈 수 있다."라고 표현할 때, 이는 임종의 단계 중 어디에 해당되는가?

① 우울 ② 분노
③ 수용 ④ 부정
⑤ 협상

96 요 배설 장애와 관련된 용어의 설명으로 옳은 것은?

① 요실금 — 괄약근의 기능이 너무 강해 배뇨 조절을 상실한 상태
② 다뇨증 — 요의가 일어나면 참지 못하고 즉시 배뇨하고 싶은 상태
③ 배뇨 곤란 — 방광의 배출 능력 부족으로 인한 방광의 소변 축적

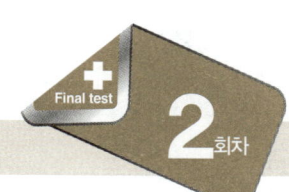

상태

④ 핍뇨증(요감소증) — 24시간 소변 배설량이 400~500mL 이하로 감소한 상태

⑤ 요정체 — 배뇨가 어렵거나 배뇨 시 통증이 수반되는 상태

97 침대 세발의 방법으로 옳은 것은?

① 작은 수건으로 환자의 눈을 덮어 주고 환자의 외이도를 막아 준다.
② 물로 철저히 헹구고 필요시 린스는 사용을 금한다.
③ 가능한 천천히 머리를 말리고 환자가 원하는 대로 머리를 손질한다.
④ 수건을 말아 어깨 부분에 대어 주고, 머리 밑에 세발대를 놓는다.
⑤ 머리카락을 적신 후 손바닥으로 두피를 마사지하듯 거품을 낸다.

98 코위관을 삽입하고 있는 무의식 환자에 대한 간호로 옳은 것은?

① 구강으로 음식 섭취를 하지 않으므로 필요시 구강 간호를 실시한다.
② 비정상 폐음 및 발열, 호흡곤란, 기침 등이 있는지 관찰한다.
③ 코위관을 고정시킬 때는 코위관이 흔들릴 정도로 반창고를 살짝 붙인다.
④ 반듯하게 눕도록 하여 앙와위를 취하게 한다.
⑤ 감압을 위해 코위관을 삽입한 경우 지속적 흡인기에 연결한다.

99 구강간호에 관한 설명으로 옳은 것은?

① 입가의 물기를 닦고 입술에 바셀린 크림을 바른다.
② 잇몸이 상했을 경우 칫솔로 잇몸 마사지를 한다.
③ 입안을 닦아 낼 때 혀 안쪽까지 깊숙이 닦는다.
④ 장기간 금식 환자는 구강간호가 금기이다.
⑤ 칫솔모가 빳빳한 칫솔을 사용한다.

100 입원하고 있는 대상자의 섭취량과 배설량에 대해 측정하거나 기록하고자 할 때 옳은 것은?

① 위장관 흡인이나 수술 후 튜브를 통한 배액 시에는 그 양을 정확히 측정해서 기록한다.
② 구토물은 실제 정확하게 측정하기가 어려우므로 배설량에 포함시키지 않는다.
③ 대상자에게 섭취·배설량을 측정하고 기록하게 하는 것은 부정확할 수 있으므로 가능한 한 삼간다.
④ 밥, 고형 반찬 등은 구강 섭취에 포함시키지 않는다.
⑤ 코위관 영양을 하고 있는 경우 영양액 주입 전·후 소량의 물은 섭취량에 포함하지 않는다.

101 환자의 일상적인 식사를 돕는 방법으로 옳은 것은?

① 가능하면 환자 스스로 먹게 한다.
② 상처 소독은 식사 직전에 시행한다.
③ 연하곤란이 있으면 죽보다 맑은 미음을 제공한다.
④ 똑바로 앉아 목을 뒤로 젖힌 자세에서 음식을 먹게 한다.
⑤ 음식물이 완전히 넘어가지 않은 상태에서 계속 음식물을 제공한다.

102 다음에서 설명하고 있는 욕창의 단계로 옳은 것은?

> 장기간 침대에 누워 있는 환자의 발뒤꿈치에서, 표피부터 진피층까지 침범된 찰과상과 수포가 관찰되었다.

① 1단계
② 2단계
③ 3단계
④ 4단계
⑤ 미분류 단계

103 의식이 있는 부동환자에게 침대용 일반 변기를 적용하는 방법으로 옳은 것은?

① 배변이 끝날 때까지 옆에서 변기를 잡아 준다.
② 변기를 대어 준 후 침대머리를 엉덩이보다 낮게 해 준다.
③ 한 손으로 다리를 들고 엉덩이 밑으로 변기를 밀어 넣는다.
④ 변기의 낮고 둥근 부분이 환자의 발쪽으로 향하게 대어 준다.
⑤ 측위에서 변기를 댄 후 앙와위로 돌려 눕히면서 엉덩이가 변기 위로 올라가게 한다.

104 욕창 환자에 대한 간호로 옳은 것은?

① 저단백식이를 제공한다.
② 4시간마다 체위를 변경해 준다.
③ 밑홑이불은 여러 겹으로 주름지게 한다.
④ 침상이 젖어 있지 않도록 자주 확인한다.
⑤ 미끄러지도록 당기면서 자세를 바꿔 준다.

105 등마사지 방법으로 옳은 것은?

① 자세는 복위를 취하게 한다.
② 윤활제는 차가운 상태로 사용한다.
③ 피부가 건조하면 알코올로 마사지한다.
④ 혈전성 정맥염 환자는 15분 이내로 마사지한다.
⑤ 피부에 발적이 있는 뼈 돌출 부위는 반복하여 마사지한다.

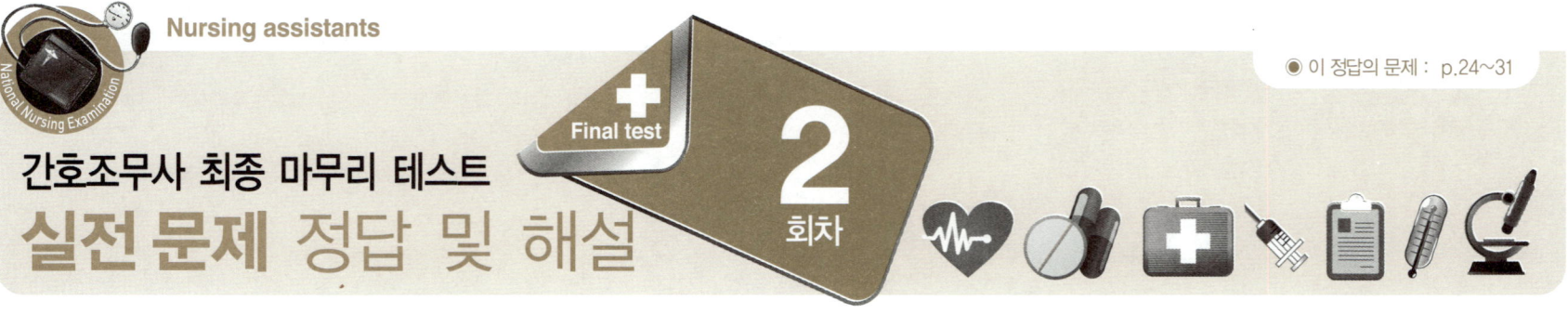

이 정답의 문제 : p.24~31

간호조무사 최종 마무리 테스트
실전문제 정답 및 해설

Final test 2 회차

01	02	03	04	05	06	07	08	09	10	11	12	13	14	15	16	17	18	19	20
③	②	⑤	④	⑤	①	⑤	③	⑤	②	③	②	⑤	②	⑤	②	③	②	⑤	②
21	22	23	24	25	26	27	28	29	30	31	32	33	34	35	36	37	38	39	40
④	④	⑤	①	④	③	⑤	②	⑤	④	⑤	②	②	①	③	⑤	③	⑤	④	②
41	42	43	44	45	46	47	48	49	50	51	52	53	54	55	56	57	58	59	60
②	①	③	⑤	④	③	④	⑤	④	③	④	⑤	④	③	⑤	④	③	④	④	④
61	62	63	64	65	66	67	68	69	70	71	72	73	74	75	76	77	78	79	80
①	②	④	①	④	②	⑤	①	①	⑤	③	②	③	②	③	③	④	③	⑤	⑤
81	82	83	84	85	86	87	88	89	90	91	92	93	94	95	96	97	98	99	100
③	③	①	④	⑤	③	③	④	③	④	④	②	③	⑤	④	③	②	①	①	①
101	102	103	104	105															
①	②	⑤	④	①															

01 소장의 구조
- **십이지장(duodenum)** : 위의 유문관에서부터 시작해서 공장 부위에 연결될 때까지 25cm 길이이다.
- **공장(jejunum)** : 2.5m 정도의 소장의 중간 부분으로 회장까지 뻗어 있다.
- **회장(ileum)** : 길이 3.6m 정도인 소장의 마지막 부분이다. 이 회장은 회장맹장판막에서 결장과 연결된다.

02 교감신경과 부교감신경

기관	교감신경	부교감신경
동공	확장	수축
눈물샘	분비 억제나 정상	분비 촉진
섬모체근육	이완(멀리 봄)	수축(가까이 봄)
침샘	분비 억제	분비 촉진(물 같은 침 분비)
땀샘	분비 촉진	–
털 세움	수축(털 세움)	–
소화 분비샘	분비 억제	분비 촉진
소화관 연동운동	억제	촉진
심장박동	촉진(빨라짐)	억제(느려짐)
기관지	확장	수축
방광	이완(배뇨 억제)	수축(배뇨 촉진)
조임근	수축	이완
혈관	수축(피부, 내장)	확장(침샘, 생식기)

03 인슐린
- **췌장(이자)의 랑게르한스섬의 β세포**에서 분비되는 호르몬으로 혈액 속의 포도당의 양을 일정하게 유지시킨다.
- 혈당을 낮추는 작용이 있는 호르몬으로, 당이 세포 내에 흡수되도록 작용한다.
- 인슐린의 합성과 분비가 잘 이루어지지 않거나 충분하게 기능을 하지 못하게 되면 포도당을 함유한 오줌을 배설하게 되는 당뇨병이 발생할 수 있다.

04 간호조무사의 복장
복장을 입을 때는 겉옷뿐만 아니라 내의도 깨끗한 것을 입어 복장 밖으로 내의가 비쳐 나오지 않도록 하며 신도 굽이 낮고 소리가 나지 않는 활동에 편한 신을 단정히 신어야 한다.

05 분만 예정일 계산법(Nägele 산출법)
임신의 지속 기간은 마지막 월경 시작일로부터 약 280일, 즉 40주간이다. 분만 예정일 계산법은 최종 월경 월수에 9를 더하고 일수에 7을 더하며, 만약 월수에 9를 더해서 12가 넘을 때 최종 월경 첫날의 월수에 3을 빼고 일수에 7을 더한다.

06 임신으로 인한 신진대사 및 신체적 변화
- 혈액량이 30% 증가하기 때문에 생리적 빈혈을 초래한다.
- 심박출량이 30~50% 증가함에 따라 맥박수도 증가한다.
- 심장은 혈액량과 심박출량의 증가로 부담이 커진다.
- 방광이 자궁의 압박을 받아 빈뇨가 발생된다.
- 자궁이 장을 압박하기 때문에 변비 현상이 나타나 임신 전반에 걸쳐 지속될 수 있고, 소변에 당이 검출되기도 한다.
- 과다호흡이 발생할 수 있으며, 잇몸 출혈이 쉽게 일어난다.

07 양수의 기능
- 태아 및 태아 부속물을 외부의 압박으로부터 보호한다.
- 태아의 운동을 자유롭게 하고 발육을 조장한다.
- 태아의 체온을 일정하게 유지한다.
- 양막과 태아 체부와의 유착 방지, 태반의 조기 박리를 방지한다.
- 자궁경관과 자궁 입구를 개대시킨다.
- 제대, 태반, 태아 등에 분만 진통 시 가해지는 강한 압박을 방지한다.
- 산도를 씻어 내려 병원균이나 기타 불결 물질을 깨끗이 씻어 낸다.

08
골절이 의심되는 경우 그 이상의 손상을 방지하도록 부상자에게 일단 부목을 먼저 대고 처치를 하도록 한다.

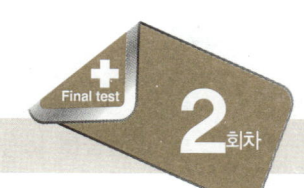

09 생리적 체중 감소의 원인
- 대·소변 배출
- 음식 섭취 제한
- 수분 공급의 억제
- 모체로부터 얻는 호르몬의 중단

10 임신중독증 환자의 식사
고단백 식사, 적절한 탄수화물 식사, 저지방(저열량) 식사, 고비타민 식사, 저염식사, 수분 제한 식사(부종이 심할 경우)

11 자간전증의 증상
임신중독증인 자간전증 발생 시 '혈압 상승 → 부종(발 → 하지 → 전신) → 단백뇨'의 순서로 그 증상이 나타나게 된다.

12 임부 산전 진찰 시 매번 반드시 시행해야 하는 검사
- 체중 측정
- 혈압 측정
- 소변 검사(단백뇨 검사, 부종 여부)
- 복부 청진 및 촉진

13
p.16의 제1회 문제 12번 해설 참조

14 약물 용기의 종류
- **밀봉 용기** : 약을 취급하거나 저장 중에 내용물이 미생물 등의 침입으로 오염의 염려가 없도록 만든 용기 예 바이알, 앰플 등
- **기밀 용기** : 약물 내용이 액체, 고체인 것에 수분의 침입·손실이나 오염 방지를 위해 만든 용기로서 열었다가 다시 기밀로 할 수 있음 예 과산화수소수
- **밀폐 용기** : 약물을 저장하는 동안 약품의 손실, 파손, 이물의 혼합을 막기 위한 용기
- **차광 용기** : 약물을 빛으로부터 차단하기 위한 목적의 갈색이나 청색, 기타 차광용 유리병

15 간호조무사의 업무
- 조무사 스스로 무엇을 할 것인가 분명히 알아야 하며, 환자 자신이 어느 정도 할 수 있는 신체적 간호를 돕는다.
- 입원실 및 진찰실의 환경을 정리한다.
- 환자의 특이한 증상이 관찰되면, 간호사에게 보고한다.
- 환자 진찰 시 보조한다.
- 체온, 맥박, 호흡 측정을 돕는다.
- 각종 치료에 필요한 재료를 만든다.
- 드레싱 준비를 한다.
- 처치 혹은 수술에 필요한 기구의 소독과 사용 후 손질을 한다.
- 환자의 침대를 만든다.
- 환자의 입·퇴원을 돕는다.
- 환자의 진단 방사선실, 수술실, 검사실 등 필요한 장소에 동반한다.
- 의사나 간호사의 지시에 따라 검사물 수집을 한다.
- 기타 병실 운영과 환자 간호에 도움을 주는 일들을 간호사의 지시에 따라 행한다.
- 임종을 앞둔 환자에게는 환자의 일에 관심을 보이며 잘 경청한다.
- 간호사의 지시·감독하에 환자에게 투약을 한다.
- 의사 및 간호사 부재 시 응급 환자가 왔을 때는 응급 처치를 하면서 급히 의사와 간호사를 부른다.

16 경련 환자에 대한 응급처치
- 발작 중에는 환자의 입 안에 아무 것도 넣지 않도록 한다.
- 환자를 바로 눕히고 환자의 목과 가슴 주변의 옷을 풀어준다.
- 처방에 따라 항경련제를 투여한다.
- 환자가 움직일 때 부상을 입지 않도록 한다.
- 환자가 완전히 회복될 때까지 구강 섭취를 금하며, 필요시에는 수액을 주입한다.

17 혈액순환
- **폐순환** : 우심실 → 폐동맥 → 폐 → 폐정맥 → 좌심방
- **체순환** : 좌심실 → 동맥계(대동맥) → 모세혈관 → 정맥계(대정맥) → 우심방

18 대사와 배설
약물이 분산에 의해 상호작용하게 될 조직으로 이동하면 배설이 용이하도록 저활성 형태로 전환(생물학적 전환)되는데, 이를 해독 작용이라고 한다. 대부분 간에서 세포 내의 약물 대사성 효소들이 약물을 분해하며 이 과정에서 생긴 산물을 대사산물이라고 한다. 배설은 대사 산물과 약물이 체외로 배출되는 과정으로, 주로 신장을 통해 소변으로 배출되며 호흡, 발한, 침, 눈물 등으로 배출되기도 한다.
- 약 복용 시 신체에서 배설이 늦게 되는 약을 사용할 때는 축적작용에 유의한다. 예 디곡신
- 설사 시 배설을 늦추는 약물(예 지사제)을 장기간 복용했을 때는 배설 장애(예 변비)가 우려된다.
- 소장·대장의 운동을 촉진시켜 장 내용물의 배설을 촉진시키는 약물에는 하제가 있으며, 임신 말기 임부에게는 금한다.

19 비만증 치료를 위한 식사요법
- 총열량과 단백질량 결정
- 동·식물성 단백질을 주로 섭취
- 비타민 제제를 반드시 투여
- 식염 제한
- 저탄수화물과 저지방 식사

20 운동 범위(Range of Motion, 관절 가동 범위)
근력 상실이나 관절 경축은 일상생활 활동에 장애를 가져오는 기형(deformity)을 만들 수 있으므로 입원하여 의사에게 진단을 받아 수술을 계획할 때부터 재활 계획을 세우거나 그렇지 못한 경우 입원과 동시에 재활 계획을 세워 기형 발생을 미리 예방해야 한다.

21 심장의 내부
심장은 4개의 방과 4개의 판막이 있다. 즉, 심장 중격에 의하여 좌우로 완전히 분리되고, 다시 위쪽의 심방(atrium)과 아래쪽의 심실(ventricle)로 나누어지는데, 심방과 심실 사이에는 판막(valve)을 통해 교통한다. 우심방과 우심실 사이에는 삼첨판막이, 좌심방과 좌심실 사이는 이첨판막(또는 승모판막)이 각각 위치한다. 이 밖에도 폐동맥과 대동맥 입구에는 폐동맥판과 대동맥판이 각각 있다. 판막은 심방이 수축하면서 심방에 있던 피가 심실로 흘러 들어 갈 때는 열리지만 심실이 수축하는 경우 심방 쪽으로 역류하지 못하도록 하는 기능을 한다.

22 구충제의 종류 및 특성

- 인산클로로퀸(chloroquine phosphate) : 항아메바제, 항말라리아제
- 티니다졸(tinidazole) : 혐기성균 감염증, 항원충제
- 니모라졸(nimorazole) : 아메바증, 트리코모나즈증
- 메트로니다졸(metronidazole) : 트리코모나스 박멸제로 혐기성균에 의한 질환
- 프라지콴텔(praziquantel) : 폐흡충증, 간흡충증
- 피페라진(piperazin) : 요충, 회충
- 피란텔 파모에이트(pyrantel pamoate) : 동양모양선충, 회충, 요충, 십이지장충
- 메벤다졸(mebendazole) : 광범위 구충제이다.
- 비치오놀(bithionol) : 폐흡충과 조충에 유효한 구충제

23 위(stomach) : 소화관 중에서 가장 팽대된 부분으로 전체적인 모양이 대략 J자 모양을 하고 있다. 하지만 위의 모양과 위치는 내용물이 차 있는 정도, 몸의 자세, 체격 등에 따라 매우 변화가 많다. 위는 식도로부터 넘어온 음식물을 임시로 저장하였다가 염산과 펩신(pepsin) 등의 위액(위산)을 분비하여 본격적인 소화의 첫 단계를 수행한다.

24 분만 제1기(개구기) 간호 : 전신 목욕을 금하고, 진통을 촉진시키기 위하여 실내를 걷게 한다. 진통이 강하게 오면 누워 있게 하여 조기 파수나 급속 분만을 예방하고, 가벼운 유동식을 조금씩 준다.

25 태반 조기 박리(Abruptio placenta)

- 정의 : 정상적으로 착상된 태반의 일부 또는 전체가 임신 후반기에 자궁으로부터 분리되어 떨어지는 것이다. 임신 후기에 나타나는 출혈 중 30%를 차지하며, 모성사망률은 1%이나 태아사망률은 76% 정도이다.
- 호발 인자 : 경산부, 다산부
- 원인 : 원인 불명, 고혈압과 관련된 질병(임신 고혈압 50% 차지), 자궁종양이나 기형, 약물 복용(알코올, 코케인), 외상, 엽산 부족

26 ① : 장용 피복정은 소장에서만 흡수되도록 해야 하기 때문에 씹어 먹거나 부수어 먹어서는 안 되고 그대로 삼키도록 한다.
② : 함당 정제는 씹거나 삼키지 말고 빨아서 먹도록 한다.
④ : 완하제는 식전에 투여하는 것이 효과적이다.
⑤ : 강심제 투여 시 맥박수(60회 이하)의 변화를 측정한다.

27 약물의 유형

- 대용제(substitutive) : 체내 물질 또는 체액 대용으로 사용된다. ㏂ 인슐린, 타이록신(갑상샘 저하)
- 강장제(restorative) : 신체의 건강을 회복시킬 목적으로 사용된다. ㏂ 비타민
- 화학요법제(chemotherapeutics) : 암세포의 파괴 목적으로 사용된다. ㏂ 백혈병(busulfan)
- 지지제(supportive) : 다른 치료를 하기 전 신체 반응이 회복되기까지 신체 기능을 지지해 주는 목적으로 사용된다. ㏂ 아스피린(해열제), 노르에피네프린(혈압 상승)
- 완화제(palliative) : 질병 자체의 치료에는 효과가 없으나 질병의 증상을 완화시킬 목적으로 사용된다. ㏂ 아스피린, 모르핀
- 치료제(curative) : 질병을 치료하고 상태를 호전시킬 목적으로 사용된다.

28 고페닐알라닌혈증 : 페닐케톤뇨증, 단풍당뇨증, 호모시스틴뇨증, 갈락토오스혈증, 갑상샘저하증, 부신항진증, 지능 발달의 지연, 필수 아미노산 대사장애와 타이로신(tyrosine) 부족을 야기시킨다.

29 치매 노인의 식사 시 간호 돕기

- 그릇은 접시보다는 사발을 사용하고 투명한 유리 제품보다는 색깔이 있는 플라스틱 제품을 사용하는 것이 좋다.
- 소금이나 간장과 같은 양념은 식탁 위에 두지 않는다.
- 씹는 행위를 잊어버린 치매 노인에게는 질식의 위험성이 있는 작고 딱딱한 사탕이나 땅콩, 팝콘 등은 삼간다.
- 치매 노인이 졸려하거나 초조해 하는 경우 식사를 제공하지 않는다.
- 치매 노인은 뜨거운 음식에 대한 판단력이 부족하기 때문에 음식의 온도를 식사 전에 미리 확인 후 제공한다.
- 음식을 손으로 먹는 등 지저분하게 행동할 때를 대비하여 비닐로 된 식탁보나 식탁용 매트를 깔아 준다.
- 손잡이가 크거나 손잡이에 고무를 붙인 약간 무거운 숟가락을 주어서 숟가락을 쥐고 있다는 사실을 잊어버리지 않게 해준다.
- 대상자의 혼란 예방을 위하여 한 가지 음식을 먹고 난 후 다른 음식을 내어놓고, 사레가 자주 걸리면 좀 더 걸쭉한 액체 음식을 제공한다.
- 숟가락으로 떠먹이는 치매 노인은 한 번에 조금씩 먹이고 음식을 삼킬 때까지 충분히 기다린다.

30 홍역(Measles Rubeola)

- 원인 : 바이러스(measles virus)
- 감염경로 : 비말감염
- 잠복기 : 10~12일
- 호발 연령 : 12개월~5세
- 진단 : 코플릭(Koplick) 반점, 다핵성 거대세포
- 증상
  - 카타르기 : 전염력이 강한 시기(3~5일)로서 수포성 코플릭 반점(Koplik spot)이 나타난다.
  - 발진기 : 발진이 얼굴, 목 뒤, 귀 아래에서 시작하여 팔, 몸통, 다리 순서로 퍼지고 손바닥이나 발바닥에도 발생하며, 발진은 3일 이상 지속된다.
  - 회복기 : 발진은 없어지며 해열된다. 합병증은 이 시기에 많이 나타난다.
- 합병증 : 중이염, 기관지 폐렴, 뇌염
- 치료 : 합병증을 예방하기 위해 설파제와 항생제 투여, 진정제 투여(고열에 의한 경련 치료), 산소 공급 및 수액 공급, 영양 공급(소화가 잘 되며 열량이 풍부한 유동식)

31 태반 조기 박리(Abruptio placenta)
- **증상** : 심한 복부 통증을 수반한 암적색의 질 출혈, 목판같은 수축을 보이는 자궁, 파종성 혈관 내 응고장애, 내출혈 및 쇼크
- **치료 및 간호** : 쇼크에 대한 처치(트렌델렌부르크 자세 취함), 혈액 응고 장애의 교정(수혈 및 수액의 공급), 응급 제왕절개술, 혈액 상실을 극소화

32
- ① : 환자 입안을 잘 볼 수 있게 치과의사의 의자보다 간호조무사의 의자를 더 높게 한다.
- ③ : 진료 의사가 오른손으로 진료할 때에는 간호조무사도 진공흡인장치를 오른손으로 잡아 조정하고, 왼손을 사용하는 경우에도 그 예는 같다.
- ④ : 진공흡인장치의 팁을 치아에 가까이 대어 주어야 침이나 불순물이 적절히 제거되며 진공흡인장치의 팁이 직접 치아에 닿지 않도록 주의한다.
- ⑤ : 간호조무사의 위치는 의사와 환자의 위치가 정하여진 뒤에 선정되며, 환자의 머리 쪽에 선다.

33 충치(치아우식증)의 예방법
- 양치질
- 불소 이용
- 치아 홈메우기(치면열구·소와전색법)
- 식사 조절(당류가 많이 함유된 음식과 음료수 등의 섭취 자제)

34 발침 시 주의 사항
- 환자 상태를 관찰하여 가슴이 답답하다고 불편함을 호소하거나 현훈 시 의사에게 즉시 알린다.
- 유침 시간 동안 환자의 체위를 일정하게 유지시킨다.
- 발침 후 알코올솜으로 침공 부위를 가볍게 누르고, 출혈 시 멈출 때까지 눌러 준다.
- 발침 후 남은 침이 없는지 살펴본다.
- 사용한 침구는 알코올솜으로 닦고 고압 증기 멸균 소독을 한다.

35 화법(和法)
기능을 부드럽게 조화시킨다. 병의 사기가 몸의 속도 아니고 겉도 아닌 중간에 있을 경우 치료법으로, 오장육부의 기혈(氣血)과 음양(陰陽)의 부조화나, 한열(寒熱)의 조절이 되지 않을 경우를 치료하는 데 이용되는 방법이다. 예 응용 중화 해독제(시호)

36 보툴리누스 식중독
이 세균은 사망률이 가장 높은 식중독을 일으키는 균으로 땅속에 분포하고 있는 혐기성 세균으로, 통조림이나 소시지 등의 밀폐된 혐기성 상태의 식품에서 번식하며 강한 독소를 만든다. 이 식중독은 어느 정도의 잠복기간을 거친 후에 위장계 중독 증상보다 안면마비 같은 신경계 급성중독 증상과 위장 증상, 호흡곤란 등을 일으키며 치사율이 높아 1/3이 사망한다.

37 링겔만 차트(Ringelmann Chart)
- 굴뚝에서 나오는 연기의 농도를 측정하는 방법으로 매연량 측정에 사용된다.
- 연기의 색이 흑색 이외에는 의미가 없고 가령 흑색이라도 굴뚝의 직경, 연기의 흐르는 방향, 배경 등에 이해 판정이 어느 정도 틀려 오차가 크지만 야외에서 직접 측정되고 기계가 필요치 않는 점에서 널리 사용되고 있다.

38 보건소의 업무
- 건강 친화적인 지역사회 여건의 조성
- 지역보건의료정책의 기획, 조사·연구 및 평가
- 보건의료인 및 보건의료기관 등에 대한 지도·관리·육성과 국민보건 향상을 위한 지도·관리
- 보건의료 관련기관·단체, 학교, 직장 등과의 협력 체계 구축
- 지역주민의 건강증진 및 질병예방·관리를 위한 다음의 지역보건의료서비스의 제공
  - 국민건강증진·구강건강·영양관리사업 및 보건교육
  - 감염병의 예방 및 관리
  - 모성과 영유아의 건강유지·증진
  - 여성·노인·장애인의 건강유지·증진
  - 정신건강증진 및 생명존중에 관한 사항
  - 지역 주민에 대한 진료, 건강검진 및 만성질환 등의 질병 관리에 관한 사항
  - 가정 및 사회복지시설 등을 방문하여 행하는 보건의료사업

39 산업재해의 원인
- 심리적 요인
- 신체적 요인
- 직업적 요인
- 근로자의 건강 상태
- 작업환경 상태
- 작업 숙련도

40 보건교육의 정의
보건교육이란 지역사회 간호 업무 중 가장 포괄적이고 중요한 것으로, 인간이 건강을 유지·증진하고 질병을 예방함으로써 적정 기능 수준의 건강을 향상·유지하는 데 필요한 지식, 태도, 습성(실천, 행동) 등을 바람직한 방향으로 변화시키는 것이다. 즉, 교육과정을 통해 더 나은 육체적·정신적인 건강을 유지하고 더 나아가서 사회적 안녕을 유지하도록 도와주는 것이라고 할 수 있다.

41 보건소 간호조무사의 업무
- 보건간호사의 지시·감독하에 일일, 주간, 월간 계획 작성
- 보건통계 작성에 협조
- 보건소의 환경 정리 실시
- 보건 계몽

42 보건소
- 지방자치단체의 사업소적인 성격을 갖고 있으며, 지역 주민의 질병을 예방하고 건강을 증진시킴으로써 효율적인 지역보건사업을 통해 국민보건의 향상에 이바지하는 지역보건의료기관이다.
- 보건행정을 합리적으로 조직, 운영하고 보건시책을 효율적으로 추진하여 국민보건의 향상에 기여함을 목적으로 한다.
- 최근 만성질환 유병률의 증가로 이에 대한 관리가 강조되고 있으며, 이에 따라 보건소의 지역 주민에 대한 계몽 활동의 중요시되고 있다.

43 면담에 대한 원칙

- 비밀이 보장된다는 점을 인식시킨다.
- 좋은 청취자가 되어야 한다.
- 피면담자의 신뢰를 얻어야 한다.
- 지나친 간섭 혹은 잦은 간섭을 피한다.
- 인격을 존중하며, 비판적인 태도는 갖지 않는다.
- 기분이 좋고 안정된 분위기를 조성한다.

44 위생해충에 의해 매개되는 질병

- **모기 매개 질병** : 말라리아, 일본뇌염, 황열, 뎅기열, 사상충증 등의 절족매개성 감염병
- **파리 매개 질병** : 세균성 이질, 콜레라, 장티푸스, 살모넬라, 유행 간염 (A형 간염), 폴리오, 결핵, 디프테리아, 회충증, 구충증, 아메바 이질 등
- **쥐 매개 질병** : 신증후출혈열(유행출혈열) 전파, 세균성 질병인 페스트, 와일즈병, 서교열, 살모넬라증 및 발진열, 쓰쓰가무시병의 매개 역할

45 WHO에서 제시한 1차 보건의료 접근의 필수 요소(4A)

- **지리적 접근성(accessible)** : 지리적, 지역적, 경제적, 사회적 이유로 차별이 있어서는 안 된다.
- **수용 가능성(acceptable)** : 주민이 수용 가능한 과학적 방법으로 접근하여야 한다.
- **주민의 참여(available)** : 주민의 적극적 참여를 통해 이루어져야 한다. 예 보건진료소 운영위원회나 마을건강원 제도 활용
- **지불부담능력(affordable)** : 주민의 지불능력에 맞는 보건의료수가로 제공되어야 한다.

46 불쾌지수

- 기온과 기습에 따라 사람이 느끼는 불쾌감의 정도를 수치로 나타낸 것이다.
- 기류와 복사열이 고려되지 않아 실내에서만 적용되는 단점이 있다.
- 일반적으로 불쾌지수가 75이면 50%의 사람들이, 80 이상이면 거의 모든 사람들이 불쾌감을 느낀다.

47 퇴비 처리 : 주방 쓰레기나 가연성 쓰레기에 생물을 이용한 전환을 유도하여 퇴비로 이용하는 것이다. 분쇄된 쓰레기에 분뇨를 혼합하여 호기성 상태인 발효 과정에서 60~70℃의 고온으로 미생물이나 기생충을 사멸하여 수일 내에 퇴비를 만들어낸다. 고온에 의해 병원체나 기생충이 사멸하여 좋은 비료가 되지만 관리 · 유지비가 비싸다.

48 자외선

- 태양광의 스펙트럼을 사진으로 찍었을 때 가시광선보다 짧은 파장으로 눈에 보이지 않는 빛이다.
- 체내에 비타민 D를 합성하여 구루병 예방, 피부염이나 관절염 치료 작용을 하고 강한 살균 작용을 한다.
- 과도하게 노출될 경우 피부암에 걸릴 수도 있으며, 피부의 홍반 및 색소 침착 등으로 차광 보호구를 착용해야 한다.

49 기온역전

- 기온의 수직분포는 높이의 증가에 따라 평균 100m에 약 0.56℃씩 낮아지는데 이런 현상은 대류권에 국한되며 반대로 높이의 증가에 따라 기온이 높아져서 고도가 높은 곳이 하층부보다 기온이 높은 경우를 말한다.
- 기온역전 현상이 생기면 대기는 고도로 안정화되고 공기의 수직 확산이 일어나지 않아 대기오염이 증가하게 된다.

50 작업장에서의 소음 발생 : 소음은 청력 손상, 수면 방해, 정신적 피로 가중, 소화 불량, 근육 긴장, 두통, 불안, 작업능률 저하, 노이로제, 고혈압, 심장 박동 증가 등의 영향을 미치며 이를 방지하기 위해 작업 시 반드시 귀마개를 착용하도록 한다.

51 지역사회 간호사업 후 기록의 가치

- 사업의 효과를 평가하기 위한 증거 자료가 된다.
- 다른 보건의료 인력들간에 사업의 내용이나 진행 정도를 알 수 있는 자료가 된다.
- 연구 자료로 활용할 수 있다.
- 이후의 업무 계획을 위한 기본 자료가 된다.
- 지역사회 간호사업의 기초 자료 및 교육 자료가 된다.
- 가족간호에 부수적인 조력 여하를 결정할 수 있다.
- 지역사회 간호사업의 중복을 피할 수 있다.
- 사업의 계획 · 진행 · 성과를 분석하고 재계획 시 중복을 피할 수 있다.

52 지역사회 간호사업의 특징 : 지역사회 간호사업을 할 때 가장 먼저 실시해야 하는 것은 보건 실태 파악으로, 관할 지역에 관한 모든 정보를 수집해야 한다. 즉, 지역사회에 대한 정확한 실태 파악으로 건강 문제를 확인하는 것이 지역사회 간호사업의 가장 중요한 성공 요인이라 할 수 있다.

53 1차 예방

- 건강한 개인을 대상으로 질병이나 특정 건강 문제가 발생하기 전에 질병을 예방하거나 만일 발생하더라도 질병 발생 정도를 약하게 하는 것을 의미한다. 즉, 현재의 건강을 유지 · 증진하고 위험 요인 감소나 건강 관련 위험 행위를 줄이는 예방법이다.
- 1차 예방 활동에는 예방접종, 산전 간호, 건강 유지, 질병 예방, 건강 증진, 보건교육, 환경교육 개선, 개인 청결 유지 등이 있다.

54 성비(sex ratio)의 구분

- **1차 성비** : 태아의 성비로 약 110이다.
- **2차 성비** : 출생 시의 성비로 '2차성비 110'이란 출생 시 여성 대 남성의 비가 100 : 110이라는 의미이며 2차 성비는 장래 인구를 추정하는 데 좋은 자료가 된다.
- **3차 성비** : 현재의 여자 인구 100에 대한 남자의 수를 뜻한다.

55 당뇨병 환자의 발 관리 방법 : 당뇨병 환자의 간호 시 특별히 발 상처에 주의해야 한다.

- 따뜻한 물과 비누로 매일 닦고, 잘 맞는 편한 신발을 신는다.

- 매일 발을 점검하며 상처가 나지 않도록 주의한다.
- 발톱은 줄로 다듬거나 똑바로 자른다.
- 바셀린이나 로션을 발라준다. 하지만 발가락 사이나 젖가슴의 접히는 부분은 짓무름이나 곰팡이 등의 세균에 의한 무좀의 원인이 되기 때문에 로숀이나 보습제를 바르지 않는다.

56 VDT 증후군의 예방법
- 화면과 눈의 거리를 30cm 이상 유지한다.
- 1시간 작업한 뒤 최소한 10분은 쉬어야 한다. 그러나 눈이 피로하고 어깨근육이 뭉쳤다고 생각되면 1시간이 안되었더라도 그때마다 휴식을 취하는 게 좋다.
- 자주 휴식을 취하고 맨손체조를 하여 우리 몸의 여러 근육을 풀어주거나 경각심을 일깨워 주기 위해 작업 책상에 홍보 스티커를 붙여 놓고 수시로 운동할 수 있도록 한다.
- 근시나 노안이 있는 사람은 의사의 처방을 받아 VDT 작업용 안경을 착용하는게 좋다.
- 스트레스를 줄이고, 즐겁게 일을 해야 한다.

57 경구피임제의 금기증
- 혈전 색전증
- 뇌졸중이나 관상동맥 질환
- 유방암, 자궁암
- 임신이 의심되는 여성
- 갑상샘 질환, 당뇨병, 고혈압
- 편두통, 우울증이 있는 여성
- 35세 이상의 흡연 여성
- 임신부 및 수유부
- 비정상적으로 생식기 출혈이 있는 경우
- 간의 종양, 간 질환, 정맥류, 심부전

58 지역사회 간호조무사의 역할
지역 주민과 보건간호사 간에 교류 역할을 할 수 있는 사람은 활동적이며 봉사정신이 투철해야 한다. 이 때 지역사회 간호조무사의 역할에 대해 살펴보면 다음과 같다.
- 간호사업을 위해 가장 먼저 그 지역 주민들의 요구를 알아낸다.
- 가족 전체의 건강을 지도한다.
- 환자의 상태를 정확히 파악해야 한다.
- 환자의 조기 발견과 보건 계몽에 힘쓴다.
- 보건교육의 장소 및 도구를 준비하고, 임산부에 대한 보건교육을 실시한다.
- 결핵사업에 참여하고, 보건통계 작성에 협조한다.
- 응급처치 및 시범교육 시 조력하도록 한다.
- 전반적인 보건사업계획 및 실천에 협조·참여한다.
- 간호사의 지시·감독하에 업무를 수행하고 보조한다.
- 진찰실의 정돈 및 진료 시 보조한다.
- 교육 정도, 위생시설 등을 알아 실정에 맞는 서비스 제공 및 감염병을 관리한다.
- 주민 스스로 건강에 대한 올바른 개념을 갖도록 해준다.
- 불만을 호소할 때 인내심을 갖고 끝까지 청취하도록 한다.
- 성병관리·직업보건·영유아 예방접종·지역사회문제 등을 상부에 보고한다.

59 회충증의 특징
- 온난 습윤한 지방과 환경위생이 불량한 지방에서 감염률이 높다.
- 감염률은 도시보다 농촌이 높고, 성인보다 소아에게 감염률이 높다.
- 소장에서 기생하며 수명은 9~12개월이며 암놈은 1일에 20만 개의 알을 낳는다.

60 지역사회 보건사업의 계획
사업의 우선순위 결정, 관찰 가능한 목표 설정, 간호방법 및 수단의 선택, 수행 및 평가계획, 결과의 평가를 위한 평가계획 수립 등을 계획해야 하며 지역사회 보건간호사업을 계획하기 전에 사업의 우선순위 결정을 반드시 고려해야 한다.

61 우리나라 국민건강보험
암검진을 위해 정기적으로 다음과 같은 암검진을 받도록 하고 있다.
- 위암 검진 : 만 40세 이상 남녀는 증상이 없어도 2년마다 위장조영검사와 위내시경 검사 중 원하는 한 가지 방법을 선택하여 받을 수 있다.
- 대장암 검진 : 만 50세 이상 남녀는 분변잠혈반응검사(FOBT)를 받은 후 유소견자는 대장내시경 또는 대장이중조영 검사를 선택하여 받을 수 있다.
- 간암 검진 : 만 40세 이상 남녀 중 아래 대상자는 간 초음파 검사와 혈액 검사(혈청알파태아단백검사)를 받을 수 있다.
  - 간경화증
  - B형 간염 바이러스 표면 항원 양성
  - C형 간염 바이러스 항체 양성
  - B형 또는 C형 간염 바이러스에 의한 만성 간질환 환자
  - 과년도 일반건강검진 결과 B형 간염 바이러스 표면 항원 양성자 또는 C형 간염 바이러스 항체 양성자
- 유방암 검진 : 만 40세 이상 여성은 2년마다 유방촬영 검사를 받을 수 있다.
- 자궁경부암 검진 : 만 20세 이상 여성은 2년마다 자궁경부세포검사(PaP 검사)를 받을 수 있다.
- 폐암 검진 : 만 54~74세 이상 남녀 중 폐암 발생 고위험군에 해당되는 대상자는 2년마다 저선량 흉부 CT검사와 사후 결과 상담

62 지역사회 간호조무사의 역할
- 조정자 : 대상자들의 상태와 요구에 따라 다른 요원들과 의사소통하며, 필요할 때 사례집담회 등을 준비한다.
- 간호제공자 : 지역사회에서 일어날 수 있는 간호 문제를 사정하고 계획하여 확인된 간호 문제에 대해 직접 간호나 간접 간호를 통하여 지역사회 건강 문제를 해결한다.
- 대변자(옹호자) : 건강소비자를 대신하여 그들의 입장에서 의견을 제시함으로써 조직이나 보건의료기관으로부터 건강 소비자로서의 권리를 찾을 수 있도록 지지해 준다.
- 상담자 : 전문적인 지식과 기술을 기반으로 지역사회 주민의 건강문제에 대한 상담을 해주어 가족이나 개인이 자신들의 건강 문제를 보다 유리한 방향으로 결정내릴 수 있도록 도와준다.
- 관찰자 : 지역사회 내에서 환경위험요인, 질병발생요인 등을 발견하며, 지역의 역학조사, 사회조사, 환경조사 등을 한다.
- 촉진자 : 지역사회 간호사업과 주민 사이에 있을 수 있는 장벽을 제거함으로써 지역사회가 필요로 하는 의료시설 및 전문가를 적절히 이용할 수 있도록 동기를 부여하고 촉진한다.
- 교육자 : 직·간접적인 방법을 통하여 보건교육을 실시한다.

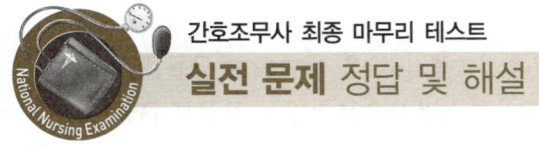
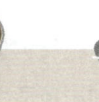
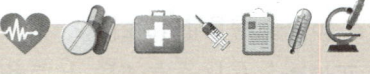

- **평가자** : 필요한 간호 활동을 한 후 지역주민에게 어떠한 효과가 나타났는지를 알아보고, 전체적으로 사업이 계획한 목적에 도달하였는지 평가해 본다.
- **정보수집자 및 보존자** : 지역사회 진단, 연구 등을 통하여 다양한 정보를 수집하고 정리하여 좀 더 나은 지역사회가 되기 위해 필요한 것이 무엇인지 알아내도록 한다.
- **알선자** : 주민들의 다양한 요구를 여러 분야와 접촉하여 의뢰한다.
- **팀요원** : 지역사회 간호사는 보건의료팀과 함께 협동적으로 활동을 한다.

63 방어기제의 유형

- **전치** : 적대감처럼 다루기 힘든 감정이나 공격적인 행동을 덜 위협적이고 힘이 없는 사람이나 사물에게 이동시키는 것
- **왜곡** : 사실과 달리 그릇되게 하거나 진실과 다르게 해석하는 것
- **합리화** : 인식하지 못한 동기에서 나온 행동을 그럴 듯하게 이치에 맞는 이유를 내세우는 것
- **부정** : 의식화된다면 도저히 감당하지 못할 어떤 생각, 욕구, 충동, 현실적 존재를 무의식적으로 거부함으로써 현실을 차단
- **억압** : 불안에 대한 1차적인 방어기제로써 극도로 위협적이고 고통스러운 생각이나 경험을 의식에서 제외시키는 정신적 과정

64 외상 후 스트레스 장애

- 외상 후 스트레스 장애란 생명을 위협할 정도의 극심한 스트레스(정신적 외상)를 경험하고 나서 발생하는 심리적 반응이다.
- 외상이 지나갔음에도 불구하고 계속해서 그 당시의 충격적인 기억이 떠오르고 그 외상을 떠오르게 하는 활동이나 장소를 피하게 된다. 또한 신경이 날카로워지거나 집중을 하지 못하고 수면에도 문제가 생기게 되며 앞으로 닥칠 일에 대한 통제력을 상실하거나 상실할 것같은 공포감을 느낄 수도 있다. 생명에 위협이 되는 사건을 경험한 누구나 외상 후 스트레스 장애가 나타날 수 있다. **예** 아동기의 성적 혹은 신체적 학대, 교통사고 등의 심각한 사고, 화재·태풍·홍수·쓰나미·지진 등의 자연재해 등으로 인한 후유증, 성폭행을 당한 후 갖게 되는 정신적인 후유증

65
① : 보건복지부장관은 혈액제제의 안전성을 확보하기 위하여 필요하다고 인정할 때에는 관계 중앙행정기관의 장 또는 공공기관의 장으로 하여금 감염병 환자 또는 약물복용 환자 등의 관련 정보를 혈액원 등에 제공하도록 요청할 수 있다. 이 경우 관계 중앙행정기관의 장 또는 공공기관의 장은 정당한 사유가 없으면 그 요청에 따라야 한다.
③ : 혈액원은 보건복지부령으로 정하는 바에 따라 헌혈자로부터 채혈하기 전에 채혈 금지 대상 여부 및 과거 헌혈 경력과 그 검사 결과를 조회하여야 한다. 다만, 천재지변, 긴급 수혈 등 보건복지부령으로 정하는 경우에는 그러하지 아니하다.
④ : 혈액원은 보건복지부령으로 정하는 감염병 환자 및 건강 기준에 미달하는 사람으로부터 채혈을 하여서는 아니 된다.
⑤ : 혈액원은 보건복지부령으로 정하는 바에 따라 채혈 전에 헌혈자에 대하여 신원 확인 및 건강진단을 하여야 한다.

66 의료 광고의 금지 : 의료법인·의료기관 또는 의료인은 다음의 어

느 하나에 해당하는 의료광고를 하지 못한다.
- 신의료기술에 따른 평가를 받지 아니한 신의료기술에 관한 광고
- 치료 효과를 보장하는 등 소비자를 현혹할 우려가 있는 내용의 광고
- 다른 의료기관·의료인의 기능 또는 진료 방법과 비교하는 내용의 광고
- 다른 의료법인·의료기관 또는 의료인을 비방하는 내용의 광고
- 수술 장면 등 직접적인 시술 행위를 노출하는 내용의 광고
- 의료인의 기능, 진료 방법과 관련하여 심각한 부작용 등 중요한 정보를 누락하는 광고
- 객관적으로 인정되지 아니하거나 근거가 없는 내용을 포함하는 광고
- 신문, 방송, 잡지 등을 이용하여 기사(記事) 또는 전문가의 의견 형태로 표현되는 광고
- 광고의 심의를 받지 아니하거나 심의받은 내용과 다른 내용의 광고
- 외국인 환자를 유치하기 위한 국내 광고
- 그 밖에 의료 광고의 내용이 국민 건강에 중대한 위해를 발생하게 하거나 발생하게 할 우려가 있는 것으로서 대통령령으로 정하는 내용의 광고

67 구강보건사업 기본계획의 수립 : 보건복지부 장관은 구강보건사
업의 효율적인 추진을 위하여 5년마다 구강보건사업에 관한 기본계획을 수립하여야 하며 기본계획에는 다음의 사업이 포함되어야 한다.
- 구강보건에 관한 조사·연구 및 교육사업
- 수돗물불소농도조정사업　　　　　　・학교 구강보건사업
- 사업장 구강보건사업　　　　　　　　・노인·장애인 구강보건사업
- 임산부·영유아 구강보건사업
- 구강보건 관련 인력의 역량 강화에 관한 사업
- 그 밖에 구강보건사업과 관련하여 대통령령으로 정하는 사업

68 결핵관리 종합계획의 수립·시행 : 질병관리청장은 「감염병의 예
방 및 관리에 관한 법률」에 따른 감염병관리위원회 내 결핵전문위원회의 심의를 거쳐 결핵관리 종합계획을 5년마다 수립·시행하여야 하며 결핵관리 종합계획에는 다음의 사항이 포함되어야 한다.
- 결핵 예방 및 관리를 위한 기본 시책
- 결핵 환자 및 결핵 의사환자와 잠복 결핵 감염자의 치료 및 보호·관리
- 결핵에 관한 홍보 및 교육
- 결핵에 관한 조사·연구 및 개발
- 다제내성(多劑耐性)결핵[아이소니아지드(isoniazid) 및 리팜피신(rifampicin)을 포함하는 2개 이상의 항결핵약제에 내성을 가진 결핵균에 감염된 것을 말한다]의 예방 및 관리
- 그 밖에 결핵관리에 필요한 사항

69 감염병의 예방 조치 : 질병관리청장, 시·도지사 또는 시장·군
수·구청장은 감염병을 예방하기 위하여 다음에 해당하는 모든 조치를 하거나 그에 필요한 일부 조치를 하여야 하며, 보건복지부 장관은 감염병을 예방하기 위해'흥행, 집회, 제례 등의 집합을 제한·금지하는 것'에 해당하는 조치를 할 수 있다.

- 관할 지역에 대한 교통의 전부 또는 일부를 차단하는 것
- 흥행, 집회, 제례 또는 그 밖의 여러 사람의 집합을 제한하거나 금지하는 것
- 건강진단, 시체 검안 또는 해부를 실시하는 것
- 감염병 전파의 위험성이 있는 음식물의 판매·수령을 금지하거나 그 음식물의 폐기나 그 밖에 필요한 처분을 명하는 것
- 인수공통감염병 예방을 위하여 살처분(殺處分)에 참여한 사람 또는 인수공통감염병에 드러난 사람 등에 대한 예방 조치를 명하는 것
- 감염병 전파의 매개가 되는 물건의 소지·이동을 제한·금지하거나 그 물건에 대하여 폐기, 소각 또는 그 밖에 필요한 처분을 명하는 것
- 선박·항공기·열차 등 운송 수단, 사업장 또는 그 밖에 여러 사람이 모이는 장소에 의사를 배치하거나 감염병 예방에 필요한 시설의 설치를 명하는 것
- 공중위생에 관계있는 시설 또는 장소에 대한 소독이나 그 밖에 필요한 조치를 명하거나 상수도·하수도·우물·쓰레기장·화장실의 신설·개조·변경·폐지 또는 사용을 금지하는 것
- 쥐, 위생해충 또는 그 밖의 감염병 매개 동물의 구제(驅除) 또는 구제 시설의 설치를 명하는 것
- 일정한 장소에서의 어로(漁撈)·수영 또는 일정한 우물의 사용을 제한하거나 금지하는 것
- 감염병 매개의 중간 숙주가 되는 동물류의 포획 또는 생식을 금지하는 것
- 감염병 유행 기간 중 의료인·의료업자 및 그 밖에 필요한 의료관계 요원을 동원하는 것
- 감염병 병원체에 오염된 건물에 대한 소독이나 그 밖에 필요한 조치를 명하는 것
- 감염병 병원체에 감염되었다고 의심되는 자를 적당한 장소에 일정한 기간 입원 또는 격리시키는 것

70 「정신건강증진 및 정신 질환자 복지서비스 지원에 관한 법률」의 기본이념
- 모든 국민은 정신 질환으로부터 보호 받을 권리를 가진다.
- 모든 정신 질환자는 인간으로서의 존엄과 가치를 보장받고, 최적의 치료를 받을 권리를 가진다.
- 모든 정신 질환자는 정신 질환이 있다는 이유로 부당한 차별대우를 받지 아니한다.
- 미성년자인 정신 질환자는 특별히 치료, 보호 및 교육을 받을 권리를 가진다.
- 정신 질환자에 대해서는 입원 또는 입소가 최소화되도록 지역 사회 중심의 치료가 우선적으로 고려되어야 하며, 정신건강증진시설에 자신의 의지에 따른 입원 또는 입소가 권장되어야 한다.
- 정신건강증진시설에 입원 등을 하고 있는 모든 사람은 가능한 한 자유로운 환경을 누릴 권리와 다른 사람들과 자유로이 의견교환을 할 수 있는 권리를 가진다.
- 정신 질환자는 원칙적으로 자신의 신체와 재산에 관한 사항에 대하여 스스로 판단하고 결정할 권리를 가진다. 특히 주거지, 의료행위에 대한 동의나 거부, 타인과의 교류, 복지서비스의 이용 여부와 복지서비스 종류의 선택 등을 스스로 결정할 수 있도록 자기결정권을 존중받는다.
- 정신 질환자는 자신에게 법률적·사실적 영향을 미치는 사안에 대하여 스스로 이해하여 자신의 자유로운 의사를 표현할 수 있도록 필요한 도움을 받을 권리를 가진다.
- 정신 질환자는 자신과 관련된 정책의 결정과정에 참여할 권리를 가진다.

71 노인 환자의 피부 간호
- 목욕 시 미지근한 물을 사용하고 목욕 수건은 부드러운 것을 이용하게 한다.
- 지방이 많은 중성비누나 순한 비누를 사용하게 한다.
- 지성 피부를 제외하고 건조할 때나 목욕 후에는 기름이나 크림·로션·습윤제를 바르고 베이비 오일을 사용하게 한다.
- 매일 수영이나 목욕을 하는 경우 윤활제를 바르고 화장 시에는 액체 파운데이션을 사용하게 한다.
- 만성적인 태양 노출 또는 강렬한 자외선 노출은 주름의 증가, 피부 착색 및 반점 증가는 물론 피부 질환을 유발할 수 있으므로 가능한 한 피하고 자외선 차단 크림을 바르게 한다.
- 알코올 사용을 금지시키고, 등 마사지 시에는 크림(로션)을 사용하게 한다.
- 가습기를 이용해 적절한 습도를 유지시킨다.

72 외과적 소독 물품 중 뚜껑이 있는 소독 용기를 다루는 방법
- 일단 따른 것은 오염된 것으로 간주하므로 멸균된 용액을 용기에 따랐다가 다시 부어 채우지 않는다.
- 뚜껑을 놓아야 할 경우에는 멸균된 내면이 위로 향하게 놓는다.
- 필요한 때에만 열고 가능한 한 빨리 닫는다.
- 뚜껑이 열린 소독 용기 위로 물건을 건네지 않는다.
- 뚜껑을 열어서 들고 있을 때에는 멸균된 내면이 아래로 향하게 잡는다.

73 수술 전날 저녁의 간호
- 수술 전날 저녁에 수술 준비를 끝마치고 수면제를 주어 수면을 취할 수 있도록 하는 것이 중요하며 수술을 위해 체력을 아껴두도록 한다.
- 필요에 따라 목욕과 세발을 행한다.
- 보통 소화되기 쉬운 음식을 제공하고 수술 전날 밤 10시 이후부터는 수분이나 음식을 구강으로 섭취하는 것을 일체 금한다.
- 털 주위와 피부에 있는 세균수를 줄여 수술 환부의 감염 위험을 줄이기 위해 삭모를 실시하고 매니큐어를 지운다.

74 임부의 정맥류 예방을 위한 간호
- 골반고위(트렌델렌부르크 자세)를 2~5분하며, 취침 시 다리를 올린다.
- 낮에 일할 때 신축성 있는 탄력 양말(스타킹)이나 붕대를 사용한다.
- 몸을 조이는 의복을 피하며, 가볍게 걷는 운동을 한다.
- 다리 꼬는 자세는 피하고 규칙적인 운동과 따뜻한 물로 좌욕을 한다.
- 장시간 오래 서 있는 것을 삼가고, 굽이 낮은 신발을 신도록 한다.
- 다리와 엉덩이를 올린 자세로 쉬는 것이 도움이 된다.

75 분만후출혈의 처치 및 간호
- 출혈량 기록 및 활력징후를 자주 측정
- 산후질분비물(오로)의 색, 양, 냄새를 관찰 기록
- 자궁저부에 얼음주머니 적용(혈관 수축)
- 회음부 주위의 열상 확인 및 봉합
- 절대안정과 지시에 따른 자궁수축제 주사와 자궁저부 마사지
- 속발성 분만후출혈이 의심되는 경우 배출된 태반 확인 및 소파수술로 잔류 태반 조직 제거
- 분만후출혈 시 가장 먼저 처치해야 할 사항은 일단 하지를 올려주고(트렌델렌부르크 자세, 골반고위) 간호사나 의사에게 보고함.

76 산전 유방 간호
- 부드럽고 마른 수건으로 살살 문질러 유두를 단련시키고 알맞은 브래지어로 지지해 주며, 콜드 크림을 바르고 마사지한다.
- 함몰유두나 편평유두인 경우 핀치 테스트를 통해 평가하며, 유두 덮개로 유두가 밀려 나오도록 하면 모유수유를 성공할 수 있다.
- 유방 세척 시에는 중성비누와 물을 사용한다.

77 임신 중 흡연이 태아에게 미치는 영향
- 임신 중 흡연 시 모세혈관을 수축시켜 산소의 효율성을 저하시키고, 비타민과 미네랄 대사를 방해하며, 태반 순환 감소로 태아 성장이 지연된다.
- 니코틴과 담배의 다른 독소는 태아의 호흡 속도를 느리게 하고 심장박동을 증가시킨다.
- 흡연은 유산 가능성과 유아기 사망률을 높인다.
- 체중아를 낳을 가능성이 비흡연 여성의 2배이며 아기의 키도 작다.
- 흡연 여성의 자녀는 태어난 후 언어와 지적 발달의 지체를 보이기도 한다.

78 멸균 영역의 결정
- 멸균물품이 시야에서 벗어난 것은 오염된 것으로 간주한다.
- 가운의 앞면 허리 아래나 뒷면, 소독포의 외면은 오염된 것으로 간주한다.
- 소독포를 폈을 때 가장자리에서 늘어진 부분은 오염된 것이다.
- 멸균된 거즈에 습기가 스며들었을 때는 오염된 것으로 본다.
- 멸균 영역의 가장자리는 균이 있다고 간주한다.
- 개봉한 흔적이 있거나 멸균 유효기간이 지난 것은 오염된 것이다.

79 상처 소독의 원칙
- 필요한 경우에만 상처 소독과 세척을 시행하고, 상처 소독 시 소독솜은 1회만 사용해야 한다.
- 가장 오염이 안 된 부위에서 심한 쪽으로 닦는다.
- 절개 부위와 함께 습한 배액관이 있는 경우에는 절개 부위에서 배액관 쪽으로 닦고, 배액관만 있는 경우에는 배액관 가까이에서 시작하여 밖을 향해 원을 그리며 닦는다.
- 깨끗한 상처를 소독할 때에는 상처 안쪽에서 바깥쪽으로 원을 그리면서 닦는다.
- 물에 젖은 거즈는 오염된 것으로 간주한다.
- 소독된 바셀린 거즈를 만들 때는 건열멸균법을 이용한다.

- 등장 용액(생리 식염수)을 사용해야 상처 조직 세포의 삼투 현상으로 인한 이차적 손상이 발생하지 않는다.

80 수성 교질(친수성 콜로이드, Hydrocolloid) 드레싱 : 친수성 분자가 삼출물을 흡수하고, 젤을 형성하여 상처 표면을 촉촉하게 유지하며, 소수성 폴리머 성분이 병원균의 침투를 예방하여 감염 위험을 감소시켜 준다.

81 산욕부 초유에 대한 교육 : 성숙유보다 초유를 신생아에게 먹이도록 지도하며, 수유 방법이 불안전할 경우 흡인성 폐렴을 초래한다고 교육시킨다.

82 입안(구강) 체온 측정 시 유의점 : 음식물 섭취(예 담배, 껌을 씹은 경우) 후 10분이 지나면 구강 측정이 가능하며, 찬 것이나 뜨거운 음식을 먹었을 때에는 30분이 지난 후에 측정한다.

83 얼음주머니 적용 목적
- 체온을 내리고 통증을 완화시키기 위함이다.
- 출혈 시 혈관 수축을 돕기 위함이다(지혈 목적).
- 두통을 없애고 근육 긴장도를 증가시키기 위함이다.
- 염증이나 화농을 덜어 주고 대사 활동을 감소시키기 위함이다.
- 타박상이나 관절이 삐었을 때(염좌 시) 부종을 덜기 위함이다.

84 무거운 물건이나 환자 이동 시 자세
- 양 발을 약간 벌려 기저면을 넓히고, 무게 중심을 낮추어 기저면에 가까이 한다.
- 등을 펴고 무릎을 구부린다.
- 운반하려는 목적물에서 30cm 가량 떨어진 곳에 선다.

85 고압증기멸균법의 특징
- 품명과 날짜를 방포 겉에 기입하고 멸균 표시지를 방포에 붙이는데, 멸균이 잘 된 꾸러미의 멸균 표시지는 검은 색의 선이 나타난다.
- 물건들을 차곡차곡 채우지 않고 증기가 침투할 수 있게 쌓는다.
- 겸자는 끝을 벌려서 싸고, 날이 날카로운 기구는 날이 무뎌지는 것을 방지하기 위해 끝을 거즈로 싸거나 기구를 완전히 거즈에 싸서 넣는다.
- 물이 고일 수 있는 기구는 거꾸로 놓아 물이 고이지 않게 한다.
- 감염병 환자의 입원 시 가지고 온 물품이나 의류는 고압증기 멸균 소독법으로 소독한 후 봉투에 넣어 보관한다.
- 가압증기멸균기에서 멸균된 소독품 일체는 보통 14일간(약 1~2주) 유효하므로 2주가 지나면 사용하지 않았어도 다시 소독해야 한다.
- 가압증기멸균기를 사용하지 않을 때는 습기로 인해 녹스는 것을 방지하기 위하여 완전히 잠그지 않아야 한다.
- 뚜껑이 있는 것은 뚜껑을 열어 옆에 놓은 채 싸서 넣는다.
- 가압증기멸균기에 무거운 것은 아래에, 가벼운 것은 위에 넣으며, 꾸러미의 크기는 너무 크지 않게 가로, 세로 60cm를 초과하지 않게 한다.

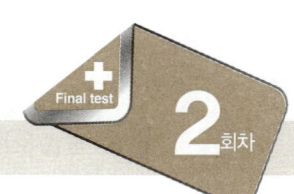

86 혈압의 상승과 하강
- 혈압 상승의 경우 : 식후 즉시, 운동 후, 흡연 후, 방광 팽만 시, 나이가 증가할수록, 스트레스 상황, 혈관벽의 탄력성 감소 시, 질병(만성 신부전 등), 혈압계의 측정띠(커프)가 좁은 경우 등
- 혈압 하강의 경우 : 출혈 시 또는 금식 중이거나 수면 중일 때, 탈수 시, 항고혈압제나 이뇨제, 진정제, 전신마취제 사용 시, 혈압계의 측정띠(커프)가 넓은 경우 등

87 갑상샘항진증(Hyperthyroidism)
- 정의 : 갑상샘이 비대하고 이상 항진이 있는 것으로, 비교적 흔한 내분비계 질환이며 그레이브스병(Grave's disease, 바제도갑상샘종)이 대표적이다.
- 호발 인자 : 여자 〉남자, 20~40세
- 증상 : 정신적 불안정(예 우울, 흥분, 불면), 두근거림(심계 항진), 발한, 손끝·눈꺼풀·혀 등의 떨림, 식욕은 좋으나 체중 감소, 안구 돌출, 갑상샘 증대, 변비나 설사, 월경불순 또는 중단, 빈맥
- 예방 : 해조류에는 갑상샘에 좋은 영양물질이 들어 있기 때문에 평상시 섭취하는 것이 예방에 좋다.
- 치료 및 간호 : 안정(예 방문객 제한), 피부 간호, 적당한 휴식, 고열량식 및 다량의 수분·비타민·미네랄 섭취, 조기에 아이오딘 사용, 약물 투여(예 진정제), 수술 요법(예 갑상샘 절제술)

88 문제 중심 기록 : S(Subjective data, 주관적 자료), O(Objective data, 객관적 자료), A(Assessment, 사정), P(Plan, 계획 및 평가)의 양식을 갖는다.
- 주관적 증상(자료) : 대상자인 환자에 의해서만 기술·입증될 수 있는 증상으로, 환자 자신이 느끼는 전반적인 건강 상태를 의미한다. 예 복통, 두통, 가려움증, 고통, 열감, 속쓰림, 현기증, 식욕부진, 기침, 기운 없음, 목마름 등
- 객관적 증상(자료) : 관찰 및 신체 사정에 의해 얻어질 수 있는 명백한 징후로서, 의사나 상대방이 눈으로 판단할 수 있는 객관적인 건강 상태를 의미한다. 예 입술의 색깔, 부종, 기형, 활력 징후, 청색증, 기침, 39℃의 고열, 피부 발진, 홍조, 황달, 기좌호흡, 흉식호흡, 검사 결과(예 혈액검사에서 혈색소(헤모글로빈) 수치가 10mg/dl) 등

89 농흉 환자의 체위
- 농흉은 늑막강 내에 화농성 늑막 삼출액이나 고름(농)이 축적된 것을 말한다.
- 대상자가 누울 때는 감염되거나 이환된 부위 쪽으로 눕게 함으로써 통증을 완화시킬 수 있고 감염되지 않은 부위로 감염이 퍼질 우려를 막을 수 있다.

90 한쪽 다리만 약한 대상자의 보행기 사용법 : 약한 다리와 보행기를 함께 앞으로 한 걸음 정도 옮긴다. → 일단 체중을 보행기와 손상된 다리 쪽에 의지하면서 건강한 다리를 앞으로 옮긴다.

91 마취 회복기의 간호
- 의식이 불완전한 상태에서는 입안에 든 분비물을 흡입하여 호흡기 폐쇄 증상이 나타날 수 있으므로 이를 관찰하고, 기도를 막을 수 있으므로 환자의 머리를 옆으로 돌려 놓아주어 고여 있던 점액을 입 밖으로 흘러나오게 한다.
- 수술 부위의 배액량과 출혈량을 정확하게 사정하고, 심한 출혈 시 즉시 간호사에게 알린다.
- 수술 후 환자가 의식이 없는 동안은 앙와위를 취해 주고 머리는 옆으로 돌려 놓도록 한다. 환자가 의식을 회복하면 보통은 반좌위를 취해준다.
- 맥박수, 호흡수, 혈압은 첫 2시간 동안은 매 15분마다 측정 기록하고, 그 후로 상태가 안정되면 30분마다, 1시간마다, 2시간마다 기록한다.

92 무균 거즈를 다룰 때의 주의 사항
- 가압증기멸균기에서 멸균된 소독품 일체는 보통 14일간(약 1~2주) 유효하므로 2주가 지나면 사용하지 않았어도 다시 소독해야 한다.
- 멸균 물품의 소독 날짜가 최근인 것을 뒤로 배치하여 놓는다.
- 조명을 밝게 하며, 무균적 거즈를 펴놓은 위로 손이 가지 않도록 한다.
- 소독 물품을 미리 풀어 놓아야 할 경우에는 멸균포로 덮어 놓는다.

93 요실금 환자의 간호
- 배뇨를 다시 조절하도록 돕는다.
- 심리적 치료 및 적절한 골반 근육 운동(케겔 운동)을 하게 한다.
- 피부 자극에 의해 생기는 욕창 등 2차적인 합병증을 예방한다.
- 회음부를 자주 공기에 노출시켜 준다.
- 요의가 없더라도 규칙적으로 소변을 보게 한다.
- 방광을 확실히 비우도록 배뇨 후 허리를 앞으로 구부리게 한다.

94 배뇨곤란 환자를 돕는 방법
- 물 흐르는 소리를 들려주거나 방광 부위를 가볍게 눌러 준다.
- 변기를 둔부 밑에 받치고 따뜻한 물을 조금씩 회음부에 부어내린다.
- 소변 보는 자세를 침대에서 취해 준다(정상 배뇨 시와 같은 체위를 취해 준다).
- 배뇨하는 동안 환자를 혼자 있게 하는 등 사생활이 보호되는 개인적인 분위기를 만들어 주며, 편안한 환경을 조성해 준다.
- 의사 허락이 있다면 구강으로 수분 섭취를 격려한다.
- 대퇴 내면을 문질러 주고 정신적 이완을 도와준다.
- 하복부에 더운 물주머니(hot bag)를 적용한다.
- 따뜻한 변기를 제공하고, 손이나 발을 따뜻한 물로 씻어 주거나 담가 준다.
- 남자 환자의 경우에 금기 사항이 아니라면 침대 옆에 서서 요 배설을 하도록 해본다.

95 수용 단계(acceptance stage) : 자신의 죽음을 인정하고 평화롭게 죽음을 기다리는 단계이다. 가족도 비슷한 과정을 밟지만 환자와의 대화에서 당황하게 된다.

96 요 생성의 변화
- 다뇨(polyuria) : 1일 소변량이 증가하여 2,500cc 이상이며 때로

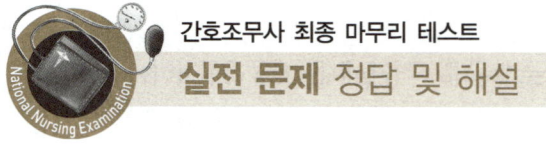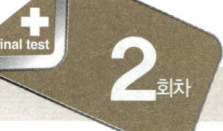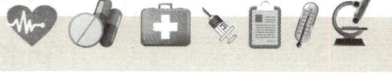

는 5,000~6,000cc가 되는 것을 말한다. 신세뇨관에서 수분의 재흡수가 되지 않거나 항이뇨 호르몬(ADH)의 불균형 등에 의하여 비정상적으로 대량의 소변이 생성되는 경우이다.

• **요감소(핍뇨)** : 요량이 감소되어 시간당 소변량 30cc 이하 또는 1일 400~500cc 이하로 되는 경우
• **무뇨** : 소변이 신장에서 만들어지지 않아 소변 배설이 되지 않는 상태로 하루 배뇨량이 100cc 이하인 경우
• **잔뇨** : 정상적으로 소변을 본 후에 방광에 남아 있는 소변의 양으로서 50cc 이하이어야 한다.
• **빈뇨** : 정상보다 자주 배뇨하는 상태
• **폐뇨** : 배뇨가 곤란한 환자를 폐뇨라 하는데, 폐뇨란 방광에는 오줌이 차 있으나 배설이 잘 안 되는 증상을 의미한다.
• **요실금(urinary incontinence)** : 요의를 참지 못하고 배뇨하는 것으로 완전 요실금, 긴장 요실금, 긴박 요실금, 기능 요실금, 반사 요실금, 축뇨 요실금 등이 있다.
• **요정체(retention)** : 신장에서 소변이 생성되나 스스로 방광을 비울 수 있는 능력이 부족하여 방광에 소변이 축적되는 상태이다.
• **배뇨 곤란(dysuria)** : 배뇨 시 동통이 있거나 배뇨하기가 어려운 상태를 말한다. 요도 협착, 요로 감염, 방광이나 요도 손상이 동반된다. 배뇨를 하려고 힘줄 때 작열감이 동반되기도 하는데, 이는 주로 요도 자극 때문이며 배뇨 후 작열감은 방광 삼각부의 주름이 서로 마찰되면서 유발될 수 있다.

97 침대 세발 방법
• 손을 씻은 후 필요한 물품을 준비한다.
• 물품을 모아서 침대가 편리한 곳에 놓고 환자에게 절차를 설명한다.
• 창문을 닫고 방이 따뜻한지 확인 후 수건을 말아 목에 대어 주어 목의 과도한 신전을 막아주도록 한다.
• 윗침구를 내리고 목욕 담요로 어깨를 덮어 준다.
• 환자를 침상 가장자리로 옮긴다.
• 켈리패드 또는 고무포 만 것을 반타원형으로 만들어 머리 밑에 놓고 한쪽은 물이 흐르도록 양동이 속에 넣는다.
• 환자의 눈과 외이도에 비눗물이 들어가지 않게 작은 수건으로 덮어 준다.
• 더운물로 머리를 적시고 샴푸를 머리 전체에 묻히고 손가락 끝으로 두피를 문지른다. 더운물로 반복하여 헹구고 필요시 린스를 사용해 헹군다.
• 켈리패드를 빼고 어깨 밑에 있는 베개를 끌어올려 베어 준다.
• 미리 깔아둔 마른 수건과 건조기를 이용하여 남은 습기를 완전히 말린다.
• 머리를 빗겨 주고 편안하게 해주며, 물품을 정리하고 기록한다.

98 코위관 삽입 환자에 대한 간호
• 코위관이 위내에 있으면 유문조임근의 기능이 저하되어 위식도 역류의 위험이 증가하므로 머리를 상승시키는 자세를 취해 준다.
• 분비물과 가스 제거 시 코위관 끝에 관(튜브)을 이어 빈병에 꽂아 배액하거나 간헐적 흡인기에 연결한다.
• 코위관 삽입 환자는 구강 간호와 비강 간호를 자주 한다.
• 코위관이 흔들리거나 빠지지 않게 비강 위쪽에 반창고로 고정한다.
• 비정상적 폐음, 기침, 호흡곤란 등은 흡인을 의미하므로 잘 관찰하도록 한다.
• 영양액과 세트는 24시간마다 교환하고 지속적인 영양 공급 시에는 4시간마다 영양 공급을 중지하고 잔류량을 확인한 후 30~60mL의 물을 공급한다.
• 코위관 삽입 중 구역질이 일어나면 구역질이 멈출 수 있도록 잠깐 쉬게 하고 입으로 짧은 호흡을 하도록 한다.

99
② : 잇몸이 상했을 때는 면봉을 붕산수에 적셔 치아와 잇몸을 씻어 준다.
③ : 입안을 닦아 낼 때 혀 안쪽이나 목젖을 자극하면 구토나 질식을 일으킬 수 있으므로 너무 깊숙이 닦지 않는다.
④ : 특수 구강 간호는 무의식 환자와 편마비 환자의 경우이거나, 산소요법을 받고 있거나 안면 마비가 있는 경우, 탈수, 기관 내 삽입 환자(코위관을 삽입하고 있는 대상자), 장기간 금식 환자 등에게 필요하다.
⑤ : 칫솔은 부드럽고 털이 많은 것이 좋으며 구강의 모든 부분에 충분히 닿을 수 있는 크기여야 한다.

100 섭취량과 배설량의 측정
• 배설량에는 소변, 설사, 젖은 드레싱, 심한 발한(땀), 상처 배액량, 흉관 배액, 출혈, 구토 등이 포함되며 정상 대변이나 호흡 시 수분소실량, 발한 등은 배설량 측정이 불가능해서 배설량에 포함시키지 않는다.
• 섭취량과 배설량 측정에 있어 환자와 보호자의 역할이 매우 중요하며 이들에게 이 측정이 왜 중요한지를 이해시키고, 섭취량과 배설량에 포함되어야 할 내용들, 측정 · 기록하는 방법을 교육한다.
• 신체 내로 들어오는 모든 수분, 즉 물, 우유, 주스, 음료수, 아이스크림, 젤라틴, 수프, 유동식을 비롯하여 정맥으로 투여되는 주사액이나 혈액(수혈), 항문으로 투여되는 용액으로 되돌아 나오지 않는 세척 용액 및 위관 영양 시 주입된 용액 등은 모두 섭취량에 포함된다.
• 섭취량에는 경구적, 비경구적 섭취량을 모두 기록한다.

101
② : 식사 시간에 고통이 없도록 해준다.(식사 전 불유쾌한 시술 · 드레싱 금지)
③ : 삼킴 곤란(연하 곤란) 환자에게는 묽은 액체 음식보다 연두부 정도의 점도가 있는 음식을 제공하도록 한다.
④ : 똑바로 앉은 자세에서 목을 앞으로 숙이고 음식을 먹게 한다.
⑤ : 음식물이 완전히 식도로 넘어간 상태에서 다음 음식물을 주도록 한다.

102 욕창의 단계
• **1단계** : 피부 손상은 아직 발생되지 않은 상태로, 욕창 부위가 분홍색이나 붉은색으로 보인다.
• **2단계** : 표피부터 진피층까지 손상된 상태로 개방성 궤양과 수포(물집)가 발견된다.
• **3단계** : 표피, 진피는 물론 피하조직 일부까지 손상된 상태로, 주로 노란색의 괴사조직과 상처가 보인다.

- 4단계 : 광범위한 조직 괴사로, 근육이나 힘줄, 뼈 등이 노출되며 딱지나 가피(괴사딱지)가 관찰된다.
- 미분류 단계 : 상처 기저부가 괴사조직으로 덮여 조직 손상의 깊이를 알 수 없는 상태이다.
- 심부조직 손상 의심(SDTI) : 피부 손상이 없는 보라색 또는 적갈색의 부분적 피부 변색 혹은 혈액이 찬 수포를 나타내며, 주위 조직에 비해 단단하거나 물렁거린다.

103 환자가 엉덩이를 스스로 들어 올릴 수 없는 부동환자의 경우라면 환자가 간호조무사 쪽으로 등을 대고 옆으로 눕는 자세를 취하게 한 후 엉덩이에 대변기를 대준다. 한 손은 변기에 대고 다른 손은 환자 엉덩이를 완전히 감싸듯이 환자 몸의 앞쪽으로 넣어 반대쪽 엉덩이에 밀어 넣은 후 반듯하게 눕힌다. 변기를 대어 준 후 금기가 아니라면 침대머리를 30° 정도 올려주고, 침대 난간을 올려준다.

104 침대의 주름과 습기는 피부를 자극하는 요인이므로 자극을 제거하기 위해 침대를 바꿀 때는 밑홑이불에 주름진 곳이 없도록 팽팽하게 잡아당겨 피부 압력이나 마찰을 감소시켜 주고, 침대가 젖었는지 자주 확인한다.

105 등 마사지 방법
- 손을 씻은 후 필요한 물품을 준비한다.
- 등 마사지에 대해 설명하고 사생활을 보호하기 위해 커튼(스크린)을 친다. 자세는 복와위가 가장 좋지만 이 체위가 어려우면 측위도 가능하다.
- 등, 어깨, 엉덩이를 노출시키고 목욕담요로 신체 나머지 부분을 가린다.
- 로션이나 알코올, 분말 등의 윤활제를 손에 묻힌다.
- 환자 가까이에 서서 발을 35cm 가량 벌리고 손이 움직이는 방향대로 몸 전체를 같이 움직이면서 한다.
- 경찰법, 유날법, 지압법, 경타법을 반복하며 마사지한다.
- 등 마사지는 15~20분 정도가 좋으며, 환자 피부에 묻은 과도한 윤활제는 수건으로 닦아 내고 가운 입는 것을 돕는다.
- 환자의 주위를 정돈하고, 손을 씻은 후 피부 상태(메 발적된 피부, 찰과상 등)를 기록한다.

Nursing assistants

정답 및 해설 : p.52~61

합격을 위한 핵심 문제 정리
간호조무사 실전 문제

Final test

3 회차

기초간호학 개요

01 투약에 있어서 p.r.n.이란 무엇인가?

① 응급 시에 준다.
② 의사에게 확인하고 준다.
③ 흔들어서 준다.
④ 필요할 때마다 준다.
⑤ 정기적으로 들어가는 약이다.

02 독약을 마신 환자를 병원에 데리고 갈 때 꼭 가지고 가야 하는 것은?

① 환자의 유서
② 환자 소지품
③ 사용한 해독제
④ 독약이 들었던 용기
⑤ 환자의 의복

03 난소와 자궁 사이를 연결하는 긴 관인 자궁관(나팔관)의 기능으로 옳은 것은?

① 배란작용
② 황체호르몬 생성
③ 수정란을 자궁으로 운반
④ 융모생식샘자극호르몬 생성
⑤ 월경 시 자궁출혈

04 적극적으로 권장되고 있는 모유의 장점으로 옳은 것은?

① 태변 배설을 억제한다.
② 자궁이완이 잘된다.
③ 모체의 배란이 촉진된다.
④ 산후기(산욕기)가 늘어난다.
⑤ 소독할 필요가 없다.

05 내출혈의 증상으로 옳은 것은?

① 구토, 느리고 빠른 맥박
② 갈증, 빈혈, 구토
③ 불안, 경련, 구토
④ 느리고 빠른 맥박, 갈증
⑤ 청색증, 불안, 갈증

06 머리를 벽에 심하게 부딪친 환자의 의식 상태 사정 시 가장 처음 시행해야 할 반응검사로 옳은 것은?

① 반사
② 심한 통증
③ 가벼운 통증
④ 촉각
⑤ 언어적 자극

07 CBC검사 결과 철 결핍 빈혈로 진단된 임신부의 혈색소(헤모글로빈) 수치로 옳은 것은?

① 9g/dL
② 11g/dL
③ 13g/dL
④ 15g/dL
⑤ 17g/dL

08 임신 시 배란을 억제시키고 임신을 지속시키는 호르몬으로 옳은 것은?

① 타이록신
② 락토겐
③ 인슐린
④ 에스트로겐
⑤ 프로제스테론

09 왼쪽 반신마비(편마비) 대상자에게 티셔츠를 입히는 방법으로 옳은 것은?

① 간호조무사가 임의대로 입힌다.
② 오른쪽 팔 → 머리 → 왼쪽 팔 순으로 벗긴다.
③ 머리 → 오른쪽 팔 → 왼쪽 팔 순으로 벗긴다.
④ 오른쪽부터 벗기고 오른쪽부터 입힌다.
⑤ 왼쪽 팔 → 머리 → 오른쪽 팔 순으로 입힌다.

10 들것으로 환자를 옮기는 경우 리더의 위치로 옳은 것은?

① 환자의 머리
② 환자의 중간
③ 환자의 무릎
④ 환자의 발치
⑤ 상관 없다.

11 혈액응고에 관여하는 것끼리 짝지어진 것은?

① 칼슘, 철분, 혈소판
② 적혈구, 칼슘, 비타민 D
③ 혈소판, 적혈구, 철분
④ 비타민 K, 백혈구, 적혈구
⑤ 칼슘, 혈소판, 비타민 K

12 심장의 벽 자체를 순환하며 영양을 공급하는 혈관으로 옳은 것은?

① 폐동맥
② 관상동맥
③ 모세혈관
④ 폐정맥
⑤ 대정맥

13 임신 초반기에 감염되면 기형을 유발할 수 있는 감염병으로 옳은 것은?

① 장티푸스
② 감기
③ 백일해
④ 간염
⑤ 풍진

14 산도의 오염을 방지하고 자궁 수축 작용을 촉진하기 위해 분만 시 관장을 실시하게 되는데, 그 시기로 가장 옳은 것은?

① 분만 제1기 초기
② 분만 제2기 초기
③ 분만 제3기 초기
④ 분만 제4기 초기
⑤ 산모가 병원에 내원하면 즉시

15 성장의 의미에 대한 설명으로 옳은 것은?

① 몸의 모양이나 적용도의 증가를 말한다.
② 계속 변화해 나가는 신체적 변화를 말한다.
③ 일정한 기관이 자라는 것을 눈으로 확인할 수 있는 것을 말한다.
④ 인간에게 있어서 기능이나 능력의 향상을 말한다.
⑤ 치수로 잴 수 있고 눈으로 확인할 수 있는 신장 및 체중의 증가

를 말한다.

16 제대 절단용 가위를 소독하지 않고 사용했을 경우 발생 가능성이 높은 질환으로 옳은 것은?

① 풍진
② 파상풍
③ 성홍열
④ 신생아 황달
⑤ 폐렴

17 생후 1년 된 아이의 체중은 출생 시의 몇 배로 증가하는가?

① 2배
② 3배
③ 4배
④ 5배
⑤ 6배

18 병동 물품관리에 관한 설명으로 옳은 것은?

① 파손된 유리앰풀은 일반 쓰레기통에 버린다.
② 혈액이 묻은 유리제품은 먼저 뜨거운 물로 헹구고 찬물로 씻는다.
③ 유효기간이 짧은 물품을 보관장 앞쪽에 보관한다.
④ 고무제품은 자비 소독을 한다.
⑤ 오염된 소변기는 고압증기멸균을 적용한다.

19 임신 후반기 출혈의 원인으로 옳은 것은?

① 전치태반
② 무력자궁경부(자궁경관무력증)
③ 자궁외임신
④ 유산
⑤ 포상기태

20 경련을 일으킨 환자의 간호에 있어서 병실은 어떻게 유지해야 하는가?

① 방안의 밝기는 상관없다.
② 방안을 어둡게 해준다.
③ 조명을 화려하게 해준다.
④ 방안을 밝게 해준다.
⑤ 환기가 잘 되게 문을 다 열어둔다.

21 환자에게 순환계의 특이적 증상으로 부종이 나타나는 경우 염분을 제한하는 이유로 옳은 것은?

① 염분 섭취는 갈증을 초래하기 때문
② 염분은 심장 기능에 장애를 주기 때문
③ 소변으로 염분이 많이 배출되기 때문
④ 염분을 많이 섭취하면 혈압이 증가하기 때문
⑤ 염분은 조직 속에 수분을 축적하는 성질이 있기 때문

22 여러 원인에 의해 위장 점막이 손상된 상태인 소화 궤양은 식도·소장 등 어느 부위에서나 나타날 수 있지만, 특히 잘 발생하는 부위로 옳은 것은?

① 맹장
② 결장
③ 공장
④ 대장
⑤ 십이지장

23 분만 제1기 간호로 옳은 것은?

① TPR은 6시간 간격으로 측정한다.
② 관장 후 반드시 변기를 사용하도록 한다.
③ 가벼운 유동식을 조금씩 준다.
④ 진통 시마다 힘을 주게 한다.
⑤ 분만 제1기 때 보행을 장려해서는 안 된다.

24 태반 만출 후 태반을 검사하는 이유로 옳은 것은?

① 의료 연구
② 자궁 내 태반 잔여물 측정
③ 태반 기형 확인
④ 빈혈 측정
⑤ 출혈량 측정

25 임신과 분만에 의해 생긴 변화가 임신 전의 상태로 복귀되는 산후기간 중 특히 관찰해야 할 사항으로 옳은 것은?

① 유즙 분비 촉진
② 산후질분비물(오로) 관찰
③ 자궁 수축
④ 방광 기능
⑤ 출혈과 감염

26 치매 환자의 목욕을 도울 때 주의 사항으로 옳은 것은?

① 대상자에게 목욕의 필요성에 대해 큰 소리로 설명한다.
② 대상자가 수치심을 느끼지 않도록 욕실에 혼자 둔다.
③ 치매 대상자가 춥지 않게 욕실 바닥에 따뜻한 물을 뿌려 둔다.
④ 목욕에 대한 거부반응을 보일지라도 목욕을 강제로 시킨다.
⑤ 목욕의 필요성을 주입하려고 하지 말고 목욕 과정을 단순화시킨다.

27 지나가던 행인의 심폐소생술 시행 방법에 대한 설명으로 옳은 것은?

① 가슴 압박의 횟수는 분당 100~120회가 되도록 한다.
② 인공호흡과 심장마사지의 적용 비율은 2:15이다.
③ 기도 유지 → 의식 확인 → 인공호흡 시작 → 가슴 압박의 순서로 수행한다.
④ 적절한 가슴 압박 위치는 검상돌기 상방으로 약 1~2cm 위의 흉골 부위이다.
⑤ 가슴 압박이 잘 되도록 한 손의 손바닥 전체를 가슴에 잘 붙이고 그 위에 다른 손을 포개어서 누른다.

28 심부전 치료를 위해 디기탈리스(digitalis) 제제를 투여 받는 대상자에게 반드시 확인해야 할 사항으로 옳은 것은?

① 호흡수 상승
② 체중 증가
③ 수축기압 저하
④ 체온 상승
⑤ 맥박수 저하

29 출산 후 2일이 지난 산모의 체온이 38.5℃이며, 자궁 퇴축 부전으로 인해 악취 나는 산후질분비물(오로)을 배출하며 심한 후진통(산후통)을 호소하고 있다. 예상되는 질환으로 옳은 것은?

① 골반 조직염
② 자궁내막염
③ 회음부 염증
④ 비뇨기 감염
⑤ 혈전 정맥염

30 1899년에 설립된 국제적으로 가장 오래된 보건의료 전문단체

로써, 우리나라는 1949년에 가입하였다. 여기에 해당되는 단체는?

① 국제간호협의회(ICN) ② 국제적십자사(IFRC)
③ 시그마데타타우(STTI) ④ 국제연합(UN)
⑤ 세계보건기구(WHO)

31 비타민의 기능과 대사에 관한 설명으로 옳은 것은?

① 인간의 체내에서 에너지를 생성한다.
② 효소의 작용을 증진시키는 조효소로 작용한다.
③ 비타민 D는 장에 있는 세균에 의해 체내에서 합성된다.
④ 수용성 비타민은 신체에 저장되므로 매일 섭취할 필요가 없다.
⑤ 지용성 비타민은 혈류에서 장으로 바로 흡수되고 단백질 운반체의 도움 없이 자유로이 이동한다.

32 치과에서 간호조무사로 근무하고 있는 A씨의 치과 진료 시 기본 업무로 옳은 것은?

① 입안의 점막 및 피부 소독 ② 전신마취
③ 치아의 방사선 촬영 ④ 치석 제거
⑤ 환자의 진료

33 치아 중 가장 마지막에 나오는 간니(영구치)로 옳은 것은?

① 사랑니(지치) ② 하악 젖니 중심앞니(유중절치)
③ 제2 큰어금니(대구치) ④ 송곳니(견치)
⑤ 제2 작은어금니(소구치)

34 동양의학의 주요 특징으로 옳은 것은?

① 인체를 여러 개의 독립된 기관의 조밀한 조직으로 이루어진 하나의 협력체로 본다.
② 인체의 생리나 병변 현상을 부분적이며 종합적으로 관찰한다.
③ 인체에 나타나는 생리 현상이나 병적 변화 현상을 소우주의 운행 과정에서 생긴 것으로 생각한다.
④ 인간을 소자연에서 파생된 대우주로 관찰한다.
⑤ 생명현상에 있어서 정신면과 육체면을 동시에 고찰하되 정신적 영향에 치중한다.

35 한방 간호 시 가장 중요시 되는 것은?

① 청결 ② 휴식
③ 수면 ④ 음식
⑤ 환자의 정신

보건간호학 개요

36 보건교육 참가자가 많은 경우 소그룹 집단으로 나누어 토의한 후 종합 정리하는 집단지도 방법으로 어떤 문제에 관해 협동해서 문제를 다각적으로 해결하는 데 장점이 있는 방법은?

① 브레인스토밍 ② 심포지엄
③ 패널 토의 ④ 포럼
⑤ 분단 토의

37 세계보건기구(WHO)에서 제시한 보건교육의 목적으로 옳은 것은?

① 개인의 건강 증진 활동을 함께 할 동료 관계가 중요함을 인식시킨다.
② 개인의 건강은 국가가 궁극적으로 책임을 져야 한다.
③ 지역사회 구성원의 건강은 지역사회 발전의 주요 자산임을 인식시킨다.
④ 지역사회의 의료 자원 개발과 의료 정책 실현을 돕기 위함이다.
⑤ 지역사회 건강 문제의 해결은 개인이 책임져야 함을 인식시킨다.

38 노인복지법에 의해 이루어지는 노인건강진단사업을 실시하는 곳으로 옳은 것은?

① 국·공립병원 ② 보건진료소
③ 노인복지주택 ④ 보건지소
⑤ 노인요양원

39 레이노 증후군을 예방하기 위해 산업간호조무사가 교육시켜야 할 내용으로 옳은 것은?

① 염분 섭취를 적절히 한다. ② 방사선 노출을 줄이도록 한다.
③ 개인위생을 청결히 한다. ④ 천천히 감압 후 운동한다.
⑤ 전신 보온과 장갑을 착용하도록 한다.

40 직장인 K씨는 장맛비가 내리던 날 출근하기 위해 혼잡한 시내버스를 탄 후 30~40분이 지나 불쾌감, 두통, 구토증 등을 호소하였다. 그 원인으로 옳은 것은?

① O_2 중독 ② N_2 중독
③ CO_2 중독 ④ 군집중독
⑤ CO 중독

41 인간이 한서를 느끼는 것은 체열 방산량에 의해 결정된다는 가정 아래 공기의 냉각력을 측정하려고 한다. 이때 사용할 수 있는 온도계로 옳은 것은?

① 습구온도계 ② 건구온도계
③ 감각온도계 ④ 흑구온도계
⑤ 카타온도계

42 농촌 지역의 주민을 대상으로 손이나 발에 생긴 상처소독법에 관한 교육을 하려고 한다. 상처 치유 과정을 투시 환등기(OHP)로 교육할 때의 장점으로 옳은 것은?

① 사진 등은 투명 필름으로 다시 제작해야 한다.
② 작동법이 간단하고 부피가 작아 운반이 용이하다.
③ 조작이 용이하여 다른 기자재에 비해 준비하는 시간이 절약된다.
④ 전력 소모가 적어 경제적으로 비용이 크게 절감된다.
⑤ 장소에 상관없이 어디서나 사용이 가능하다.

43 일방적 교육 방법으로 옳은 것은?
① 교수 강습회 ② 연극 실험
③ 면접 ④ 집단 토의
⑤ 광고

44 우리나라에서 제왕절개 수술에 대해 적용하고 있는 진료비 지불 보상 제도로 옳은 것은?
① 총액예산제 ② 봉급제
③ 행위별수가제 ④ 인두제
⑤ 포괄수가제

45 대기 중 이산화탄소 농도 증가, 대기의 기온 상승, 엘리뇨 현상, 해수면 상승과 관련된 대기오염의 원인으로 옳은 것은?
① 기온역전 ② 열섬 현상
③ 스모그 현상 ④ 산성비
⑤ 온실효과

46 당뇨병 환자를 대상으로 인슐린 자가 주사에 대한 교육을 시행한 후 기술을 평가하는 데 적합한 방법으로 옳은 것은?
① 진단 평가 ② 질문지법
③ 자가 보고서 ④ 관찰법
⑤ 구두 질문

47 주 소득자의 사망, 중한 질병, 가정 폭력 및 화재로 생계유지가 어렵게 된 상황에서 긴급 지원 요청 시 필요성이 인정되면 바로 혜택 받을 수 있는 우리나라 보건 시책으로 옳은 것은?
① 국민기초생활보장제도 ② 의료급여제도
③ 국민건강보험제도 ④ 재해구호제도
⑤ 긴급복지지원제도

48 식품의 변질 과정 중 식품 부패화와 관련이 깊은 영양소로 옳은 것은?
① 단백질 ② 무기질
③ 비타민 ④ 탄수화물
⑤ 지방

49 무색, 무취의 가스로 약산성을 나타내며, 실내 오염의 지표로 널리 이용되는 공기 중의 가스로 옳은 것은?
① 오존 ② 산소
③ 질소 ④ 이산화탄소
⑤ 일산화탄소

50 일차 보건의료의 조건으로 옳은 것은?
① 의료 수가는 지역사회 수준보다 낮아야 한다.
② 특수 진료와 치료가 목적이다.
③ 지역사회 주민과 거리를 두고 건강관리를 해야 한다.
④ 국지적인 지역사회 건강 문제를 관리한다.
⑤ 지역사회 주민의 적극적인 참여가 필요하다.

공중 보건학 개론

51 X선 간접촬영의 의의로 옳은 것은?
① 불편함 감소 ② 약물치료의 차도 확인
③ 집단 결핵 검진 ④ 폐질환 발견
⑤ 폐결핵 음성자 발견

52 기초체온을 잴 때 체온이 높아졌다는 것은 무엇을 뜻하는가?
① 월경 전을 의미 ② 무배란을 의미
③ 월경이 끝났음을 의미 ④ 배란 전을 의미
⑤ 배란이 끝났음을 의미

53 수유부에게 부적당한 수태 조절 방법으로 옳은 것은?
① 패서리 ② 살정자제
③ 콘돔 ④ 경구피임제
⑤ 자궁 내 장치

54 충란 검출을 위한 진단 방법으로서 항문 주위 도말법(scotch tape anal swab method)을 이용하는 기생충 질환으로 옳은 것은?
① 회충증 ② 요충증
③ 편충증 ④ 분선충증
⑤ 아메바 이질증

55 이상적인 가정방문 시간으로 옳은 것은?
① 퇴근 후 저녁 시간 ② 가족이 모두 모여 있는 시간
③ 미리 약속된 시간 ④ 간호사가 바쁘지 않은 시간
⑤ 주부가 한가한 시간

56 모자보건의 목적으로 옳은 것은?
① 국민 보건의 향상에 기여
② 보건 행정의 합리적인 운영
③ 모성의 건강 보호와 경제력 증진
④ 건강한 자녀 출산을 위한 병원의 전문화
⑤ 영유아의 건전한 양육을 위한 유치원 설립 확대

57 결핵 치료 시 연속적으로 사용하면 청력에 장애를 일으키고 운동 실조, 신장 독성 등이 나타나는 1차 약으로 옳은 것은?
① EMB ② TM
③ INH ④ KM
⑤ SM

58 질병 예방 간호에서 제3차 예방 간호로 옳은 것은?
① 재활단계의 간호 ② 건강유지단계의 간호
③ 임상적 단계의 간호 ④ 조기발견단계의 간호
⑤ 질병예방단계의 간호

59 오염된 흙 위를 맨발로 걸어 다니는 사람에게 감염되며, 피부와 채소를 통해 감염될 수 있는 기생충 질환은?

① 무구조충증   ② 요충증
③ 간흡충증   ④ 십이지장충증
⑤ 회충증

60 폐흡충증을 일으키는 숙주 중에서 제2 중간 숙주로 옳은 것은?

① 물벼룩   ② 민물고기 및 쇄우렁이
③ 조개류   ④ 바닷고기
⑤ 게 및 가재

61 성비는 여성 100명에 대한 남성의 수이며, 1차 · 2차 · 3차 성비로 구분하는데, 2차 성비로 옳은 것은?

① 출생 후 성비   ② 출생 시 성비
③ 노인 성비   ④ 사망 시 성비
⑤ 태내 성비

62 앞으로 3개월밖에 살지 못한다는 선고를 받은 50세의 남성 말기 폐암 환자가 5년 뒤의 장래계획을 세우고 있다. 이 환자가 사용하고 있는 방어기제로 옳은 것은?

① 승화   ② 투사
③ 동일시   ④ 부정
⑤ 억제

63 생활고로 힘들게 살고 있는 75세의 독거노인인 최씨 할머니를 지역사회 간호조무사가 기초생활수급권자가 될 수 있도록 동 주민센터에 최씨 할머니에 대한 정보를 제공하였다. 이는 지역사회 간호조무사의 역할 중 어디에 해당되는가?

① 직접 간호 제공자   ② 관리자
③ 변화 촉진자   ④ 대변자
⑤ 교육자

64 장기간의 의료 처치 또는 보호를 요하는 상태나 질병을 의미하는 만성 퇴행 질환의 특성으로 옳은 것은?

① 연령 증가에 따라 유병률이 점차적으로 감소한다.
② 재활을 위해 특수한 훈련이나 치료가 필요하지 않다.
③ 질환이 일단 발생하게 되면 오랜 시일이 경과되지 않는다.
④ 회복과 악화를 반복하면서 점차 회복되어 가는 것이다.
⑤ 대부분의 원인이 명확하게 밝혀지지 않았다.

65 결핵과 관련하여 시 · 도가 부담하는 경비 및 보조금으로 옳은 것은?

① 결핵 통계사업 경비
② 결핵 진료 기관의 설치와 운영에 드는 경비
③ 결핵 관리 업무를 수행하는 법인 또는 단체의 지부의 결핵관리에 드는 경비
④ 결핵 예방 홍보 등의 경비
⑤ 결핵 예방에 필요한 의약품 생산 보조비

66 전파 가능성을 고려하여 발생 또는 유행 시 24시간 이내에 신고하여야 하고, 격리가 필요한 법정 감염병의 종류는?

① 제1급 감염병   ② 제2급 감염병
③ 제3급 감염병   ④ 제4급 감염병
⑤ 생물테러 감염병

67 의료법 시행규칙에 규정된 진료에 관한 기록의 보존 중 간호 기록부의 보존 기간으로 옳은 것은?

① 1년   ② 3년
③ 5년   ④ 10년
⑤ 15년

68 구강보건사업 계획 수립 및 시행 등에 관한 내용으로 옳은 것은?

① 구강보건에 관한 조사 · 연구 및 교육사업은 기본 계획에 포함되지 않는다.
② 시 · 도지사는 국민의 구강건강 실태와 구강건강 의식 등 구강건강 실태를 정기적으로 조사해야 한다.
③ 기본 계획에는 학교 · 사업장 · 노인과 장애인 · 임산부 및 영유아 등의 구강보건사업이 포함된다.
④ 시장 · 군수 · 구청장은 매년 기본 계획과 세부 계획을 수립 · 시행해야 한다.
⑤ 보건복지부 장관은 3년마다 구강보건사업에 관한 기본 계획을 수립해야 한다.

69 정신건강증진 및 정신 질환자 복지서비스 지원에 관한 국가 계획 또는 지역 계획에 포함되어야 할 내용으로 옳은 것은?

① 정신 질환자의 소득증대사업
② 정신 질환의 치료 및 재활을 위한 활동
③ 정신 질환자의 영구적인 입원
④ 정신 질환자와 그 가족에 대한 격리 방안 마련
⑤ 정신 질환자에 대한 법적 제재 강화

70 혈액관리법에서 정하는 혈액관리 업무로 옳은 것은?

① 영업, 채혈, 검사, 보존   ② 보존, 판매, 채혈, 영업
③ 제조, 판매, 보존, 채혈   ④ 검사, 판매, 채혈, 보존
⑤ 채혈, 검사, 제조, 보존

실기

71 알코올 소독력이 가장 강한 농도로 옳은 것은?

① 20~30%   ② 45%
③ 50%   ④ 70~75%
⑤ 90%

72 건열 멸균법의 대상 물품으로 옳은 것은?
① 방포 ② 종이
③ 주사기 ④ 고무제품
⑤ 드레싱 세트

73 일반적으로 예방 접종액 보관 온도로 옳은 것은?
① 2~5℃ ② 7~10℃
③ 12~15℃ ④ 20~22℃
⑤ 23~25℃

74 녹슨 못에 찔려 파상풍에 감염된 환자에게 광선을 쪼이면 안 되는 이유로 옳은 것은?
① 수면을 방해하기 때문
② 활모양강직(후궁반장)이 약해지기 때문
③ 삼킴곤란(연하곤란)을 더 촉진시키기 때문
④ 경련을 촉진시키기 때문
⑤ 입벌림장애(아관긴급)가 약해지기 때문

75 신생아 이행변이 나타나는 시기로 옳은 것은?
① 생후 24시간 ② 생후 1~2일
③ 생후 2~3일 ④ 생후 4~14일
⑤ 생후 1~2개월

76 인위적으로 배뇨를 유도하는 방법인 인공 배뇨 시 외음부 소독법으로 옳은 것은?
① 질 세척을 실시한 후 인공 배뇨를 시행한다.
② 여자인 경우 치골부에서 항문쪽으로 닦는다.
③ 여자인 경우 항문에서 치골부쪽으로 닦는다.
④ 생리 기간 중이면 외음부 소독을 하지 않는다.
⑤ 외음부 소독 시 체위는 앙와위를 취하게 한다.

77 내분비 질환인 갑상샘항진증에 대한 간호법으로 옳은 것은?
① 병실 온도는 높은 것이 좋다.
② 피부 간호를 잘 해준다.
③ 방문객은 제한하지 않는다.
④ 진정제를 줄 필요는 없다.
⑤ 저칼로리 식사를 주도록 한다.

78 마취 회복기 때 구토 증상이 있을 경우 취해야 할 간호로 옳은 것은?
① 쇼크(Shock) 체위를 취해 준다.
② 고개를 옆으로 돌려 질식을 예방한다.
③ TPR을 반복해서 자주 측정하도록 한다.
④ 소화제를 복용시켜 장운동을 촉진시킨다.
⑤ 즉시 위세척을 실시하도록 한다.

79 설사로 인해 탈수 증상이 심한 아이의 간호로 옳은 것은?
① 탈수 예방을 위해 지사제를 투약한다.
② 대변의 성질을 파악하고 둔부를 청결히 해준다.
③ 적합한 유동식을 제공해 주도록 한다.
④ 경구적으로 수분을 공급해준다.
⑤ 대천문의 팽창을 관찰하도록 한다.

80 기관 절개 환자 간호로 옳은 것은?
① 환자의 호흡 및 체중 상태에 대하여 자세하게 관찰한다.
② 내관의 점액을 씻어내기 위해 뜨거운 물에 담근다.
③ 내관은 과산화수소와 혼합한 물에 담근다.
④ 기관 절개관의 파손을 예방하는데 목적이 있다.
⑤ 기관 절개관이 개방되지 않도록 하는데 목적이 있다.

81 이뇨제와 혈압강하제를 먹고 있는 대상자의 약물 효과를 평가하기 위해 간호조무사가 측정해야 할 사항으로 옳은 것은?
① 위장의 불편 증상 ② 전혈구 검사
③ 잠혈 검사 ④ 활력 징후
⑤ 간기능 검사

82 신체보호대를 사용하는 목적으로 옳은 것은?
① 다른 환자에게 피해를 주지 않기 위해
② 보호자가 보호대의 적용을 원하므로
③ 의료인의 치료적 편의를 위해
④ 환자의 요구대로 편안한 자세를 취해주기 위해
⑤ 환자의 낙상이나 사고를 예방하기 위해

83 기생충 검사를 받기 위해 대변 검사물을 받는 방법으로 옳은 것은?
① 검사실에는 천천히 보낸다. ② 금식시킨 후 검사물을 받는다.
③ 설사일 경우 검사를 연기한다. ④ 뚜껑 있는 용기에 받는다.
⑤ 대변은 중간 것을 받는다.

84 외과적 무균술이 요구되는 상황으로 옳은 것은?
① 백혈병 환자 간호 시 ② 위관 삽입 시
③ 감염병 환자 간호 시 ④ 결장루 주머니 교환 시
⑤ 개방 상처의 드레싱 교환 시

85 임신 말기에 통목욕을 되도록 삼가야 하는 이유로 옳은 것은?
① 욕조로 이동 시 무게중심이 변하여 외상의 가능성이 있기 때문이다.
② 비뇨계 감염이 쉽게 일어날 수 있기 때문이다.
③ 자궁 수축을 자극시켜 조산할 위험이 있기 때문이다.
④ 통목욕으로 지치고 피곤해지기 때문이다.
⑤ 피부가 거칠어지기 쉽기 때문이다.

86 수술 전 환자 교육을 시키는 가장 중요한 이유로 옳은 것은?
① 수술로 인한 불편감과 불안감을 제거하기 위해
② 신진대사를 감소시켜 수술 결과를 좋게 하기 위해
③ 병원과 의료팀에게 신뢰감을 주기 위해

④ 수술에 관한 충분한 지식을 갖기 위해

⑤ 수술 후 합병증 예방과 효과적인 간호를 위해

87 페니실린의 부작용을 방지하기 위한 방법으로 옳은 것은?

① 정맥주사해 본다.　　　② 근육주사해 본다.

③ 피하주사해 본다.　　　④ 구강 투여해 본다.

⑤ 피내반응 검사를 해 본다.

88 음식 섭취를 스스로 할 수 없는 환자의 식사 돕기 간호로 옳은 것은?

① 구개반사가 잘 되지 않는 경우 총 비경구영양(TPN)을 통해 영양을 섭취시킨다.

② 환자와 상관없이 일정한 속도에 맞추어 음식을 떠 넣어 준다.

③ 음식 섭취에 자신감이 없는 환자는 비위관을 통하여 음식을 투여한다.

④ 환자의 독립심을 길러주기 위해 필요하면 특수 도구를 사용하도록 한다.

⑤ 환자의 존엄성을 지켜 주며 식사 과정에 소극적으로 참여시킨다.

89 기관지경 검사를 위한 간호 보조 활동으로 옳은 것은?

① 검사 전 최소 4시간 이상 금식하게 한다.

② 검사 중 목을 앞으로 숙이게 한다.

③ 검사 후 가스가 나올 때까지 금식하게 한다.

④ 검사 전 척추 마취를 실시함을 설명한다.

⑤ 틀니(의치)를 한 경우 착용하고 검사를 받게 한다.

90 지나가던 행인이 의식이 없는 환자를 발견하였을 때 간호 방법으로 옳은 것은?

① 환자의 체위를 움직이지 않게 고정시켜 준다.

② 찬물 주머니를 환자에게 적용시킨다.

③ 환자에게 구강을 통해 물을 주도록 한다.

④ 환자의 목에 베개를 높이 대어 준다.

⑤ 반듯이 눕히고 고개를 옆으로 돌려준다.

91 호흡곤란 환자에게 시행하는 간호로 옳은 것은?

① 적절한 습도를 유지한다.　　② 흉부 진동법을 시행한다.

③ 더운 환경을 유지한다.　　　④ 앙와위를 취한다.

⑤ 가슴을 쳐서 분비물이 배출되도록 한다.

92 혈압을 높이는 요인으로 옳은 것은?

① 금식 중　　　　　　　② 수면 중

③ 방광 팽만　　　　　　④ 출혈 시

⑤ 혈압계의 측정띠(커프)가 넓은 경우

93 병원에서 가장 많이 사용되고 가장 이상적인 물리적 멸균소독방법으로 옳은 것은?

① 고압증기멸균법　　　② 자비소독법

③ 증기소독법　　　　　④ 여과법

⑤ 건열멸균법

94 욕창 발생 기전에 대한 설명으로 옳은 것은?

① 짧은 시간의 높은 압박이 장시간의 낮은 압박보다 욕창 위험이 더 크다.

② 피부에 가해진 압력은 작은 정맥들을 폐쇄하여 허혈을 유발한다.

③ 좁은 부분의 국소적인 압력보다 넓은 부위의 압력으로 인한 손상이 더 크다.

④ 조직의 국소빈혈에 의한 무산소증의 결과로 유발된다.

⑤ 지속적인 압력에 의해 발생하므로 영양과 수분 균형 상태와는 무관하다.

95 냉요법 적용 시 유의해야 할 대상자에 대한 설명으로 옳은 것은?

① 무의식 상태의 대상자는 감각, 통증에 대한 인지 감각이 정상이다.

② 혈액순환 장애가 있는 대상자는 냉요법 적용 시간을 연장한다.

③ 감각장애가 있는 대상자의 경우 냉요법을 적용하는 동안 자리를 지킨다.

④ 노인과 어린이는 냉에 대한 내성이 강하다.

⑤ 부종이 있는 대상자는 온도 자극에 대한 감각이 민감하다.

96 수근관증후군(손목굴증후군)에 대한 설명으로 옳은 것은?

① 엄지·인지·중지의 말단 관절이 백조모양으로 굽어진다.

② 티넬 증상(tinel's sign)이 음성으로 나타난다.

③ 손가락 마디가 척골 쪽으로 편위된다.

④ 정중신경이 지배하는 손 부위에서 감각 이상이 나타난다.

⑤ 팔렌 검사(Phalen's test)에서 손바닥 전체가 저리다.

97 고빌리루빈혈증 영아의 치료를 위해 광선요법(phototherapy)을 적용할 때 고려할 내용으로 옳은 것은?

① 불투명한 눈가리개를 사용하여 공막이 손상되지 않게 한다.

② 생식기 부위에 기저귀를 채워 빛이 피부에 골고루 비추도록 체위 변경을 자주 한다.

③ 광선 치료의 빛은 체온을 감소시킬 수 있으므로 체온을 자주 측정한다.

④ 전신에 올리브유나 아기용 오일을 발라주어 광선의 흡수가 용이하도록 한다.

⑤ 구강으로의 수분을 금지시키고 일주일마다 빌리루빈검사를 한다.

98 내과적 손 씻기를 효과적으로 수행하기 위한 간호조무사의 행동으로 옳은 것은?

① 비누 거품을 충분히 내어 흐르는 물에 깨끗이 씻도록 한다.

② 마찰은 오염 정도에 따라 10초 동안 문지른다.

③ 손끝의 방향이 위로 향하게 한다.

④ 손목이나 손가락에 끼어 있는 시계나 반지는 그대로 둔다.

⑤ 세면대에 유니폼이 닿아도 되지만 손은 닿지 않게 한다.

99 35세의 남자가 뇌수술을 받은 후 의식이 회복되면서 안절부절

못하고 정맥 주입관을 뽑아버리려고 한다. 이때 사용할 수 있는 가장 적절한 보호대로 옳은 것은?

① 전신 보호대
② 장갑 보호대
③ 벨트 보호대
④ 재킷 보호대
⑤ 손목 보호대

100 관장 용액이 주입되는 동안 대상자가 심한 복통을 호소할 때의 간호로 옳은 것은?

① 대상자에게 일시적인 증상임을 설명한 후 계속 주입한다.
② 대상자에게 심호흡을 크게 하도록 강조한다.
③ 관장통의 높이를 높여서 용액이 천천히 들어가도록 한다.
④ 관장하는 체위를 자주 바꾸어 주도록 한다.
⑤ 관장 용액이 들어가는 것을 일시적으로 멈춘다.

101 성인의 체온을 측정하는 방법으로 옳은 것은?

① 입안(구강)체온 측정 시 전자체온계의 탐침을 볼 점막에 삽입한다.
② 직장체온 측정 시 전자체온계의 탐침을 항문에 1cm 깊이로 삽입한다.
③ 이마체온 측정 시 적외선체온계의 센서가 환자의 눈을 향하도록 댄다.
④ 겨드랑(액와)체온 측정 시 전자체온계의 탐침이 겨드랑이 전액와선 위치에 오도록 꽂는다.
⑤ 고막체온 측정 시 귓바퀴를 후상방으로 잡아당겨 적외선 체온계의 센서가 고막을 향하도록 삽입한다.

102 섭취량과 배설량 측정 시 섭취량에 포함되는 것은?

① 출혈량
② 구토물
③ 상처 배액
④ 흉관 배액
⑤ 위관영양액

103 추위에 장시간 노출되어 발가락에 동상이 발생한 환자에 대한 간호보조활동으로 옳은 것은?

① 전기담요를 덮어 준다.
② 발가락을 문질러 준다.
③ 물집이 있으면 터트린다.
④ 동상 부위를 심장보다 낮춘다.
⑤ 따뜻한 물에 동상 부위를 담근다.

104 질병의 종류나 감염질환의 유무에 관계없이 의료기관에 입원한 모든 환자에게 적용되는 격리 지침은?

① 공기주의
② 보호격리
③ 표준주의
④ 접촉주의
⑤ 비말주의

105 치골상부에 팽만감을 호소하는 여성의 자연배뇨를 위한 간호보조 활동으로 옳은 것은?

① 수분 섭취를 제한한다.
② 대퇴 안쪽 피부를 문질러준다.
③ 방광 부위를 힘주어 눌러준다.
④ 좌측 심스 체위를 취하게 한다.
⑤ 회음부에 차가운 물을 부어준다.

Nursing assistants

간호조무사 최종 마무리 테스트
실전 문제 정답 및 해설

Final test **3** 회차

◉ 이 정답의 문제 : p.44~51

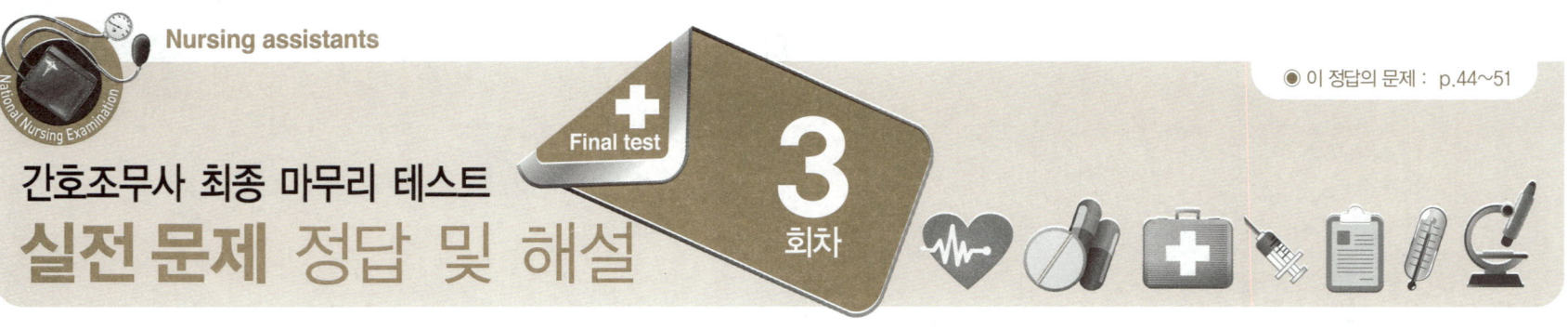

01	02	03	04	05	06	07	08	09	10	11	12	13	14	15	16	17	18	19	20
④	④	③	⑤	⑤	⑤	①	⑤	⑤	①	⑤	②	⑤	①	⑤	②	②	③	①	②
21	22	23	24	25	26	27	28	29	30	31	32	33	34	35	36	37	38	39	40
⑤	⑤	③	②	⑤	⑤	⑤	⑤	②	①	②	③	⑤	④	⑤	⑤	③	①	⑤	④
41	42	43	44	45	46	47	48	49	50	51	52	53	54	55	56	57	58	59	60
⑤	③	⑤	⑤	④	⑤	①	④	⑤	③	⑤	②	①	⑤	⑤	⑤	⑤	①	④	⑤
61	62	63	64	65	66	67	68	69	70	71	72	73	74	75	76	77	78	79	80
②	⑤	④	⑤	⑤	②	⑤	②	⑤	④	②	④	④	②	②	④	②	②	②	③
81	82	83	84	85	86	87	88	89	90	91	92	93	94	95	96	97	98	99	100
④	⑤	④	⑤	①	⑤	④	⑤	④	①	⑤	①	③	①	⑤	⑤	③	④	①	②	⑤
101	102	103	104	105															
⑤	⑤	⑤	⑤	②															

01 투약 관련 약어

약어	뜻	약어	뜻
a.c.	식전	OU	양쪽 눈
ad lib	자유로	p.c.	식후
agit	흔들어서, 저어서	q.d.	하루에 한 번
am	오전	pm	오후
aq	물	po	경구로
dest	증류수	p.r.n.	필요시마다
b.i.d.	하루에 두 번	q̄	매, 마다
c̄	같이, 함께	q.h.	매 ( ) 시간마다
cap	교갑	q.i.d.	하루에 네 번
comp	혼합물	qn	매일 밤마다
DC	중단	qod	격일로
dil	용해, 희석	q.s.	충분한 양
elix	엘릭시르	rept	반복해도 됨
h	시간	Rx	처방
hs	취침 시	s̄	~없이
IM	근육 내	SQ	피하
IV	정맥 내	sos	위급 시
M or m	혼합해서	ss	반(半)
no	번호, 숫자	stat	즉시
npo	금식	sup or supp	좌약
non rep	반복하지 말것	susp	현탁액
OD	우측 눈	t.i.d.	하루에 세 번
OS	좌측 눈	Tr or tinct	팅크제

02 경구 중독의 응급처치

- 기도를 유지한다.
- 중독 원인 물질, 중독 시간, 중독 물질의 섭취량을 확인한다.
- 금기 사항이 아니면 구토를 유도하여 신속하게 환자의 위장을 비운다(수면제 등의 경구 약물중독 시 우선적인 처치).
- 독약을 마신 환자를 병원에 데려갈 때 토물 및 독약이 들어 있던 약병을 가지고 가는 것이 중요하다.

03 난관(나팔관)의 기능

- 자궁관(난관, 나팔관)은 난자(수정란)를 난소로부터 자궁으로 운반하는 역할을 한다.
- 수정이 되는 곳이다.
- 난자가 지나는 통로이다.

04 모유의 장점

- 천연적으로 생성되어 경제적이며 쉽게 먹일 수 있고 항상 일정한 온도를 유지할 수 있다.
- 신선하고 위생적이어서 소독할 필요가 없고 편리하다.
- 우유에 비해 적절한 양의 비타민 A와 당질이 더 많이 함유되어 있다.
- 소화가 잘되며 구토, 설사, 변비, 알레르기의 가능성이 적다.
- 여러 가지 면역글로불린의 함유로 면역력이 증가되어 방어 능력이 있다.
- 모유 수유 시 뇌하수체에서 옥시토신과 프로락틴이 분비되어 모체의 배란을 억제하여 자연히 피임되고 모체 건강 회복을 빠르게 한다.
- 모자간의 애착 촉진과 초유에 함유된 염분은 태변 배설을 돕는다.
- 자궁 수축이 잘되어 산후기가 단축되고 산후 비만증을 억제한다.

05 내출혈의 증상
위로부터 나오는 출혈은 음식물과 같이 나오며 커피 찌꺼기와 같이 보인다. 이에 반해 폐로부터 나오는 출혈은 기침과 동시에 나오며 선홍색이고 거품이 섞여 있다. 또한 빠르고 약한 맥박, 갈증, 불안, 피부 청색증 등의 증상을 보인다.

06
두부 손상이 있는 경우 언어로 사정하거나 동공 크기와 불빛 반사를 보아서 의식 상태의 변화를 주의 깊게 확인한다.

07
임신기간 중 빈혈에 대한 정의를 보면, 임신 초기에 임부의 혈색소(헤모글로빈) 농도가 11g/dL 미만이거나 적혈구용적률(헤마토크리트) 수준이 37% 미만일 때, 임신 중기에는 혈색소 농도가 10.5g/dL 미만이거나 적혈구용적률 수준이 35% 미만일 때, 임신 말기에는 혈색소 농도가 10g/dL 미만이거나 적혈구용적률 수준이

33% 미만일 때를 빈혈로 정의한다.

08 배란 : 임신이 되면 황체는 커져서 프로게스테론의 분비로 왕성하게 되어 배란을 억제시키며 임신을 보호한다.

09 반신마비(편마비)나 장애가 있는 경우, 옷을 벗을 때는 건강한 쪽부터 벗고 옷을 입을 때는 불편한 쪽부터 입힌다.

10 들것으로 환자를 옮길 때의 기본 원칙
- 리더는 환자의 머리 쪽에 선다.
- 다친 사람의 발을 앞(경사진 아래쪽)으로 해서 옮기는 것을 원칙으로 한다. 단, 발을 다쳐서 피가 많이 날 때는 머리를 앞으로 한다.
- 다친 사람은 원래 바로 눕혀서 옮기지만 의식이 없을 때나 토할 염려가 있을 때는 옆으로 눕혀서 토한 것이 호흡을 막지 않도록 한다.

11 혈액응고인자
- 피브리노젠(섬유소원, Fibrinogen) : 간에서 생성되고, 트롬빈의 작용에 의해 섬유소로 전환한다.
- 프로트롬빈 : 비타민 K가 존재할 때 간에서 생성된다.
- 칼슘(calcium) : 효소 활성화를 위해 모든 응고 과정에서 필요한 무기성 이온이다.
- 혈소판 : 골수에서 거대핵세포의 조각이 떨어져 나온 것으로, 혈액응고에 관여한다.

12 혈관의 종류
- 동맥·정맥 : 심장으로부터 나가는 혈액의 통로를 동맥이라 하며, 전신에 퍼져 있는 혈액을 심장으로 모아들이는 혈관을 정맥이라 한다.
  - 관상동맥 : 심장의 벽 자체를 순환하며 심장 근육에 산소와 영양을 공급
  - 하대정맥 : 복강과 하지에 있는 정맥혈을 모아 우심방으로 들어오는 혈관
- 모세혈관 : 동맥과 정맥을 잇는 가는 관으로 크기가 약 6~10㎛로 가늘어서 가스교환이 쉽게 이루어진다.

13 풍진의 특성
- 임신 초기 3개월 동안에 풍진을 앓았던 임신부에게서 태어난 신생아의 15~20%에서 백내장, 심장 기형, 귀머거리의 3가지 증상이 나타난다.
- 수정 후 4~5주 사이에 태아는 귀, 심장 및 뇌의 발육이 민감한 시기이므로 이 시기에 풍진에 걸리면 거의 모든 태아에 선천성 기형이 발생한다.
- 임신 중기 또는 후기에 풍진에 감염되면 중추신경계나 귀의 기능적 장애가 흔히 발생한다. 예 농아

14 분만 제1기 배변과 배뇨
- 초기에 관장하여 배변하게 함으로써 산도의 오염을 방지하고 자궁 수축 작용을 촉진한다. 진행이 많이 된 사람은 관장해서는 안된다.
- 배뇨를 충분히 하도록 한다. 소변 정체 시 비뇨기 감염을 일으킬 수 있고, 태아 하강이 지연될 수 있다.

15 성장(growth) : 양적인 변화로 세포의 수와 크기, 세포의 분화, 무게에 있어서의 증가를 의미한다. 외적 자극이 없이도 일어나는 것으로 비교적 환경의 영향을 적게 받으며 측정이 가능하다. 예 체중, 키, 골격의 변화 등

16 파상풍 : 주로 제대를 통해서 감염되며 잘 소독되지 않은 클램프나 칼로 제대를 절단하여 생기는 경우가 많다. 출생 후 수 시간~12일쯤 사이에 생긴다. 몹시 울며 젖을 빨지 못하고 입술을 내어 밀거나 눈썹이 올라가며 경소성 안면이 나타나고, 심해지면 급진적으로 근육 강직과 사지의 강직성 근육으로 인한 후궁반장이 나타난다.

17 신장 및 체중 : 신생아의 일반적 신장은 남아 51.4cm, 여아 50.5cm 정도인데, 생후 1년이 되면 출생 시 1.5배 가량 증가하고 4세가 되면 출생 시보다 2배가 된다. 체중은 남아 약 3,400g, 여아 약 3,200g 정도인데, 3~5개월이 되면 출생 시의 2배가 되고 1년이 되면 3배로 증가한다.

18 ① : 파손된 유리 앰플은 손상성 폐기물통에 버린다.
② : 단백질(피나 점액)이 묻으면 먼저 찬물에 헹군 다음 더운 비눗물로 씻는다.
④ : 고무제품은 에틸렌옥사이드가스(E.O 가스) 소독을 한다.
⑤ : 변기나 소변기는 매일 아침 솔로 닦고 소독약으로 헹군다. 만약 변기 세척기가 있으면 사용한다.
※ 물품 보관법
- 소독한 날짜가 최근의 것일수록 뒤쪽에 보관한다.
- 소독한 후 유효기간이 짧거나 빠른 순서대로 물품을 사용하도록 앞에서부터 배치한다.
- 소독 물품 중 먼저 사용해야 할 물건은 맨 앞줄에 보관한다.
- 환자별로 약물을 분류하여 보관한다.

19 임신전·후반기 질 출혈의 원인
- 임신 전반기 질 출혈의 원인 : 유산, 자궁외임신, 무력자궁경부(자궁경관무력증), 포상기태
- 임신 후반기 질 출혈의 원인 : 전치태반(무통 질 출혈), 태반조기박리(심한 통증을 수반한 질 출혈)

20 경련 환자의 병실 : 경련 환자의 병실은 방안을 어둡게 해주고 소음이 없으며 프라이버시가 유지되고 간호사실과 가까운 곳이 좋다.

21 부종은 특히 울혈성 심부전증에서 잘 나타나며 천골 부위, 발목, 발등, 신체의 의존적 부위에서 볼 수 있다. 체중의 변화는 부종의 중요한 지침이 되며 염분은 조직 속에 수분을 축적하는 성질이 있기 때문에 부종이 나타나는 경우 염분을 제한한다.

22 소화 궤양 : 위점막, 유문 또는 십이지장 점막의 일부가 어떤 원인으로 괴사되는 것을 궤양이라 한다. 이 궤양은 근육층까지 침범하여 뚫어질 수도 있다. 십이지장이 뚫릴 경우 위의 내용물, 소화 효소 등이 복강으로 나오게 되어 복막염을 일으킬 수 있다. 침범 부위에 따라 구분되는데, 십이지장 궤양이 제일 많으며 다음이 위궤양이고 가장 드문 것이 식도 궤양이다.

23 분만 제1기(개구기) 간호 : 전신 목욕을 금하고, 진통을 촉진시키기 위하여 실내를 걷게 한다. 진통이 강하게 오면 누워 있게 하여 조기 파수나 급속 분만을 예방하고, 가벼운 유동식을 조금씩 준다.

24 태아 만출 후 태반을 검사하는 이유 : 태반 결손조직 여부 및 태반 잔여물을 측정하기 위함이다.

25 고위험 산욕 : 산욕기에 일어날 수 있는 고위험 상태로서 모성 사망에 중요한 것에는 분만후출혈과 산후감염이 있다.

26 치매 노인의 위생 간호 돕기
- 치매 노인은 목욕 시 뜨겁거나 차가운 것에 대한 판단력이 떨어지기 때문에 미리 목욕물의 온도를 확인한다.
- 목욕물에 대한 거부감을 보이면 대야의 물에 손을 넣어 친숙해지도록 한다.
- 치매 노인을 욕실 내에 혼자 머무르게 하지 않는다. 치매 노인을 혼자 두지 않기 위하여 목욕에 필요한 모든 물품을 준비한 후 목욕을 시작한다.
- 목욕의 필요성을 주입하려 하지 말고 목욕 과정을 단순화시킨다.
- 피부가 접혀지는 부위를 잘 씻었는지 확인하고 목욕을 한 후에는 물기를 잘 닦아 주고 건조시킨다.
- 삼켜도 상관 없는 어린이용 치약을 사용하며 거울을 보고 양치질을 하게 하거나, 옆에서 한 동작씩 보여 준다.

27 가슴 압박 방법의 조정 : 한국 심폐소생술 지침에서는 가슴 압박의 깊이를 성인(8세 이상)에서는 약 5cm(최대 6cm), 영아(0~1세)에서는 4cm, 소아(2~7세)에서는 4~5cm를 권장하였다. 가슴 압박의 속도는 성인과 소아·영아 모두에서 분당 100~120회를 유지하며 중단하는 시간은 10초가 넘지 않게 한다.

28 약물 투여 시 관찰 및 확인 사항
- 모르핀이나 데메롤은 호흡 억제 작용이 있기 때문에 투약 전 반드시 호흡수를 확인하며, 디곡신과 같은 디기탈리스 투여 시 관찰해야 할 사항은 맥박(서맥)으로, 서맥 시 의사에게 보고해야 한다.
- 코마딘(Coumadin, 와파린)과 헤파린 같은 항응고 약물은 응고 시간을 확인한 후 투여한다.
- 이뇨제는 포타슘을 체외로 배출시키므로 저포타슘혈증(저칼륨혈증)을 확인한 후 투여한다.
- 좌약은 항문으로 삽입한 후 20~30분 정도 배변을 참도록 한다.
- 환자가 투약을 거부할 때는 제일 먼저 투약 거부 이유를 사정해야 한다. 그 다음으로 투약이 될 수 있도록 설득하며, 그래도 거부하는 경우는 환자의 의사를 존중하고, 의사에게 투약이 안 된

사실을 보고한다.

29 자궁내막염 : 가장 흔한 산후감염으로, 태반이 붙어 있던 부위로 세균이 침입하여 발생한다. 산후질분비물(오로)의 양이 많아지며 암갈색이나 농성, 또는 거품이 섞이고 악취가 난다. 체온 상승(38℃ 이상)과 전신 피로, 심한 후진통(산후통)이 있다. 처치 및 간호는 안정을 유지하며 다량의 수분 섭취와 파울러 자세로 산후질분비물(오로)의 배출을 촉진한다. 또한 의사의 지시에 따라 자궁수축제와 항생제를 투여한다.

30 국제간호협의회(ICN)
- 1899년 창설된 국제적 간호사 단체로, 각 회원 협회가 자국의 간호의 질적 수준을 높이고 사회적 지위의 향상을 도모하기 위한 조언, 원조 등을 하고 있으며 본부는 제네바에 있으며, 영국이 중심 국가이다.
- 정치, 사상, 종교를 초월한 순수한 전문 단체로 한 주권국에서 한 회원국만을 인정하며 그 나라의 간호 교육 기준과 간호 업무의 수준 및 직업윤리의 상황을 회원국 자격 심사의 골자로 삼는다.
- ICN의 기능은 한 국가 단위로 할 성격이 못되거나 또한 하지 못하는 일들을 함께 하며 회원국의 큰 문제를 연구, 협조한다.
- 우리나라는 1949년에 가입하였다.

31 비타민의 기능과 대사
- 비타민은 체내에서 에너지를 발생하지는 않으나 생물의 기능 유지나 생명 유지에 꼭 필요한 것으로 소량이 필요하지만 공급이 불충분하면 특별한 결핍증이나 대사장애를 일으킨다.
- 비타민 D는 피부에 존재하는 콜레스테롤이 자외선을 받아 생성된다.
- 비타민은 효소의 작용을 증진시키는 조효소로 작용한다.
- 수용성 비타민은 주로 소변으로 배설되므로 매일 섭취하는 것이 중요하다.

32 치과 간호조무사의 역할
- 치료 전 문진을 하며 이를 진료기록부에 기록한다.
- 입안을 시진하여 충치의 개수, 충치 정도, 기존 보철물을 기록한다.
- 진료 기구를 준비한다.
- 치료하기 전에 의사의 지시하에 잇몸을 소독한다.
- 환자에 대한 진료를 준비한다.
- 진료 시 진료 기구를 교환한다.
- 다음 예약 날짜를 잡아준다.
- 치료 후 주의 사항이나 올바른 구강 보건에 대한 교육을 한다.

33 간니(영구치) 중 가장 마지막에 나오는 치아는 제3 큰어금니(대구치, 사랑니, 지치)이며, 간니(영구치)의 치배는 태생 20주에 형성된다.

34 동양의학의 특징
- 생명현상을 정신면과 육체면을 동시에 고찰하되 정신적 영향에 치중하고, 인간을 대자연에서 파생된 소우주로 관찰한다.
- 인체에 나타나는 생리 현상이나 병적 변화 현상도 대자연의 운행 과정에서 생긴 것으로 생각한다.

- 인체의 생리나 병변 현상을 전체적이며 종합적으로 관찰한다.
- 인체는 상호 연관과 유기적 기능을 가진 통일체이다.

35 환자의 마음가짐 : 환자 간호 시 한방에서는 환자의 마음가짐을 가장 강조한다.

36 분단 토의(Buzz session) : 교육의 참여자 수가 많을 때 전체를 수 개의 분단으로 나누어서 토의시키고 다시 전체 회의에서 종합하는 방법으로 각 분단은 6~8명이 가장 적당하며 상호 의견을 교환한 후에는 전체 의견을 종합하여 전체적으로 보고하도록 한다.
- 장점
  - 문제를 다각도로 분석하며 전체 참여자에 의하여 해결할 수 있다.
  - 토의 결과가 다른 그룹과 비교 가능하므로 재고 능력과 사회성이 생긴다.
  - 교육 대상자들의 참여 기회가 주어진다.
- 단점
  - 시간이 짧고 인원이 많으며 시설의 제한 등으로 참가자 전원의 참여가 어렵다.
  - 참여자들이 준비가 되지 않았거나 토론이 조절되지 않으면 결과를 기대하기 어렵다.
  - 시간 제한으로 그룹 구성원 중 한두 사람의 의견으로 결론지어질 수 있다.
  - 그룹 구성원 각자의 성격으로 토의 시간이 부담스러운 토의자가 생긴다.

37 세계보건기구에서 제시한 보건교육의 기본 목적
- 개인이나 집단이 자신의 건강을 스스로 관리할 수 있는 능력을 갖도록 돕는다.
- 지역사회 구성원의 건강은 중요한 자산임을 인식하게 한다.
- 지역사회가 자신들의 건강 문제를 인식하고 해결함으로써 지역사회 건강을 증진시키도록 한다. 여기에는 지역사회 건강 자원을 적절하게 활용할 수 있고 이에 따라 건강 문제 해결이 쉽도록 지역사회 자원의 개발이 촉진될 수 있도록 하는 것도 포함된다.

38 노인복지법에 의한 노인건강진단사업(노인복지법 시행령 제20조)
: 법 제27조 제1항의 규정에 의한 건강진단은 보건복지부 장관, 시·도지사 또는 시장·군수·구청장이 2년에 1회 이상 국·공립병원, 보건소 또는 보건복지부령이 정하는 건강진단 기관에서 대상자의 건강 상태에 따라 1차 및 2차로 구분하여 실시한다.

39 레이노 증후군
- 한랭이나 심리적 변화에 의해 손가락이나 발가락 혈관의 연축(순간적인 자극으로 혈관이 오그라들었다가 다시 제 모습으로 이완되는 것)이 촉발되고 허혈 발작으로 피부 색조가 창백, 청색증, 발적의 변화를 보이면서 통증, 손발 저림 등의 감각 변화가 동반되는 현상이다.
- 예방 방법 : 옷을 따뜻하게 입고 장갑과 양말을 착용하여 체온을 따뜻하게 유지하고, 외부 스트레스의 원인을 제거하는 것이 중요하다. 금연하며 베타 차단제 등의 약물을 피해야 한다.

40 군집중독과 자연환기
- 군집중독 : 일정한 공간에 다수인이 밀집되어 있거나 산소가 불충분한 실내에 장시간 밀폐되어 있으면(예 극장, 만원 버스) 실내 환기가 불량하여 정상 공기 성분의 화학적 조성 변화(CO_2 증가, O_2 감소)로 인해 두통, 불쾌감, 권태, 현기증, 구토 등의 신체 증상을 초래하게 되는데 이를 군집중독이라 한다. 예방과 처치로는 실내 환기가 가장 중요하다.
- 실내 자연 환기의 원동력 : 실내외의 기압차, 기온차, 기체 확산성

41 카타온도계 : 인체에 대한 공기의 냉각력을 측정하는 데 사용되지만, 불감기류와 같은 미풍을 정확하게 측정할 수 있기 때문에 기류 측정의 미풍계로도 사용된다.

42 OHP(투시 환등기)의 장점
- 미리 교육 자료를 준비할 수 있고, 비용이 많이 안 든다.
- 학생은 화면을 보지만 교사는 학생을 바라보면서 교육할 수 있어 교사와 학습자의 시선이 계속 일치하게 되어 상호작용 및 주의 집중에 도움이 된다.
- 요점을 강조하며 대상자들의 지식 습득에 중점을 둔다.
- 대·소규모 집단 교육 환경에서 유용하다.
- 조작이 용이해 다른 기자재에 비해 준비 시간이 절약된다.

43 교육자 중심의 보건교육
- 일방적 교육 방법의 종류 : 강의, 비디오·영화 상영, 게시, 전달, 회람, 포스터, 광고, 라디오, TV, 신문 논설, 녹음기 사용 등
- 왕래식 교육 방법의 종류 : 집단 토의, 면접, 연극 실험, 시범 교육, 분단 토의, 교수 강습회 등

44 포괄수가제(bundled-payment) : 서비스의 양과 상관없이 제왕절개, 편도선 수술, 복부 수술 등의 질병군으로 진료비를 산정하는 제도이다. 즉, 진단명에 따라 진료비를 포괄적으로 책정하여 지불하는 제도이다. 이 제도는 미국의 메디케어(Medicare)에서 1984년부터 채택하고 있는 제도로서 병원 서비스에 한정하고 있다.

45 온실효과의 특징
- 온실효과를 초래하는 주된 물질은 이산화탄소(CO_2)이며, 이 외에 메탄(CH_4), 염화불화탄소(CFC), 아산화질소(N_2O) 등이 있다.
- 지구온난화를 방지하기 위해서는 온실효과를 가져오는 가스의 배출을 줄이고 이산화탄소의 정화 능력이 뛰어난 산림을 육성하고 대체에너지를 개발해야 한다.
- 온실효과로 인해 지구온난화, 해수면 상승, 엘니뇨 현상 등이 야기된다.

46 보건교육의 평가 방법
- 면접과 회합
- 기록과 보고
- 사진, 통계 자료
- 설문지
- 여론조사
- 필기시험

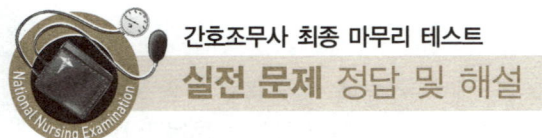
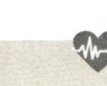
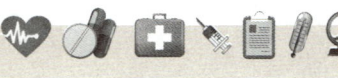

• 가상 상황이나 모형 등의 이용 • 문제 토의
• 관찰법 ⒠ 임산부들에게 신생아 목욕법 실시 후 평가, 당뇨병 환자 대상의 인슐린 자가 주사 교육 시행 후 기술 평가

47 긴급복지지원제도
• 갑작스러운 위기 상황으로 생계유지가 곤란한 저소득층에게 생계 · 의료 · 주거 지원 등 필요한 복지서비스를 신속하게 지원하여 위기 상황에서 벗어날 수 있도록 돕는 제도이다.
• 주 소득자의 사망, 중한 질병, 가정 폭력 및 화재로 생계유지가 어렵게 된 자는 긴급 지원 요청에 의해 긴급복지지원제도의 혜택(⒠ 생계비, 의료비, 주거비, 장제비, 해산비, 연료비, 사회복지시설 이용 지원)을 받을 수 있다. 위기 상황을 극복하지 못하면 국민기초생활보장제도 등 다른 지원으로 연계하여 보호한다.

48 식품의 변질
• 부패 : 단백질 식품에 미생물이 증식하는 것
• 발효 : 탄수화물에 미생물이 증식하여 일어나는 분해 작용
• 변패 : 당질, 지방질 식품에 미생물이 증식하여 분해되는 현상

49 이산화탄소(CO_2) : 공기 중 0.03%를 차지하는 이산화탄소는 무색, 무취의 가스로 약산성을 나타내며 실내 공기의 오탁도 판정기준으로 사용되는데, 일반적으로는 0.1%이나 광산에서는 0.1~1.5%로 한다. 미량의 이산화탄소는 인체에 유해하지 않으며 (혈중 이산화탄소의 정상치 40mmHg), 3% 이하에서는 호흡을 촉진하는 작용을 한다. 그러나 7% 이상에서는 호흡수가 현저히 증가하며 호흡곤란을 초래하고, 10% 이상에서는 의식을 상실, 사망할 수 있다.

50 1차 보건의료의 기본 개념
• 지역사회 주민들이 누구나 쉽게 이용할 수 있는 근접성이 있어야 한다.
• 주민들의 지불 능력에 맞는 의료 수가가 제공되어야 한다.
• 지역 주민의 기본적인 건강 요구에 기본을 두어야 한다.
• 주민과 보건의료팀과의 접근성과 수용성이 필요하다.
• 건강은 인간의 기본권이라는 개념에 기초하고 있다.
• 1차 보건의료는 지역사회 개발사업의 일환으로 이루어져야 한다.
• 지역사회 주민의 적극적인 참여가 필요하다. 이는 1차 보건의료가 성공하기 위한 가장 중요한 요건이기도 하다.
• 높은 차원의 의료가 필요한 경우를 위해 후송 의뢰 체계가 잘 이뤄져야 한다.
• 기본적이고 보편적 · 포괄적인 지역사회 건강 문제를 관리한다.
• 의사, 간호사만이 아닌 보건의료팀을 통한 접근이 이루어져야 한다.
• 간호사와 주민과의 교량 역할은 주민을 위해 봉사하고자 하는 활동적인 사람이 적합하다.
• 지역사회에서 가장 흔한 질병 관리부터 우선하며 질병 예방이 중요하다.
• 주민과 가장 가까운 거리에서 계속적인 건강관리를 해야 한다.

51 X선 촬영
• 간접 촬영 : 비용이 적게 들고 촬영이 간편하고 한꺼번에 다수인을 찍을 수 있다. 주로 집단 결핵 검진 시 사용한다.
• 직접 촬영 : 진단의 정밀도가 가장 우수하여 결핵 감염에 대해 의심스러운 점이나 질병의 진행 정도를 알아볼 때 사용한다.

52 기초체온법
• 기초체온은 아침에 잠이 깨었을 때 건강하고 안정된 상태에서 누운 채로 측정되는 체온으로, 생리 때부터 배란 때까지 저온이다가 배란 후에 고온으로 변하는데 저온기와 고온기의 경계가 되는 날이 배란일이다.
• 가임 여성의 기초체온이 난소에서 분비되는 호르몬의 영향을 받는다는 것을 이용한 것이다.
• 배란이 일어나면 그 부위가 황체로 변화되어 황체호르몬이 분비되는데, 황체호르몬은 사람의 체온을 높이는 작용을 하므로 체온이 높아진다는 것은 여성에게 있어서 배란이 끝났거나 끝난 직후를 의미하게 된다.

53 경구피임제(먹는 피임제)
• 난소에서 나오는 황체호르몬과 난포호르몬의 혼합형 제제를 복용함으로써 배란 작용을 억제하고 자궁경관의 점액 점도를 높여 정자가 유입되지 못하게 함으로써 피임을 하는 방법으로, 월경량이 감소하고 월경통이 없어지며 월경 전 긴장 증상이 감소하는 효과가 있다.
• 경구피임제의 금기증 : 혈전 색전증, 뇌졸중이나 관상동맥 질환, 유방암 · 자궁암, 비정상적으로 생식기 출혈이 있는 경우, 간의 종양 · 간질환 · 정맥류 · 심기능부전, 임신이 의심되는 자, 갑상샘 질환 · 당뇨병 · 고혈압, 편두통 · 우울증이 있는 부인, 35세 이상의 흡연 여성, 임신부 및 수유부

54 항문 주위 도말법 : 요충의 충란 검출을 위한 진단법으로, 이른 새벽 기상 직후(아침 배변 전)에 하는 것이 검출률이 높다.

55 가정방문 시간 및 간격
• 주부의 바쁜 시간이나 농번기 등을 피하며, 가족이 없는 경우 다음 방문 일자를 미리 정하는 것이 좋다.
• 방문 횟수는 개인의 이해도, 필요성에 따라서 그때 그때 보건간호사가 결정하도록 하며 미리 약속된 시간에 하도록 한다.
• 보건간호조무사가 가정방문을 할 때는 보건간호사의 방문 계획과 지시에 따른다.

56 모자보건의 의의
• 모자보건은 모성의 건강을 보호하고 증진하며, 건강한 자녀를 낳게 하고, 태어난 어린이를 건강하게 성장 · 발육하게 하여 타고난 잠재력을 최대한 발휘할 수 있게 하는 것을 목적으로 하고 있다.
• 우리나라 모자보건법은 모성의 생명과 건강을 보호하고 건전한 자녀의 출산과 양육을 도모함으로써 국민 보건의 향상에 이바지함을 목적으로 하고 있다.

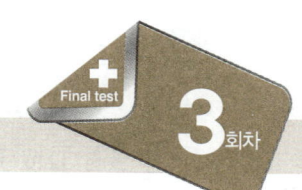

57 스트렙토마이신(SM)
- 결핵균, 그람양성균, 그람음성균의 증식을 살균적으로 저지하나 혐기성 균에는 효과가 없으며 단백질 합성 개시 반응을 저지한다.
- 제8뇌신경 장애(청각 장애), 현기증, 운동 실조, 신장 독성 등의 부작용이 나타난다.

58 질병의 예방
- **1차 예방** : 건강한 개인을 대상으로 질병이나 특정 건강 문제가 발생하기 전에 질병을 예방하거나 만일 발생하더라도 질병 발생 정도를 약하게 하는 것을 의미한다. 예 예방접종, 산전 간호, 건강 유지, 질병 예방, 건강 증진, 보건교육, 환경위생 개선, 개인 청결유지, 병리 검사 의뢰 등
- **2차 예방** : 질병의 초기, 즉 조기 질환기에 있는 사람들을 가능한 한 빨리 찾아내고 적절한 치료를 받도록 함으로써 질병을 조기에 차단하여 원래의 건강 상태를 되찾도록 하는 조치이다. 예 건강 검진이나 집단 검진을 통한 질병의 조기 발견(예 흉부 X선을 통한 결핵의 발견) 및 조기 치료(예 초기 당뇨병환자의 철저한 식사 요법)
- **3차 예방** : 질병의 악화를 방지하기 위한 조치 및 치료를 하였음에도 불구하고 장애가 남는 사람들의 신체기능을 회복시키는 단계이다. 예 재활서비스, 사회생활복지 및 사회복귀 훈련, 당뇨병환자의 혈당치 관리를 통한 합병증 예방 등

59 구충증(십이지장충증)의 특징
- 구충은 일명 채독벌레라고도 하며, 소장 중 십이지장 부근에 기생한다고 하여 십이지장충이라고 한다.
- **원인** : 오염된 흙 위를 맨발로 다닐 경우 감염되며, 피부와 채소를 통해 감염된다.
- **증상** : 성충의 흡혈에 의한 빈혈, 어린이의 경우 신체와 지능의 발달이 느리고 체력이 떨어진다.
- **예방** : 직사광선에 약하며 열에도 약해 70℃에서는 1초만에 사멸한다. 특히 경피 감염에 주의한다.

60 폐흡충(폐디스토마)증
- **전파 경로** : 대변이나 가래에서 충란 → 다슬기(제1 중간숙주) → 참게·참가재(제2 중간숙주) → 비위생적인 조리나 생식 시 감염
- **증상** : 감염 경로와 기생 부위에 따라 다르지만 대개 폐에 기생하며 기침과 객혈이 대표적인 증상이며, X선상으로 폐결핵과 흡사하게 나타난다.
- **진단** : 혈담, 각혈, 게장이나 가재를 생식했던 사람의 충란검사
- **치료** : 비치오놀 투여
- 유행지역에서는 반드시 물을 끓여 먹고, 감염자의 가래와 분변에 대한 철저한 위생관리가 요구된다.

61 성비(sex ratio)의 구분
- **1차 성비** : 태아의 성비로 약 110이다.
- **2차 성비** : 출생 시의 성비로 '2차 성비 110'이란 출생 시 여성 대 남성의 비가 100 : 110이라는 의미이며 2차 성비는 장래 인구를 추정하는 데 좋은 자료가 된다.
- **3차 성비** : 현재의 여자 인구 100에 대한 남자의 수를 뜻한다.

62 방어기제의 유형
- **승화** : 생산적·긍정적인 방어기제로서, 본능적 욕구나 참기 어려운 충동적 에너지를 사회적으로 용납되는 형태로 전용하는 것
- **투사** : 자신의 결점이나 받아들일 수 없는 행동에 대한 책임을 남에게 되돌리는 것
- **동일시** : 부모나 윗사람 등 중요한 인물의 태도와 행동을 자기 것으로 만들면서 닮는 것
- **부정** : 의식화된다면 도저히 감당하지 못할 어떤 생각, 욕구, 충동, 현실적 존재를 무의식적으로 거부함으로써 현실을 차단
- **억제** : 마음에 고통을 주는 기억을 의식적으로 잊으려고 노력하는 것

63
p.37의 제2회 문제 62번 해설 참조

64 만성 퇴행 질환의 특징
- 질환이 일단 발생하게 되면 3개월 이상 오랜 기간의 경과를 취하며 직접적인 요인은 존재하지 않는다.
- 대부분의 원인이 명확하게 밝혀지지 않았다.
- 대부분의 만성 질환은 연령 증가에 따라 유병률과 발생률이 증가하지만 유병률이 발생률보다 더 높다.
- 잠재 기간이 길고 발생 시점이 불분명하며 개인차가 있다.
- 재활을 위한 특수한 훈련이나 치료가 필요하다.
- 생활습관병과 관련이 깊다.
- 호전과 악화를 반복하면서 결국 점점 나빠지는 방향으로 진행한다.

65 결핵과 관련하여 시·도가 부담하는 경비 및 보조금
- 결핵 관리 업무를 수행하는 법인 또는 단체의 지부의 결핵 관리에 드는 경비
- 결핵 집단 발생 시 조치에 드는 경비
- 그 밖에 시·도지사가 시행하는 결핵 예방 및 관리 등에 드는 경비

66 법정 감염병의 종류

	제1급	제2급	제3급	제4급
특성	생물테러감염병 또는 치명률이 높거나 집단 발생의 우려가 커서 발생 또는 유행 즉시 신고하여야 하고, 음압 격리와 같은 높은 수준의 격리가 필요한 감염병을 말한다. 다만, 갑작스러운 국내 유입 또는 유행이 예견되어 긴급한 예방·관리가 필요하여 질병관리청장이 보건복지부장관과 협의하여 지정하는 감염병을 포함한다.	전파 가능성을 고려하여 발생 또는 유행 시 24시간 이내에 신고하여야 하고, 격리가 필요한 감염병을 말한다. 다만, 갑작스러운 국내 유입 또는 유행이 예견되어 긴급한 예방·관리가 필요하여 질병관리청장이 보건복지부장관과 협의하여 지정하는 감염병을 포함한다.	그 발생을 계속 감시할 필요가 있어 발생 또는 유행 시 24시간 이내에 신고하여야 하는 감염병을 말한다. 다만, 갑작스러운 국내 유입 또는 유행이 예견되어 긴급한 예방·관리가 필요하여 질병관리청장이 보건복지부장관과 협의하여 지정하는 감염병[엠폭스(MPOX, 원숭이 두창)]을 포함한다.	제1급감염병부터 제3급감염병까지의 감염병 외에 유행 여부를 조사하기 위하여 표본감시 활동이 필요한 감염병을 말한다. 다만, 질병관리청장이 지정하는 감염병(코로나 바이러스 감염증-19)을 포함한다.

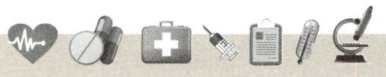

| 질환 | 에볼라 바이러스병, 마버그열, 라싸열, 크리미안콩고 출혈열, 남아메리카 출혈열, 리프트밸리열, 두창, 페스트, 탄저, 보툴리눔 독소증, 야토병, 신종감염병 증후군, 중증 급성 호흡기 증후군(SARS), 중동 호흡기 증후군(MERS), 동물 인플루엔자 인체 감염증, 신종 인플루엔자, 디프테리아 | 결핵, 수두, 홍역, 콜레라, 장티푸스, 파라티푸스, 세균성 이질, 장출혈성 대장균 감염증, A형 간염, 백일해, 유행성 이하선염, 풍진, 폴리오, 수막구균 감염증, b형 헤모필루스 인플루엔자, 폐렴 구균 감염증, 한센병, 성홍열, 반코마이신 내성 황색 포도알균(VRSA) 감염증, 카바페넴 내성 장내세균속종(CRE) 감염증, E형 간염 | 파상풍, B형 간염, 일본 뇌염, C형 간염, 말라리아, 레지오넬라증, 비브리오 패혈증, 발진티푸스, 발진열, 쯔쯔가무시증, 렙토스피라증, 브루셀라증, 공수병, 신증후군 출혈열, 후천성 면역 결핍증(AIDS), 크로이츠펠트-야콥병(CJD) 및 변종크로이츠펠트-야콥병(vCJD), 황열, 뎅기열, 큐열(Q熱), 웨스트나일열, 라임병, 진드기 매개 뇌염, 유비저(類鼻疽), 치쿤구니야열, 중증 열성 혈소판 감소 증후군(SFTS), 지카 바이러스 감염증, 매독 | 인플루엔자, 회충증, 편충증, 요충증, 간흡충증, 폐흡충증, 장흡충증, 수족구병, 임질, 클라미디아 감염증, 연성 하감, 성기 단순 포진, 첨규콘딜롬, 반코마이신 내성 장알균(VRE) 감염증, 메티실린 내성 황색 포도알균(MRSA) 감염증, 다제 내성 녹농균(MRPA) 감염증, 다제 내성 아시네토박터 바우마니균(MRAB) 감염증, 장관감염증, 급성 호흡기 감염증, 해외 유입 기생충 감염증, 엔테로 바이러스 감염증, 사람 유두종 바이러스 감염증 |
| 신고주기 | 즉시 | 24시간 이내 | 24시간 이내 | 7일 이내 |

67 진료에 관한 기록의 보존(의료법 시행규칙 15조)

- 환자 명부 : 5년
- 처방전 : 2년
- 검사 소견 기록 : 5년
- 간호 기록부 : 5년
- 진료 기록부 : 10년
- 수술 기록 : 10년
- 방사선 사진 및 그 소견서 : 5년
- 조산 기록부 : 5년
- 진단서 등의 부본(진단서 · 사망진단서 및 시체검안서 등을 따로 구분하여 보존할 것) : 3년

68 ① : 기본 계획에는 구강보건에 관한 조사 · 연구 및 교육사업, 수돗물불소농도조정사업, 학교 구강보건사업, 사업장 구강보건사업, 노인 · 장애인 구강보건사업, 임산부 · 영유아 구강보건사업, 구강보건 관련 인력의 역량 강화에 관한 사업, 그 밖에 구강보건사업과 관련하여 대통령령으로 정하는 사업이 포함되어야 한다.

② : 질병관리청장은 보건복지부 장관과 협의하여 국민의 구강건강 상태와 구강건강 의식 등 구강건강 실태를 3년마다 조사 · 공표해야 한다.

④, ⑤ : 보건복지부 장관은 구강보건사업의 효율적인 추진을 위하여 5년마다 구강보건사업에 관한 기본 계획을 수립하여야 하며, 특별시장 · 광역시장 · 특별자치시장 · 도지사 · 특별자치도지사는 매년 기본 계획에 따라 구강보건사업에 관한 세부 계획을 수립 · 시행하여야 한다.

69 정신건강증진 및 정신 질환자 복지서비스 지원에 관한 국가 계획 또는 지역 계획에 포함되어야 할 사항(정신건강증진 및 정신 질환자 복지서비스 지원에 관한 법률 제7조)

- 정신 질환의 예방, 상담, 조기발견, 치료 및 재활을 위한 활동과 각 활동 상호 간 연계

- 영 · 유아, 아동, 청소년, 중 · 장년, 노인 등 생애주기 및 성별에 따른 정신건강증진사업
- 정신 질환자의 조기퇴원 및 사회적응
- 적정한 정신건강증진시설의 확보 및 운영
- 정신 질환에 대한 인식개선을 위한 교육 · 홍보, 정신 질환자의 법적 권리보장 및 인권보호 방안
- 전문인력의 양성 및 관리
- 정신건강증진을 위한 교육, 주거, 근로환경 등의 개선 및 이와 관련된 부처 또는 기관과의 협력 방안
- 정신건강 관련 정보체계 구축 및 활용
- 정신 질환자와 그 가족의 지원
- 정신 질환자의 건강, 취업, 교육 및 주거 등 지역사회 재활과 사회참여
- 정신 질환자에 대한 복지서비스의 연구 · 개발 및 평가에 관한 사항
- 정신 질환자에 대한 복지서비스 제공에 필요한 재원의 조달 및 운용에 관한 사항
- 그 밖에 보건복지부장관 또는 시 · 도지사가 정신건강증진을 위하여 필요하다고 인정하는 사항

70 혈액관리 업무 : 수혈(輸血)이나 혈액제제(血液製劑)의 제조에 필요한 혈액을 채혈 · 검사 · 제조 · 보존 · 공급 또는 품질관리하는 업무를 말한다.

71 소독용으로는 70~75% 알코올이 사용되며, 주로 피부 소독, 체온계, 청진기나 인공호흡기, 기구 등의 물품 표면 소독에 이용한다.

72 건열 멸균(Dry Hit Sterilization) : 고온 증기가 침투되지 않는 물품의 멸균에 사용된다. 고온으로 인한 파괴 효과를 이용한 오븐 형태의 멸균으로서 파우더, 오일 등의 멸균에 적당하다. 바셀린처럼 가열로 인해 유액화되는 물질 또는 자체에 수분을 포함하지 않는 파우더 등은 고온 증기로는 멸균되지 않으므로 바셀린 거즈 멸균에 필수적이다. 멸균 시간은 물품(에 유리 제품, 종이, 연고, 솜, 거즈, 예리한 기구 등)과 온도에 따라 다르나 보통 120~140℃에서 3시간 또는 160℃에서 1~2시간 정도로서, 건조 시 사멸되는 균에는 페스트균, 콜레라균, 임균, 매독균 등이 있다.

73 혈청, 예방 백신(에 BCG 용액, PPD 용액), 인슐린, 간장 추출물, 헤파린, 알부민, 혈액응고인자 등은 2~5℃의 냉암소에 보관하고 좌약은 실온에 보관한다.

74 파상풍의 감염경로 및 주의점

- 파상풍의 감염경로 : 대표적인 것은 외상[에 찰과상, 열상, 자상, 벤상처(절상) 등]이다.
- 주의점 : 파상풍 환자에게 광선을 쪼이면 경련이 촉진되기 때문에 주의한다.

75 이행변(transitional stools) : 태변을 다 본 후 생후 4~14일 사이에는 비교적 묽고 점액을 포함하는 녹황색 변을 말한다.

76 외음부 및 음경의 소독 방법
- 외음부를 닦을 때는 엄지와 중지 두 손가락으로 소음순을 벌린 다음 요도구 위쪽에서 항문을 향하여 닦는다.
- 여자는 치골부(요도)에서 항문 쪽으로 닦는다.
- 외음부 소독은 스폰지(소독솜)를 위에서 아래로 향해 닦는다.
- 남자는 음경을 둥글게 닦는다.
- 소독솜은 1회만 사용한다.
- 생리 기간이어도 철저히 소독한다.

77 갑상샘항진증 환자의 간호
- 신경질적이므로 육체적·정신적으로 안정될 수 있는 환경을 제공하여 환자를 이완시킨다.
- 방문객을 통제하여 흥분된 내용의 토론을 금한다.
- 진정제를 줄 수 있다.
- 자주 배고픔을 호소하면 하루 6회의 식사를 제공한다.
  - 영양이 풍부하고 고단백, 고당질, 비타민 B 복합체 등을 충분히 섭취하게 한다.
  - 장운동을 증가시켜 설사를 일으킬 수 있는 양념이 많은 음식과 양이 많은 음식, 섬유성이 많은 음식을 제외한다.
- 더위를 잘 참지 못하고 땀이 많으므로 시원한 환경을 제공하고 피부 간호를 한다.

78 마취 회복기 때 구토 증상이 있을 경우 취해야 할 간호
환자가 구토할 때 가장 중요한 간호는 토물이 폐로 흡인되는 것을 방지하는 것이다. 토물이 입에서 흘러나오도록 옆으로 눕혀 질식을 예방하고 환자를 격려한다.

79 설사로 인한 탈수 간호
- 끓인 물에 설탕을 첨가하여 식혀서 먹인다.
- 수분 및 전해질을 충분히 공급하여 전해질 균형을 맞춰 준다.
- 주요 증상의 세밀한 관찰, 격리 및 피부 간호를 한다.
- 피부의 청결과 규칙적인 체위 변경을 시키도록 한다.
- 설사 시 항문 체온 측정을 금하고, 대변의 성질 파악과 둔부를 청결히 한다.

80
- ① : 환자의 호흡 상태에 대하여 자세하게 관찰한다.
- ② : 내관은 빼서 과산화수소(H_2O_2)수 에 몇 분간 담가 둔 후 흐르는 물에 솔로 안팎을 씻은 후 재질에 따라 자비소독이나 고압증기멸균 또는 E.O 가스멸균한다.
- ④ : 기관 절개관의 주위 피부를 보호하는데 목적이 있다.
- ⑤ : 기관 절개관이 폐쇄되지 않도록 하는데 목적이 있다.

81 활력 징후의 측정이 필요한 경우
- 의료기관에 진료 및 입원했을 때
- 의사의 처방에 의한 정규적인 절차일 때
- 위험한 진단적 검사 전과 후, 모든 수술의 전과 후
- 심맥관 및 호흡 기능에 영향을 주는 약물 투여의 전과 후
- 전신적인 신체 상태가 갑자기 악화되었을 때
- 활력 징후에 변화를 가져올 수 있는 간호 수행 전과 후
- 신체적인 고통이나 이상한 증상을 호소할 때

82 신체보호대 사용의 목적
- 의자나 침대에서의 낙상을 방지하기 위함이다.
- 치료를 목적으로 부착하고 있는 튜브나 카테터 등이 빠지지 않도록 환자의 움직임을 제한하기 위함이다.
- 혼돈 환자나 어린아이의 자해의 위험을 감소시키기 위함이다.
- 공격적인 행동을 하는 환자가 다른 사람을 해치는 것을 방지하기 위함이다.
- 가려움증이 있는 부위를 긁어서 피부가 손상되는 것을 방지하기 위함이다.

83 기생충 검사를 위한 대변 검사물을 받는 방법
뚜껑 있는 채변용기에 2~3g의 대변을 받아 뚜껑을 닫고 마르지 않게 한 후 즉시 검사실로 보낸다.

84 외과적 무균술이 요구되는 경우
도뇨관 삽입(인공 도뇨 시), 주사약 준비과정 시, 멸균 물품을 다룰 때, 주사 시(예 항생제 주사 시), 수술 시, 침습적 행위 시, 요추천자 시, 수술 부위나 개방 상처의 드레싱 교환, 흉곽 배액관 교환, 드레싱, 수술복 착용, 수술 기구 소독

85 임신부의 주의 사항
임신 말기 욕조로 이동 시 무게중심이 변하여 외상의 가능성이 있기 때문에 통목욕을 삼가야 한다.

86 수술 전 환자 교육의 이유
수술 전 환자 교육을 하는 가장 큰 이유는 수술 후 합병증을 예방하여 효과적인 간호를 하기 위해서이다(금식 교육, 수술 후 조기 이상 교육 등).

87 피내주사
- 표피 바로 밑에 있는 피부의 진피층에 약물을 투여하는 것으로 비경구투여 중에서 약물의 흡수가 가장 느리다.
- 약물에 대한 반응을 쉽게 눈으로 확인할 수 있고, 약물의 반응 정도가 쉽게 비교되므로 투베르쿨린 반응이나 알레르기 반응 등 질병의 진단 또는 약물의 과민 반응 검사를 위해 사용된다.

88 식사 돕기
혼자서 먹을 수 없는 환자는 간호조무사 또는 가족의 도움을 필요로 하며, 무의식 환자에게는 기도 흡인을 예방하기 위하여 구강으로의 음식물 섭취를 금지한다.
- 가능하면 평상시 사용하던 그릇을 이용한다.
- 식사 중에는 환자에게 말을 시키지 않으며, 서두르지 말고 가능한 한 앉아서 먹도록 하고 한번에 조금씩 준다.
- 환자가 좋아하는 음식을 주고, 물을 줄 때는 빨대가 있는 컵이 좋다.
- 식사 시간에 앞서 식욕 감퇴를 초래하는 증상(예 통증, 열, 피로)을 완화시켜 준다. 예 통증이 심한 경우 진통제 투여
- 음식 섭취를 스스로 할 수 없는 환자의 독립심을 길러 주기 위해서는 필요할 경우 특수 도구를 사용한다.
- 음식·물의 온도를 알기 위해 처음 간호조무사 손등에 조금만 떨어뜨려 본다.
- 가능한 한 환자 자신이 먹도록 해주고 환자 곁을 떠나서는 안

된다.
- 식사가 끝나면 가능한 한 30분 정도 앉아 있도록 한다.
- 식사 분량과 식사 상태를 차트에 기록한다(섭취량을 기록해야 되는 환자는 유동식의 종류와 양을 자세히 적는다).

89 기관지 내시경 검사의 준비 사항
- 검사를 위해서는 최소 4시간 이상 금식하여야 한다.
- 분비물 억제를 위해 아트로핀 주사를 검사 시작 전에 투여한다.
- 기관지 내시경이 목을 통과할 때의 불편을 줄이기 위해 국소마취 스프레이(리도케인)를 목에 뿌린다.
- 검사를 위해 안경이나 틀니(의치)는 제거한다.

90 무의식 환자의 간호 : 의식이 없는 환자나 반의식 상태에 있는 환자에게는 환자의 이완된 혀가 기도를 막거나 점액 흡인, 토물 흡인으로 생기는 기도 폐색과 같은 호흡기 합병증을 예방하기 위해 세밀한 관찰을 한다. 고개를 옆으로 돌려주고 물을 주지 않으며 의식 상태 관찰 시 동공을 살펴 본다.

91 호흡곤란 : 호흡기 환자 간호 시 가장 중요한 것은 산소 부족으로 인한 호흡곤란으로, 산소 공급, 기도 유지, 정신적 안정, 습도 유지 등이 필요하며 환자의 상반신을 높여 주는 파울러씨 체위 또는 반좌위를 해준다. 예 폐울혈 소견을 보이는 노인이 숨이 차다고 호소할 때 반좌위를 취해준다.

92 혈압의 상승과 하강
- 혈압 상승의 경우 : 식후 즉시, 운동 후, 흡연 후, 방광 팽만 시, 나이가 증가할수록, 스트레스 상황, 혈관벽의 탄력성 감소 시, 질병(만성 신부전 등), 혈압계의 측정띠(커프)가 좁은 경우 등
- 혈압 하강의 경우 : 출혈 시 또는 금식 중이거나 수면 중일 때, 탈수 시, 항고혈압제나 이뇨제, 진정제, 전신마취제 사용 시, 혈압계의 측정띠(커프)가 넓은 경우 등

93 고압증기멸균법(Autoclave) : 120℃의 고온을 이용한 병원에서 가장 많이 쓰이고 가장 이상적인 물리적 멸균 방법으로 보통 20~30분의 짧은 시간이 소요되며 독성이 없고 습열이 침투되어 모든 병원균과 아포를 포함한 모든 미생물을 사멸시킨다. 외과용 수술 기구나 주사기, 방포, 가운, 면직류(섬유), 거즈, 스테인리스 곡반, 드레싱 세트, 리넨류, 직물 등 열과 습기에 강한 물품 멸균에 이용하며 가장 안전하고 실질적이며 경제적인 멸균 방법이다.

94 욕창 발생 기전
- 지속적인 압력이 가장 중요한 욕창 발생 요인이지만 영양이 불량하거나 탈수와 같은 피부 상태일 때 발생 위험이 더 높아진다.
- 피부에 압력이 가해져 모세혈관이 폐쇄됨으로써 허혈이 유발된다.
- 짧은 시간의 높은 압박보다 장시간의 낮은 압박에 더 잘 일어난다.
- 국소적 압력보다 넓은 부분 위의 압력이 피부 손상을 덜 받는다.

95 냉요법 시 주의 사항 : 감각장애가 있는 환자의 경우 냉요법을 적용하는 동안 자리를 뜨지 않고 관찰하도록 한다.

96 수근관증후군(손목굴증후군)
- 수근관이 좁아지거나 내부 압력이 증가하여 신경이 자극되는 것을 말하며, 정중신경이 지배하는 손 부위에서 감각 이상이 나타난다.
- 손의 감각 이상, 저린 감각, 통증, 근력 약화가 특징이고, 엄지 손가락의 반쪽 부위와 둘째, 셋째, 넷째 손가락과 이와 연결된 손바닥 피부의 감각이 둔해진다.
- 특히 밤에 손의 통증과 저림이 나타나며, 티넬 검사에서 양성으로 나타난다.
- 양측의 손등을 맞대고 미는 동작을 유지한 채 최소한 1분 정도 손목을 구부리고 있는 팔렌 검사에서 손저림이 심해지면 수근터널 증후군으로 볼 수 있다.

97 광선요법 적용 시 주의 사항
- 탈수 증상을 관찰하고 눈의 손상 방지를 위해 눈가리개를 하여 보호해 준다.
- 옷을 벗기고 광선을 온몸에 골고루 쪼이기 위해 체위 변경을 자주 해준다. 생식기 부위는 가려준다.
- 수유 시에는 광선요법을 중단하고 수유한다.
- 구강으로 수분을 보충해 주고 오한이 나지 않도록 주의한다.
- 온도를 적절히 조절해 준다.
- 매일 빌리루빈 검사를 하고, 고체온을 발견하기 위해 체온 측정을 자주 한다.

98 내과적 무균법에 의한 손 씻는 법
- 세면대에 유니폼이 닿지 않도록 주의하고, 비누 거품이나 물이 유니폼에 튀지 않도록 한다.
- 손을 씻은 후에는 수도꼭지를 손으로 직접 만지지 않도록 하고 만져야 할 경우 타월로 감싼 후 만져야 한다.
- 손을 씻는 동안 물이 팔에서 전박으로 흐르도록 한다(세균이 팔에 오염되지 않도록 손을 팔꿈치 아래에 둔다).
- 15초 이상 흐르는 물에서 문지르며 비누 거품을 충분히 낸다(비누로 거의 모든 단기균 제거).
- 손가락 사이, 손톱 밑을 주의 깊게 씻으며 손톱으로 긁지 않는다.
- 타월로 손을 닦을 때에는 손가락에서 손목 쪽으로 닦고 한 번 사용한 종이 수건은 버린다.

99 장갑 보호대(mitt restraint) 목적 : 성인 환자의 신체에 삽입되어 있는 기구나 드레싱을 보호하고, 혼돈된 환자가 자신의 손으로 긁거나 손상을 입히는 것(예 주삿바늘이나 삽입한 튜브 제거)을 방지하기 위함이다. 이는 손과 손가락의 움직임만을 제한할 뿐 팔의 움직임은 제한하지 않아 팔을 자유롭게 움직일 수 있다.

100 관장 시 주의 사항
- 관장액을 주입하는 동안 배에 힘을 주지 말고 '아'하며 입을 벌리고 숨을 쉬어(심호흡) 복부 근육의 긴장을 예방하고 신체가 이완되도록 한다.
- 관장약 주입 시 복통을 호소하면 약 30초 정도 용액 주입을 일단 멈춘 후 다시 서서히 주입하거나 조절기로 용액의 흐름을 늦추어 보거나 관장통의 높이를 조금 낮추어(40~45cm) 보면서 상태를

살핀다.
- 사용 후 관장통과 곡반은 비눗물로 깨끗이 닦아 놓고 직장관을 깨끗히 씻은 후 소독약을 흘려보낸다.
- 비눗물 관장은 직장 점막에 화학적 자극을 유발하므로 처방이 필요하다.
- 수돗물 관장은 저장성 용액으로 수분 중독증을 유발할 수 있으므로 반복 관장하지 않는다. 영아는 수분 불균형 위험 때문에 생리식염수를 사용한다.

101 ① : 탐색자(탐침)를 혀 밑에 넣는다.
② : 성인은 약 2.5~4cm 정도, 아동은 1.5~2cm 정도 삽입한다.
③ : 탐색자를 이마 옆 관자놀이(눈썹끝 위 약 2cm)에 조준한다.
④ : 체온계의 측정 부위가 겨드랑부 중앙에 놓이게 한다.

102 섭취량에 포함시켜야 할 것 : 경구 섭취한 음식, 복막 주입액, 코위관(비위관) 또는 공장루 섭생 관으로 주입된 음식(음식의 경우 1g을 1cc로 환산하여 기록함), 비경구로 투여된 수액·혈액 또는 혈액 성분, 얼음의 경우 전량의 반을 수분량으로 측정
배설량에 포함시켜야 할 것 : 배설량에는 소변, 설사, 젖은 드레싱, 심한 발한(땀남), 과다 호흡 시 수분 소실량, 상처 배액량, 흉관(C-tube) 배액, 출혈, 구토물 등이 포함되는데, 정상 대변이나 정상 호흡 시 수분 소실량, 발한, 가글액 등은 배설량의 측정이 불가능해서 배설량에 포함시키지 않는다.

103 동상의 초기 대처법
- 환자를 추운 환경으로부터 따뜻한 환경으로 옮긴다.
- 젖은 의복을 벗기고, 따뜻한 담요로 몸 전체를 감싸 준다.
- 혈액의 순환을 원활하게 하고, 세포 사이의 결빙을 풀어 주기 위해 동상 부위를 즉시 38~42℃ 정도의 따뜻한 물에 20~40분간 담근다.
- 따뜻한 물을 보충해 가면서 물이 식지 않도록 한다.
- 귀나 얼굴의 동상은 따뜻한 물수건을 대주고 자주 갈아준다.
- 소독된 마른 거즈를 발가락과 손가락 사이에 끼워 습기를 제거하고, 서로 달라붙지 않도록 한다.
- 동상 부위를 약간 높게 해서 통증과 부종을 줄여 준다.
- 환자 운반 시에는 환자가 걷지 않도록 들것을 사용한다.
- 통증 완화를 위해 진통제를 사용할 수 있다.
- 신속히 병원으로 이송한다.

104 표준주의 권고
- 호흡기 예절
  - 기침이나 재채기를 할 때 입과 코를 휴지로 가리고, 사용한 휴지는 바로 휴지통에 버리고, 휴지가 없다면 옷소매를 이용하도록 한다.
  - 마스크를 착용하고, 다른 사람으로부터 고개를 돌려 기침이나 재채기를 하도록 한다.
  - 다른 환자와 1m 이상 거리를 유지한다.
- 환자의 이동과 배치
  - 다른 사람들에게 감염을 전파할 위험이 있는 환자의 경우 전파될 수 있는 가능성을 고려하여 가능한 한 1인실에 두도록 한다.
  - 1인실이 여유가 없는 경우에는 가능한 감염 전파 경로, 추가 주의 조치가 필요한 감염 유무, 환경오염 정도와 주의 조치를 지키기 어려운 상태의 정도, 분비물 또는 배설물의 조절 가능 유무, 다른 환자에게 전파될 경우 파급 효과의 크기, 병실을 같이 사용할 수 있는 방법을 고려하여 우선 순위를 결정한다.
- 치료장비와 기구관리
  - 혈액이나 체액으로 오염될 수 있는 장비와 기구의 설치, 이동, 관리에 대한 지침과 정책을 수립한다.
  - 혈액이나 체액에 오염되었거나 오염이 의심되는 장비와 기구를 다룰 때에는 예상되는 오염 수준에 따라 개인보호구를 착용한다.

105 자연 배뇨 : 환자가 소변을 보지 못하는 경우 가장 먼저 자연 배뇨를 하도록 유도한다.
- 물 흐르는 소리를 들려주거나 방광 부위를 가볍게 눌러 준다.
- 따뜻한 변기를 둔부 밑에 받치고 따뜻한 물을 조금씩 회음부에 부어내린다.
- 소변 보는 자세를 침대에서 취해 준다.(정상 배뇨 시와 같은 체위를 함.)
- 배뇨하는 동안 환자를 혼자 있게 하는 등 사생활이 보호되는 개인적인 분위기를 만들어 주며, 불안은 긴장감을 일으켜 배뇨를 어렵게 하기 때문에 편안한 환경을 조성해 준다.
- 의사 허락이 있다면 구강으로 수분 섭취를 격려한다.
- 대퇴 내면을 문질러 주고 정신적 이완을 도와준다.
- 하복부에 더운 물주머니(hot bag)를 적용한다.
- 따뜻한 변기를 제공하고, 손이나 발을 따뜻한 물로 씻어 주거나 담가 준다.
- 남자 환자의 경우에 금기 사항이 아니라면 침대 옆에 서서 요 배설을 하도록 해본다.

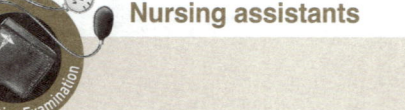

Nursing assistants

● 정답 및 해설 : p.70~78

Final test

합격을 위한 핵심 문제 정리
간호조무사 실전 문제

4 회차

기초간호학 개요

01 췌장에서 분비되는 소화효소로 옳은 것은?

① 설탕분해효소(수크라아제), 지방분해효소(리파아제), 젖당분해효소(락타아제)
② 젖당분해효소(락타아제), 트립신, 녹말분해효소(아밀라아제)
③ 녹말분해효소(아밀라아제), 젖당분해효소(락타아제), 트립신
④ 지방분해효소(리파아제), 녹말분해효소(아밀라아제), 트립신
⑤ 트립신, 젖당분해효소(락타아제), 지방분해효소(리파아제)

02 성장과 발달에 대한 일반적인 원칙으로 옳은 것은?

① 성장과 발달은 예측 불가능하며 질서 정연한 과정이다.
② 성장과 발달은 다른 속도로 진행되고 서로 연관성이 없다.
③ 발달은 성장보다 환경적 요소에 의한 영향을 더 크게 받는다.
④ 성장은 기능과 기술의 증가를 의미한다.
⑤ 성장에는 개인차가 있으나 발달에는 개인차가 없다.

03 스트렙토마이신의 부작용으로 옳은 것은?

① 제1뇌신경 장애
② 제5뇌신경 장애
③ 제7뇌신경 장애
④ 제8뇌신경 장애
⑤ 제9뇌신경 장애

04 아동의 흔한 건강 문제 중 탈수 시 나타나는 증상으로 옳은 것은?

① 체온 하강
② 혈압 증가
③ 황달
④ 맥박 감소
⑤ 건조한 피부와 홍조 띤 얼굴

05 임신부의 3대 사망 요인으로 옳은 것은?

① 패혈증, 포상기태, 유산
② 입덧(임신오조증), 태반조기박리, 전치태반
③ 태반조기박리, 무력자궁경부(자궁경관무력증), 유산
④ 유산, 입덧(임신오조증), 패혈증
⑤ 분만후출혈, 임신중독증, 산후감염

06 정상 소변에서 볼 수 있는 성분으로 옳은 것은?

① 세균
② 포도당
③ 빌리루빈
④ 단백질
⑤ 요소

07 태아 및 태아 부속물을 외부의 압박으로부터 보호하며, 임신 중 태아의 체온 유지, 유착 방지, 분만 시 산도의 윤활제 역할을 하는 것은?

① 자궁경관
② 자궁
③ 양수
④ 탯줄(제대)
⑤ 태반

08 출생 직후 아프가 판정의 조건으로 옳은 것은?

① 호흡, 반사, 체온
② 피부색, 호흡, 근육 긴장도
③ 호흡, 혈압, 맥박
④ 피부색, 혈압, 체온
⑤ 태변 통과 여부, 맥박, 피부색

09 제산제에 대한 설명으로 옳은 것은?

① 항알레르기 제제로서 병원에서 많이 사용되는 약제이다.
② 항결핵 제제로서 널리 사용되고 있다.
③ 위액의 분비를 촉진시키기 위해 사용되고 있다.
④ 혈압을 떨어뜨릴 목적으로 사용한다.
⑤ 위산을 중화시켜 십이지장 점막 및 위장 점막을 보호하기 위해 사용한다.

10 산후기 산모에게 필요한 간호로 가장 옳은 것은?

① 침대에 가만히 누워 있도록 하여 절대안정을 시킨다.
② 좌욕을 하도록 하여 회음 상처 치유를 돕는다.
③ 무릎가슴 자세(슬흉위)를 자주 하여 자궁 탈출을 방지한다.
④ 분만 후 24시간 이내에 화장실을 가도록 돕는다.
⑤ 수유를 시키지 않는 산모는 젖을 짜내어 유방을 비운다.

11 경산부를 병실에서 분만실로 옮겨야 할 시기로 옳은 것은?

① 완전 개대 후
② 자궁 개대 6~8cm
③ 자궁 개대 4~5cm
④ 자궁 개대 2~3cm
⑤ 자궁 개대 0.5~1cm

12 투약 시의 주의 사항으로 옳은 것은?

① 약을 준비할 때는 정확하게 한 번 확인하면 된다.
② 액체 약은 다른 병에 옮겨 붓는다.
③ 한 번 따랐던 약이라도 남은 것은 다시 병에 부어 놓는다.
④ 수술 후에는 다시 처방받지 않아도 된다.
⑤ 정확한 약, 환자, 용량, 시간, 방법을 확인한다.

13 2~5℃의 냉장고에 보관해야 하는 약물로 옳은 것은?

① 알코올
② 생리식염수
③ 소독약
④ 혈청
⑤ 좌약

14 환자가 병원 약이 아닌 다른 약을 복용하고 있는 것을 발견했을 때 간호조무사의 태도로 옳은 것은?

① 병원에서 투약한 약과 같은 약이 아니면 먹게 한다.
② 별 이상이 없는 약물이면 복용하게 한다.

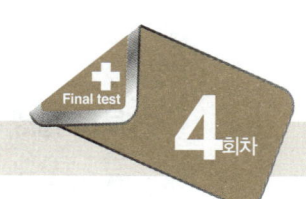

③ 보호자가 옆에 있으면 모른 체하고 그냥 지나친다.
④ 한 번에 너무 많은 약물이 투여되는 것을 방지하기 위해 병원에서 투약 시간과 겹치지 않는 시간에는 허락한다.
⑤ 즉시 중단시키고 간호사에게 보고한다.

15 분만후출혈에 대한 내용으로 옳은 것은?

① 산모에게 조기 이상시키도록 강조한다.
② 산모의 상체를 최대한 올려 주도록 한다.
③ 분만후출혈이란 출혈량 300cc 이상을 말한다.
④ 제왕절개, 조산을 주원인으로 볼 수 있다.
⑤ 분만후출혈 시에 자궁 저부 마사지를 한다.

16 산부인과 진료를 위하여 환자를 준비시킬 때 취해야 할 체위로 옳은 것은?

① 골반내진 자세(쇄석위, 절석위) ② 무릎가슴 자세(슬흉위)
③ 배횡와위 ④ 심즈 자세
⑤ 흉위

17 지혈 시 가장 우선적으로 처치해야 할 간호로 옳은 것은?

① 의사가 올 때까지 냉습포를 한다.
② 지혈대를 한다.
③ 지압점을 누른다.
④ 상처부위를 심장보다 높게 올린다.
⑤ 직접 압박을 한다.

18 임신부가 임신 기간 중 산전 관리를 위해 병원을 방문할 때마다 측정해 주어야 하는 검사로 옳은 것은?

① 유전자 검사 ② 심전도 검사
③ 빈혈 검사 ④ 혈액형 검사
⑤ 체중 · 혈압 검사

19 열이 있는 환자에 대해 열을 내리기 위한 환경적 중재를 사용할 경우의 간호로 옳은 것은?

① 체중을 매일 측정한다.
② 이불을 덮어 땀을 내도록 한다.
③ 수분 섭취를 제한한다.
④ 얼음물로 온몸을 씻어 준다.
⑤ 옷을 벗기고 방안 온도를 서늘하게 유지한다.

20 파상풍균의 침입을 고려할 상처로 옳은 것은?

① 타박상으로 인한 상처 ② 개방된 깊은 상처
③ 산소가 존재하는 상처 ④ 창구가 넓은 상처
⑤ 수술 부위 상처

21 유즙 분비 증진을 위해 산모에게 교육할 내용으로 옳은 것은?

① 유방을 찬물로 마사지한다.
② 적절한 운동을 실시한다.
③ 수유 시에는 유방을 완전히 비운다.
④ 고단백, 수분 제한 식사를 권장한다.
⑤ 신생아가 울 때마다 충분히 젖을 먹인다.

22 고압증기멸균 시의 주의 사항으로 옳은 것은?

① 무거운 것은 내리기 쉽도록 위에, 가벼운 것은 아래에 넣는다.
② 가로, 세로 100cm를 초과하지 않도록 한다.
③ 끝이 날카로운 기구는 끝을 거즈로 싼다.
④ 소독포 안에 품명과 날짜를 기입한다.
⑤ 두 겹으로 된 소독 방포에 물품을 한 번 포장한다.

23 골절 환자의 경우 머리를 들거나 앉혀서는 안 되는 경우로 옳은 것은?

① 흉부 골절 환자 ② 상지 골절 환자
③ 척추 골절 환자 ④ 하지 골절 환자
⑤ 늑골 골절 환자

24 뇌척수액이 흐르거나 위치하는 부위로 옳은 것은?

① 송과체(솔방울샘) ② 시상하부
③ 지주막하강 ④ 뇌하수체
⑤ 뇌피질

25 임신부가 요통이 심할 때 취할 수 있는 자세로 옳은 것은?

① 휠체어를 항상 휴대하고 다니도록 한다.
② 다리를 땅에 닿지 않게 한다.
③ 등을 구부리도록 한다.
④ 장시간 서 있을 경우 한쪽 다리를 발판 위에 올려놓는다.
⑤ 등받이가 짧은 의자에 앉도록 한다.

26 간질환 환자의 식사로 옳은 것은?

① 저염, 고열량, 고비타민, 고단백 식사
② 고비타민, 고지방, 저단백, 고염 식사
③ 고지방, 저단백, 저열량, 저염 식사
④ 고열량, 고지방, 저염, 고비타민 식사
⑤ 고단백, 저염, 고지방, 저열량 식사

27 연식(soft diet)으로 처방된 환자의 식단으로 옳은 것은?

① 섬유소가 많은 야채 ② 돈가스
③ 가자미찜 ④ 피자
⑤ 새우튀김

28 초유(colostrum)에 관한 설명으로 옳은 것은?

① 수유 시 태변의 배출을 촉진한다.
② 맑고 흰색이다.
③ 분만한 지 2시간 이내에 분비가 완료된다.
④ 성숙유보다 지방 함량이 많다.
⑤ 성숙유보다 단백질 함량이 적다.

29 태반조기박리의 발생과 관련이 가장 높은 요인으로 옳은 것은?

① 유산이나 조산의 산과력　② 자궁 종양이나 기형
③ 갑작스러운 양수의 배출　④ 고혈압
⑤ 거대아

30 산부인과를 찾은 아기의 어머니가 신생아에 대하여 설명하고 있다. 이때 선천 갑상샘저하를 의심할 수 있는 것은?

① "깨어 있는 동안은 두리번거리고 잘 놀아요."
② "변비가 잘 생기고 피부가 좀 푸석푸석해요."
③ "모유를 아주 잘 먹어요."
④ "나와 눈을 잘 못 맞추는 것 같아요."
⑤ "피부가 아주 따뜻해요."

31 특정 약물에 대한 환자의 반응이 차츰 저하되어 기대되는 치료 효과를 유지하기 위해서 용량을 증가해야 할 경우 이는 약물의 어떤 작용 때문에 일어나는 현상인가?

① 독작용　　　　　② 습관성
③ 축적 효과　　　　④ 내성
⑤ 의존성

32 치아의 기능에 대한 설명으로 옳은 것은?

① 음식물을 소화시키는 작용이 있다.
② 주요 기능은 저작이며 발음 기능, 심미적 기능이 있다.
③ 씹는 작용만 한다.
④ 산성에 강하다.
⑤ 대화 시 발음과 상관이 없다.

33 치과의 표준 기구 중 어둡고 보이지 않는 부분을 밝게 하여 치과 치료를 돕는 기구로 옳은 것은?

① 라이트　　　　　② 이거울(치경)
③ 스푼 익스카베이터　④ 커튼 플라이어
⑤ 탐색자(탐침)

34 일반적으로 급성 질환에 많이 음용되는 약제는?

① 엑기스　　　　　② 고제
③ 산제　　　　　　④ 환제
⑤ 탕제

35 수욕 요법에서 냉·온탕의 가장 이상적인 온도로 옳은 것은?

① 냉탕 15℃, 온탕 30℃　② 냉탕 18℃, 온탕 32℃
③ 냉탕 16℃, 온탕 46℃　④ 냉탕 16℃, 온탕 42℃
⑤ 냉탕 12℃, 온탕 47℃

보건간호학 개요

36 대상자 중심의 보건교육 시 효과적인 면접을 하기 위한 방법으

로 옳은 것은?

① 대상자에게 지시하거나 명령하도록 한다.
② 질문에 정확한 대답을 강요하도록 한다.
③ 비판적인 태도를 가지고 대상자를 바라본다.
④ 전문적인 지식과 목적을 갖고 있어야 한다.
⑤ 부정적 감정 표시에 대해서는 수용하지 않는다.

37 대상자를 위한 보건교육 시 간호조무사의 역할로 옳은 것은?

① 교육의 내용을 구체적이고 세부적으로 기획한다.
② 대상자 교육에 필요한 예산을 집행하도록 한다.
③ 대상자에 대하여 생산성 있는 지도를 하도록 한다.
④ 질병 관련 재정 상담을 필수적으로 해야 한다.
⑤ 시범 교육 시 간호사를 도와 함께 실시한다.

38 국제노동기구(ILO)와 세계보건기구(WHO)에서 제시한 산업보건의 목표로 옳은 것은?

① 품질관리　　　　② 직업병 치료
③ 생산성 향상　　　④ 급여 상승
⑤ 재활 치료

39 효과적인 보건교육을 위해 유의할 점으로 옳은 것은?

① 조작이 어느 정도 어려워야 한다.
② 인원이 많아야 한다.
③ 동기부여를 제공해야 한다.
④ 교육자의 흥미를 고려해야 한다.
⑤ 주의를 분산시켜야 한다.

40 자연독에 의한 식중독 중 복어중독에 대한 설명으로 옳은 것은?

① 독소는 베네루핀으로 12~48시간의 잠복기를 거쳐 나타난다.
② 호흡 중추신경이 마비되기도 하지만 사망 가능성은 없다.
③ 100℃에서 가열하게 되면 독성을 모두 상실하게 된다.
④ 미틸로톡신이라는 독소가 30분에서 5시간 사이에 나온다.
⑤ 독소는 복어의 생식기, 간, 피부, 내장 등에 존재한다.

41 잠함병(잠수병) 예방에 대한 설명으로 옳은 것은?

① 물 속에서 빨리 데리고 나온다.
② 천천히 감압시키도록 한다.
③ 작업 시간을 제한하지 않는다.
④ 소화계 환자는 수중 작업이 금기이다.
⑤ 빠른 감압 후 서서히 산소를 준다.

42 행정 관리 요소 중 공통 목적의 수행에 있어 행동 통일을 가져올 수 있도록 하기 위한 집단적 노력을 순서 있게 배열하는 작용은?

① 통제　　　　　　② 조정
③ 지위　　　　　　④ 조직
⑤ 기획

43 지역 주민의 건강 증진 및 질병 예방·관리를 위한 의료기관인 보건소의 업무로 옳은 것은?

① 청소년 문제 상담　② 감염병의 예방 및 관리
③ 간호 연구　④ 학교보건
⑤ 산업보건

44 식품의 화학적 보존법으로 옳은 것은?

① 염장법　② 자외선법
③ 가열법　④ 냉동냉장법
⑤ 건조법

45 세계보건기구(WHO)에 대한 설명으로 옳은 것은?

① 7개 지역사무소가 있다.
② 건강을 신체적·정신적·사회적 안녕 상태라고 정의했다.
③ 우리나라는 동남아시아 지역에 속한다.
④ 본부는 마닐라에 두고 있다.
⑤ 포괄적인 경제협의 전문기관이다.

46 납중독이 발병할 가능성이 가장 높은 직종으로 옳은 것은?

① 도자기 제조공　② 채석공
③ 어부　④ 광부
⑤ 인쇄공

47 우리나라에서 시행되는 공공부조사업의 내용에 해당되는 사항으로 옳은 것은?

① 산재보험　② 고용보험
③ 의료급여　④ 국민연금
⑤ 노인장기요양보험

48 공기의 자정 작용이 일어나는 기전으로 옳은 것은?

① 산소, 오존, 산화수소 등에 의한 교환 작용
② 미생물에 의한 유기물 분해 작용
③ 강우, 강설 등에 의한 분진이나 용해성 가스의 세정 작용
④ 바람 등에 의한 순환 작용
⑤ 태양광선 중 적외선에 의한 살균 작용

49 현재 우리나라 「환경정책기본법」에서 대기환경기준의 지표로 사용되는 지표들로 옳은 것은?

① 이산화질소, 미세 먼지, 오존, 아황산가스, 일산화탄소
② 이산화질소, 납, 벤젠, 아황산가스, 일산화질소
③ 이산화탄소, 미세 먼지, 벤젠, 아황산가스, 일산화탄소
④ 미세 먼지, 오존, 납, 일산화탄소, 이산화탄소
⑤ 오존, 납, 벤젠, 이산화탄소, 이산화질소, 미세 먼지

50 주요 수인성 감염병으로 옳은 것은?

① 성홍열　② 뇌염
③ 디프테리아　④ 황열
⑤ 장티푸스

공중 보건학 개론

51 소아의 직장에서 발견되는 요충증의 간호로 옳은 것은?

① 가래와 분뇨를 위생적으로 처리한다.
② 담수어를 생식하지 않도록 한다.
③ 식수를 끓여서 마신다.
④ 헐렁한 팬티를 입게 한다.
⑤ 손톱을 짧게 자른다.

52 중년 이후에 주로 발생하는 질환의 총칭인 생활습관병에 해당하는 것끼리 묶인 것은?

① 매독, 심장병, 인플루엔자　② 급성신장염, 뇌졸중, 폐결핵
③ 동맥경화증, 풍진, 고혈압　④ 당뇨병, 심장병, 뇌졸중
⑤ 고혈압, 콜레라, 홍역

53 가정방문 시 가장 급한 아이의 상태로 옳은 것은?

① 상태는 양호하나 생후 2주가 지났는데도 탯줄(제대)이 떨어지지 않는 아이
② 생후 3~4일 된 아기의 생리적 체중 감소가 나타났을 때
③ 생후 24시간이 지났는데도 전혀 먹지 못하고 눈동자가 누르스름한 상태의 아기
④ 생후 4주에 대변이 파랗고 1일 5회의 변을 배설했을 때
⑤ 항문, 회음 부위에 발적이 나타났을 때

54 결핵에 감수성이 높은 환자끼리 묶인 것은?

① 청소년, 운동선수
② 여성, 노인
③ 부신피질 장기 투여자, 3~12세 아동
④ 영양 결핍자, 당뇨병 환자
⑤ 3세 미만 소아, 비만자

55 보건 간호조무사의 가정방문 방법으로 옳은 것은?

① 방문지의 동장이나 통장의 지시에 따른다.
② 독자적으로 한다.
③ 의사의 지시에 따른다.
④ 행정명령에 따른다.
⑤ 보건 간호사의 지시·감독에 따른다.

56 질병 발생의 결정 인자로 옳은 것은?

① 환경, 기압, 문화　② 유전 소인, 문화 요인
③ 온도, 습도, 기압　④ 병인, 환경, 숙주
⑤ 병인, 병원체

57 인구 피라미드의 모형 중 프랑스, 일본과 같이 인구 재생산력이 감소하는 인구형으로 옳은 것은?

① 호로(표주박)형　② 별형
③ 종형　④ 피라미드형

⑤ 항아리형

58 보건소 결핵실에서 간호조무사의 업무로 옳은 것은?

① 감염병 관리 및 지휘
② 전반적인 일 진행과 지휘·감독
③ 간단한 처치와 처방
④ 그날 본 환자에 대한 보고와 통계적 자료 정리
⑤ 임신부의 경우 임신중독증 검사

59 경구피임제의 복용에 대한 설명으로 옳은 것은?

① 화학적 작용으로 정자를 죽이는 것이다.
② 불규칙하게 복용한 경우라도 피임의 효과가 확실하다.
③ 영구 피임의 가능성이 있다.
④ 구역, 체중 증가 등의 임신 증상과 비슷한 부작용이 나타난다.
⑤ 일시적 피임 방법 중 가장 효과가 나쁘다.

60 에이즈(AIDS)에 대한 설명으로 옳은 것은?

① 좋은 개인위생 습관이 필요하다.
② 동성애자, 습관성 마약 중독자, 혈우병자에게 감염 위험성이 높다.
③ 뇌척수염을 일으켜 사망에 이르게 한다.
④ 주 증상은 환청, 흥분, 연하 곤란 등이다.
⑤ 공기 매개 감염으로 전파된다.

61 금연을 시도하여 유지 단계에 있는 대상자를 돕기 위한 지역사회 간호조무사의 역할로 옳은 것은?

① 흡연 유혹을 거절할 수 있는 방법을 훈련시킨다.
② 흡연으로 인해 폐암에 걸린 사례를 소개한다.
③ 담배 유해 성분을 확인할 수 있는 실험에 참여시킨다.
④ 금연의 유익성에 대해 다양한 정보를 제공한다.
⑤ 흡연이 건강에 미치는 영향에 대해 교육한다.

62 입원이 필요없고 수술 다음 날부터 활동이 가능하며 부작용이 적으며, 수술 후부터 바로 피임 효과를 기대할 수 있으며 성생활에 장애를 주지 않으면서 임신에서 영구적으로 해방될 수 있는 여성의 피임 방법으로 옳은 것은?

① 난관절제
② 피하 이식술
③ 미레나 삽입
④ 월경 조절법
⑤ 정관 절제

63 불안하게 하는 상황이나 느낌을 의식적으로 부정하는 것으로, 모든 방어기제 중 유일하게 의식적이며 다시 기억할 수 있고 의식 세계에서 다시 사용할 수 있는 방어기제로 옳은 것은?

① 평가 절하
② 억제
③ 억압
④ 취소
⑤ 왜곡

64 모자보건사업의 중요성이 강조되는 이유는?

① 모성과 아동의 건강은 다음 세대의 국민건강에 영향을 미친다.

② 모자보건 대상자가 전체 인구의 약 20%이다.
③ 모성과 아동은 다른 연령층에 비해 감수성이 낮다.
④ 모성과 아동의 질병은 예방은 어렵지만 사망률이 낮다.
⑤ 모성과 아동은 다수의 질병에 동시에 노출되며 만성적 경향을 나타낸다.

65 학교 구강보건사업에서 추진해야 할 내용으로 옳은 것은?

① 구강 환자의 진료
② 구강진료센터와의 정보 공유
③ 대한구강보건협회와의 교류
④ 구강보건에 관한 연구·조사
⑤ 양치질과 치실질 등 구강위생관리 지도 및 실천

66 의료기관에서 결핵 환자가 발생한 경우 당해 의료기관장 및 의료업종 종사자는 누구에게 신고해야 하는가?

① 대한결핵협회회장
② 질병관리청장
③ 보건복지부장관
④ 관할 보건소장
⑤ 시·군·구청장

67 간호조무사 자격 인정과 업무 한계에 대한 설명으로 옳은 것은?

① 자격은 시·도지사가, 업무 한계는 질병관리청장령에 따른다.
② 자격은 질병관리청장이, 업무 한계는 시·도지사령에 따른다.
③ 자격은 보건복지부 장관이, 업무 한계는 시·도지사령에 따른다.
④ 자격은 보건복지부 장관이, 업무 한계는 보건복지부령에 따른다.
⑤ 자격은 시·도지사가, 업무 한계는 보건복지부령에 따른다.

68 예방접종에는 필수 예방접종과 임시 예방접종이 있다. 필수 예방접종으로 옳은 것은?

① 결핵, 말라리아, 성홍열
② 폴리오, 콜레라, 결핵
③ 홍역, 수두, 결핵
④ 장티푸스, 세균성 이질, 황열
⑤ B형 간염, 백일해, 렙토스피라증

69 「정신건강증진 및 정신 질환자 복지서비스 지원에 관한 법률」상 정신 질환자의 정의로 옳은 것은?

① 파산선고를 받은 자
② 뇌성마비를 가진 자
③ 피한정후견인
④ 피성년후견인
⑤ 망상, 환각, 사고나 기분의 장애 등으로 인해 독립적으로 일상생활을 영위하는 데 중대한 제약이 있는 사람

70 수혈에 필요한 혈액을 채혈·조제·보존하고 공급하는 기관인 혈액원에서 채혈 전 헌혈자에게 실시하는 검사로 옳은 것은?

① 호흡
② 체온, 맥박
③ 산소 포화도
④ 체지방 검사
⑤ 위내시경 검사

실기

71 수술 직후 환자가 마취에서 깨어날 때의 간호로 옳은 것은?

① 환자에게 산소 호흡기를 대어 준다.
② 영양 주사를 놓아서 몸 상태를 호전시킨다.
③ 1시간이 지난 후에 몸을 흔들어 본다.
④ 깨어날 때까지 계속 곁에서 지켜본다.
⑤ 위험이 따르는 일이니 관여해서는 안 된다.

72 코위관 튜브를 가진 환자에게 필요시 처방된 약물을 주입할 때 주의해야 할 사항으로 옳은 것은?

① 약물 투여 전에 위 내용물을 흡인하여 50cc가 넘을 경우 연기한다.
② 주사기로 밀어 넣어 신속하게 주입한다.
③ 약물 투여한 후 튜브를 열어 공기 흐름을 원활하게 한다.
④ 약물 투여 후 30~60cc의 물을 주입해 위관을 씻어 준다.
⑤ 소화 증진을 위해 공기와 약물을 함께 투여한다.

73 분만 직후 신생아 간호 시 가장 먼저 해야 할 일로 옳은 것은?

① 머리를 낮추고 고개를 옆으로 돌려 준다.
② 담요로 싸서 따뜻하게 보온해 주도록 한다.
③ 몸을 닦아 주고, 청결하게 해주도록 한다.
④ 산소마스크를 통해 산소를 주입해 주도록 한다.
⑤ 이물질을 제거하고 기도를 유지해 준다.

74 유방암 초기로 진단 결과가 나온 여성 환자 A씨가 진단과 치료에 대해 궁금해 하며 물어왔을 경우 간호조무사의 태도로 옳은 것은?

① 간호사에게 알려 주도록 부탁한다.
② 간호사에게 보고한다.
③ 아는 대로 알려 준다.
④ 비밀리에 알려 준다.
⑤ 주치의에게 물어보아 나중에 알려 준다.

75 냉요법의 효과로 옳은 것은?

① 체온 상승　　② 경련 감소
③ 부종 감소　　④ 고름(화농) 촉진
⑤ 대사작용 촉진

76 기관 절개 간호 시 내관을 떼어서 담그는 용액으로 적당한 것은?

① 알코올　　② 찬물
③ 따뜻한 물　　④ 붕산수
⑤ 과산화수소수

77 간염 환자 간호 시 주의 사항에 대한 설명으로 옳은 것은?

① 전염 간염(A형 간염) 환자는 정액·체액을 통해 감염됨을 교육한다.
② 고탄수화물 식사와 고지방 식사를 적극 권장하도록 한다.
③ 간염 환자 식사는 저탄수화물 식사를 준다.
④ 전염 간염(A형 간염) 환자의 대·소변은 소독하지 않고 버린다.
⑤ 혈청 간염(B형 간염) 환자에게 사용했던 주사기는 일회 사용 후 버린다.

78 같은 팔에서 혈압을 한 번 더 측정하려고 할 때 첫 측정 후 적어도 어느 정도 시간이 경과한 다음에 측정하여야 하는가?

① 2~5분　　② 10분
③ 15분　　④ 30분
⑤ 바로 다시 측정한다.

79 드레싱의 종류 중 습도를 유지하며, 괴사 조직을 수화하여 괴사 조직의 자연 분해를 촉진시키는 데 효과적인 드레싱으로 옳은 것은?

① 폼 드레싱　　② 수성(친수성) 젤 드레싱
③ 거즈 드레싱　　④ 투명 드레싱
⑤ 수성교질(친수성 콜로이드) 드레싱

80 하루 전에 복부 수술을 한 환자에게 심호흡과 기침 운동에 대하여 교육하려고 한다. 그 교육 내용으로 옳은 것은?

① 들숨(흡기) 시 가슴과 어깨의 근육을 충분히 사용하도록 한다.
② 침대에 비스듬히 누워 호흡 운동을 하도록 한다.
③ 깊이 숨을 들이마신 후 멈추었다 2~3회 연속해서 크게 기침한다.
④ 수술 후 심호흡을 할 경우에는 흉식호흡을 하도록 한다.
⑤ 천천히 깊게 입으로 공기를 들이마시며 코로 내쉬도록 한다.

81 수술 전 삭모 시 주의 사항에 있어서 복부 수술 환자의 삭모 부위로 옳은 것은?

① 상부는 유두선부터, 하부는 무릎까지
② 상부는 배꼽선부터, 하부는 대퇴 상부 30cm까지
③ 상부는 목선부터, 하부는 배꼽선까지
④ 상부는 배꼽부터, 하부는 무릎까지
⑤ 상부는 유두선부터, 하부는 서혜부 중간까지

82 수술에 영향을 미치는 요인에 대한 내용으로 옳은 것은?

① 수술 전 감염과 수술 결과와는 무관하다.
② 심리적 상태와 수술 결과와는 무관하다.
③ 동반되는 질환이 많은 경우 회복이 빠르다.
④ 노인은 젊은이보다 회복이 느리다.
⑤ 영양 상태와 수술 결과와는 무관하다.

83 신생아를 위한 기본 간호 돕기에서 신생아에게 출생 직후 비타민 K를 주사하는 이유로 옳은 것은?

① 신생아의 호흡 작용을 촉진하기 위하여
② 신생아의 위장관에서 비타민 K 형성을 돕기 위하여
③ 생리적 저프로트롬빈혈증으로 인한 출혈을 예방하기 위하여
④ 생리적 황달을 감소시키기 위하여
⑤ 생리적 체중 감소를 경감시키기 위하여

84 외과적 무균법을 엄격하게 지켜야 하는 수술실에서 손 소독과 가운 및 장갑 착용을 끝낸 상황일 경우 멸균된 부위로 생각할 수 없는 것은?

① 소독된 가운
② 소독된 마스크를 쓴 얼굴
③ 소독된 장갑
④ 소독포로 씌운 부분
⑤ 소독 가운을 입은 사람의 가슴에서 허리 사이

85 분만 과정 중 자궁경관의 완전 개대부터 태아의 몸체가 만출되며 회음 보호술을 시행하는 시기로 옳은 것은?

① 탯줄(제대) 만출 시
② 태아 머리(아두) 배림 시
③ 분만 시작 시
④ 태반 만출 시
⑤ 태아 머리(아두) 만출 시

86 배설량 측정 시 배설량에 포함되는 것으로 옳은 것은?

① 소변, 발한, 구강 호흡
② 소변, T-튜브 용액, 호흡
③ 소변, 발한, 출혈
④ 소변, 설사, 젖은 드레싱
⑤ 소변, 위장관 흡입, 정상 대변

87 능동적 운동 범위(관절 가동 범위) 운동에서 목의 운동 범위로 옳은 것은?

① 굴곡 — 신전 — 과신전 — 측면 굴곡 — 회전
② 굴곡 — 신전 — 과신전 — 측면 굴곡 — 내전
③ 굴곡 — 신전 — 과신전 — 내반 — 외반
④ 굴곡 — 신전 — 과신전 — 외전 — 내전
⑤ 굴곡 — 신전 — 과신전 — 내전 — 대립

88 수술실에서 소독 가운을 입은 사람끼리 통과할 때의 방법으로 옳은 것은?

① 오른쪽으로만 돌아서 통과하면 안전하다.
② 서로 옆으로 통과하면 안전하다.
③ 서로 등을 향하게 하고 지나간다.
④ 마주 보면서 거리를 두고 지나간다.
⑤ 완전히 소독되어 있으므로 닿아도 상관없다.

89 유리 제품 소독 방법으로 옳은 것은?

① 끓는 물에 넣은 다음 20분간 끓이도록 한다.
② 끓는 물에 넣은 다음 10분간 끓이도록 한다.
③ 찬물을 넣은 다음 끓기 시작해서 3분간 끓인다.
④ 끓는 물에 넣고 3분간 끓이도록 한다.
⑤ 찬물을 넣은 다음 끓기 시작해서 10분간 끓인다.

90 외과적 소독 물품 사용에 대한 설명으로 옳은 것은?

① 소독 물품을 미리 풀어 놓아야 할 경우에는 멸균포를 덮어 놓는다.
② 물품 사용 시 내과적 무균술을 활용하도록 한다.
③ 1시간 전에 소독 물품을 미리 풀어 놓는다.
④ 환자 침대 머리맡에서 무균품을 풀어 사용한다.
⑤ 소독 물품을 풀어 놓은 후 처치 내용에 대해 환자에게 설명한다.

91 가래 검사물의 채집 시기로 옳은 것은?

① 이른 아침 양치질 전에 가슴 깊은 곳의 가래를 채집한다.
② 체위 배액을 시행하고 난 후에 채취하면 좋다.
③ 어느 때든지 환자가 편리한 시간에 한다.
④ 특별 구강 간호 후에 채취하는 것이 가장 좋다.
⑤ 잠자기 전에 채취하며 수분 공급을 충분히 한다.

92 첫아이 출산을 앞둔 임신부 K씨는 분만 1기 자궁 수축 동안에 심한 통증을 호소하며 불안해하고 있다. 이때 간호조무사가 임신부의 불안을 해소해 주기 위하여 해줄 수 있는 말로 옳은 것은?

① "자궁 수축이 오는 동안 입을 꼭 다물고 있어야 합니다."
② "자궁 수축이 오면 침대 손잡이를 꼭 붙잡으세요."
③ "통증이 올 때 숨을 자주 크게 들이마시고 힘을 주세요."
④ "누구나 다 겪는 것이니까 참아야 합니다."
⑤ "자궁 수축과 수축 사이에 잠시 쉬고 긴장을 푸세요."

93 멸균뇨 검사물을 받을 경우 요 배양 검사를 위한 깨끗한 소변 채취 방법으로 옳은 것은?

① 물을 많이 마시게 하여 소변을 받는다.
② 인공 도뇨를 한다.
③ 외음부를 깨끗이 씻고 소변을 받는다.
④ 중간뇨를 받는다.
⑤ 이른 아침 첫 소변을 받는다.

94 청결한 환경을 위해 병실 바닥에 물이나 용액을 엎질렀을 때 빨리 닦아야 하는 이유로 옳은 것은?

① 병균이 번식하기 쉬우므로
② 바닥이 상하기 쉬우므로
③ 외관상 보기 흉하므로
④ 사고의 원인이 되므로
⑤ 냄새가 나므로

95 환자를 편안하게 하는 병실의 실내 온도와 습도로 옳은 것은?

① 16~18℃, 20~40%
② 16~18℃, 40~60%
③ 18~20℃, 20~40%
④ 20~22℃, 20~40%
⑤ 20~22℃, 40~60%

96 병실에 들어갔을 때 환자가 음식을 먹고 있었다. 입안(구강) 체온은 음식물 섭취 후 언제 측정해야 하는가?

① 3시간 후에 한다.
② 뜨거운 물을 먹고 한다.
③ 1시간 후에 한다.
④ 미온수를 마시고 한다.
⑤ 10분 후에 한다.

97 상처를 지지하기 위한 붕대법을 사용할 때의 주의 사항으로 옳은 것은?

① 정맥혈의 귀환을 돕기 위해 중심 부위에서 말단으로, 바깥쪽에서 안쪽으로 붕대를 감는다.
② 정상 체위에서 관절을 완전히 편 상태로 붕대를 감는다.
③ 뼈의 돌출 부위나 함몰 부위에는 패드를 덧대어 피부에 과도한 압박이나 마찰을 주지 않는다.
④ 탄력 붕대는 상처 부위에 최대한의 압력을 주어 탄력성 있게 감

도록 한다.
⑤ 환자에게 붕대감기의 시작과 끝맺음 위치는 상처 바로 위에 두도록 한다.

98 한 달간 침대에 누워 있는 부동 환자에게서 나타날 수 있는 호흡계의 변화로 옳은 것은?

① 분비물 배출 증가
② 폐 용적 증가
③ 호흡근 약화
④ 기체교환 증가
⑤ 호흡 깊이 증가

99 욕창 예방을 위한 등 마사지의 기전 및 효과에 관한 설명으로 옳은 것은?

① 대상자의 피부 표면의 말초 혈관을 수축시킨다.
② 대상자의 긴장을 경감시키고 이완시킨다.
③ 심하게 허약한 사람일수록 자주 해주어야 한다.
④ 중추신경 부위를 효과적으로 자극한다.
⑤ 마사지 시간은 1시간 이상 길수록 좋다.

100 협조 가능한 대상자가 침대 발치 쪽으로 내려왔을 때의 이동 방법으로 옳은 것은?

① 대상자는 무릎을 세우고 침대 머리 쪽 난간을 잡고 간호조무사의 신호에 맞춰 침상 머리쪽으로 움직인다.
② 두 사람의 간호조무사가 침대 양편에 서서 한쪽 팔을 어깨와 등 밑에, 다른 팔은 둔부와 대퇴를 지지하며 동시에 위쪽으로 옮긴다.
③ 간호조무사는 한쪽 팔을 어깨 밑에, 다른 팔은 대퇴 아래에 넣고 대상자를 들어올린다.
④ 베개는 발 아래쪽에 가지런히 놓아둔다.
⑤ 먼저 침대를 15도 정도 올린다.

101 유치도뇨관 삽입 환자에 대한 간호 보조 활동으로 옳은 것은?

① 도뇨관은 침상 난간에 고정한다.
② 밤사이 취침 중에는 도뇨관을 잠가 둔다.
③ 소변 배액 주머니는 바닥에 닿지 않게 한다.
④ 도뇨관은 알코올로 씻어 건조한 후 재사용한다.
⑤ 소변 배액 주머니는 도뇨관과 분리한 상태에서 비운다.

102 장시간 앙와위로 누워 있는 환자에게 욕창이 발생할 수 있는 부위로 옳은 것은?

① 경골
② 천골
③ 흉골
④ 하악골
⑤ 전두골

103 외과적 손 씻기에 관한 설명으로 옳은 것은?

① 항균비누를 사용하여 손목까지 씻는다.
② 손가락 끝에서 팔꿈치 방향으로 씻는다.
③ 손 씻기 후 손으로 수도꼭지를 잡고 잠근다.
④ 손 씻기 후 손에 남아 있는 물기를 떨어 낸다.
⑤ 손 씻기 후 손끝 위치를 허리 아래로 유지한다.

104 요추천자 간호 보조로 옳은 것은?

① 검사 전날 자정부터 금식시킨다.
② 검사 전 복부둘레를 측정한다.
③ 검사 중 심스 체위를 취하게 한다.
④ 검사 후 천자 부위를 열어 둔다.
⑤ 검사 후 머리와 다리가 수평이 되게 눕힌다.

105 다음의 상황에서 예상되는 원인으로 옳은 것은?

> 무더운 날씨에 축구 경기를 하던 선수가 땀을 많이 흘리고 팔다리 근육에 경련을 일으켰다.

① 염증
② 산소 부족
③ 염분 부족
④ 체액량 증가
⑤ 마그네슘 과다

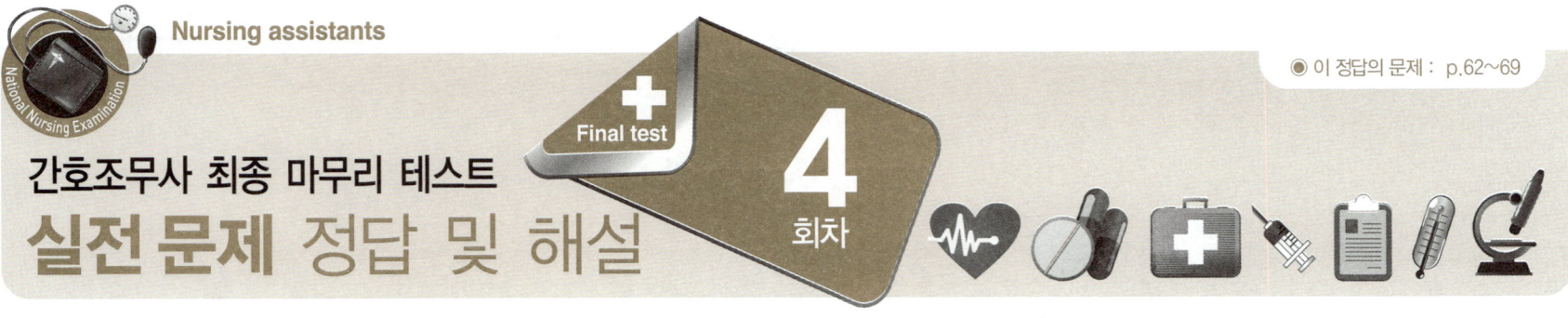

간호조무사 최종 마무리 테스트
실전 문제 정답 및 해설

Final test 4 회차

이 정답의 문제 : p.62~69

01	02	03	04	05	06	07	08	09	10	11	12	13	14	15	16	17	18	19	20
④	③	④	⑤	⑤	⑤	③	②	⑤	②	②	⑤	④	⑤	⑤	①	⑤	⑤	⑤	②
21	22	23	24	25	26	27	28	29	30	31	32	33	34	35	36	37	38	39	40
③	③	③	④	③	①	③	①	④	②	④	②	⑤	②	⑤	⑤	③	②	③	⑤
41	42	43	44	45	46	47	48	49	50	51	52	53	54	55	56	57	58	59	60
②	②	②	①	②	②	③	①	⑤	⑤	④	②	④	⑤	⑤	④	④	⑤	④	②
61	62	63	64	65	66	67	68	69	70	71	72	73	74	75	76	77	78	79	80
①	①	①	④	⑤	④	⑤	④	②	④	⑤	⑤	⑤	②	⑤	⑤	②	⑤	①	③
81	82	83	84	85	86	87	88	89	90	91	92	93	94	95	96	97	98	99	100
⑤	④	③	②	⑤	④	①	⑤	①	①	⑤	②	④	⑤	③	④	③	③	②	①
101	102	103	104	105															
③	②	③	⑤	③															

01 췌장(pancreas)
- 췌장액을 생산하여 십이지장에 보내는 한편 랑게르한스섬(islands of Langerhans)이라는 세포 무리에서 호르몬을 분비하므로 내분비샘의 역할도 겸하고 있는 복합샘이다.
- 췌장의 효소 녹말분해효소(아밀라제)는 전분을 맥아당으로, 지방분해효소(리파아제)는 유화된 지방을 지방산과 글리세롤로, 트립신은 폴리펩티드를 펩티드로 전환한다.

02 성장과 발달
- 발달은 예측적이며 아동마다 개인차가 있다.
- 발달의 정신적·정서적·사회적 및 성적 측면들은 다양성을 나타내지만 신체적 성장보다 환경적 요소들에 의해 더 영향을 받는다.

03 스트렙토마이신(SM)
- 그람양성균 및 그람음성균에 항균 작용을 한다.
- 두통, 현기증, 식욕 감퇴 등의 부작용이 있고 장기간 복용 시 평형 실조, 난청(제8뇌신경 장애)이 나타난다.

04 탈수 시 증상 : 아이가 탈수 상태로 되면 기면 상태가 되고 팔, 다리가 창백해지며 입술이나 피부 및 점막이 건조하면서 거칠어진다. 또한 힘 없이 울고 갈증이 나며 빠르고 약한 호흡과 맥박, 체온이 상승하게 된다. 그리고 천문(특히 대천문)과 눈 주위가 움푹 들어가고 근육의 탄력성(피부 긴장감)이 적으며, 체중이 감소하고 소변이 농축되며 요량이 줄어든다(핍뇨).

05 임산부의 3대 사망 요인 : 분만후출혈, 산후감염, 임신중독증

06 정상 소변에서 볼 수 있는 성분
- 성인은 1일 평균 1,500~2,000cc의 소변을 배설한다. 소변은 약산성으로 95%가 수분이며 나머지는 요소, 요산, 무기염류 등으로 되어 있다.
- 혈액 세포, 지방 방울, 단백질과 같은 큰 분자의 물질은 사구체를 투과하지 못하므로 정상적인 소변에서는 이런 물질이 포함되어 있지 않다.

07 양수의 기능
- 태아 및 태아 부속물을 외부의 압박으로부터 보호한다.
- 태아의 운동을 자유롭게 하고 발육을 조장한다.
- 태아의 체온을 일정하게 유지한다.
- 양막과 태아 체부와의 유착을 방지한다.
- 자궁경관과 자궁 입구를 개대시킨다.
- 태반의 조기 박리를 방지한다.
- 제대, 태반, 태아 등에 분만 진통 시 가해지는 강한 압박을 방지한다.
- 산도를 씻어 내려 병원균이나 기타 불결 물질을 깨끗이 씻어 낸다.

08 아프가(APGAR) 점수 : 신생아가 완전히 만출된 후 ⅰ) 피부 색깔, ⅱ) 심박동수, ⅲ) 반사 반응, ⅳ) 근 긴장도, ⅴ) 호흡 상태의 5가지 항목에 대한 평가를 실시하여 신생아의 상태를 결정하는 데 사용되는 점수이다.

09 제산제 : 이미 분비된 위산을 중화하여 위장 및 십이지장 점막을 보호하기 위해 사용되는 약물로서, 위액의 pH가 상승하는 것이 특징이다.

10 좌욕은 산후질분비물(오로)을 제거하고 혈액순환의 촉진으로 회음부 상처의 치유를 촉진하고 염증을 감소시키거나 예방을 목적으로 행한다. 물의 온도는 40~43℃로 한번에 5~10분 정도씩 하루에 3~4번 하면 좋다. 특히 수유 후나 용변 후에 하면 더욱 위생적이다.

11 초산부와 경산부의 분만실 이동 시기 : 초산부는 자궁경관이 완전히 개대되었을 때 분만실로 옮기고, 경산부는 자궁경관이 6~8cm 정도 개대되었을 때 분만실로 옮긴다.

12 투약 시의 주의 사항

- 간호사는 투약을 준비할 때 오류를 예방하기 위해 세 번(약물을 약장에서 꺼낼 때, 처방된 용량을 용기에서 꺼낼 때, 용기를 다시 약장에 보관할 때) 용기의 표지(라벨)를 확인한다.
- 한 병에서 다른 병으로 약을 옮기지 않도록 한다.
- 액체 약은 정확하게 따르고, 약을 너무 많이 따랐을 경우 약병에 다시 붓지 않는다.
- 수술 후에는 수술 전에 주던 약을 주지 않고 처방을 다시 받는다.

13 혈청, 예방 백신(예 BCG 용액, PPD 용액), 인슐린, 간장 추출물, 헤파린, 알부민, 혈액응고 인자 등은 2~5℃의 냉암소에 보관하고 좌약은 실온에 보관한다.

14 환자가 병원 약이 아닌 다른 약을 복용하고 있을 때는 즉시 중단시키고 간호사에게 보고한다.

15 p.40의 제2회 문제 75번 해설 참조

16 임신부의 준비 사항 : 임신부가 진료를 받을 때에는 골반내진 자세(절석위, 쇄석위)를 취하고, 신체 노출을 최소한으로 해준다.

17 지혈 : 출혈이 심한 부상자의 응급처치는 즉시 출혈을 막고 부상자가 안정되도록 눕혀 둔다. 그리고 대출혈이 있으면 우선 상처를 직접 압박한다.

18 임부 산전 진찰 시 매번 반드시 시행해야 하는 검사
- 체중 측정
- 소변검사(단백뇨 검사, 부종 여부)
- 혈압 측정
- 복부 청진 및 촉진

19 고열(High fever) : 열을 내리기 위한 환경적 중재로는 옷을 적게 입거나 벗겨 주고 피부를 공기에 노출시키거나 실내온도를 낮추거나 환기를 증가시키는 방법이 있는데, 이는 해열제를 투여한 약 1시간 후에 시행한다면 가장 효과적이다.

20 파상풍균 : 파상풍균(예 혐기균, 아포형성균, 신경조직 친화성균)의 침입을 고려해야 할 상처는 개방된 깊은 상처이다.

21 유즙 분비를 촉진하는 요소
- 규칙적으로 수유를 해서 유방을 비워 주고(3시간 간격으로 수유를 실시한다), 전반적으로 쇠약증이 없어야 한다.
- 임신을 하지 않았을 때에 비해 열량 섭취량을 약 320kcal 증가시키고 질적으로도 영양이 풍부한 식이를 섭취한다.
- 정신적, 신체적으로 산모의 안정이 중요하다.
- 유방 마사지를 잘 해주고 수분은 하루에 3,000cc 이상 공급시킨다.
- 유즙이 분비되기 시작하는 초기부터 신생아에게 빨리면 유즙 분비가 더욱 촉진된다.

22 p.40의 제2회 문제 85번 해설 참조

23 척추 골절 시 응급처치
- 척추 골절 시는 처치보다 우선적으로 구조를 요청한다.
- 몸을 똑바로 눕히고, 척추 쇼크를 예방한다.
- 부상자의 머리를 들거나 일으켜 앉히거나 세우거나 걷게 하여서도 안 되며 음료수를 먹이기 위하여 목을 높이는 것은 금물이다.
- 경추, 흉추, 요추의 손상에 있어서도 전신 부목 위에 바로 눕히고 경추 고임대로 대고 삼각건으로 매어 고정시킨다.
- 척추 골절 환자는 판자처럼 단단한 침대를 사용하도록 한다.

24 지주막하강 : 중추신경계의 지주막과 연질막 사이의 공간으로 뇌척수가 포함된 intercommunicating channels과 잔기둥(지주막으로부터 뻗어나와 연질막으로 이어지는 섬세한 결합조직 필라멘트, trabeculae)으로 이루어진 해면 조직(spongy tissue)에 의해 채워져 있다.

25 임신부의 요통 완화법
- 좋은 자세를 유지하고 굽 낮은 신발을 착용한다.
- 장시간 서 있을 경우 한쪽 다리를 발판 위에 올려놓는다.
- 골반 흔들기 운동, 고양이 운동을 한다.
- 뜨거운 물 찜질 등 마사지를 한다.
- 의식적 이완법, 휴식, 딱딱한 매트리스 사용

26 간 질환 환자의 식사
- 고열량식 : 고단백, 고열량식, 고비타민식을 섭취하며 고지방식은 제한한다. 황달이 심하면 담즙 분비가 불량하여 지방의 소화·흡수에 지장이 있을 수 있다.
- 식염 제한 : 복수가 심하거나 부종이 있으면 식염을 제한한다.
- 알코올 섭취 금지 : 알코올은 간에 부담을 주기 때문에 섭취하지 않는다.
- 신선한 야채와 과일의 충분한 섭취 : 채소와 과일에는 비타민과 무기질이 풍부하다.

27 연식의 식품 선택

종류	허용 식품	제한 식품
죽	흰죽, 감자죽, 옥수수죽(껍질 없이), 우유죽	섬유소가 많은 잡곡죽
감자류	감자, 토란	감자튀김, 포테이토칩, 고구마 조리 일체
면류	칼국수, 물국수	라면, 짜장면
빵류	토스트(가장자리 없이), 기름기 없는 크래커	기타
과자류	카스텔라, 비스킷, 푸딩, 커스터드	도넛, 파이, 케이크, 기름기 많은 과자
육류	곱게 다진 고기, 연한 닭고기, 닭간	결합조직이 많은 고기, 튀긴 고기 요리
어류	기름기 적은 흰살생선(가자미 찜, 동태, 병어), 굴	기름기 많고 결합조직 많은 생선(꽁치, 오징어 등), 어묵, 생선 튀김, 생선 자반
난류	반숙 달걀, 수란, 달걀찜, 스크램블드에그	달걀프라이
콩류	두부, 순두부, 두유	유부, 콩국, 비지
우유류	목장 우유, 연유, 분유, 아이스크림, 연질 치즈	강미치즈, 딸기 아이스크림
채소류	채소즙, 당근, 시금치, 아욱, 애호박, 어린 완두콩, 아스파라거스, 가을 호박	건채소, 강미채소(샐러리, 쑥갓), 고섬유질 채소(고구마순, 근대, 마늘쫑)
유지류	버터, 마가린, 크림, 양념 기름 소량	기타
과일류	과즙, 익은 복숭아, 익은 바나나, 사과 소스	건과일, 생과일(수박, 참외, 감, 배)
당류	꿀, 설탕, 시럽, 젤리, 물엿	마멀레이드
음료	차, 우유, 코코아	보리 미숫가루, 술
향신료	계핏가루, 약간의 후추	고춧가루, 겨자, 카레가루, 고추냉이(와사비)

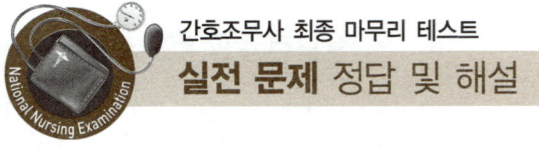 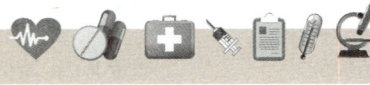

실전 문제 정답 및 해설

28 초유와 성숙유

- 모유는 분비되는 시기에 따라 초유와 성숙유로 구분한다. 초유는 분만 후 2~3일 동안에만 분비되며 끈적끈적하고, 황색으로 면역체가 충분히 있으며, 태변의 배설을 돕고 성숙유에 비해 색깔이 더 진하고, 비중이 더 무겁고, 비타민 A, 단백질과 무기질이 많고, 탄수화물과 지방 및 열량은 더 적다. 따라서 인공영양을 하고자 하는 경우라도 초유를 먹일 수 있는 상황이라면 수유하는 것을 권장한다. 초유 분비 후에 나오는 유즙을 성숙유라 하고, 이는 백색이나 약간 노르스름한 색을 띠며 단맛이 있다.
- 모유는 우유에 비해 단백질이 적기 때문에 유의하도록 한다.

29 태반조기박리의 원인 : 원인 불명, 고혈압과 관련된 질병(임신 고혈압 50% 이상 차지), 자궁 종양이나 기형, 약물 복용(알코올, 코카인), 외상, 엽산 부족 등이다. 태반조기박리의 실제 원인은 잘 알려져 있지 않으나 일반적으로 자궁내막과 태반에 혈액을 공급하는 나선동맥의 변성으로 온다. 나선동맥의 변성은 자간전증이나 자간증 임부에서 많이 발생한다.

30 선천 갑상샘저하증

- 선천 갑상샘저하증은 갑상샘 호르몬이 적절하게 생산되지 않아서 발생하는 질환이다.
- 태아 때부터 2세까지 갑상샘 호르몬은 성장과 골격계, 신경계 발달을 위해서 중요하다.
- 초기에 갑상샘저하증을 치료하지 않으면 심각한 성장 장애와 지능 발육 부전을 초래한다.
- 선천 갑상샘저하증이 있을 때 변비와 건조한 피부 증상을 보일 수 있다.

31 내성 : 약물을 반복 투여할 경우 그 약물의 효과가 감소하게 되어, 같은 치료 효과를 얻기 위하여 사용량을 증가해야 하는 현상을 말한다. 내성이 생긴 균에 대해서는 동일한 약제로는 치유가 어려워진다.

32 치아의 기능 : 치아의 주요 기능은 저작으로, 특히 저작에 관해서는 상하악 송곳니(견치)가 음식물을 물어서 자르는 역할을 하며, 작은어금니(소구치) 또는 큰어금니(대구치)는 교합면으로 음식물을 깨물어 씹어서 연하, 소화 그리고 흡수에 도움을 준다. 젖니치열기에 있어서 충분한 저작을 행하는 것은 아동의 두개 안면 발육촉진에 도움이 된다. 또한 발음에 있어서는 혀, 입술과 함께 자음계의 성음에 크게 관여하고 미용 기능과 공격 기능 및 방어 기능도 발휘한다.

33 이거울(치경, Dental Mirror) : 동그랗고 조그마한 거울이 부착되어 있어서, 어둡고 보이지 않는 부분을 밝게 하여 쉽게 거울에 보여준다. 또한 뺨이나 혀를 제껴서 진료 시 기계적 · 화학적인 위험으로부터 환자를 보호한다.

34 탕제(湯劑, 煎劑) : 탕약관 또는 기타 용기 중에서 약물을 넣고 물을 부어 가열하여 성분을 삼출시키는 방법으로, 일반적으로 급성

질환에 많이 응용되며 증상에 따라 용량을 가감할 수 있다.

35 수치료법의 시행 요령 : 욕조의 온도는 냉탕이 16℃ 전후, 온탕이 42℃ 전후가 가장 이상적이지만 병약자나 고령자 특히 순환기 질환 환자에게 실시할 때는 처음에는 냉탕이 30℃ 전후, 온탕이 40℃ 전후로 온도차가 10℃ 내외로 사지말단욕(四肢末端浴)부터 시작하여 점차적으로 익숙하도록 해야 하며 반드시 의사의 지시하에서만 시행하여야 한다.

36 면담에 대한 원칙

- 비밀이 보장된다는 점을 인식시킨다.
- 전문적인 지식과 목적을 가지고 있어야 하며, 좋은 청취자가 되어야 한다.
- 피면담자의 신뢰를 얻어야 한다.
- 지나친 간섭 혹은 잦은 간섭을 피한다.
- 인격을 존중하며, 비판적인 태도는 갖지 않는다.
- 기분이 좋고 안정된 분위기를 조성한다.
- 피면접자가 스스로 말할 수 있을 때까지 말이나 대답을 강요하지 말아야 한다.
- 상담자가 피면접자에게 지도하듯이 지시하거나 명령하지 않도록 한다.
- 피면접자의 부정적 감정의 표시를 잘 수용하도록 한다.

37 보건교육 시 간호조무사의 역할

- 교육에 필요한 설비, 기구, 재료를 준비한다.
- 시범교육 시 간호사를 도와 함께 실시한다.
- 대상자들의 태도, 문제점을 파악한다.

38 국제노동기구(ILO)와 세계보건기구(WHO)에서 제시한 산업보건의 목표

- 모든 직업에 종사하는 근로자들이 신체적, 정신적, 사회적으로 안녕 상태를 최고로 증진한다.
- 산업장에서의 작업 조건 때문에 발생하는 질병을 예방한다.
- 근로자들이 건강에 해를 끼치게 될 유해 인자에 폭로되는 일이 없도록 보호한다.
- 생리적, 심리적 적성에 맞는 작업에서 일하도록 배치하고, 작업 능률 및 생산성을 향상시킨다.

39 효과적인 보건교육 시 유의할 사항

- 주의를 집중시키고, 흥미를 가지게 한다.
- 욕구를 불러일으키고, 동기부여를 제공한다.
- 배운 결과가 유익하다는 신념을 갖도록 한다.
- 실천을 하도록 하고, 만족을 얻게 한다.
- 지역사회보건과 병행해서 교육시키도록 한다.

40 복어중독 : 원인 독소는 테트로도톡신(tetrodotoxin)으로 복어의 알, 생식기(난소, 고환), 간, 피부, 장에 존재하며 내장에 가장 많다. 잠복기는 30분~5시간이며, 중독 증상으로 운동장애, 심하면 호흡중추신경이 마비됨으로써 호흡을 할 수 없게 됨에 따라 사망할

수 있다.

41 잠함병
- **원인** : 고압의 작업 후 급속히 감압이 이루어질 때 체내에 녹아 있던 질소가스가 혈중으로 배출되어 공기색전증을 일으키므로 생긴다.
- **증상** : 가장 많이 발병하는 것은 관절염이며, 실신·현기증·시력 장애, 전신 또는 반신불수가 올 수 있고, 뇌에 발생하면 생명이 위험하다.
- **치료 및 예방** : 감압 속도를 늦추거나 작업 후 운동하거나 산소를 공급하며, 비만자·고령자·폐나 심장 질환이 있는 자는 업무를 피한다.

42 보건행정의 관리 요소
- **기획(planning)** : 조직의 목표를 성취하기 위하여 해야 할 일과 그 방법을 개괄적으로 확정하며, 행동하기 전에 무엇을 어떻게 할지 결정하는 미래 예측 행위를 말한다.
- **조직(organazing)** : 목표의 성취를 위하여 공식적 권한의 구조를 설정하고, 분업을 행하며, 각 직위의 직무 내용을 확정하는 행위를 의미한다.
- **인사(staffing)** : 직원을 채용하고 훈련하며, 좋은 근로조건을 주도록 노력하는 것을 말한다.
- **지시(directing)** : 관리자가 의사결정을 하고, 그에 따라 각종의 명령을 발하는 행위이다.
- **조정(coordination)** : 공통 목적의 수행에 있어 행동 통일을 가져올 수 있도록 하기 위한 집단적 노력을 순서 있게 배열하고 동일 계층의 조직 구성원 및 부서 간에 업무 활동을 수평적으로 통합하는 작용을 한다.
- **보고(reporting)** : 관리자가 그와 그의 부하가 신속하고 정확한 보고를 접수하게 하는 행위를 의미한다.
- **예산(budgeting)** : 예산의 편성·회계·통계 등을 하는 것을 말한다.

43
p.35의 제2회 문제 38번 해설 참조

44 식품의 보존법
- **물리적 보존법** : 건조법, 가열법, 냉동냉장법, 밀봉법, 자외선 이용, 통조림법 등
- **화학적 보존법** : 염장법, 당장법, 산저장법, 훈연법, 가스저장법, 훈증가스법, 방부제 등

45 세계보건기구(WHO)
- 전 인류의 가능한 최고의 건강 수준 향상을 위한 목적으로 1948년 4월에 설립되었다.
- 본부는 스위스의 제네바에 있으며, 서태평양 지역사무소, 동남아시아 지역사무소, 아프리카 지역사무소, 중동의 동지중해 지역사무소, 아메리카 지역사무소, 유럽 지역사무소 등 6개의 지역사무소를 두고 있다.
- 우리나라는 서태평양 지역사무소에 속해 있다.
- 건강을 신체적·정신적·사회적 안녕 상태라고 정의하고 있다.

46 납중독
- 납은 식품, 음료뿐만 아니라 오염된 대기, 납이 포함된 토양, 환경이 열악한 산업시설에서 나오는 분진, 자동차 매연, 납이 함유된 페인트 등을 통해 노출된다.
- **진단** : 혈액과 머리카락, 소변, 타액에서 납농도를 검사한다.
- **대상 직종** : 축전지의 연도포작업, 연안료 사용작업, 활자제조업, 인쇄공장, 연광산, 연판제조업, 연용접 작업
- **증상** : 연연(鉛緣 : 치은연에 암자색의 착색이 생긴 것), 빈혈, 소변의 코프로프로피린(Coproporphyrin) 출현, 골수 자극 증상, 장선통, 고혈압, 뇌염, 월경 장애, 유산, 사산, 신경 장애 등

47 공공부조
- 국가 책임하에 도움을 필요로 하는 사람들에게 무기여 급부를 제공함으로써 자력으로 생계를 영위할 수 없는 사람들의 생활을 그들이 자력으로 생활할 수 있을 때까지 예산으로 보호하여 주는 일종의 구빈제도이다.
- 정부의 일반 조세 수입을 통해 재정이 충당된다.
- 공공부조에는 의료급여, 기초생활보장, 재해구호, 보훈사업 등이 있다.

48 공기의 자정 작용
- 식물의 동화 작용에 의한 이산화탄소와 산소의 교환 작용
- 산소·오존 및 과산화수소(H_2O_2)에 의한 산화 작용
- 자외선에 의한 살균 작용
- 희석력(대기질량 5×10^{21}g)
- 강우 및 강설에 의하여 공기 중의 용해 가스와 부유 먼지 제거

49 우리나라 환경정책기본법에 제시된 대기오염의 원인 및 지표
- **대기오염의 관련 인자** : 대기오염은 대기오염물(매연, 먼지, 가스 등)과 무풍, 기온 역전현상이라는 기상 조건에 영향을 받는다.
- **대기오염의 지표** : 일산화탄소(CO), 아황산가스(SO_2), 이산화질소(NO_2), 미세 먼지, 오존(O_3), 납, 벤젠

50 수인성 감염병의 정의 및 특징
- 경구감염병이라고도 하며, 장티푸스·파라티푸스·세균성 이질·콜레라 등이 있다.
- 살모넬라균은 수인성 감염병인 장티푸스의 원인균으로, 오염된 음식이나 물을 통해 전파된다.
- 환자가 도시 전역에서 집단적으로 발생한다.
- 동일한 급수원을 사용하는 지역의 모든 계층과 모든 연령층에서 발생한다.
- 계절의 영향을 크게 받지는 않으나 온도가 높은 여름에 발병률이 높다.
- 소화기 계통의 통증이나 설사 증상이 집단적으로 발생한다.
- 잠복기가 길고 치사율, 2차 감염률은 낮으며 급수원 사용을 중단하거나 개선하면 발병률이 빨리 감소한다.(높은 이환율과 낮은 치명률)
- 수인성 감염병 예방을 위해 가장 먼저 음용수 관리를 해야 한다.

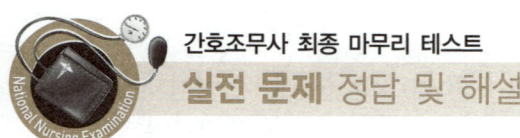

간호조무사 최종 마무리 테스트
실전 문제 정답 및 해설

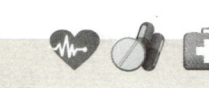

4회차

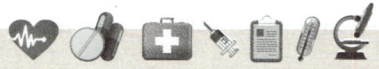

이 정답의 문제 p.62~69

51 요충증의 간호
- 집단감염이 잘되므로 치료와 예방을 가족 전체를 대상으로 한다.
- 환자의 내의는 삶고 침구 등은 일광소독을 실시한다.
- 연고를 사용한 후 항상 손을 깨끗이 씻고 손톱을 짧게 자른다.
- 가려움이 있을 때 항상 옷 위에서 긁도록 한다.
- 어린이의 경우 꼭끼는 팬티를 입힌다.

52 생활습관병
- 부적절한 식생활, 운동 부족, 스트레스, 과로, 음주, 흡연과 같은 잘못된 생활습관으로 인해 비만, 고혈압, 고지혈증 등이 유발되거나 이로 인해 발생된 암, 뇌졸중, 심장병, 당뇨병 등의 만성 질환을 의미한다.
- 예전에는 만성 퇴행 질환이나 성인병이라는 용어를 사용하였으나 생활습관의 개선을 통해 이러한 질환의 발병을 예방할 수 있다는 점을 강조하기 위해 생활습관병이라는 용어를 사용한다.

53 가정방문의 우선순위
- 감염 대상과 비감염 대상의 가정방문은 비감염 대상을 우선으로 한다.
- 개인과 집단이 대상일 때는 집단을 우선으로 한다.
- 건강한 대상과 문제가 있는 대상일 때는 문제있는 대상을 우선으로 한다.
- 급성 질환과 만성 질환 간에는 급성 질환을 우선으로 한다.
- 의심이 있는 대상과 문제가 있는 대상간에는 의심이 있는 대상을 우선으로 한다.
- 신환자와 구환자 간에는 신환자를 우선으로 한다.
- 속발증이나 합병증의 우려가 있는 자는 기왕증이 있었던 자보다 우선으로 한다.
- 경제 정도, 교육 정도가 낮은 층을 우선으로 한다.
- 가급적이면 산재되어 있는 곳보다 집합되어 있는 곳을 우선으로 한다.

54 결핵에의 감수성 및 저항성
- 3세 이하 아동과 청소년기에 감수성이 가장 높고, 3~12세는 비교적 적다.
- 영양 결핍자, 비위생적인 사람, 쉽게 피로한 자는 감수성이 높다.
- 당뇨병 환자, 알코올중독, HIV 감염, 면역 능력이 저하된 사람, 노인 등은 감수성이 높다.

55 간호조무사의 가정방문
- 간호조무사는 보건간호사의 지시·감독에 따라 계획된 가정을 방문하여 가족 전체의 건강에 대해 지도를 한다.
- 환자의 상태를 정확히 파악하고 교육 정도, 위생시설, 건강 상태, 정서 상태, 경제적 상태 등을 관찰하여 실정에 맞는 서비스를 제공한다.

56 질병 발생의 결정 인자 : 클라크(F.G. Clark)와 고든(J. Gordon)은 역학적 견지에서 병인, 숙주, 환경 세 요인의 상호작용에 의하여 질병이 발생한다고 하였다.

57 인구 피라미드
- **호로(표주박)형** : 청장년층의 전출 인구가 많은 농촌에서 나타나는데 생산 연령 인구에 비해서 노년 인구나 유소년 인구가 많다. 청장년층의 유출에 의한 출산력 저하로 유년층의 비율이 낮고, 결혼 연령층에서는 남초 현상이 나타난다.
- **별형(도시형)** : 인구, 특히 생산연령인구가 많이 유입되고 있는 도시형 인구구조이다.
- **종형** : 출생률·사망률이 다 낮아서(저출생률·저사망률) 정체인구가 되는 단계이다. **예** 선진국형
- **피라미드형** : 출생률이 조절되지 않고 일정한 수준을 유지하고 있든가 다소 저하되기 시작했다 하더라도 사망률 저하가 빨라서 인구가 증가하는 단계로써 발전형이라고도 한다. **예** 저개발국가형, 발전형, 인구 증가형
- **항아리형** : 사망률이 낮고 정체적이지만 출생률이 사망률보다 더욱 낮아 인구가 감소하는 감소형 인구구조이다. **예** 프랑스, 일본 등

58 결핵 관리실
- 상담할 수 있는 조용하고 분리된 공간이 필요하다.
- 감염 가능성을 고려하여 감염 위험이 높은 영유아실과는 먼 곳에 위치하도록 한다.
- 침체된 어두운 분위기를 없애며 일광소독의 효과를 고려하여 채광과 조명이 잘된 곳에 위치한다.
- 결핵 관리실에서 간호조무사는 개인 기록표를 정리하고, 결핵실을 정돈한다.

59 경구피임제
- 난소에서 나오는 황체호르몬과 난포호르몬의 혼합형 제제를 복용함으로써 배란 작용을 억제하고 자궁경관의 점액 점도를 높여 정자가 유입되지 못하게 함으로써 피임하는 방법이다.
- 일시적 피임 방법 중 가장 효과가 좋다.
- 부작용으로 구역·구토, 대하증, 칸디다 질염(모닐리아 질염), 체중 증가, 월경의 비정상 등이 있을 수 있다.

60 후천면역결핍증후군(AIDS)
- **정의** : 인간면역결핍바이러스(Human immunodeficiency virus)에 의한 질환이다.
- **전파 경로** : 성 접촉(음경과 질의 직접적인 접촉)에 의한 감염이 가장 흔하며, 혈액(수혈), 약물 남용자의 주사기 공동 사용, 정액, 질분비물, 모유, 수직 감염(HIV 양성 모체) 등으로 전파되며 동성애자, 습관성 마약 중독자, 혈우병자에게 감염 위험성이 크다.
- **증상** : 발열, 인후통, 기침, 근육통, 오한 및 설사, 체중 감소, 불면증, 칸디다질염, 골반 내 감염, 피부 질환, 기관지·기도 또는 폐 칸디다증, 침습성 자궁경부암, 거대세포 바이러스 망막염, HIV관련 뇌증, 파종 또는 폐의 히스토플라스마증, 카포시 육종, 버킷 림프종, 파종 또는 폐의 결핵, 쥐폐포자충 폐렴, 진행성 다발성 백질뇌증, 반복성 살모넬라 패혈증, 뇌 톡소플라스마증 등
- **사망 원인** : 쥐폐포자충(카리니) 폐렴, 카포시 육종

61 금연을 돕기 위한 간호조무사의 역할
- **계획 이전 단계** : 흡연의 유해성에 대한 정보 제공, 금연에 대한

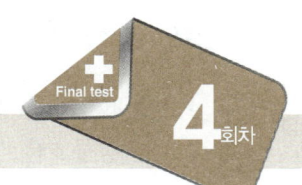

동기 부여
- **계획 단계** : 자신의 흡연 행위를 관찰하고 인식하여 금연에 대한 준비를 할 수 있도록 보조
- **준비 단계** : 구체적인 도움 제공, 다양한 금연 전략에 대한 정보 제공
- **행동 단계** : 흡연 욕구와 금단 증상에 대처할 수 있는 전략 제공
- **유지 단계** : 흡연 유혹 대처법 교육

62 난관 절제(Tubal ligation)
- 여성의 양측 난관을 절단 또는 폐쇄시켜서 난자와 정자가 난관에서 수정되지 못하도록 하는 영구적 피임 방법으로, 배꼽 밑을 소절개하여 복강경을 넣어서 난관 일부를 폐쇄시키는 복강경 난관 불임술과 복벽을 절개하여 난관을 노출시킨 후 결찰한 후 봉합하는 미니 난관 수술법이 있다.
- 단시간 내에 시술할 수 있고 수술 후 당일 귀가할 수 있으며 흉터가 적어 미용상 좋다.
- 입원이 필요 없고 수술 다음 날부터 활동이 가능하며 부작용이 적고, 수술 후부터 바로 피임 효과를 기대할 수 있으며 성생활에 장애를 주지 않으면서 임신에서 영구적으로 해방될 수 있는 방법이다.
- 금기증으로는 심장 질환, 당뇨 환자, 결핵, 암, 고혈압, 빈혈, 개복 및 장유착 기왕력자, 복벽 비만자 등을 들 수 있다.

63 방어기제의 유형
- **왜곡** : 사실과 달리 그릇되게 하거나 진실과 다르게 해석하는 것
- **억압** : 불안에 대한 1차적인 방어기제로서 극도로 위협적이고 고통스러운 생각이나 경험을 의식에서 제외시키는 정신적 과정
- **억제** : 마음에 고통을 주는 기억을 의식적으로 잊으려고 노력하는 것

64 지역사회 보건사업에서 모자보건의 중요성
- 모성 관리와 영유아 관리 대상이 국가 전 인구의 3분의 2를 차지하는 만큼 그 대상이 광범위하다.
- 모자보건사업 자체가 예방사업이다.
- 어린이는 성장 후 국가 국력의 동기가 된다.
- 모자보건사업이 잘 되었느냐 하는 문제는 그 지역사회 평가의 척도가 된다. 즉, 모성사망률과 영아사망률이 감소되지 않는 한 아무리 국민총생산(GNP)이 증가하더라도 선진국이 될 수 없다.
- 영유아 관리 시기는 어린이 지능 발달이 대부분 이룩되는 중요한 시기이다.

65 학교 구강보건사업 : 「유아교육법」에 따른 유치원 및 「초·중등교육법」에 따른 학교의 장은 다음의 사업을 하여야 한다.
- 구강보건교육
- 구강검진
- 양치질과 치실질 등 구강위생관리 지도 및 실천
- 불소용액 양치와 치과의사 또는 치과의사의 지도에 따른 치과위생사의 불소 도포
- 지속적인 구강건강관리
- 그 밖에 학생의 구강건강 증진에 필요하다고 인정되는 사항

66 의료기관 등의 신고 의무 : 의사 및 그 밖의 의료기관 종사자는 결핵환자 등을 진단 및 치료한 경우, 결핵환자 등이 사망하였거나 그 사체를 검안(檢案)한 경우에는 지체 없이 소속된 의료기관의 장에게 보고하여야 하고 보고를 받은 의료기관의 장은 24시간 이내에 관할 보건소장에게 신고하여야 한다.

67 간호조무사가 되려는 사람은 간호조무사 국가시험에 합격하고 보건복지부 장관의 자격인정을 받아야 하며, 구체적인 업무의 범위와 한계에 대하여 필요한 사항은 보건복지부령으로 정한다.

68 필수예방접종 : 디프테리아, 폴리오, 백일해, 홍역, 파상풍, 결핵, B형간염, 유행성이하선염, 풍진, 수두, 일본뇌염, b형헤모필루스인플루엔자, 폐렴구균, 인플루엔자, A형 간염, 사람유두종 바이러스 감염증, 로타 바이러스, 그 밖에 질병관리청장이 감염병의 예방을 위하여 필요하다고 인정하여 지정하는 감염병(장티푸스, 신증후군출혈열)

69 「정신건강증진 및 정신 질환자 복지서비스 지원에 관한 법률」상 정신 질환자의 정의 : 정신 질환자란 망상, 환각, 사고나 기분의 장애 등으로 인하여 독립적으로 일상생활을 영위하는 데 중대한 제약이 있는 사람을 말한다.

70 헌혈자의 건강진단 : 혈액원은 헌혈자에 대하여 채혈을 실시하기 전에 다음에 해당하는 건강진단을 실시하여야 한다.
- 과거의 헌혈 경력 및 혈액검사 결과와 채혈 금지 대상자 여부의 조회
- 문진·시진 및 촉진
- 체온 및 맥박 측정
- 체중 측정
- 혈압 측정
- 빈혈 검사(황산구리법에 따른 혈액 비중 검사, 혈색소 검사, 적혈구 용적률 검사)
- 혈소판 계수검사(혈소판 성분 채혈의 경우에만 해당한다)

71 수술 후 환자 간호는 환자가 마취에서 깨어날 때까지 계속 곁에서 지켜보는 것이 가장 바람직한 간호이며, 그 목적은 수술 후의 합병증을 예방하여 보다 빠른 시일 내에 정상 기능을 할 수 있도록 회복시키기 위함이다.

72 코위관 영양 시 주의 사항
- 위관 위치를 확인하기 위해 위 내용물을 흡인해서 내용물이 100mL 이상 나왔을 때 약물 주입을 연기하거나 내용물을 다시 밀어 넣고 간호사에게 보고한다.
- 처방된 약물을 너무 빨리 주입하지 않도록 한다.
- 약물 주입이 완료된 후 이온수를 30~60cc 정도 주입하여 위관을 씻어준다.
- 위관의 조절기를 잠그어 주입된 약물이 흘러나오지 않도록 하고 위관을 옷에 고정시킨다.

• 물과 약물을 주입하는 사이에 공기가 들어가지 않도록 한다.

73 출생 후 24시간 이내의 신생아 간호
- 머리를 낮추고 고개를 옆으로 돌려 눕힌다(기도 유지 및 이물질 제거). 이는 분만 직후 최우선의 신생아 간호이다.
- 태변 배출 유무를 관찰한다.
- 제대 절단 부위의 출혈을 관찰한다.
- 40℃ 물로 통 목욕을 시킨다.

74 환자는 질병에 대한 불안감이 크고 진단, 예후, 치료에 대하여 알고 싶어 한다. 그러나 이러한 것은 간호조무사의 업무에 속하지 않으므로 함부로 말해서는 안 되고, 환자의 이상 증상이나 궁금해 하는 것을 간호사에게 보고하며 의사나 간호사에게 직접 문의하도록 설명한다.

75 얼음주머니 적용 목적
- 체온을 내리고 통증을 완화시키기 위함이다.
- 출혈 시 혈관 수축을 돕기 위함이다(지혈 목적).
- 두통을 없애고 근육 긴장도를 증가시키기 위함이다.
- 염증이나 화농을 덜어 주고 대사 활동을 감소시키기 위함이다.
- 타박상이나 관절이 삐었을 때(염좌 시) 부종을 덜기 위함이다.

76 기관 절개 흡인 시 주의 사항 : 내관은 빼서 과산화수소(H_2O_2)수에 몇 분간 담가 둔 후 흐르는 물에 솔로 안팎을 씻은 후 재질에 따라 자비소독이나 고압증기멸균 또는 E .O 가스멸균한다.

77 간염 환자 간호 시 주의 사항
- 전염 간염(A형 간염)은 대소변에 오염된 음식물이나 물, 혈액 등을 통해 감염된다.
- 급성 간염 시 회복기로 가면서 충분한 영양의 식사요법(과도한 지방과 염분 제한, 비타민 B군과 당질 및 단백질 섭취)을, 만성 간염 시에는 고단백·고탄수화물·보통의 지방 섭취의 식사요법을 실시한다.
- 전염 간염(A형 간염) 환자의 대·소변은 소독하여 버린다.
- 혈청 간염(B형 간염) 환자에게 사용한 주사기는 일회 사용 후 버린다.

78 혈압 측정 시 주의 사항 : 같은 부위에서 혈압을 반복 측정할 때 정맥울혈을 정상 순환 상태로 회복시키기 위해 2~5분 정도의 시간 간격을 두고 측정하도록 한다.

79 수화(친수성) 젤(Hydrogels) 드레싱 : 괴사 조직을 수화하여 상피세포에 손상 없이 괴사 조직의 자연 분해를 촉진한다. 삼출물을 흡수하는 능력에 한계가 있고 과도한 상처 배액이 있는 경우에는 사용하면 안 된다.

80 수술 환자의 심호흡과 기침 운동 : 심호흡은 기체 교환을 촉진시켜 순환을 증가시키고 폐 확장을 도울 뿐 아니라 효과적인 기침을 유도하여 무기폐와 폐렴 같은 폐 합병증을 예방한다. 심호흡을 잘 하게 하려면 풍선이나 공기 불기병을 불게 하며, 충분히 흡기한 후

셋을 셀 때까지 숨을 멈춘 뒤 2~3회 연속해서 크게 기침을 하게 한다.

81 삭모(피부 준비) 시 유의 사항
- 대개 수술 전날 밤에 한다.
- 소독을 완전히 하여 수술 시 감염을 예방한다.
- 피부 준비 부위는 수술 부위보다 넓고 길게 잡아야 한다.
- 살균된 새 안전 면도날을 사용한다.
- 면도기는 30~45° 각도로 피부에 대고, 털이 난 방향으로 민다.
- 상처가 나지 않도록 주의하며 따뜻한 물과 비누를 사용한다.
- 삭모 중에 베인 상처는 감염되기 쉬우므로 차트에 기록한다.
- 복부 수술 환자의 삭모 부위는 상부는 유두선부터, 하부는 서혜부 중간까지이다.
- 삭모 후 로션을 바르지 않는다.
- 피부 발진 시 의사에게 보고한다.
- 피부 준비가 끝나면 손톱에 매니큐어를 지운다.
- 사생활(Privacy)을 유지한다.

82 ① : 수술 전 감염은 수술 결과에 영향을 미친다.
② : 환자의 심리적 상태와 수술 결과와는 밀접한 관계가 있다.
③ : 동반되는 질환이 많은 경우 수술에 나쁜 영향을 미칠 수 있다.
⑤ : 영양 상태는 수술 결과와 밀접한 관계가 있다.

83 신생아의 경우 대부분 간기능이 미숙하여 출혈성 경향을 보일 수 있는데 이런 생리적 저프로트롬빈혈증으로 인한 출혈을 예방하기 위하여 어머니가 분만 전에 비타민 K를 주사 맞지 않은 경우에는 분만 후 1.0mg의 비타민 K를 근육주사한다.

84 소독된 가운, 장갑, 마스크, 포 등의 멸균 부위 : 멸균된 가운 및 가운의 가슴 부분이나 허리 사이, 멸균된 기구를 싼 포의 안 부분, 소독된 장갑 등

85 분만 제2기(태아 머리 만출기)
- 자궁경관의 완전 개대부터 태아의 몸체가 만출되는 시기로, 일차적인 불수의적 자궁수축과 함께 이차적으로 임부의 수의적인 복부압을 동시에 이용한다.
- 태아 머리(아두)가 만출되면 우선적으로 목에 제대가 감겨 있는지 관찰·확인한 후에 기도 유지시킨다.
- 파수 양상을 관찰하고 감염을 예방하며, 임부에게 복압 제공과 휴식을 적절히 제공하고 회음보호술과 회음절개술을 시행한다.

86 배설량 측정 시 배설량에 포함되는 사항 : 배설량에는 소변, 설사, 젖은 드레싱, 심한 발한(땀), 상처 배액량, 흉관(C-tube) 배액, 출혈, 구토 등이 포함되는데, 정상 대변이나 호흡 시 수분 소실량, 발한 등은 배설량의 측정이 불가능해서 배설량에 포함시키지 않는다.

87 목의 관절 범위 운동 : 굴곡 — 신전 — 과신전 — 측면 굴곡 — 회전

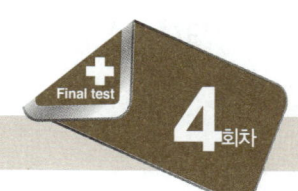

88 가운 입고 벗을 때 주의 사항
- 가운을 입을 때에는 가운의 겉에 손이 닿지 않도록 주의한다.
- 간호사의 유니폼이 충분히 가리어지도록 입는다.
- 벗을 때는 가운 안쪽과 목둘레가 오염되지 않게 하고, 허리띠를 푼 다음 손을 씻는다.
- 가운을 걸어둘 때 청결 구역에서는 가운의 속이 밖으로 나오게 접어서 걸며, 격리실 안에서는 오염 부분이 겉으로 나오게 건다.
- 수술실에서 소독 가운을 입은 사람끼리 통과할 때는 등을 마주 향하게 하고 지나간다.

89 자비 소독법의 특징
- 감염병 환자의 식기 소독(끓인 후 씻는다)에 적합하다.
- 아포를 형성하는 균(세균의 포자 ; 박테리아)과 일부 바이러스를 제외한 모든 병원균을 파괴(아포형성균은 100℃의 끓는물에도 죽지 않음)
- 가압증기멸균기가 없는 곳이나 가정에서 사용한다.
- 기름류는 비누로 씻고 깨끗이 닦은 후 소독한다.
- 기포가 생기지 않도록 소독기 뚜껑을 꼭 밀폐한다.
- 물품이 물에 완전히 잠기도록 하고 물이 완전히 끓기 시작해서 10~20분간 끓인다.
- 유리 제품은 처음부터 찬물에 넣은 다음 끓기 시작 후 10분간 소독하고 유리 제품이 아닌 것은 물이 끓기 시작할 때 소독기에 넣는다.
- 끝이 날카로운 기구는 자비 소독 하지만 응급으로 사용할 경우 70~75% 알코올에 소독하도록 한다.

90 외과적 소독 물품 사용
멸균 물품을 다룰 때는 외과적 무균술이 활용되며, 소독 물품을 미리 풀어놓아야 할 경우에는 멸균포로 덮어 놓는다.

91 가래검사
- **목적** : 질환의 진단이나 치료에 필요한 가래를 적절히 수집하기 위함이다.
- **가래 채취 시기** : 이른 아침 첫 기침을 하여 받은 것이 밤새 농축된 병원체를 많이 보유하고 있기 때문에 가장 정확하다.

92 분만 1기 임신부의 간호(자궁경관과 자궁 수축의 초기 진행)
- 임부의 체위를 측위로 해준다.
- 활동기에 사용될 호흡법을 가르친다.
- 자궁 수축 시 임부에게 용기를 북돋아준다.
- 임부에게 태아심음을 들려준다.
- 수축과 수축 사이에 휴식을 갖게 한다.

93 요 배양 검사를 위한 소변 채취 방법
요 배양용 소변검사인 경우 필요시 인공 도뇨하여 도뇨관으로부터 소변이 흘러나오게 한 후 멸균 시험관에 소변을 받는다.

94 병실 바닥에 물이나 용액을 엎질렀을 때 빨리 닦아야 하는 이유
: 사고의 원인이 되기 때문

95 환자를 편안하게 하는 병실 환경
- **온도** : 각 개인마다 건강 상태, 환기 상태, 계절, 주변 환경에 따라 쾌적함을 느끼는 온도가 다르므로 대상자의 요구에 맞추는 것이 좋으며, 보통 적당한 실내 온도는 20~22℃이다.
- **습도** : 40~60%가 인체에 적합하지만 기관지 계통의 질병에는 약간 높은 습도가 환자에게 편안함을 준다.
- **광선** : 자연광선은 환자에게 명랑한 기분을 갖게 하고 정신 신경적 자극을 주기도 한다. 커튼이나 스크린 같은 것을 조절하여 병실에 적당한 햇빛이 들어오게 하되 환자의 얼굴이나 눈에 직사되지 않도록 한다.
- **소음 방지** : 드레싱 카트나 휠체어 등에서 마찰로써 생기는 소음은 윤활제를 칠하여 예방하고, 환자 운반차나 드레싱 카트 등의 바퀴는 고무를 사용하도록 한다.
- **환기** : 편안한 환경을 만들어주는 가장 중요한 요소로 환기를 할 때는 환자에게 맞바람이 닿지 않도록 한다.
- **냄새** : 드레싱, 폐기물, 변기, 배설물, 남은 음식 등에서 발생하는 불쾌하게 냄새나는 물건은 속히 처리하고 환기를 잘 하여 냄새가 빨리 없어지도록 한다.

96 입안(구강) 체온 측정 시 유의점
음식물 섭취(예 담배, 껌을 씹은 경우) 후 10분이 지나면 입안(구강) 측정이 가능하며, 찬 것이나 뜨거운 음식을 먹었을 때에는 30분이 지난 후에 측정한다.

97 붕대 감을 때의 주의점
- 목적에 맞는 붕대를 골라 말단부로부터 체간을 향해 감는다.
- 약간 관절을 구부린 상태의 정상 체위를 유지하도록 붕대를 감는다.
- 붕대를 감을 부위 중 말단 부위(예 손가락, 발가락), 색깔, 감각, 온도, 부종을 관찰하기 위하여 노출시킨다(청색증은 순환장애를 의미한다).
- 붕대는 분비물이 흡수되고 지지될 수 있도록 충분히 두껍게 감는다. 그러나 너무 부피가 커서 활동에 장애를 주어서는 안 된다.
- 마찰을 피하기 위해 붕대감은 반대편 피부에 솜이나 거즈를 대어 준다.
- 젖은 드레싱이나 배액이 있는 상처 위에 적용할 붕대는 마르면서 수축되어 국소 빈혈을 일으킬 수 있으므로 느슨하게 감아 준다.
- 압박이 균등하게 가해지도록 감으며 뼈 돌출 부위와 오목한 부위는 솜을 대어 주어 균일한 압박이 가해지도록 한다.
- 가능한 한 체간보다 높게 하거나 든 상태에서 붕대를 적용하여 정맥 울혈과 부종을 경감시킨다.
- 특히 상처 위에서 붕대를 감기 시작하거나 끝내지 않도록 한다.
- 붕대가 오염되거나 젖은 경우에는 교체해 준다.
- 붕대는 고루 감되 너무 단단하거나 느슨하게 감지 않는다.

98 부동의 생리적 위험
- **근골격** : 뼈의 탈무기질화, 근육의 부피와 힘의 감소, 관절 경직(발처짐 ; 족저 굴곡 ; 하수족), 관절 가동 범위 감소
- **심혈관** : 기립 저혈압, 혈전 형성 위험의 증가, 심장의 부담 증가, 말초 맥박 약화, 말초 부종
- **호흡기** : 호흡 근육의 움직임 감소로 인한 호흡의 효율성 감소, 분비물의 배출 감소로 인한 높은 정체성 폐렴 위험성, 호흡근의

약화

- **위장관** : 식욕부진, 복부팽만, 장음 감소, 배변 습관의 변화 예 변비
- **비뇨기** : 신우 내에 소변의 정체, 신장결석의 형성, 소변 정체, 배뇨 횟수 감소, 잔뇨량 증가
- **피부** : 박리, 욕창 형성
- **심리** : 고독, 지루함, 우울, 감각 결핍
- **대사** : 상처 치유 지연, 피하지방 감소

99 등 마사지의 기전 및 효과

- 마찰은 피부 표면에 열을 일으키고 열은 말초 혈관을 팽창시켜 그 부위에 혈액 공급을 증가시킨다.
- 염증이나 악성종양 세포가 주위 조직으로 퍼질 염려가 있을 때, 급성 감염 질환이나 전염 가능성이 있는 피부조직일 때, 골수염 환자나 심하게 허약한 사람일 때, 혈전 정맥염이 있어 색전의 위험이 있을 때, 늑골 골절 환자, 고름 형성(화농성) 피부염 환자, 심근경색증 환자 · 고혈압 환자(장기간 적용 시)에게는 등 마사지를 금한다.
- 등 마사지는 15~20분 정도가 좋다.

100 침대 머리쪽으로 이동

- 침대 매트를 수평으로 눕히고 베개를 머리 쪽에 옮긴다.
- 대상자의 무릎을 세워 발바닥이 침대 바닥에 닿게 한다.
- **대상자가 협조를 할 수 있는 경우** : 대상자가 침대 머리 쪽 난간을 잡게 한 후 간호조무사는 대상자의 대퇴 아래에 한쪽 팔을 넣고 나머지 한팔은 침대면을 밀며 신호를 하여 대상자와 같이 침상 머리 쪽 방향으로 움직인다.
- **대상자가 협조를 할 수 없는 경우** : 침대 양편에 한 사람씩 마주서서 한쪽 팔은 머리 밑으로 넣어 어깨와 등 밑을, 다른 팔은 둔부와 대퇴를 지지하도록 하여 신호에 맞춰 두 사람이 동시에 대상자를 침대 머리 쪽으로 옮긴다.

101 유치도뇨 시 주의 사항

- 요로 감염을 예방하기 위해 적절한 회음부 위생을 유지하도록 하며, 도뇨관을 잠그지 않도록 한다.
- 소변 배액 주머니는 항상 폐쇄형을 유지하고 깨지거나 찢어지지 않도록 관리하도록 한다.
- 유치도관 삽입 환자의 복부가 팽만되어 있거나 소변 수집통에 소변이 고여 있지 않을 경우 도뇨관이 꺾이거나 꼬이지 않았는지 확인해 본다.
- 소변 배액 주머니는 항상 방광의 위치보다 아래에 놓아 중력에

의해 소변이 흐르게 함으로써 소변이 역류되지 않도록 한다.
- 유치도관은 가능한 한 빨리 제거하여 합병증으로 가장 흔히 올 수 있는 비뇨계 감염에 주의한다.
- 도뇨관을 제거할 때는 작은 관을 통하여 주입한 증류수를 빼낸 후 뽑도록 한다.
- 소변의 색깔, 냄새, 부종 및 분비물 등의 양상을 사정한다.

102 체위에 따른 욕창 호발 부위

- **앙와위** : 후두골(뒤통수뼈), 견갑골(어깨뼈), 팔꿈치, 천골(엉치뼈, 특히 잘 발생), 발꿈치, 미추(꼬리뼈), 흉추(등뼈)
- **측위** : 늑골(갈비뼈), 장골능선(엉덩뼈능선), 두부 옆면, 귀, 어깨, 대전자, 무릎 과(malleolus), 발목 과
- **복와위** : 전두골(이마뼈), 하악골(아래턱뼈), 상완골(위팔뼈), 흉골(복장뼈), 경골(정강뼈), 뺨과 귀, 견봉돌기, 유방, 생식기(남자), 무릎, 발등과 발가락
- **반좌위** : 천골(엉치뼈), 좌골결절(궁둥뼈결절), 발꿈치, 미추, 견갑골, 흉추, 무릎 뒤

103 외과적 손 씻기 : 손은 상지에서 가장 깨끗한 부위이다.

- 손끝을 위로 하여 팔꿈치가 항상 아래로 가도록 한다.
- 원형 동작으로 닦는다.
- 2~5분 정도 손소독제를 이용하거나 항균 비누와 물을 사용하여 손을 씻는다.
- 손 씻기를 마친 후는 어떠한 경우에도 손으로 수도꼭지를 만지지 않는다.
- 무균술을 위하여 손을 씻을 때는 발이나 다리로 조절되는 수도꼭지 시설이 필요하다.
- 수술실에 들어가기 전 솔과 비누를 사용해 팔꿈치 위까지 닦는다.
- 흐르는 물로 헹구고 멸균 타월로 닦는다.
- 손을 닦은 후 가슴 이하로 내리지 않는다.

104
요추천자 후 뇌척수액압이 갑자기 떨어지게 되면 곧 두통을 호소하게 되는데, 이를 최소화하기 위해서는 반듯이 누워 움직이지 않고 쉬게 해 준다. 두통이 더 심해질 경우에는 진통제를 주도록 한다.

105 열경련 : 더운 환경에 격렬한 활동을 하면 많은 땀이 소실되며, 이때 염분 부족이 원인이 되어서 갑자기 심한 근육 경련이 일어난다. 이는 예방이 중요하며, 방법은 심한 활동 전에 소금 정제를 먹으면 된다.

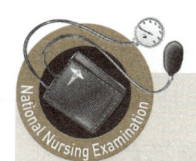
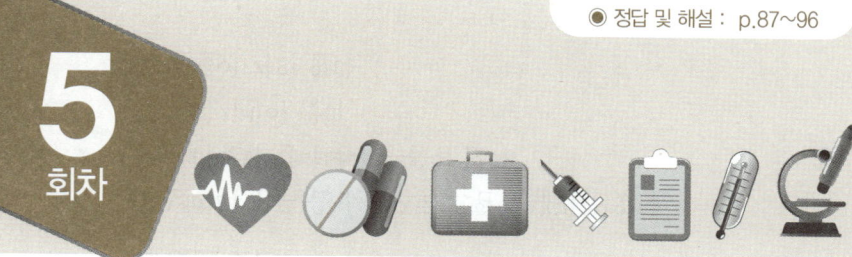

합격을 위한 핵심 문제 정리
간호조무사 실전문제
Final test 5회차

● 정답 및 해설 : p.87~96

 **기초간호학 개요**

01 정맥류로 인한 불편감을 호소하는 9개월 된 임신부에게 설명한 교육 내용으로 옳은 것은?

① 정맥류 부위에 오일 마사지를 실시한다.
② 발에 꼭 맞는 신발을 신는다.
③ 절대안정을 취한다.
④ 정맥류 부위에 냉찜질을 한다.
⑤ 장시간 오래 서있지 않도록 한다.

02 자궁 이완으로 인한 분만후출혈 시 간호로 옳은 것은?

① 유두 마사지를 실시한다.　② 상체를 올려 준다.
③ 자궁 저부를 마사지한다.　④ 조기 이상을 격려한다.
⑤ 더운물 주머니를 복부에 대어 준다.

03 약물 보관법에 대한 설명으로 옳은 것은?

① 좌약이나 생리식염수는 냉장 보관한다.
② 기름 종류의 약물은 20℃ 내외로 보관한다.
③ 연고제나 소독제는 일반 약장에 함께 보관한다.
④ 액체로 된 약물은 증발을 방지하기 위해 뚜껑을 덮어 보관한다.
⑤ 약물은 가능하면 햇빛이 잘 드는 곳에 보관한다.

04 척추 손상이 의심되는 환자를 발견하였을 때 즉각적인 처치로 옳은 것은?

① 호흡곤란이 있으므로 상체를 높여서 눕힌다.
② 바퀴 의자에 앉혀 병원으로 옮긴다.
③ 업어서라도 빨리 병원으로 옮긴다.
④ 통증이 심하므로 측와위로 눕힌다.
⑤ 몸을 반듯하게 똑바로 눕힌다.

05 노인의 낙상을 예방하기 위한 간호보조활동으로 옳은 것은?

① 이동할 때 보행기나 지팡이를 사용하게 한다.
② 앉고 일어날 때 신속히 움직이게 한다.
③ 실내 조명을 어둡게 한다.
④ 옷을 입을 때 서서 입게 한다.
⑤ 뒷굽이 높은 신발을 신고 걷게 한다.

06 여성 노인 환자를 위한 수면 교육 내용으로 옳은 것은?

① 취침 전에 가벼운 걷기 운동을 하거나 활발한 운동을 한다.
② 낮에 충분히 수면을 취하게 하거나 휴식을 취하도록 한다.
③ 배가 고파 잠이 오지 않는 경우 간단한 군것질을 하게 한다.
④ 규칙적으로 일정량의 수면제를 복용시키도록 한다.
⑤ 취침 30분 전에 다량의 수분을 섭취하도록 한다.

07 노인의 피부 위생을 위한 간호로 옳은 것은?

① 피부가 건조하면 알코올 등의 습윤제를 바른다.
② 비누를 사용할 경우 지방이 적은 중성비누를 사용한다.
③ 목욕 후 체온 하강을 예방하기 위해 뜨거운 목욕물을 사용한다.
④ 목욕은 한 달에 한 번 정도 한다.
⑤ 가습기를 사용하여 적절한 습도를 유지한다.

08 산모에게 아기의 예방접종에 대해 설명할 때 옳은 것은?

① 산모에게 접종 종류에 대해 설명해준다.
② 접종 당일 아침에 깨끗하게 목욕시키도록 한다.
③ 접종 후 바로 귀가하여 관찰한다.
④ 아기는 반드시 엎드려 눕혀서 재운다.
⑤ 접종 다음 날은 심한 운동을 해도 된다.

09 노인성 질염의 진단을 받은 여성의 치료 방법으로 옳은 것은?

① 에스트로젠 질 크림이나 질 정제를 처방한다.
② 성교를 절대적으로 금하도록 권장한다.
③ 수분을 많이 섭취하고, 딱 맞는 팬티를 착용토록 한다.
④ 규칙적으로 항생제를 처방하여 주사한다.
⑤ 질 세척을 주 1회 하도록 교육한다.

10 고혈압을 조절하기 위하여 고려해야 할 사항으로 옳은 것은?

① 2차 감염 예방　② 냉요법
③ 고염식사　④ 절대안정
⑤ 규칙적인 생활

11 간호조무사의 역할로 옳은 것은?

① 환자의 상태를 신속하게 진료한다.
② 간호사의 업무를 분담하여 수행한다.
③ 독자적으로 간호 업무를 수행한다.
④ 간호사의 지시·감독하에 업무를 수행한다.
⑤ 가족의 건강 상태를 진단하고 계획한다.

12 비뇨기 계통의 배설 과정 순서가 바르게 나열된 것은?

① 신장 – 방광 – 요관 – 요도
② 신장 – 요도 – 방광 – 요관
③ 신장 – 요관 – 방광 – 요도
④ 요관 – 요도 – 신장 – 방광
⑤ 신장 – 요관 – 요도 – 방광

13 여성 생식기 중 배란과 호르몬 분비 기능을 담당하며, 난포호르몬과 황체호르몬을 생성하는 기관으로 옳은 것은?

① 음핵　② 질
③ 난소　④ 난관

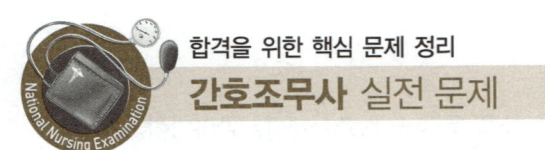 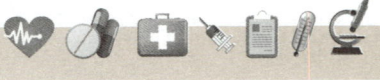

⑤ 자궁

14 혈액의 성분에 대한 설명으로 옳은 것은?

① 혈청은 산소와 친화성이 있다.
② 혈장은 약 90%가 단백질로 형성되어 있다.
③ 백혈구 중 과립 백혈구에는 림프구와 단핵구가 있다.
④ 적혈구는 포식작용(식균작용)을 한다.
⑤ 혈소판은 혈액응고에 관여한다.

15 카페인이 함유된 커피를 처음 마실 때는 한 잔으로도 기분이 상쾌해지고 머리가 맑아지는 것을 느꼈다. 그러나 계속적으로 커피를 마신 결과 이제는 커피를 마시고 싶을 때 마시지 않으면 기분이 우울해지고 하품이 나오며 두통까지 심해지곤 한다. 이와 관련된 약물의 현상으로 옳은 것은?

① 심리적 의존   ② 신체적 의존
③ 습관성   ④ 내성
⑤ 금단증상

16 피부층을 피부 표면에서 안쪽으로 순서대로 연결한 것은?

① 피하조직 – 진피 – 표피   ② 피하조직 – 표피 – 진피
③ 표피 – 진피 – 피하조직   ④ 표피 – 피하조직 – 진피
⑤ 진피 – 표피 – 피하조직

17 간호조무사가 업무 수행 시 사고 발생을 예방하기 위한 방법으로 옳은 것은?

① 자신의 직무 한계에 대한 인식
② 업무상 이상 상태 발견 시 즉시 처치
③ 의문이 있을 시 동료와 의논
④ 스스로 해결하려는 자세
⑤ 보호자에 대한 철저한 관찰

18 환자 간호 시 간호조무사의 태도로 옳은 것은?

① 환자나 보호자 요구는 무조건 들어준다.
② 노인 환자에게 친근감을 느끼게 하기 위해 할머니, 할아버지로 호칭한다.
③ 상냥하면서도 품위 있는 태도를 지닌다.
④ 개인적으로 친근감을 갖도록 하여 환자와 비밀이 없이 지낸다.
⑤ 엄숙한 태도로써 환자가 고통을 호소하지 못하도록 한다.

19 업무로 바쁜 가운데 환자가 매트리스(침요)를 갈아 줄 것을 요구할 경우 간호조무사의 행동으로 옳은 것은?

① 자신의 상황을 설명한 후 나중에 갈아 주겠다고 말한다.
② 다른 사람에게 부탁해 보라고 한다.
③ 곧 모든 일을 중단하고 갈아 주도록 한다.
④ 환자에게 지금은 해줄 때가 아니라고 기다리라고 말한다.
⑤ 우선 지나친 후 나중에 가서 확인하고 결정한다.

20 골절 환자를 될 수 있으면 움직이지 못하게 하거나 부목을 대는 이유로 옳은 것은?

① 골절 부위가 부어오르기 때문에
② 복합 골절을 만들지 않게 하려고
③ 환자가 원하기 때문에
④ 환자가 아파하기 때문에
⑤ 환자 운반이 어렵기 때문에

21 미숙아에 대한 간호로 옳은 것은?

① 체온조절이 미숙하므로 건조하고 더운 환경을 유지한다.
② 수유 후에는 왼쪽으로 눕힌다.
③ 보육기 안의 온도는 34~35℃를 유지한다.
④ 에너지 소모 예방을 위해 체위 변경을 삼간다.
⑤ 호흡 유지를 위해 기도 내에 점액을 제거해준다.

22 임신부의 산전 관리 내용으로 옳은 것은?

① 진찰 – 유방 진찰, 내진
② 신체 상태 – 키, 몸무게, 활력 징후, X선 촬영
③ 혈액 – 혈색소(헤모글로빈), 매독 검사, 임질 검사
④ 소변 – 단백뇨, 당뇨, 방광염
⑤ 건강력 – 현재 병력, 과거력, 임신력

23 분만 제2기에 태아 머리(아두)나 제대의 압박으로 나타나는 태아의 위험 증상으로 옳은 것은?

① 산모가 복통을 호소한다.   ② 태반 만출이 지연된다.
③ 양수가 배출된다.   ④ 태아의 심음이 불규칙하다.
⑤ 태아의 심음이 1분에 140회이다.

24 자궁경부암 진단을 위한 생식기 검진 시 준비해야 할 사항으로 옳은 것은?

① 윤활제로는 글리세린을 준비한다.
② 검진이 끝나면 배뇨하도록 한다.
③ 질경 삽입 시 복압을 주도록 한다.
④ 무릎 가슴 자세(슬흉위)를 취하도록 한다.
⑤ 질경, 면봉, 슬라이드, 장갑 등을 준비한다.

25 대소변 가리기 훈련을 시작하려고 하는 16개월 된 유아 어머니와 상담 중이다. 어머니가 가장 먼저 고려해야 하는 아동의 준비 상태로 옳은 것은?

① 밤과 낮의 활동을 구별할 수 있다.
② 배변 후에 뒤 처리를 할 수 있다.
③ "쉬하자", "응가하자" 등의 말로 의사소통이 가능하다.
④ 아동이 소변을 참고 어머니의 말에 협조할 수 있다.
⑤ 아동이 자신의 배설물을 보고 관심을 표명할 수 있다.

26 재태 기간 30주로 태어난 조산아의 신체적 특징에 관한 설명으로 옳은 것은?

① 남아의 경우 음낭 속으로 고환이 내려와 있다.
② 손바닥과 발바닥에 주름이 많다.
③ 피하지방이 많다.
④ 솜털이 거의 없다.

⑤ 적분홍색 피부 밑으로 정맥이 비쳐 보인다.

27 성인이나 큰 아동에게 심폐소생술을 시행할 때 맥박의 확인 위치로 옳은 것은?

① 측두동맥　　　② 상박 내측
③ 경동맥　　　　④ 심첨
⑤ 요골동맥

28 20대 초반의 아이 어머니가 어린 아이에게 우유를 제대로 주지 않고 학대하고 있다. 이는 어느 유형의 학대에 해당되는가?

① 흔들린 아기 증후군　② 유기
③ 정서적 학대　　　　④ 신체적 학대
⑤ 신체적 방임

29 말기암으로 치료를 받고 있는 환자가 심한 통증을 호소하여 데메롤을 복용하게 하였다. 이 환자를 간호할 때 가장 먼저 관심을 기울여야 할 사항으로 옳은 것은?

① 피부 가려움(소양감)을 감소시킬 수 있는 간호
② 자극이 최소화되는 환경을 유지
③ 호흡 양상에 대한 지속적인 측정과 관찰
④ 개인위생에 대한 철저한 관리
⑤ 피로와 우울 그리고 불안에 대해 사정

30 복부 통증을 호소하는 환자에게 처방된 모르핀을 주사하였으나 환자는 계속 통증을 호소한다. 간호조무사가 환자의 팔을 보니 여러 군데 바늘 자국이 있어서 환자를 아편 사용자로 추정하였다. 이 환자에게 모르핀을 주사해도 통증이 사라지지 않는 이유로 옳은 것은?

① 약물이 환자와 맞지 않음　② 약물의 금단증상
③ 약물의 부적당한 경로　　　④ 약물의 내성
⑤ 약물에 대한 환자의 심리적 의존

31 태어난 지 10분 후에 관찰한 신생아의 상태 중 청진 시 심박동수 90회/분으로 무표정이며, 불규칙적인 호흡 양상을 보이고 자극 시 약간 찡그리는 정도로 사지는 푸르며 몸체는 분홍색을 띠고 있으며 대퇴를 잡고 굴곡시켰을 때 저항이 느껴질 경우의 아프가 점수로 옳은 것은?

① 4점　　　　② 5점
③ 6점　　　　④ 7점
⑤ 8점

32 치과 진료에서 간호조무사의 기본 업무로 옳은 것은?

① 환자의 잇몸 치료　② 진료 시의 기구 교환
③ 구강 치료　　　　④ 치석 제거
⑤ 구강의 기본 마취

33 치과 기구 소독에 가장 많이 이용되는 멸균 소독 방법으로 옳은 것은?

① 불꽃 소독법　　② 비드 소독법
③ 건열 소독법　　④ 고온유 소독법
⑤ 고압증기멸균법

34 맥진계는 어느 동맥의 측맥파를 기록하는 것인가?

① 대동맥　　　② 요골동맥
③ 추골동맥　　④ 족배동맥
⑤ 상완동맥

35 수욕요법의 치료적 작용으로 옳은 것은?

① 유도 작용　　② 중혈 작용
③ 혈액 정화 작용　④ 지혈 작용
⑤ 면역 작용

보건간호학 개요

36 식중독의 대표적인 증상으로 옳은 것은?

① 현훈, 경련, 설사　② 현훈, 복통, 설사
③ 복통, 현훈, 구토　④ 구토, 현훈, 설사
⑤ 설사, 구토, 복통

37 산업장 근로자에게 업무 도중 원하지도 않고 계획하지도 않은 사건이 발생하여 인명 손상 및 상해, 경제적 손실이 초래되는 것은?

① 산업공해　　② 산업재해
③ 직업병　　　④ 산업장해
⑤ 산업피로

38 열경련을 일으킨 사람에게 해야 할 응급처치로 옳은 것은?

① 등 마사지를 실시한다.
② 더운물 주머니로 찜질을 해준다.
③ 산소를 공급한다.
④ 바람이 잘 통하는 곳에 환자를 눕힌다.
⑤ 영양을 공급한다.

39 우리나라 국민의료비를 증가시키는 원인으로 옳은 것은?

① 의료 서비스 평준화　② 급성질환의 증가
③ 병원 규모의 소형화　④ 인구 감소
⑤ 국민의 소득 수준 향상

40 일차 보건의료의 주체로 옳은 것은?

① 민간 의료기관　② 지역사회 주민
③ 보건진료소　　　④ 보건소
⑤ 정부

41 보건교육에 영향을 주는 환경 요인으로 옳은 것은?

① 소음, 마이크의 종류, 교육자의 수, 의자 배열
② 교육장 크기, 마이크의 종류, 소음, 조명
③ 의자 배열, 조명, 마이크의 종류, 교육자의 수
④ 소음, 주민의 수, 의자 배열, 교육자의 수
⑤ 조명, 소음, 의자 배열, 교육장 크기

42 교육 방법 중 시범의 장점으로 옳은 것은?

① 보건 자료를 사용할 필요가 없다.
② 개개인의 요구를 모두 충족시킬 수 있다.
③ 실무 적용이 용이하다.
④ 교육에 대한 준비 시간이 짧다.
⑤ 학습 경험이 일정해야 학습 목표에 도달 가능하다.

43 모성 사망의 정의로 옳은 것은?

① 임신, 분만, 수유로 인한 사망
② 임신, 유산, 산욕으로 인한 사망
③ 임신, 분만, 사산으로 인한 사망
④ 임신, 유산, 임신중독으로 인한 사망
⑤ 임신, 분만, 산욕의 합병증으로 인한 사망

44 보건소 간호조무사의 업무로 옳은 것은?

① 가족의 건강을 진단한다.　② 환자의 검사물을 채취한다.
③ 치료적 상담을 시행한다.　④ 가정기록지를 작성한다.
⑤ 보건 계몽을 보조한다.

45 현재 공기 1m³가 포화 상태에서 함유할 수 있는 수증기량과 현재 그 중에 함유하고 있는 수증기량의 비를 %로 표시한 것은?

① 표준습도　　　　② 비교습도
③ 쾌적습도　　　　④ 절대습도
⑤ 포화습도

46 식중독의 원인균으로 여름에 호발하는 것은?

① 보툴리누스균　　② 장염비브리오균
③ 살모넬라균　　　④ 포도알균
⑤ 웰치알균

47 급격한 감압에 의해 순환장애와 조직 손상이 일어나는 병으로써 공군 비행사나 잠수부에게 잘 나타나는 질환으로 옳은 것은?

① 군집중독　　　　② 열피로
③ 레이노 증후군　　④ 참호족
⑤ 잠함병

48 처리 비용이 가장 낮으며 공정이 간단하여 전 세계 고형 폐기물의 90% 이상이 이 폐기물 처리 방법으로 처리되며 지하수를 오염시킬 수 있다. 이 처리 방법으로 옳은 것은?

① 소각 처리　　　　② 파쇄 처리
③ 고화 처리　　　　④ 선별 처리

⑤ 매립 처리

49 우리나라에서 수정체수술을 받고 합병증 없이 퇴원하는 환자에게 적용되는 진료비 지불제도는?

① 포괄수가제　　　② 봉급제
③ 행위별수가제　　④ 인두제
⑤ 총액예산제

50 어느 자동차 공장에서 페인트를 분무하여 도장하던 공정과정을 페인트에 담그는 방법으로 개선하였다. 이러한 작업환경 개선 방법으로 옳은 것은?

① 보호구 착용　　　② 대체
③ 분리　　　　　　④ 격리
⑤ 환경 개선

공중 보건학 개론

51 학교에서 감염병 환자가 발생한 경우 보건교사가 가장 우선적으로 취해야 할 조치로 옳은 것은?

① 완치될 때까지 환자를 등교 중지시킨다.
② 곧바로 학생을 집으로 조퇴시킨다.
③ 전교생을 대상으로 예방접종시킨다.
④ 학교를 휴교 조치한다.
⑤ 학교장에게 알린다.

52 우리나라에서 나타나고 있는 고령화의 문제점으로 옳은 것은?

① 청장년의 사회적 부담 감소　② 노년 부양비 감소
③ 노동력 증가　　　　　　　④ 복지비의 지속적인 감소
⑤ 경제 성장의 둔화

53 지역사회간호에 대한 내용으로 옳은 것은?

① 대상자 스스로의 건강관리 능력의 향상에 목표를 둔다.
② 궁극적인 목적은 지역 경제를 향상시키는 것이다.
③ 주로 직접 간호를 통해 이루어진다.
④ 대상의 최소 단위는 지역 주민이다.
⑤ 정부나 지방자치단체를 대상으로 한다.

54 지역사회 건강에 영향을 주는 요인으로 옳은 것은?

① 환경 요인　　　　② 문화 요인
③ 지역 요인　　　　④ 인종 요인
⑤ 성별 요인

55 우리나라의 최근 가족계획사업의 내용으로 옳은 것은?

① 제왕절개 확대　　② 여성 성비의 우위

③ 청소년의 성문제 해결 ④ (임신)중절의 권장
⑤ 모자보건 약화

56 결핵균이 폐에 들어가 염증을 일으키는 질환인 폐결핵의 가장 흔한 전염 경로로 옳은 것은?

① 주사기 등 기구에 의한 감염
② 기침이나 재채기에 의한 비말감염
③ 매개 곤충을 통한 감염
④ 피부 상처를 통한 감염
⑤ 결핵균에 오염된 식품의 섭취에 의한 감염

57 응급 피임법을 사용해야 할 상황으로 옳은 것은?

① 임신 초기 낙태를 원할 경우
② 영구 피임을 원하지 않는 경우
③ 먹는 피임제 복용을 잊은 경우
④ 성폭력으로 인하여 임신이 우려되는 경우
⑤ 임신 5개월 이후 임신을 지속하기 어려운 경우

58 모자보건사업이 중요한 이유로 옳은 것은?

① 질병에 의한 사망률이 낮기 때문이다.
② 다른 연령층에 비해 경제 파급 효과가 가장 크기 때문이다.
③ 다음 세대의 인구 자질에 영향을 미치기 때문이다.
④ 예방 사업 효과가 작기 때문이다.
⑤ 사업의 대상이 적기 때문이다.

59 가정방문의 우선순위로 옳은 것은?

① 결핵 환자 — 임산부 — 신생아
② 임산부 — 결핵 환자 — 신생아
③ 임산부 — 신생아 — 결핵 환자
④ 신생아 — 결핵 환자 — 임산부
⑤ 신생아 — 임산부 — 결핵 환자

60 건강 증진의 개념으로 가장 옳은 것은?

① 건강 잠재력의 개발과 발휘를 통한 건강 수준의 향상이다.
② 건강에 관한 지식 습득을 위한 과정이다.
③ 건강에 관한 가치관의 변화 과정이다.
④ 질병 치료를 통한 건강 능력의 증진이다.
⑤ 특정 질환에 대한 예방 활동이다.

61 고3 수험생인 민수는 입시를 준비하고 있다. 공부할 내용이 어려워서 초조해 하고 있다가 공부할 것이 없다는 핑계를 대며 시험을 잊으려고 애를 쓴다. 민수가 사용하고 있는 방어기제로 옳은 것은?

① 합리화, 억제 ② 전치, 취소
③ 억제, 반동형성 ④ 대치, 억제
⑤ 보상, 전환

62 비행기 사고, 지진, 강간 등 극심한 위협적인 사건으로 심리적 충격을 경험한 뒤 나타날 수 있는 정신장애로 옳은 것은?

① 외상 후 스트레스 장애 ② 공황 장애
③ 사회 공포증 ④ 강박 장애
⑤ 범불안 장애

63 초등학교 저학년인 여아가 여섯 달 전 학교에서 돌아왔을 때 엄마가 외출 중이었고, 집 열쇠가 없어 몇 시간 동안 울면서 엄마를 찾아다녔다고 한다. 그 이후부터 여아는 학교에 등교할 때면 엄마에게 "집에 있을 거지?"라고 수없이 확인하다가 학교에 늦는 경우가 많아졌다. 이후 학원도 그만두었으며, 학교에서 돌아오면 밖에 나가서 노는 일도 없다고 한다. 이 아이에 대한 진단으로 옳은 것은?

① 행동 장애 ② 외상 후 스트레스 장애
③ 정서 적응 장애 ④ 공포 장애
⑤ 범불안 장애

64 임신 10주인 임부가 보건소의 모자보건센터를 방문하여 처음으로 등록하였다. 이때 등록 후 가장 중요한 간호로 옳은 것은?

① 임신중독증을 조기 발견할 수 있는 방법을 교육한다.
② 산과적 진찰로 초음파 검사와 내진을 실시하도록 한다.
③ 임신 3개월까지는 유산의 가능성이 높은 시기이므로 매주 산전 관리를 받도록 한다.
④ 계속적인 산전 관리의 중요성에 대해 알려준다.
⑤ 모자보건센터 이용의 장점과 이용 절차에 대해 안내한다.

65 「정신건강증진 및 정신 질환자 복지서비스 지원에 관한 법률」상 정신건강증진시설에 해당하는 것끼리 묶인 것은?

① 사회복지시설, 정신의료기관, 기도원
② 기도원, 정신의료기관, 정신재활시설
③ 정신재활시설, 기도원, 정신요양시설
④ 정신요양시설, 기도원, 정신의료기관
⑤ 정신의료기관, 정신요양시설, 정신재활시설

66 「결핵예방법」에 의한 결핵예방접종을 받아야 할 의무 대상자로 옳은 것은?

① 출생 후 1개월 이내의 신생아
② MMR 예방접종을 마친 18개월 아동
③ 홍역 예방접종을 마친 12개월 아동
④ 초등학교 1학년 아동
⑤ DTaP 예방접종이 끝난 영아

67 의료기관의 안전관리시설로 옳은 것은?

① 의료 기구 자동화 시설
② 환경개선을 위한 휴게 시설
③ 병원 주변의 교통로 확보에 관한 시설
④ 방사선 위해 방지에 관한 시설
⑤ 도난 방지에 관한 시설

68 「감염병 예방 및 관리에 관한 법률」상 그 발생을 계속 감시할 필요가 있어 발생 또는 유행 시 24시간 이내에 신고하여야 하는 제3급 감염병으로 옳은 것은?

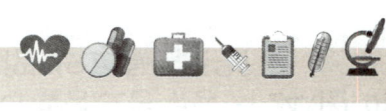

① 페스트　　　　　　　② 일본 뇌염
③ 폐렴구균(폐렴알균)　　④ 세균성 이질
⑤ 신종 인플루엔자

69 「구강보건법」에 의하여 영유아에게 실시하는 구강 검진에 포함되어야 하는 사항으로 옳은 것은?

① 구강 발육 상태　　　　② 구강암 상태
③ 치아마모증 상태　　　　④ 칫솔질의 횟수
⑤ 치주 질환 상태

70 헌혈 증서의 발급 및 교부 등에 대한 설명으로 옳은 것은?

① 수혈 비용의 보상은 혈액원의 의료기관에 대한 혈액 공급 가액만으로 한다.
② 헌혈 증서에 의한 무상 수혈을 요구받은 의료기관은 정당한 이유 없이 이를 거부하지 못한다.
③ 무상으로 수혈 받을 수 있는 혈액제제량은 헌혈 1회당 혈액제제 2단위로 한다.
④ 헌혈자의 헌혈 증서를 양도받은 자는 의료기관에서 무상으로 수혈을 받을 수 없다.
⑤ 혈액원이 헌혈자로부터 혈액을 헌혈 받은 경우에는 헌혈 증서를 반드시 교부하지 않고 보관해야 한다.

 **실기**

71 코위관 영양 시 코위관 삽입 후에 관 끝을 물그릇에 넣어 보는 이유로 옳은 것은?

① 조기 이상에 도움이 되기 때문에
② 오염되지 않게 하기 위해
③ 공기가 들어가지 않게 하기 위해
④ 환자의 체온을 측정하기 위해
⑤ 기도가 아닌 식도로 잘 들어갔는지 확인하기 위해

72 신생아 목욕에 대한 설명으로 옳은 것은?

① 물의 온도는 30℃ 전후로 맞추도록 한다.
② 목욕 전 수유를 시키는 것이 좋다.
③ 목욕물 온도는 팔꿈치를 담가서 확인한다.
④ 목욕의 순서는 발에서 머리 방향으로 한다.
⑤ 출생 후 1~2일에 태지를 제거하도록 한다.

73 혈압계로 혈압 측정 시 주로 이용되는 동맥으로 옳은 것은?

① 관상동맥　　　　　　　② 척골동맥
③ 상완동맥　　　　　　　④ 측두동맥
⑤ 경동맥

74 산화성 살균제로서 상처 면의 소독에 쓰이며, 응혈된 주사기에

묻은 혈액을 용해하기 위해 사용되는 용액으로 옳은 것은?

① 생리식염수　　　　　　② 알코올
③ 붕산수　　　　　　　　④ 크레졸
⑤ 과산화수소(H_2O_2)수

75 환자가 갑자기 쇼크에 빠졌을 때 가장 먼저 취해야 할 간호로 옳은 것은?

① 환자에게 더운물 마사지를 한다.
② 보호자에게 전화로 알려주도록 한다.
③ 찬물수건을 얼굴에 대어 준다.
④ 편평한 바닥에 눕히고 다리를 올려 준다.
⑤ 의사에게 즉시 보고하도록 한다.

76 욕창 예방에 대한 간호 방법으로 옳은 것은?

① 환자에게 솜이불을 덮어 주도록 한다.
② 환자에게 발 받침대를 대어 주도록 한다.
③ 환자에게 항상 앉는 자세를 유지하도록 한다.
④ 2시간 간격으로 환자의 체위를 변경한다.
⑤ 요람(크래들) 사용으로 말초 혈관 순환을 돕는다.

77 대변검사에 대한 내용으로 옳은 것은?

① 채집한 검사물은 멸균된 장소에 보관한다.
② 24시간 냉장고에 보관한 후 검사실로 보낸다.
③ 수집된 검사물을 냉장고에 보관 후 검사실로 보낸다.
④ 소변이나 월경 분비물로 오염되지 않도록 한다.
⑤ 검사 전날 반드시 관장을 하도록 한다.

78 코위관 영양에 대한 설명으로 옳은 것은?

① 영양 전에 흡인해 본 후 50mL 이하인 경우 버린다.
② 영양액 주입 후 코위관을 조절기로 막아 준다.
③ 코위관 영양 직후에 석션을 한다.
④ 영양액을 주사기를 사용해 밀어 넣는다.
⑤ 대상자가 앙와위로 누운 상태에서 실시한다.

79 장기간 침대 안정 중인 환자에게 나타날 수 있는 임상 증상으로 옳은 것은?

① 느리고 약한 맥박　　　② 두근거림(심계항진)
③ 체위 저혈압　　　　　　④ 부종
⑤ 얕은 호흡

80 흡연 교육의 내용으로 옳은 것은?

① 태아의 심장박동을 감소시킨다.
② 태반 순환 감소로 태아 성장이 지연된다.
③ 간접흡연은 태아와 무관하다.
④ 탄수화물 대사를 방해한다.
⑤ 모세혈관을 이완시켜 산소의 효율성을 저하시킨다.

81 대상자를 침대 오른쪽으로 이동하는 방법으로 옳은 것은?

① 대상자의 허리와 허벅지 아래에 간호조무사의 손을 넣고 한 번에 이동한다.
② 베개를 벤 상태에서 이동한다.
③ 대상자의 두 팔을 나란히 편다.
④ 간호조무사는 대상자의 왼쪽에 선다.
⑤ 간호조무사는 대상자의 오른쪽에 선다.

82 보조 지팡이를 사용하는 오른쪽 반신마비(편마비) 환자의 보행을 돕기 위한 간호조무사의 보조법으로 옳은 것은?

① 계단을 오를 때는 지팡이, 오른쪽 다리, 왼쪽 다리 순으로 이동한다.
② 보조할 때는 손으로 환자의 팔을 잡는다.
③ 이동 시 지팡이는 환자의 발 앞 5cm 지점에 놓는다.
④ 평지 보행 시에는 지팡이, 오른쪽 다리, 왼쪽 다리 순으로 걷는다.
⑤ 간호조무사는 환자의 왼쪽에 선다.

83 수술 후 병실로 돌아온 환자에게 체위 변경과 조기 이상을 격려하는 가장 큰 이유로 옳은 것은?

① 환자의 기분 전환을 도와서 빠른 회복을 도모하기 위함이다.
② 환자의 소화를 도와서 장운동을 활성화시키기 위함이다.
③ 수술 후 불안해하는 환자의 안정을 도모하기 위함이다.
④ 수술 부위 감염을 철저하게 예방하기 위함이다.
⑤ 수술 후 호흡기 및 순환기 합병증을 예방하기 위함이다.

84 호흡수가 증가하는 상황으로 옳은 것은?

① 출혈, 낮은 기압, 모르핀 투여
② 정신적 흥분, 출혈, 모르핀 투여
③ 발열, 모르핀 투여, 출혈
④ 쇼크, 출혈, 발열
⑤ 모르핀 투여, 발열, 정신적 흥분

85 관장이나 항문 검사, 등 마찰 시 취해야 할 환자의 체위로 옳은 것은?

① 반좌위   ② 골반고위
③ 무릎 가슴 자세(슬흉위)   ④ 심즈 자세
⑤ 배횡와위

86 심부 체온을 가장 정확하게 반영하는 체온 측정법으로 옳은 것은?

① 고막 체온 측정법   ② 피부 체온 측정법
③ 직장 체온 측정법   ④ 겨드랑(액와) 체온 측정법
⑤ 입안(구강) 체온 측정법

87 수술실에 들어간 간호조무사 K씨의 외과적 손 씻기에 대한 기본 지침으로 옳은 것은?

① 물과 비누를 사용하여 팔꿈치까지 깨끗이 씻도록 한다.
② 환자와 접촉하기 전후에 깨끗하게 씻는다.
③ 타월로 손을 닦을 때 손가락에서 손목 쪽으로 닦는다.
④ 손 씻기 전 수도꼭지를 손으로 직접 만지지 않는다.
⑤ 손 씻기를 할 때 손끝을 팔꿈치보다 높게 한다.

88 소독 및 멸균과 관련된 용어의 정의에 대한 설명으로 옳은 것은?

① 감염 – 세균의 성장과 번식을 억제하는 것
② 멸균 – 아포를 제외한 모든 미생물을 사멸시키는 것
③ 소독 – 유해한 미생물의 성장과 번식, 전파를 억제하는 것
④ 방부 – 물체의 표면에 있는 세균의 아포를 제외한 모든 미생물을 죽이는 것
⑤ 무균 – 감염되지 않은 상태로 병원성 미생물이 없는 상태

89 내과적 무균법이 적용되는 경우로 옳은 것은?

① 드레싱
② 역격리법
③ 개방 상처 소독
④ 수술 부위에 멸균포를 덮는 것
⑤ 분만 보조 시 마스크 착용, 수술 전 장갑 착용

90 요추천자가 끝나고 뇌척수액 누출 방지를 위해 취해 주어야 할 환자의 체위로 옳은 것은?

① 측위   ② 좌위
③ 앙와위   ④ 복와위
⑤ 반좌위

91 충수염 수술을 한 42세 남성 환자 A씨가 의식이 아직 깨어나지 않은 상태로 병실로 돌아왔다. 의식이 없는 환자 A씨의 머리를 한쪽으로 돌려 눕혀주는 이유로 옳은 것은?

① 편안함을 도모하기 위해
② 심호흡을 용이하게 하기 위해
③ 기침을 하기 위해
④ 분비물 배출을 용이하게 하기 위해
⑤ 마취에서 빨리 깨어나게 하기 위해

92 근육주사 시 통증을 줄이기 위한 방법으로 옳은 것은?

① 주사 부위는 문질러 주지 않는다.
② 주사 부위를 살짝 때려 근육이 수축한 상태에서 주사한다.
③ 주사침은 빨리 찌르고 서서히 뽑는다.
④ 약물은 가능한 한 빨리 주입한다.
⑤ 약물을 뽑은 주사기 침은 새것으로 교환한다.

93 얼음주머니의 적용 목적으로 옳은 것은?

① 지혈   ② 근육 이완
③ 고름 형성(화농) 촉진   ④ 대사 증진
⑤ 체온 상승

94 수술 날 아침의 간호 중 수술 환자의 의치나 부분적 틀니(의치)를 제거하는 이유로 옳은 것은?

① 마취 후 분실되기 쉬우므로
② 수액 공급을 원활하게 하기 위해서
③ 기도로 넘어가 질식할 우려가 있으므로
④ 개구기 삽입이 불편하므로

⑤ 의치가 파손되기 쉬우므로

95 시골에서 평생 농사를 짓다가 갑자기 두 달 전부터 음식을 먹으면 소화가 되지 않아 입원한 65세의 남성 노인이 입원 5일째까지 잠자리가 바뀌어 깊은 잠을 이루지 못한다고 호소하고 있다. 이때의 간호 돕기로 옳은 것은?

① 잠들기 전에 화장실을 다녀오도록 도와준다.
② 호출벨을 사용하지 못하게 하고 환자의 취침 의식을 지지한다.
③ 침대에서 떨어지지 않도록 침대 난간을 없애준다.
④ 사람이 많은 다인실로 병실을 옮겨준다.
⑤ 조용하고 안정된 밝은 환경을 만들어 준다.

96 2세 남자 어린이의 귀약 투여에 대한 간호 중재로 옳은 것은?

① 환아가 불안해하므로 보호자가 등을 두드린 상태로 약물을 투여한다.
② 약물 투여 후 약 20분 동안 옆으로 누운 자세를 유지한다.
③ 고막에 손상을 줄 수 있으므로 이도의 입구에서 약을 밀어 넣어 주입한다.
④ 귀약 투여 시 귓바퀴는 후하방으로 당긴다.
⑤ 약물 점적용 귀약은 차게 하여 점적한 후 이주를 2~3번 눌러준다.

97 환자의 코에 약물을 점적하는 방법으로 옳은 것은?

① 투약 후 5~10분간 그대로 누워 있게 한다.
② 약물이 비강 저부로 떨어지면 코로 숨을 쉬게 한다.
③ 투약 전에 절대 코를 풀지 않게 한다.
④ 사골의 상비갑개(위코선반) 우측을 향해 약물을 떨어뜨린다.
⑤ 아픈 귀가 아래로 오게 환자를 옆으로 눕힌다.

98 유치도관을 제거하는 방법으로 옳은 것은?

① 도뇨관 풍선의 용액이 거의 제거되면 도뇨관을 살짝 힘주어 당기면서 제거한다.
② 도뇨관 풍선의 주입액은 반드시 주사기로 빼내어 용량을 확인한다.
③ 도뇨관을 제거한 후에는 반드시 소독솜으로 요도구, 소음순, 대음순을 차례대로 닦는다.
④ 도뇨관 제거 시 환자의 자세는 측위를 취하게 한다.
⑤ 도뇨관 제거 시에는 장갑과 주사기, 소독솜은 멸균 물품으로 준비한다.

99 둔부 근육주사 시 손상되기 쉬운 부위로 옳은 것은?

① 혈관
② 피내조직
③ 피하조직
④ 좌골신경
⑤ 근육

100 한 번 사용한 후 격리실 밖에 걸어두었던 가운을 다시 사용하려고 할 때 이 가운을 입는 방법으로 옳은 것은?

① 가운을 풀 때는 목 끈을 풀고 허리끈을 푼다.
② 걸대에서 내릴 때는 어깨 부분을 잡는다.

③ 모자와 마스크가 필요한 경우 가운을 입기 전에 착용한다.
④ 허리끈을 먼저 묶고 목 끈을 맨다.
⑤ 가운의 바깥쪽 면이 몸에 닿도록 하여 편다.

101 난청 환자와의 의사소통으로 옳은 것은?

① 긴 문장으로 설명한다.
② 입을 작게 벌려 말한다.
③ 환자와 이야기할 때 입을 가린다.
④ 보청기 착용 시 입력을 낮게 조절한다.
⑤ 눈짓으로 신호를 주면서 이야기를 시작한다.

102 누워 있는 환자를 침상머리 쪽으로 이동시킬 때 신체역학의 원리로 옳은 것은?

① 두 발을 모아서 선다.
② 무릎을 펴고 등을 구부린다.
③ 침대에서 멀리 떨어져서 선다.
④ 침대 높이를 허리 아래로 낮춘다.
⑤ 엉덩이와 다리의 큰 근육을 이용한다.

103 의식이 없는 환자에게 수동 운동 범위(관절 가동 범위) 운동을 실시할 경우 어깨 운동 방법으로 옳은 것은?

① 팔꿈치를 잡고 손목을 어깨 쪽으로 구부렸다 펴 준다.
② 전완을 잡고 손바닥을 아래로 향한 후 다시 위로 향하게 한다.
③ 팔을 몸통으로부터 멀어지게 움직였다가 다시 몸통 옆에 놓는다.
④ 머리 양측을 손으로 지지하여 귀가 어깨에 닿도록 옆으로 기울인다.
⑤ 손목을 엄지손가락 쪽으로 구부렸다 새끼손가락 쪽으로 구부려 준다.

104 조영제를 사용하지 않는 자기공명영상(MRI) 검사에 관한 설명으로 옳은 것은?

① 방사성 동위원소가 투여된다.
② 검사 부위에 면도를 시행한다.
③ 고주파를 이용한 단층촬영이다.
④ 검사 시 3분마다 자세를 바꾼다.
⑤ 검사 전 금속 장신구를 제거한다.

105 다음과 같은 상황에서 간호조무사의 반응으로 바람직한 것은?

> 화학요법을 위해 입원한 말기 후두암 환자가 "저도 제 친구처럼 건강했으면 좋겠어요. 여행도 마음껏 다니며 즐길 수 있잖아요."라고 이야기하며 눈물을 흘리고 있다.

① "조금 우울해지시니까 다른 이야기할까요?"
② "이번 치료를 받으시면 금방 좋아지실 거예요."
③ "저라면 다른 생각하지 않고 치료에 전념하겠어요."
④ "마음껏 여행 다니시면서 즐겁게 지내고 싶으시군요."
⑤ "그렇게 마음이 약해지시면 어떻게 친구처럼 여행을 가실 수 있겠어요?"

간호조무사 최종 마무리 테스트
실전 문제 정답 및 해설 — 5회차

● 이 정답의 문제: p.79~86

01	02	03	04	05	06	07	08	09	10	11	12	13	14	15	16	17	18	19	20
⑤	③	④	⑤	①	③	⑤	①	①	⑤	④	②	⑤	⑤	⑤	⑤	①	③	①	②
21	22	23	24	25	26	27	28	29	30	31	32	33	34	35	36	37	38	39	40
⑤	⑤	④	⑤	④	⑤	⑤	③	④	③	④	④	④	④	⑤	②	④	⑤	②
41	42	43	44	45	46	47	48	49	50	51	52	53	54	55	56	57	58	59	60
⑤	③	⑤	④	②	④	⑤	①	②	⑤	⑤	①	⑤	④	⑤	②	④	⑤	①
61	62	63	64	65	66	67	68	69	70	71	72	73	74	75	76	77	78	79	80
①	①	⑤	④	⑤	①	④	②	①	②	⑤	④	⑤	④	④	④	③	②
81	82	83	84	85	86	87	88	89	90	91	92	93	94	95	96	97	98	99	100
⑤	④	⑤	④	④	①	⑤	⑤	②	③	④	③	⑤	①	④	①	②	④	③
101	102	103	104	105															
⑤	⑤	④	③	④															

01 정맥류 완화법
- 조이는 옷을 피한다.
- 적당한 운동을 한다.
- 탄력 양말 착용
- 온수 좌욕
- 장시간 서 있거나 앉아 있지 않는다.
- 배변할 때 억지로 힘을 주지 않는다.
- 다리와 엉덩이를 벽에 기대면서 5분 동안 올린다.

02 p.40의 제2회 문제 75번 해설 참조

03
① : 좌약은 보통 실온에 녹게 만들어졌으며 실온에 보관한다.
② : 기름 종류의 약품은 10℃ 내외로 보관한다.
③ : 연고, 리니멘트, 마사지용 알코올, 소독약 등은 약장의 다른 칸막이에 따로 둔다.
⑤ : 약물은 될 수 있는 한 30℃ 이하의 서늘하고 통풍이 잘되는 곳에 직사광선을 피해 보관한다.

04 척추 골절 시 응급처치
- 척추 골절 시는 처치보다 우선적으로 구조를 요청한다.
- 몸을 똑바로 눕히고, 척추 쇼크를 예방한다.
- 부상자의 머리를 들거나 일으켜 앉히거나 세우거나 걷게 하여서도 안 되며 음료수를 먹이기 위하여 목을 높이는 것은 금물이다.
- 경추, 흉추, 요추의 손상에 있어서도 전신 부목 위에 바로 눕히고 경추 고임대로 대고 삼각건으로 매어 고정시킨다.
- 척추 골절 환자는 판자처럼 단단한 침대를 사용하도록 한다.

05 노인 낙상의 예방
- 정상 보행이 가능한 노인의 경우 간단히 따라 할 수 있는 운동을 한다.
- 규칙적인 운동으로 뼈와 근육을 강화시킨다.
- 적당한 영양식을 섭취하여 적절한 체중을 유지한다.
- 목욕탕에는 타일 때문에 미끄러지지 않도록 매트를 깔아 준다.
- 카펫 가장자리는 테이프를 붙여 바닥에 고정한다.
- 미끄러운 바닥, 손잡이 없는 목욕탕 시설 등을 점검하고 개선한다.
- 반신마비(편마비) 환자 등에게는 침대 난간을 항상 올려 주도록 하거나 침대 높이를 낮추어 주고, 호출기를 손 가까이에 설치해 준다.
- 방이나 마루에 걸레나 장난감이 널려 있으면 치우도록 한다.
- 어두운 실내조명을 개선하고 야간에는 조명을 켜둔다.
- 앉고 일어날 때 천천히 움직이고 보행기나 지팡이 등을 사용한다.
- 무거운 물건이나 큰 물건을 들지 않도록 한다.
- 뒷굽이 낮고 폭이 넓으며 미끄러지지 않는 편안한 신발을 신는다.
- 날씨가 추울 때는 옷을 많이 입고, 근력 강화를 위해 규칙적인 운동을 한다.
- 규칙적인 배뇨 시간을 정해 놓고 화장실 갈 때 돕는다.

06 노인을 위한 수면 교육 내용
- 매일 규칙적이고 적절한 양의 운동을 하되, 잠자기 전에 운동하는 것을 피하고, 수면을 방해하는 성분이 먹는 약 중에 들어 있는지 확인한다.
- 규칙적으로 수면제를 복용하는 것을 금지시키고 수면 습관을 조정하여 아침 기상 시간을 일정하게 유지시킨다.
- 낮잠을 피하고 오랜 시간 동안 자는 것을 조절하도록 한다.
- 과도한 카페인 · 알코올 · 담배를 제한시킨다.
- 밤에 수분 섭취를 제한하고, 잠자기 전에 소변을 보게 한다.
- 배가 고파 잠이 오지 않을 경우에는 간단한 먹거리를 제공한다.
- 침실의 조도를 낮추고 환경 자극을 최소화한다. 예 소음 방지
- 등 마사지를 해 준다.

07 노인 환자의 피부 간호
- 목욕 시 미지근한 물을 사용하고 목욕 수건은 부드러운 것을 이용하게 한다.
- 지방이 많은 중성비누나 순한 비누를 사용하게 한다.
- 지성 피부를 제외하고 건조할 때나 목욕 후에는 기름이나 크림 · 로션 · 습윤제를 바르고 베이비 오일을 사용하게 한다.
- 매일 수영이나 목욕을 하는 경우 윤활제를 바르고 화장 시에는 액체 파운데이션을 사용하게 한다.
- 만성적인 태양 노출 또는 강렬한 자외선 노출은 주름의 증가, 피

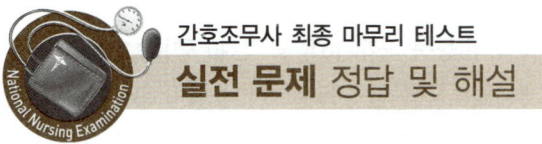 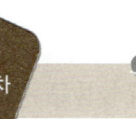 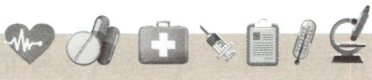

부 착색 및 반점 증가는 물론 피부 질환을 유발할 수 있으므로 가능한 한 피하고 자외선 차단 크림을 바르게 한다.
- 알코올 사용을 금지시키고, 등 마사지 시에는 크림(로션)을 사용하게 한다.
- 가습기를 이용해 적절한 습도를 유지시킨다.

08 예방접종 후의 주의 사항
- 접종 후 20~30분간 접종 기관에 머물러 관찰한다.
- 귀가 후 적어도 3시간 이상 주의 깊게 관찰한다.
- 접종 당일과 다음 날은 과격한 운동을 삼간다.
- 접종 당일은 목욕을 시키지 않는다.
- 접종 부위는 청결하게 한다.
- 접종 후 최소 3일은 특별한 관심을 가지고 관찰하며, 심하게 보채고 울거나 구토, 고열 증상이 나타날 때는 즉시 의사의 진찰을 받는다.
- 아기는 반드시 바로 눕혀 재운다.

09 위축성(atrophic) 질염
- **원인** : 노인성 질염이라고도 하는데, 폐경 상태에서 여성호르몬인 에스트로젠의 부족으로 세균 감염에 취약해지면서 질염에 걸릴 수 있다.
- **증상** : 전형적인 증상으로 폐경 여성에서 고름(화농성)의 질 분비물과 함께 질 점막이 쪼그라들어 부부 관계 시 통증, 출혈 등이 동반될 수 있다.
- **진단** : 현미경상 염증세포가 증가하고 폐경 전 여성에서 대부분을 차지하는 정상적인 상피세포 대신에 부기저 세포(parabasal cell)가 증가한 징후가 나타나면 위축성 질염으로 진단할 수 있다.
- **치료** : 근본적으로 여성호르몬이 부족해서 생긴 질염이므로 국소적인 여성호르몬(예 에스트로젠) 연고나 질정(질 내에 깊숙이 삽입하는 알약 제제)을 사용한다.

10 고혈압의 치료 및 간호 : 비약물적 치료가 가능한 경우 이 방법으로 치료하고 효과가 없으면 단계적으로 약물을 이용한다.
- **비약물적 요법**
  - 과식 및 자극적 음식, 알코올, 카페인의 섭취 금지, 금연
  - 저염식사, 저지방식사(포화지방 섭취 제한)
  - 체중 감소, 스트레스 및 정신적 과로의 완화, 규칙적인 생활 및 유산소 운동
  - 신선한 공기 흡입 및 포타슘(칼륨), 칼슘, 마그네슘 보충제 사용
- **약물 요법** : 이뇨제, 교감신경 억제제, 혈관 확장제, 안지오텐신 전환 효소 억제제, 칼슘 길항제 등

11 p.15의 제1회 문제 5번 해설 참조

12 비뇨계의 구조(배설 과정) : 신장 → 요관 → 방광 → 요도
- **신장** : 신장 구성의 기본 단위는 네프론(nephron)이며 수분과 전해질 균형 유지, 산-염기 균형 조절, 질소성 노폐물 제거, 호르몬 생성(적혈구 조혈 호르몬) 등
- **요관(수뇨관)** : 신우에서 방광까지 소변을 운반하는 가늘고 긴 관

- **방광** : 어른 방광의 용적은 500cc
- **요도** : 소변의 통로로 남성은 18~20cm인데 비해 여성은 3~5cm로 요도의 길이가 짧아 방광염에 걸리기 쉽다.

13 난소의 기능
- 배란과 내분비 작용
- 난포호르몬과 황체호르몬을 생성

14 혈액의 성분
- **혈장** : 약 92%가 수분이며 7%는 단백질, 나머지 1%는 무기염류, 당분, 아미노산, 지방, 호르몬, 기체(산소, 이산화탄소) 등이 차지한다.
- **혈청** : 혈장에서 섬유소원(피브리노젠)을 빼낸 것으로, 혈청 성분 중에서 면역과 상관하는 것이 γ-글로불린인데, 이 속에 항체가 존재한다.
- **적혈구** : 산소와 결합할 수 있는 친화성이 있어 혈액에 의하여 운반되는 약 98%의 산소를 결합시켜 운반한다.
- **백혈구** : 과립 백혈구에는 중성구(호중구), 호산구, 호염기구(호염구) 백혈구의 3종류가 있으며 무과립 백혈구에는 림프구와 단핵구가 있다. 백혈구는 포식작용(식균작용)을 가지고 있어 병원균으로부터 우리 몸을 방어하는 역할을 한다.
- **혈소판** : 혈관 내막에 작은 결함이 생겨 혈액이 유출될 때 지혈작용을 통해 혈액의 소실을 막는 혈액의 고형 성분이다.

15 약물의 의존성과 금단 증상
- 심리적 의존성(습관성)은 약물의 사용을 의지적으로 조절할 수 없는 상태로서 약물의 요구가 격심해져 강박적, 지속적, 주기적으로 약물을 자기 투여하는 상태이다.
- 정신 의존성 약을 중단할 경우 정신적으로 강한 불안감, 강박적 욕구가 발생한다.
- 신체적 의존이 생기면 약물 사용을 중단했을 때 약물 특유의 금단 증상이 나타난다.
- 정신 의존성만 있고 신체 의존성이 없는 것에는 코케인, 각성제, 환각제, 대마, 유기용제 등이 있으며, 신체 의존도를 유발하는 약물에는 모르핀, 마약 진통제, 알코올, 바비튜르산염, 수면 진정제가 있다.

16 피부의 구조 : 피부는 표피와 진피, 그 아래에 지방이 많은 결합조직인 피부밑조직(피하조직)으로 구성되어 있다.
- **표피** : 피부 표면을 덮는 중층 편평상피로 된 얇은 막으로, 신경과 혈관이 분포되어 있지 않다.
- **진피** : 땀샘·모낭·지선 등이 있으며, 피부의 생리적 기능의 대부분이 여기에서 일어난다. 신경과 혈관이 분포되어 있다.
- **피하조직** : 피부와 근육 사이의 조직으로 섬유조직이 그물처럼 되어 있고 그 안에 지방세포가 차 있다.

17 간호사의 사고·과실 방지법
- 자기의 직무 배당을 확실히 알고 일을 한다.
- 의문이 있을 때 언제나 감독자와 의논한다.
- 평소에 자신의 직무에 충실하고자 하는 이념을 갖는다.

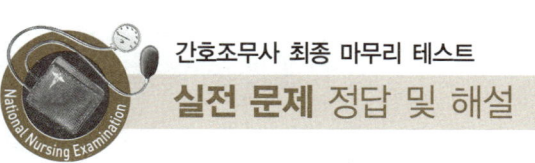

- 쉬운 일이라도 정당한 순서와 절차를 밟아 일을 한다.
- 의사가 구두로 처방을 내려 약을 환자에게 주었을 때는 속히 기록 처방을 받는다.

18 간호조무사가 환자에게 표현하는 동정이나 인정은 정도를 넘지 않도록 해야 하고, 자신은 환자를 돕고 필요한 경우 교육을 해야 할 책임이 있음을 항상 자각하여 직업인으로서의 품위를 잃지 않도록 하며, 환자와의 원만한 의사소통을 위해 환자의 이야기를 주의 깊게 듣는다.

19 업무로 바쁜 가운데 환자가 매트리스(침요)를 갈아 줄 것을 요구할 경우 간호조무사는 자신의 상황을 설명한 후 나중에 갈아 주겠다고 말한다.

20 골절의 응급처치 시 손상 부위를 건드리거나 환자를 함부로 옮김으로써 부러진 뼈끝이 신경, 혈관 또는 근육을 손상케 하거나 피부를 뚫어 복합 골절이 되게 하는 일이 없도록 한다.

21 미숙아에 대한 간호
- 입안의 내용물은 질식의 요인이 될 수 있으므로 입안 내용물과 기도 내의 점액을 제거하고 옆으로 눕혀 준다.
- 체위 변경을 1~3시간 간격으로 해주어 욕창을 예방한다.
- 미숙아의 체온이 36.5~37℃가 되도록 보육기의 온도를 조절한다.
- 보육기 안에서 포유시킬 때는 반좌위 자세가 좋으며, 다 끝난 후에는 오른쪽으로 눕혀 둔다. 이는 흡인을 예방하고 소화가 잘되게 하기 위함이다.
- 미숙아의 기관지 분비액의 건조를 막기 위해 보육기에 습도를 공급해 준다.

22 건강력 조사 : 현재 병력, 과거 병력, 가족력, 월경력, 산과력 등을 조사한다.

23 분만 2기 태아 머리(아두)나 제대의 압박으로 인한 태아의 위험 증상
- 태아의 심음이 불규칙하다.
- 양수에 태변이 섞여 있다.
- 자궁 수축의 회복기가 30~60초 이상 지연된다.
- 태아의 심박동에 변이성·다양성이 없다.

24 파파니콜로(Papanicolaou) 검사
- 목적 : 자궁경관 세포의 도말 검사로서 자궁경부암 진단을 위한 생식기 검진이다.
- 대상자 준비
  - 질경, 면봉, 슬라이드, 장갑 등을 준비한다.
  - 골반내진 자세(쇄석위, 절석위)를 취하도록 돕고, 질경 삽입 시 이완하도록 돕는다.
  - 소변을 보도록 하여 방광을 비워 둔다.
- 주의 사항 : 검사 전 적어도 12시간 동안은 질 세척을 하지 않도록 교육시킨다.

25 대소변 가리기 훈련은 유아의 발달 상태가 준비되어 있을 때, 즉 일반적으로 항문과 요도 괄약근의 수의적 조절 능력이 가능해 지는 시기(아동이 소변을 참고 어머니의 말에 협조할 수 있는 시기)에 시작한다.

26 조산아(미숙아)의 특징
- 매우 작고 야윈 외모와 신체에 비해 머리가 큼.
- 피부는 적색에서 분홍색, 정맥이 보임.
- 솜털이 많고, 피하지방이 적거나 없음.
- 팔꿈치, 손목, 무릎, 발목이 개구리 모양을 하고 있음.
- 손바닥·발바닥에 주름이 적거나 없고, 귀 연골의 발달 미약
- 남아에서 음낭 발달 미약, 고환 하강이 안됨.
- 활동적인 움직임이 거의 없고, 여아에서 음핵 돌출
- 잡는 반사, 빨기 반사, 연하 반사가 없거나 약하거나 비효과적임.
- 체온 유지가 어렵고, 빈번한 무호흡
- 희석된 소변, 주기적 호흡, 환기 저하 등

27 영아·소아·성인의 맥박 확인 방법 : 영아인 경우 상완동맥에서, 소아·성인의 경우 경동맥에서 촉진한다.

28 방임
- 방임은 부모 및 양육자가 아동에게 필요한 음식, 옷, 거주지, 의료 서비스, 건강관리, 안전, 행복 등을 적절히 제공하지 않고 방치하는 것을 의미한다.
- 방치된 아동은 학교 결석, 음식이나 돈 구걸, 의료 및 치아 관련 서비스 부재, 지속적인 위생 불량, 날씨에 어울리지 않는 옷 착용 등으로 알아볼 수 있다.

29 모르핀이나 데메롤은 호흡 억제 작용이 있기 때문에 투약 전 반드시 호흡수를 확인하며, 디곡신과 같은 디기탈리스 투여 시에는 맥박을 관찰하여 서맥 시 의사에게 보고해야 한다.

30 내성 : 약물을 반복 투여할 경우 그 약물의 효과가 감소하게 되어, 같은 치료 효과를 얻기 위하여 사용량을 증가해야 하는 현상을 말한다. 내성이 생긴 균에 대해서는 동일한 약제로는 치유가 어려워진다.

31 아프가 점수

평가 항목 \ 점수	0	1	2
피부 색깔 (Appearance)	청색 또는 창백	몸은 분홍색, 사지는 청색	몸 전체가 분홍색
심박동수 (Pulse, 맥박수)	없음	느리다(100회/1분 미만)	100회/1분 이상
반사 반응 (Grimace)	반응 없음	약간 반응	잘 반응한다.
근 긴장도 (Activity)	축 늘어져 있음	사지가 약간 굴곡 된 상태	잘 굴곡된다.
호흡 상태 (Respiration)	없음	느리거나 불규칙하다.	힘차게 운다.

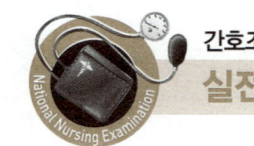 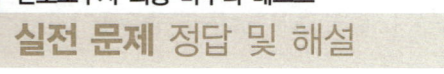

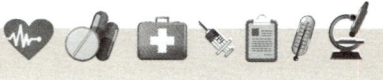

간호조무사 최종 마무리 테스트
실전 문제 정답 및 해설

5회차 Final test

이 정답의 문제 p.79~86

32 간호조무사의 업무 : 구강 진료 대상자 접수, 일반 약속, 진료 대상자 안내, 치과 의사 의자 조절, 구강 진료 기구 소독, 구강 진료 기록 작성 보조, 구강 진료 기구 교환, 인상 채득 준비, 구강 세척, 지출 관리, 치과 의원 청소, 통신 관리, 구강 진료 약속, 구강 진료실 정비, 구강 진료 의자 조절, 구강 진료 조무사 의자 조절, 구강 진료 기구 준비, 구강 액체 흡출, 충전 재료 준비, 구강 진료 후 처치, 구강 진료비 영수, 구강 진료 기록 관리, 은행 거래, 전화 응답 등

33 고압증기멸균법(증기 소독)
• 보통 135℃ 온도에서 3~5분 정도 하거나 121℃에서 20분 정도로 하는 치과 기구의 소독에 가장 많이 이용되는 멸균법이다.
• 치과 기구 소독에 가장 많이 이용되며, 사용하지 않을 때는 코드를 빼놓고 문을 열어 놓아 내부가 녹슬지 않도록 한다.

34 맥진계(脈診計) : 재래 맥진 방법을 의학 공학(ME, Medical Engineering)을 응용하여 객관화한 계기로 요골동맥 측맥파를 미분파로 기록하는 것이다.

35 수욕요법(水浴療法)의 치료 의학적 작용 : 자극과 진정, 혈액 정화 및 혈액순환 촉진, 해독과 중화 작용, 산·염기의 조화를 들 수 있다.

36 식중독의 특징
• 식중독은 병원미생물이나 유해한 화학물질에 오염된 식품을 경구적으로 섭취함으로써 일어나는 것이다.
• 단시간 내에 발생하며, 집단적으로 발생한다.
• 환자에 의한 2차 감염은 드문 것이 특징이다.
• 주증상은 구역, 구토, 복통, 설사 등이다.
• 식중독은 원인 물질에 따라 세균성 식중독, 화학성 식중독, 자연독 식중독 등 크게 세 가지로 분류할 수 있다.

37 산업재해
• 의미 : 산업장 근로자에게 업무 도중 원하지도 않고 계획하지도 않은 사건이 발생하여 인명 손상 및 상해, 경제적 손실이 초래되는 것을 말한다.
• 발생 원인 : 근로자측에서 보면 근로자의 피로, 근로자의 작업상의 부주의나 실수, 근로자의 작업상의 숙련 미달 등을 들 수 있다. 사용자 측에서 보면 주로 산업재해에 대한 안전 대책이나 예방 대책의 미비·부실에 기인한다고 볼 수 있다.

38 열경련
• 원인 : 체내 염화소듐(염화나트륨)의 감소(탈수) → 수분 및 전해질의 평형 실조
• 증상 : 현기증, 구토, 호흡곤란, 두통 등의 전구증상이 있고 주증상은 하지근에 유통성 경련이 일어난다.
• 처치 : 바람이 잘 통하는 서늘한 곳으로 이동, 소금물 섭취, 0.9~1.0% 식염수, 이온 음료, 쉬게 함, 체온 방산 촉진

39 국민의료비 증가 요인

• 의료 기술의 발전
• 보건의료 서비스 종사자 임금 상승 및 투입되는 재료비(예 원료비, 소모품비, 약품비, 장비) 상승, 새로운 첨단 고가 장비 개발과 사용에 의한 의료비 상승
• 보건의료 서비스의 고급화
• 만성질환 급증 : 의료 수요 증가
• 노인 인구의 상승·인구의 노령화 : 의료 수요 증가
• 전 국민 건강보험 : 의료 수요 증가
• 국민의 소득 수준 향상 : 생활 수준 향상에 따른 건강에 대한 국민 의식 변화
• 기타 : 교통수단의 발달, 의료 교육비의 상승

40 1차 보건의료사업의 특성
• 내용 : 지역 주민의 기본 보건의료 욕구 충족
• 수혜 범위 : 일부 계층 아닌 전 인구
• 주체 : 지역사회 주민
• 주민의 참여 : 건강에 영향을 미칠 수 있는 모든 의사결정에 적극적으로 참여
• 기술 수준 : 과학적이고 적절하며 주민이 받아들일 수 있는 수준
• 주요 서비스 제공자 : 지역사회 보건요원
• 조직 지원 : 기술 및 재정 지원 필요
• 자원 활용 : 극대화로 사업의 효과성·효율성 높임
• 다른 분야와의 협조 : 사회개발 차원에서 사회경제적 뒷받침 필요
• 비용 : 지역 주민이 지불 가능한 비용
• 접근성 : 지리적·재정적·문화적·기능적으로 가능해야 함
• 의뢰체계 : 의료전달체계의 첫 단계

41 보건교육에 영향을 미치는 환경 요인 : 조명, 소음, 의자의 배열, 교육장의 크기, 학습자들의 수업 태도 등

42 시범의 특징 : 이론적인 설명만으로 교육이 부족한 경우 실물이나 실제 장면을 만들어 지도하는 교육 방법으로 실무에 적용이 가능하며 현실적으로 교육 내용을 실천 가능하게 하는 효과적인 방법이다.
• 대상자들의 주의 포착과 주의 집중을 시키는 데 효과적인 방법이다.
• 강의실에서 가르친 원리와 실제 상황을 관계를 지으며 대상자들의 사고를 자극하는 도전적인 교육 방법이다.
• 교육 수준이나 학습의 경험이 일정하지 않아도 관찰력에 의한 학습 목표 도달이 용이하다.
• 가장 최근의 내용으로 준비하고, 시범하는 방법은 가장 최신의 방법으로 명확하고 이해하기 쉬워야 한다.
• 집단의 요구나 문제에 따라 다양하게 적용시킬 수 있다.

43 모성 사망(Maternal death)이란 임신 기간 또는 부위와 관계없이, 우연 또는 우발적인 원인으로 인하지 않고, 임신 또는 그 관리에 관련되거나, 그것에 의해 악화된 어떤 원인으로 인하여 임신 중 또는 분만 후 42일 이내에 발생한 사망을 뜻한다.

$$모성 사망률 = \frac{같은\ 해의\ 임신·출산·산욕으로\ 인한\ 모성\ 사망자\ 수}{15~49세\ 가임\ 여성\ 수} \times 100{,}000$$

44 보건소 간호조무사의 업무
- 보건간호사의 지시·감독하에 일일, 주간, 월간 계획 작성
- 보건 통계 작성에 협조
- 보건소의 환경 정리 실시
- 보건 계몽 보조

45
비교습도(상대습도)는 공기 $1m^3$가 포화상태에서 함유할 수 있는 수증기량과 현재 그 중에 함유해 있는 수증기량의 백분율(%)을 말하며, 절대습도는 공기 $1m^3$ 중에 함유한 수증기량, 포화습도는 공기 $1m^3$가 포화상태에서 함유할 수 있는 수증기량을 뜻하고, 포차란 포화습도와 현재 함유한 수증기량과의 차이를 의미한다.

46
장염비브리오균 식중독: 근래에 보고된 병원성 호염균에 의한 식중독으로, 이 균은 여름철 어패류 섭취나 식기류를 잘 닦지 않았을 때, 그리고 절인 식품에서 많이 발생한다. 전파 방법은 불충분한 조리 식품 및 생선회, 어패류를 절인 식품에 의해서 발생하며, 증상은 심한 설사, 복통, 구토를 일으키며 권태감이나 발열의 증상을 나타낸다. 열에 약하여 예방이 가능하다.

47 잠함병
- **원인**: 고압의 작업 후 급속히 감압이 이루어질 때 체내에 녹아 있던 질소가스가 혈중으로 배출되어 공기색전증을 일으키므로 생긴다.
- **증상**: 가장 많이 발병하는 것은 관절염이며, 실신·현기증·시력장애, 전신 또는 반신불수가 올 수 있고, 뇌에 발생하면 생명이 위험하다.
- **대상 작업**: 교량 가설, 터널 공사, 잠수 작업, 공군 비행사
- **치료 및 예방**: 감압 속도를 늦추거나 작업 후 운동하거나 산소를 공급하며, 비만자·고령자·폐나 심장 질환이 있는 자는 업무를 피한다.

48 매립 처리
- 가장 저렴하고 용이한 처리 방법으로, 공정이 간단하여 고형 폐기물의 대부분이 이 방법으로 처리되고 있다.
- 매립 후 지하로 오염 물질이 침투되어 지하수 오염을 일으킬 수 있으며, 매립한 뒤 폐기물로 인한 2차 환경오염을 방지하기 위해 침출수 처리 등 방지 시설을 구비해야 한다.

49 포괄수가제(bundled-payment)
- 포괄수가제는 한 가지 치료 행위가 기준이 아니고, 환자가 어떤 질병의 진료를 위하여 입원했는가에 따라 질병군(또는 환자군)별로 미리 책정된 일정액의 진료비를 지급하는 제도이다.
- 이 제도는 미국에서 의료비의 급격한 상승을 억제하기 위하여 1983년부터 DRG(Diagnosis Related Groups)에 기초를 둔 선불상환제도로 개발하였고 연방정부가 운영하는 메디케어 환자의 진료비 지급방식으로 사용되고 있으며 병원 서비스에 한정하고 있다.
- 우리나라도 부분적으로 포괄수가제를 사용하고 있다. 즉, 수정체 수술(백내장 수술), 항문 수술(치핵 등), 편도 및 아데노이드 수술, 서혜 및 대퇴부 탈장 수술, 충수절제술(맹장수술), 자궁 및 자궁부속기 수술, 제왕절개분만 등 7개 질병군이 실시되고 있다.

50 대체의 분류
- 일반적으로 물질 대체, 공정 대체, 설비 대체[예 수동 → 자동(벤젠 이용 세척 공정 기계를 이용한 자동화 작업장 후드 설치), 가연성 물질을 유리병 대신 철제통에 저장]로 구분
- 일부에서는 물질 대체, 공정 대체, 작업 방법 대체(예 페인트 작업을 분무식에서 전기 흡착식으로 함)로 구분

51
감염성 질환 발생 조치: 학교에서 감염병 환자 발생 시 보건교사는 학교장에게 보고하고 학교장은 즉시 교육감을 경유하여 교육부장관에게 보고해야 한다.

52 고령화의 문제점
- 급격한 고령화에 따른 노령화 지수와 노년 부양비의 증가에 따라 노동력 부족과 청장년층의 사회적 부양 부담을 가중시킨다.
- 생산 가능 인구가 감소하고 노동력이 고령화됨에 따라 고용률 및 노동 생산성 감소로 경제 성장이 둔화될 수 있다.
- 연금 수급자의 증가, 노인 의료비 및 복지비의 상승으로 재정 적자폭이 커질 수 있다.

53 지역사회간호
- 지역사회라는 집단을 간호 대상으로 간호를 제공하고 보건교육을 실시하여 그들 스스로가 건강문제를 해결할 수 있는 적정 기능 수준으로 향상시키는 것을 목표로 하는 과학적인 실천이라 할 수 있으며 궁극적인 목적은 삶의 질을 향상시키는 것이다.
- 지역사회간호는 개인보다 집단을 중심으로 간호를 제공한다.
- 가족은 지역사회의 기본 단위이며 또한 지역사회간호사업의 단위이기도 하다.

54 지역사회 건강에 영향을 주는 요인
- 유전 요인
- 사회·경제 요인
- 의료전달체계
- 의료기관의 수와 분포
- 정치적·사회적 영향
- 주민의 경제 수준
- 환경 요인(예 흡연, 운동 부족 등)

55
우리나라 가족계획사업의 방향: 우리나라는 1962년에 가족계획사업이 국가사업으로 처음 채택된 이래 다음과 같은 사업이 추진·진행되고 있다.
- 청소년 성교육 및 미혼모 예방
- 출산 장려
- 피임 방법의 질적 향상
- 출생 성비의 불균형 해소
- 모자 보건의 강화
- (임신)중절의 예방

56 결핵이 전파되는 방법
- 결핵 환자의 기침이나 재채기로 비말 감염(가장 흔한 전염 경로)
- 밀집 생활 환경에서 직접 감염
- 결핵에 걸린 소의 우유 제품을 통한 감염

57 **응급피임법을 사용해야 할 상황** : 성교 후 응급피임법은 계획되지 않은 성교, 피임의 실패, 불확실한 피임법 사용, 성폭력 등으로 불시의 성행위 후 임신을 방지하기 위한 것이다.

58 **모자보건사업의 중요성**
- 모성과 아동의 건강은 다음 세대의 인구 자질에 직접적인 영향을 준다.
- 지속적인 건강관리와 질병 예방사업에 효과가 크며 다음 세대에 영향을 준다.
- 임신부와 영유아는 질병에 이환되기 쉽고, 영유아기의 건강문제는 치명률이 높거나 후유증으로 장애가 되기 쉽다.
- 모자 보건의 대상 인구가 전체 인구의 50~70%로 인구의 다수를 차지한다.
- 임신, 분만, 산후(산욕) 시 일어날 수 있는 사망을 감소시킨다.

59 **감염을 고려한 가정방문의 우선순위** : 신생아 · 미숙아 → 임산부 → 학령전 아동 → 학동기 아동 → 성병 환자 → 결핵 환자

60 **건강 증진** : 건강 증진이란 사람들의 건강을 개선시키고 조정 능력이 증가하도록 이끌어가는 과정으로 건강을 더 나은 상태로 더욱 더 증진시키려는 노력을 의미하며, 건강 잠재력의 개발과 발휘를 통해 건강 수준을 향상시키는 것이다. 또한 건강에 영향을 미치는 생활 습관의 긍정적 변화를 촉진하는 것이다.

61 **방어기제의 유형**
- **합리화** : 인식하지 못한 동기에서 나온 행동을 그럴 듯하게 이치에 맞는 이유를 내세우는 것
- **억제** : 마음에 고통을 주는 기억을 의식적으로 잊으려고 노력하는 것
- **전치** : 적대감처럼 다루기 힘든 감정이나 공격적인 행동을 덜 위협적이고 힘이 없는 사람이나 사물에게 이동시키는 것
- **반동형성** : 생각, 감정, 충동이 곤란스러워서 그 생각이나 행동과 반대되는 것을 나타내는 것
- **대치** : 어떤 대상에게 향했던 태도, 요구, 공격적 행동을 다른 대상에게로 옮기는 것
- **보상** : 자신의 성격, 지능, 외모 등과 같은 이미지의 결함을 메우기 위해 무의식적으로 노력하는 것

62 p.38의 제2회 문제 64번 해설 참조

63 **범불안 장애**
- 6개월 이상 지속적이고 만성이며 지나치게 비현실적인 걱정과 불안을 호소한다면 범불안 장애로 진단내릴 수 있다.
- 범불안 장애는 대상자의 두드러진 증상이 소심함, 걱정, 신경과민일 때 진단하며 공포 장애, 외상 후 스트레스 장애보다는 심하지 않은 것이 특징이다.
- 범불안 장애를 겪는 사람들은 직업, 재정, 건강, 죽음, 가족, 우정, 연인 관계 등 일상의 다양한 일들에 관해 재앙을 예상하고 과도하게 걱정한다. 이러한 만성적이고 강렬한 불안과 걱정이 대인

관계, 직업 활동과 같은 일상생활의 기능을 저해한다.
- 증상은 피로, 두통, 메스꺼움, 근육 긴장, 근육통, 호흡 곤란, 집중 곤란, 떨림(trembling), 경련(twitching), 과민함, 동요, 발한, 설사, 불면증, 홍조 등 다양하다.

64 **모자보건센터의 기능** : 임신부가 보건소의 모자보건센터에 등록하기 위해 방문하였을 경우 먼저 등록 및 건강기록부를 작성하게 한 후 모자보건센터에서 받을 수 있는 혜택이나 산전 상담 및 진찰의 필요성에 대하여 지도해 주도록 하고, 무엇보다 중요한 것은 계속적인 산전 관리의 중요성에 대하여 인지시켜 주도록 한다.

65 **정신건강증진시설의 정의** : 정신건강증진시설이란 정신의료기관, 정신요양시설 및 정신재활시설을 말한다.
- **정신의료기관** : 의료법에 의한 의료기관 중 주로 정신 질환자의 진료를 목적으로 시설 기준 등에 적합하게 설치된 병원 또는 의원 및 병원급 의료기관에 설치된 정신건강의학과를 말한다.
- **정신요양시설** : 정신 질환자를 입소시켜 요양 서비스를 제공하는 시설을 말한다.
- **정신재활시설** : 정신 질환자 또는 정신건강상 문제가 있는 사람 중 대통령령으로 정하는 사람(정신 질환자 등)의 사회적응을 위한 각종 훈련과 생활지도를 하는 시설을 말한다.

66 **결핵예방접종** : 결핵예방접종에 관한 사항은 「감염병의 예방 및 관리에 관한 법률」 제24조부터 제33조까지의 규정을 준용한다. 이 경우 "예방접종"은 "결핵예방접종"으로 본다(의무대상자는 출생 후 1개월 이내의 신생아).

67 **의료기관의 안전 관리 시설(시행규칙 제35조)** : 의료기관은 환자, 의료관계인, 그 밖의 의료기관 종사자의 안전을 위하여 다음의 시설을 갖춰야 한다.
- 화재나 그 밖의 긴급 상황에 대처하기 위해 필요한 시설
- 방사선 위해방지에 관한 시설
- 채광 · 환기에 관한 시설
- 전기 · 가스 등의 위해 방지에 관한 시설
- 방충 · 방서 · 세균 오염의 방지에 관한 시설
- 그 밖에 진료 과목별로 안전 관리상 필수적으로 갖추어야 할 시설

68 p.57의 제3회 문제 66번 해설 참조

69 **임산부 · 영유아 구강 검진 내용** : 특별자치시장, 특별자치도지사 및 시장 · 군수 · 구청장은 임산부 및 영유아에 대하여 실시하는 구강검진에는 다음의 사항이 포함되어야 한다.
- **임산부** : 충치(치아우식증) 상태, 치주 질환(잇몸병) 상태, 치아 마모증 상태, 그 밖의 구강 질환 상태
- **영유아** : 충치(치아우식증) 상태, 치아 및 구강 발육 상태, 그 밖의 구강 질환 상태

70 ① : 수혈 비용의 보상은 혈액원의 의료기관에 대한 혈액 공급 가액과 의료기관의 혈액 관리료 및 수혈 수수료를 합한 금액으

로 한다. 다만, 수혈을 받은 자가 다른 법령의 규정에 의하여 수혈 비용의 일부를 지급받은 경우에는 그 금액을 제외한 금액으로 보상할 수 있다.
- ③ : 무상으로 수혈받을 수 있는 혈액제제량은 헌혈 1회당 혈액제제 1단위로 한다.
- ④ : 헌혈자 또는 그 헌혈자의 헌혈 증서를 양도받은 사람은 의료기관에 그 헌혈 증서를 제출하면 무상으로 혈액제제를 수혈받을 수 있으며 수혈을 요구받은 의료기관은 정당한 이유 없이 그 요구를 거부하지 못한다.
- ⑤ : 혈액원이 헌혈자로부터 헌혈을 받았을 때에는 보건복지부령으로 정하는 바에 따라 헌혈 증서를 그 헌혈자에게 발급하여야 한다.

71 코위관 삽입 후 위관의 위치 확인법 : 코위관이 적절한 위치에 놓여 있지 않을 경우 구멍으로 배액이 되지 않기 때문에 구멍과 배액이 만나도록 체위를 변경시키거나 코위관을 조금 더 삽입하거나 코위관을 돌려 본다.
- 관 끝을 물그릇에 넣고 방울이 생기는지 확인한다. 만일 방울이 생기면 위가 아니라 기관에 삽입된 것이므로 관을 빼서 다시 넣는다.
- 검상돌기 끝부분에 청진기를 대고 위관에 주사기로 5~10cc의 공기를 집어넣으면서 "괄괄"거리는 공기의 흐름이 들리는지 확인한다. 공기 흐름 소리가 들리면 위 내로 들어간 것이다.
- 주사기를 위관에 연결하여 강하지 않게 조심스럽게 위 내용물을 흡인해 본다.

72 신생아 목욕
- 팔꿈치를 물에 담가 보아서 대체적인 물의 온도를 맞추도록 한다(40℃ 전후).
- 목욕 시간은 5~10분간이 적당하고 매일 같은 때에 하도록 하고 수유를 하기 전에 하는 것이 좋다.
- 씻는 순서는 얼굴을 시작으로 두미 방향으로 진행한다.
- 출생한지 1~2일 된 신생아 피부에 있는 태지는 제거하지 않는다.

73 상완동맥 : 측정띠(커프)의 줄이 두 개 있는 곳의 중앙이 상완동맥 위에 위치해야 한다. 상박에서 혈압을 가장 많이 측정하므로 상완동맥(상박동맥)이 가장 많이 사용된다.

74 과산화수소(H_2O_2)수 : 고농도(6~25%)에서 아포를 사멸시키며 분해 산물이 물과 산소이므로 환경친화적이다.
- 맑은 용액으로서 밝은 곳에 두거나 가열하면 쉽게 분해된다.
- 산화성 살균제로서 상처 면의 소독에 쓰인다.
- 3% 용액이 쓰이며, 응혈된 주사기의 소독에 적합하다.

75 쇼크 시 간호 : 환자가 갑자기 쇼크에 빠졌을 때에는 가장 먼저 편평한 바닥에 눕히고 다리를 올려준 후 체온을 보존해준다.

76 욕창 예방에 대한 간호 방법
- 피부에 가해지는 압력을 완화시키기 위해 변압 매트리스(침요), 진동 매트리스(침요), 공기 매트리스(침요)나 물 매트리스(침요)를 사용할 수 있다.
- 복와위는 욕창 예방을 위한 가장 이상적인 자세이지만, 사지 마비 환자·척수 손상 환자·말초 부종 환자·둔부 근육 견축 환자는 이 자세를 취하게 할 수 없다.
- 매 2시간마다 체위를 변경시키고 욕창 부위에 압력이 가지 않게 한다.
- 천골(엉치뼈) 부위에 발적이 생겼을 경우 측위를 취해 주며 30° 각도로 비스듬하게 침대에 눕힘으로써 몸과 매트리스가 닿는 면적을 넓혀서 압력받는 부위의 압력을 줄여주고, 무릎 사이에 베개를 끼워 준다.

77 기생충 검사를 위한 대변 검사물을 받는 방법 : 뚜껑 있는 채변용기에 2~3g의 대변을 받아 뚜껑을 닫고 마르지 않게 한 후 즉시 검사실로 보낸다.

78 코위관 영양 시 주의사항
- 위관 위치를 확인하기 위해 위 내용물을 흡인해서 내용물이 100mL 이상 나왔을 때 약물 주입을 연기하거나 내용물을 다시 밀어 넣고 간호사에게 보고한다.
- 위관의 조절기를 잠그어 주입된 약물이 흘러나오지 않도록 하고 위관을 옷에 고정시킨다.
- 환자를 일어나 앉게 하고 앉을 수 없으면 침대 머리를 적어도 45° 정도 높이고 반듯하게 눕게 한다(반좌위 ; 파울러 자세).

79 체위 저혈압 : 장기간 누웠다가 일어났을 때 수축기압이 30mmHg 이상 감소하거나 확장기압이 10mmHg 이상 감소하는 것을 의미한다. 누워 있거나 앉아 있다가 갑자기 일어나는 경우 혹은 장시간 서 있는 경우에 혈액이 자연적으로 하반신에 모이게 된다. 이때, 심장으로 들어가는 혈액량이 감소하여 혈압이 갑자기 내려가는 현상이다. 젊고 건강한 사람은 갑자기 자세를 변경하더라도 신경 반사가 작동하여 정상 혈압이 유지되지만 노인이나 임신부들은 저혈압이 잘 생긴다.

80 임신 중 흡연이 태아에게 미치는 영향
- 임신 중 흡연 시 모세혈관을 수축시켜 산소의 효율성을 저하시키고, 비타민과 미네랄 대사를 방해하며, 태반 순환 감소로 태아 성장이 지연된다.
- 니코틴과 담배의 다른 독소는 태아의 호흡 속도를 느리게 하고 심장박동을 증가시킨다.
- 흡연은 유산 가능성과 유아기 사망률을 높인다.
- 저체중아를 낳을 가능성이 비흡연 여성의 2배이며 아기의 키도 작다.
- 흡연 여성의 자녀는 태어난 후 언어와 지적 발달의 지체를 보이기도 한다.

81 침대 오른쪽 또는 왼쪽으로 이동 : 대상자를 이동하고자 하는 쪽에 선다. → 간호조무사는 대상자의 두 팔을 가슴 위에 포갠다. → 상반신과 하반신을 나누어 이동시킨다. → 한 손은 대상자의 목에서 겨드랑이를 향해 넣어서 받치며, 다른 한 손은 허리 아래에 넣어서 상반신을 이동시킨다. → 하반신은 허리와 엉덩이 밑에 손을

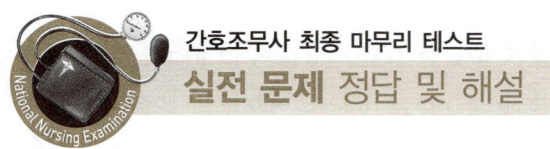 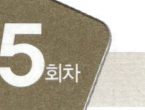 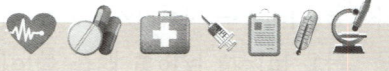

깊숙이 넣고 이동시킨다. → 대상자의 머리에 베개를 받쳐 안락한 자세를 취하게 한다.

82 반신마비(편마비) 환자의 이동 보행 돕기
- 보조 지팡이를 사용하여 환자 스스로 이동 시에 보조자는 환자의 불편한 쪽에 서서 보조해주고, 보조자가 환자를 부축하여 지팡이 없이 함께 이동할 때도 보조자는 환자의 불편한 쪽에 서서 환자의 불편한 팔을 잡고 이동한다.
- 보조 지팡이를 사용하는 경우 평지 및 계단을 내려갈 때 이동 방법은 '지팡이 → 마비 쪽 다리 → 건강한 다리'의 순서이다. 계단을 올라갈 때는 '지팡이 → 건강한 다리 → 마비 쪽 다리'의 순서이다.
- 지팡이는 환자의 발 앞 15cm, 옆 15cm 지점에 놓는다.

83 수술 후 간호
- 체위 변경 : 통증 및 욕창 방지와 조속한 회복, 폐와 순환기 합병증을 예방하기 위해 적어도 매 2시간마다 체위 변경을 해야 한다.
- 조기 이상 : 조기 이상을 장려하는 이유는 수술 후 호흡기·순환기 합병증을 예방하기 위함으로 장운동을 증진시키고 기관지 분비물 배출에 도움을 준다. 또한 신체 활동을 활발하게 함으로써 복부 팽만증, 폐렴, 혈전 정맥염 등을 예방할 수 있다.
- 심호흡 격려 : 기체교환을 촉진시켜 순환을 증가시키고 폐 확장을 도울 뿐만 아니라 효과적인 기침을 유도하여 무기폐와 폐렴과 같은 폐 합병증을 예방하기 위해 심호흡을 격려한다.

84 호흡에 변화를 주는 요인
- 연령, 성별 : 나이가 어리면 호흡이 대체로 빠르고, 여성은 남성보다 약간 빠른 경향이 있다.
- 운동 : 근육 운동은 일시적으로 호흡수를 증가시킨다.
- 소화 : 음식물을 소화시키는 동안 호흡수가 약간 증가한다.
- 감정 : 쇼크, 공포나 정식적 흥분은 대체로 호흡수를 증가시킨다.
- 약품 : 모르핀·데메롤 등은 호흡을 느리고 깊게 하며, 카페인과 아트로핀은 호흡을 자극하므로 빠르고 얕은 숨을 쉬게 한다.
- 체온 : 체온이 증가(발열)하면 호흡이 증가한다.
- 출혈 : 혈액이 감소되면 혈액 내의 산소가 감소되고 이산화탄소가 증가되어 호흡이 증가한다.
- 쇼크 : 복부 큰 동맥이 울혈되며, 호흡은 증가한다.
- 기압 : 낮은 기압에서는 산소의 양이 부족해지므로 호흡이 증가한다.
- 신진대사율 : 신진 대사율이 증가하면 호흡이 증가한다.
- 통증 : 통증이 심할 경우 호흡이 증가한다.

85 심즈 자세(Sim's position, 측와위)
- 반복위로 측와위와 복와위의 중간 형태이다.
- 무의식 환자의 구강 내 분비물의 배액 촉진, 마비 환자의 천골(엉치뼈)이나 대전자 부위의 압박 감소, 관장·항문 검사 시에 적절한 자세 유지를 위해 사용된다.

86 고막 체온의 특징

- 고막 및 이도는 체온조절중추가 있는 시상하부와 동일한 동맥으로부터 혈액 공급을 받고 있어 정확한 심부 온도 측정을 위한 가장 좋은 부위이다.
- 측정이 용이하고 빠르며 측정 시간도 짧아 효과적일 뿐만 아니라 구강이나 점막의 접근을 통해 일어날 수 있는 세균이나 오염의 전파를 예방하고, 음식 섭취 여부에 영향을 받지 않는다.
- 피와 뇌척수액과 같은 귀 분비물이 있을 경우 고막 체온을 금한다.

87 외과적 손 씻기 : 손은 상지에서 가장 깨끗한 부위이다.
- 손끝을 위로 하여 팔꿈치가 항상 아래로 가도록 한다.
- 원형 동작으로 닦는다.
- 2~5분 정도 손소독제를 이용하거나 항균 비누와 물을 사용하여 손을 씻는다.
- 손 씻기를 마친 후는 어떠한 경우에도 손으로 수도꼭지를 만지지 않는다.
- 무균술을 위하여 손을 씻을 때는 발이나 다리로 조절되는 수도꼭지 시설이 필요하다.
- 수술실에 들어가기 전 솔과 비누를 사용해 팔꿈치 위까지 닦는다.
- 흐르는 물로 헹구고 멸균 타월로 닦는다.
- 손을 닦은 후 가슴 이하로 내리지 않는다.

88 소독 및 멸균과 관련된 용어 정의
- 멸균 : 아포를 포함한 모든 미생물(병원성 및 비병원성균)을 전부 사멸 **예** 외과 수술용 기구, 심장 또는 요로 카테터, 주삿바늘, 정맥주사용 수액, 몸에 삽입하는 물질 등
- 소독 : 감염성 병균을 죽이는 방법으로, 병원성 미생물을 사멸시킨다. 세균의 아포는 사멸시키지 못함.
- 방부제(정균) : 직접 세균을 죽이지 않고 세균의 생활 환경이나 서식을 불리하게 하여 유해한 미생물의 증식이나 발육을 저지한다. **예** 붕산수
- 무균 : 감염되지 않은 상태로 병원성 미생물이 없는 상태
- 감염 : 질병을 일으킬 수 있는 미생물이 숙주에 침입해 증식하는 상태
- 살균 : 세균을 죽이는 것
- 면역 : 미생물의 침입에 대한 인체의 저항력

89 내과적 무균술이 요구되는 경우 : 코위관 삽입, 관장액 주입, 배액관 비우기, 직장 튜브 삽입, 장루 교환, 귀 점적 투여, 역격리 시

90 요추천자 시 주의 사항
- 척수액을 갑자기 다량 제거 시 쇼크 증상이 나타날 수 있다.
- 천자 후 환자에게 척수액의 유출을 막기 위하여 머리와 다리가 수평(앙와위)이 되게 자세를 취해 준다.
- 천자 후 24시간 안정시켜 주고 불안감이 있으면 표현하게 하며, 식이 및 수분을 적당하게 준다.

91 수술 후 구역과 구토
- 최근 마취 방법과 유형의 변화로 수술 후 구토는 많이 감소되기는 했으나 아직도 수술 후 구역과 구토는 흔히 발생하고 있다.

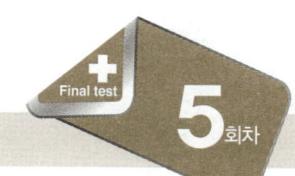

- 구역 및 구토와 관련된 요인은 마취 전 투약, 마취의 종류, 수술의 유형, 위장 내 액체 축적, 위의 팽창, 불안·공포 같은 심리적 요인이다.
- 환자가 구토할 때 가장 중요한 간호는 토물이 폐로 흡인되는 것을 방지하는 것이다.
- 토물이 입에서 흘러나오도록 옆으로 눕혀 질식을 예방하고 환자를 격려한다.

92 근육주사의 통증을 줄이기 위한 방법
- 약물은 가능한 한 서서히 주입한다.
- 주사침은 빨리 찌르고 빨리 뽑는다.
- 약물을 뽑은 주사기의 침은 새 것으로 교환한다.
- 주사 부위는 반흔 조직이 없는 부위여야 하며, 충분히 문질러 준다.
- 주사 후 통증이나 단단함은 더운물 주머니를 대어줌으로써 완화시킬 수 있다.

93 얼음주머니 적용 목적
- 체온을 내리고 통증을 완화시키기 위함이다.
- 출혈 시 혈관 수축을 돕기 위함이다.(지혈 목적)
- 두통을 없애고 근육 긴장도를 증가시키기 위함이다.
- 염증이나 고름(화농)을 덜어 주고 대사 활동을 감소시키기 위함이다.
- 타박상이나 관절이 삐었을 때(염좌 시) 부종을 덜기 위함이다.

94 수술 환자의 의치나 부분적 의치를 제거하는 이유: 목에 의치가 막혀 호흡 기능의 장애나 상처를 내거나 분실 및 파손되는 것을 막기 위해서 의치나 부분적 의치는 제거하여 그릇에 넣어 귀중품과 같이 보호자가 보관한다.

95 수면을 위한 간호
- 조용하고 안정된 어두운 환경을 만들어 준다.
- 잠들기 전에 화장실을 다녀오도록 도와준다.
- 침대에서 떨어지지 않도록 침대 난간을 올려 준다.
- 호출벨 사용법을 설명하고 환자의 취침 의식을 지지한다.
- 취침 전 우유를 마시게 한다.

96 귀약 투여
- 손을 씻은 후 약 카드에 쓰여진 대로 약을 꺼내어 3번 확인한다.
- 작은 물그릇 안에 약병을 담가서 실내 온도와 같은 온도로 약을 데운다.
- 약을 약 카드와 같이 투약 쟁반에 놓은 후 환자를 확인하고 귀약 넣는 것을 설명한다.
- 아픈 귀가 위로 오게 환자를 옆으로 눕힌다.
- 점적기에 처방된 용량의 약을 뽑아 놓는다.
- 외이도를 똑바르게 하기 위하여 귓바퀴를 잡아당겨야 하는데, 아동의 경우 3세 미만은 이수(lobe)를 후하방(귓바퀴를 아래쪽 뒤쪽으로 잡아당겨서)으로 잡아당기고, 3세 이상 아동과 성인은 후상방으로 잡아당긴다.
- 처방된 양의 약을 귀에 떨어뜨려 넣고 약이 이도로 흘러들어 가게 이주(귓기둥)를 귀 안쪽으로 두세 번 꼭 눌러 준다.
- 점적기 끝을 외이도에 대고 약물을 점적하면 이도를 막아 고막에 손상을 줄 수 있으므로 이도의 1cm 정도 위에서 점적한다.
- 투약 후 5~10분 동안 약을 넣을 때의 자세(측위)대로 있게 한다.
- 사용한 물품을 정리하고 투약한 것을 투약 기록지에 기록한다.

97 코에 약을 넣는 법
- 필요하면 투약 전 코 안의 모든 이물을 제거한다.
- 앙와위로 눕히고 베개를 어깨 밑에 괴어 주어 머리가 침대에 닿게 한다.
- 약을 다 넣을 때까지 삼키지 말라고 환자에게 일러 준다.
- 지시된 양의 약을 사골 상비갑개(위코선반) 중앙을 향해 점적한다.
- 약물이 비강 저부로 떨어지면 입으로 숨을 쉬게 한다.
- 투약 후 약 5~10분간 머리를 낮게 하는 자세로 있게 한다.
- 만약 약이 목으로 흘러내려 쓴맛이 느껴지면 뱉도록 한다.

98 유치도관 제거
- 제거 전에 필요에 따라 방광 훈련을 할 수도 있다.
- 방광에 남아 있는 소변을 모두 소변 주머니로 빼낸다.
- 외상을 받지 않도록 방광 안에 있는 풍선을 주사기를 이용하여 제거한다.
- 대상자에게 심호흡을 하게 한 후에 천천히 도뇨관을 빼낸다.
  - 필요시 회음 간호를 한다.
  - 카테터 제거 후 첫 6시간 동안 자가 배뇨 여부를 관찰한다.
  - 자연 배뇨 실패 시 도뇨관 재삽입을 고려한다.

99 둔근 근육주사 시 손상되기 쉬운 부위는 좌골신경이다.

100 격리실 밖에 걸어 둔 가운의 사용: 격리실 밖에 걸어 둔 가운은 오염된 면(가운의 바깥 면)이 밖으로 노출되지 않도록 함으로써 일반 환경을 보호하게 한다. 가운에서 깨끗하다고 간주하는 부분은 가운의 안쪽 면과 목 부분이며, 가운을 입을 때는 필요한 경우 가운을 입기 전에 모자와 마스크를 착용한 후 목끈을 먼저 매고 허리끈을 맨다. 반대로 풀 때는 허리끈을 먼저 풀고 손을 씻은 후 목끈을 푼다.

101 난청 환자와 대화하는 방법
- 밝은 방에서 입술을 천천히 움직이면서 입 모양을 볼 수 있도록 환자의 눈을 보며 정면에서 간단히 이야기한다.
- 어깨를 두드리거나 눈짓으로 신호를 주면서 이야기를 시작한다.
- 입 모양으로 이야기를 알 수 있도록 입을 크게 벌리며 정확하게 말한다.
- 몸짓, 얼굴 표정 등으로 이야기 전달을 돕는다.
- 말의 의미를 이해할 때까지 되풀이하고 이해했는지 확인한다.
- 보청기를 착용할 때는 입력은 크게, 출력은 낮게 조절한다.
- 환자의 의사소통 유형을 미리 숙지하고, 차분하게 말을 알아듣도록 한다.

102 신체 균형은 기저면이 넓을수록, 중심이 낮을수록, 기저부 가까이에 올수록 더 잘 이루어진다. 기저면은 발을 넓게 벌림으로써 넓어진다. 중심은 둔부와 무릎을 웅크린 자세로 굽힘으로써 쉽게 낮

103 수동 운동 범위(관절 가동 범위) 운동 시 진동

- 수동 운동 범위 운동 시 간호조무사는 대상자의 관절 부위 밑에 손을 받쳐 운동시킬 관절을 지지하게 잡는다.
- 마비되어 발휘하지 못하고 있는 근육에서 수동 운동을 시켜줄 때 근육이나 관절을 지지하는 방법은 i) 손을 사용하여 관절을 부드럽게 감싸 컵을 만드는 방법(cupping), ii) 관절을 편평하게 놓고 손바닥으로 근육이나 관절을 지지하기(supporting), iii) 한 손은 관절 아래쪽에 놓고 다른 한 손은 사지관절의 먼 쪽 끝을 잡아 받치는 방법(cradling) 등이 사용된다.
- 아기가 없는 환자에게 수동 관절 범위(ROM) 운동을 실시할 경우 운동은 근위부로부터 원위부까지 이어지다가 다시 물품을 놓게 한다.

104 자기공명영상(MRI) 검사 시 주의 사항: 검사실에 들어가기 전 몸에 붙은 물품(시계, 머리핀[예: 보청기, 자성 물품, 신용카드] 등)은 모두 제거해야 한다. 심장박동기(ICD), 인공관절, 금속성 물체 등이 몸에 있을 수는 있다. 자기장의 영향에 대해 자세히 살펴야 한다. 특히 MRI가 가지는 강한 자기장은 주변의 철 물질에 대해 강력한 자력으로 작용한다. 그리고 자기장 내에 놓인 인체 조직의 공명현상을 이용하기 때문에 전자기장(electromagnetic field)과 전파장의 상호 작용을 이용하여 3차원의 세밀한 영상을 얻을 수 있으며, 장기의 기능적인 이상에 대한 영상정보를 얻고 있다.

105 경청: 환자가 이야기하는 것을 다시 반복해줌으로써 환자가 자신이 한 말을 다시 생각하고 감정을 명료화할 수 있는 반응이다. 예를 들어 내용이나 감정(공감정), 그리고 환자가 마음에 품고 있는 생각이 나가도록 배려하는 것이다. 예 "어제부터 갑자기 통증이 생기고 있어요.", "그 통증이 어제부터 생겼다는 말씀이군요.", "그래서 짜증이 났어요." "이해합니다.", "그러시겠어요."

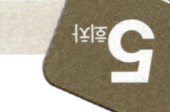

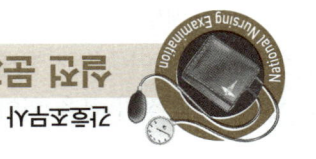

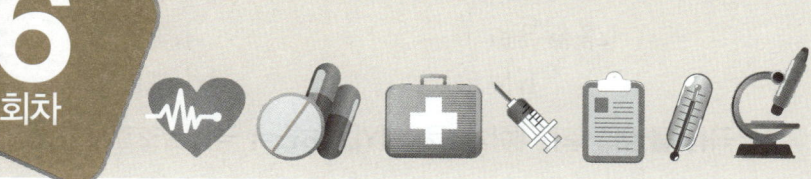

간호조무사 실전 문제 - 6회차

● 정답 및 해설 : p.105~113

기초간호학 개요

01 입덧을 심하게 하는 임신부 A씨에게 간호조무사가 지도해야 할 내용으로 옳은 것은?

① 1회 섭취량을 늘린다.
② 진정제를 복용한다.
③ 고지방 식사를 권장한다.
④ 아침 일찍 공복 시에 활동한다.
⑤ 아침에 잠에서 깨어 움직이기 전에 마른 비스킷을 먹는다.

02 말기암 환자가 자신의 진단명을 모르고 있을 때 간호조무사의 태도로 옳은 것은?

① 가족에게 알린다. ② 계획된 지시에 충실히 따른다.
③ 환자에게 사실을 알려 준다. ④ 의사소통을 하지 않는다.
⑤ 더욱 친절하고 명랑하게 대한다.

03 탈수 시 나타나는 증상으로 옳은 것은?

① 경련 ② 피부 긴장도 증가
③ 갈증 ④ 많은 소변량
⑤ 체온 하강

04 임신 후반기에 특히 결핍되기 쉬운 영양소로 옳은 것은?

① 탄수화물, 비타민 ② 칼슘, 철분
③ 지방, 섬유소 ④ 단백질, 섬유소
⑤ 섬유소, 비타민

05 심폐소생술을 할 때 가슴압박을 하는 이유로 옳은 것은?

① 폐에 공급되는 혈액을 차단하기 위하여
② 심장과 뇌로 공급되는 혈액을 차단하기 위하여
③ 간장에 충분한 혈액을 공급하기 위하여
④ 신장에 충분한 혈액을 공급하기 위하여
⑤ 심장과 뇌로 충분한 혈액을 공급하기 위하여

06 투약과 관련된 약어 중 q.i.d, a.c, hs의 뜻이 바르게 나열된 것은?

① 하루 4번, 취침 시, 식전 ② 식전, 하루 4번, 하루 2번
③ 하루 4번, 식전, 취침 시 ④ 하루 4번, 취침 시, 하루 4번
⑤ 하루 2번, 하루 4번, 취침 시

07 급성 충수염 환자가 응급실에 왔을 때 간호조무사가 할 수 있는 간호로 옳은 것은?

① 진통제를 투여한다. ② 관장을 시킨다.
③ 응급수술을 한다. ④ 더운물 주머니를 대어 준다.
⑤ 얼음주머니를 대어 주고 수술할 때까지 관찰한다.

08 위절제술 후 발생하는 덤핑증후군(급속 이동 증후군)의 예방법으로 옳은 것은?

① 앙와위를 취하여 식사하도록 한다.
② 음식 섭취 후 소화제를 복용한다.
③ 음식물을 소량씩 자주 먹는다.
④ 식사 도중 물을 많이 먹는다.
⑤ 한꺼번에 많은 음식을 먹도록 한다.

09 비수유부의 유방 울혈을 완화시킬 수 있는 방법으로 옳은 것은?

① 유방에 더운물주머니를 대어 준다.
② 탄력 붕대로 유방을 묶어 준다.
③ 유즙을 자주 짜도록 격려한다.
④ 진통제는 사용하지 않고 물을 마신다.
⑤ 유두에 자극을 주도록 한다.

10 다음의 환자에서 보이고 있는 구강 점막의 특징적인 소견으로 옳은 것은?

> 태어난 지 14개월 된 여아가 고열과 전신에 피부 발진을 보여 응급실로 입원하였다. 환자는 약 일주일 전부터 열이 있으면서 콧물과 기침 증세와 설사를 하였고, 입원 이틀 후부터 구강 내 점막에 좁쌀만한 크기의 수포성 반점들이 관찰되면서 얼굴부터 시작된 피부 발진이 몸통과 하지로 번져 나갔다.

① 칸디다증 ② 단순포진
③ 선천 매독 ④ 백반증
⑤ 코플릭 반점(Koplik spot)

11 무의식 환자에게 물이나 음료수를 금지시켜야 하는 이유로 옳은 것은?

① 요실금의 우려가 있기 때문에
② 혈압을 상승시킬 우려가 있기 때문에
③ 구역질을 일으킬 우려가 있기 때문에
④ 수술을 해야 하기 때문에
⑤ 기도 흡인을 예방하기 위하여

12 일반적인 정상 신생아의 심박동수로 옳은 것은?

① 80~120회/min ② 120~140회/min
③ 160~200회/min ④ 200~240회/min
⑤ 240~280회/min

13 신생아실에 근무하는 간호조무사가 얼굴이 창백하고 우유를 토하는 신생아를 발견하였다. 이때 간호조무사가 취해야 할 행동으로 옳은 것은?

① 아기를 발견한 후 흡인기를 가지러 가면서 간호사를 부른다.

② 아기를 발견한 후 기관 내 삽관을 하여 기도를 열어 준 후 간호사에게 보고한다.
③ 아기를 일으키면서 간호사의 도움을 요청하도록 한다.
④ 아기를 일으켜서 우유를 닦아 주고 간호사의 도움을 요청한다.
⑤ 아기를 측위나 복와위로 취하여 등을 두드린 후 간호사의 도움을 요청한다.

14 화상을 입은 환아의 응급처치로 옳은 것은?

① 강산에 의한 화상인 경우 알칼리 용액을 부어 준다.
② 어린이와 부모를 격리시켜 안정을 시키도록 한다.
③ 화상의 상처는 젖은 수건으로 덮는다.
④ 순환 상태 및 기도 유지, 호흡을 확인한다.
⑤ 화염 화상의 경우 환아를 눕혀서 찬물을 부어 준다.

15 분만후출혈에 대한 설명으로 옳은 것은?

① 출혈 시 케겔 운동을 하도록 한다.
② 출혈 시 자궁 저부에 얼음주머니를 대어 준다.
③ 분만 후 절대안정을 취할 경우 발생한다.
④ 자궁 이완 시 자궁 경부 마사지를 실시한다.
⑤ 보통 1,000cc 이상을 분만후출혈로 본다.

16 임신부의 자간전증 증상으로 옳은 것은?

① 식욕 감소
② 정맥류
③ 고혈압
④ 비정상적인 체중 감소
⑤ 요통과 빈혈의 증가

17 간호조무사의 건강관리 행위 중 고쳐야 하는 경우는?

① 손끝을 보호하기 위해 손톱을 길게 기른다.
② 교대근무를 위해 체력을 단련한다.
③ 감염을 막기 위해 손을 자주 씻는다.
④ 밤 근무가 연속되는 경우에는 주간에 충분한 수면과 휴식을 취한다.
⑤ 서서 하는 일이 많으므로 발을 다치지 않도록 주의한다.

18 탯줄(제대) 간호의 방법으로 옳은 것은?

① 탯줄(제대) 박동이 멈추기 전에 결찰한다.
② 탯줄(제대)은 75% 알코올로 닦아 준다.
③ 붕산가루를 바르고 노출시켜 놓는다.
④ 건조된 소독 거즈로 덮어 놓는다.
⑤ 항생제 연고를 바르고 소독 거즈로 덮는다.

19 남성의 고환에서 분비되고 성적 자극, 남성 생식기의 발육 등을 맡고 있으며 남성의 제2차 성징을 나타내는 호르몬으로 옳은 것은?

① 알도스테론
② 테스토스테론
③ 타이록신
④ 프로제스테론
⑤ 인슐린

20 경구투약이 가능한 환자로 옳은 것은?

① 연하 곤란이 있는 환자
② 유동식 섭취 환자
③ 무의식 환자
④ 계속 토하는 환자
⑤ 금식 환자

21 약물의 투약과 조제에 대한 서면 지시서인 처방전에 사용하는 약어와 그 의미가 옳은 것은?

① NPO − 처방
② p.r.n. − 매 시간마다
③ OD − 좌측 눈
④ a.c. − 식후
⑤ stat. − 즉시

22 백내장이나 녹내장 수술을 한 후 수술한 눈에 거즈 안대를 하는 이유로 옳은 것은?

① 안구 통증을 줄이기 위해
② 빛 반사를 차단하기 위해
③ 동공 축소를 막기 위해
④ 동공 확대를 막기 위해
⑤ 안구 운동을 최소화시키기 위해

23 아동의 급성 백혈병에 관한 설명으로 옳은 것은?

① 성숙한 백혈구가 급속하게 증가하는 것이다.
② 가장 흔한 형태는 급성 비림프구성이다.
③ 침범된 비장과 간 및 림프샘은 침윤되어 위축된다.
④ 2~6세 사이의 아동에서 발병률이 높다.
⑤ 뇌종양 다음으로 많이 발생하는 악성 종양이다.

24 간호 업무를 보조하는 간호조무사의 업무로 옳은 것은?

① 환자에게 드레싱을 한다.
② 환자의 입·퇴원을 돕는다.
③ 진단 결과를 묻는 환자에게 검사 결과를 설명한다.
④ 환자에 대한 진찰을 실시한다.
⑤ 환자의 검사물을 채취한다.

25 신생아 황달 치료를 위한 보육기 광선요법에 대한 간호로 옳은 것은?

① 보육기 내의 온도를 측정한다.
② 탈수 증상을 관찰하고 눈 주위를 밝게 한다.
③ 수분을 제한시키고 오한이 나지 않도록 한다.
④ 체위를 고정시켜 움직이지 못하게 한다.
⑤ 목욕을 금지하고 위관 영양을 실시한다.

26 교감신경을 자극했을 때 일어나는 생리 현상으로 옳은 것은?

① 방광 수축
② 눈물 생성 분비 촉진
③ 혈관 확장
④ 소화기능 운동 촉진
⑤ 동공 확장

27 간호조무사는 누구의 지시와 감독하에 간호 업무를 하는가?

① 의료기사
② 의사
③ 간호사
④ 병원 행정가
⑤ 환자

28 직업윤리를 준수해야 하는 이유로 옳은 것은?

① 의사와의 관계를 돈독하게 해준다.
② 임금 협상 시 유리한 입장에 서게 된다.
③ 문제 해결 시 지혜롭고 양심적인 판단을 하게 된다.
④ 도덕적인 비난을 피할 수 있다.
⑤ 법적인 책임 한계를 없앨 수 있다.

29 환자의 위급한 증상을 즉시 보고하지 않아 치료 받을 시기를 놓쳐서 위해가 발생되었을 경우 간호조무사의 법적 책임으로 옳은 것은?

① 정당방위 행위
② 불법 행위
③ 주의의무 태만 행위
④ 무면허 행위
⑤ 월권 행위

30 기관지 천식 아동을 위한 교육 내용으로 옳은 것은?

① 집안 분위기를 밝게 하기 위해 화초를 키운다.
② 심한 일교차에 노출되지 않도록 한다.
③ 집안을 깨끗하게 진공청소기로 청소하도록 한다.
④ 애완견을 키워 정서적 안정을 유지한다.
⑤ 카펫을 마루에 깔아 보온을 유지한다.

31 태어난 지 20개월 된 유아의 어머니는 유아용 변기를 사용하여 대소변 가리기 훈련을 하고 있는데 전혀 나아지지 않는다고 호소한다. 이때 간호조무사의 대답으로 옳은 것은?

① "시간을 정확하게 맞추어 변기에 앉혀 보세요."
② "유아가 대소변을 그냥 싸면 따끔하게 야단을 쳐 주세요."
③ "유아가 준비될 때까지 좀 더 기다려 주세요."
④ "변기에 성공적으로 변을 보았을 때 칭찬해 주세요."
⑤ "변기의 크기가 유아에게 적절한지 확인해 보세요."

32 치과에 근무하는 간호조무사의 역할 중 가장 기본적인 업무로 옳은 것은?

① 환자의 치아를 발치한다.
② 치아의 방사선 촬영을 실시한다.
③ 마취제를 미리 준비하고 진료 전 마취를 직접 시행한다.
④ 진료 도중 진공흡인장치를 적절히 사용한다.
⑤ 환자를 치과치료의자에 앉히고 치석을 제거한다.

33 충치(치아우식증)의 예방법으로 옳은 것은?

① 침(타액) 점성의 증가
② 철분과 칼슘의 섭취
③ 플루오린(불소)치약의 금지
④ 구강 청결 유지
⑤ 당분 섭취 권장

34 뜸의 작용으로 옳은 것은?

① 혈액순환 작용, 지혈 작용
② 신진대사 작용, 조혈 작용
③ 면역 작용, 혈액순환 작용
④ 마취 작용, 중혈 작용
⑤ 진통 작용, 지혈 작용

35 부항 요법 시 주의해야 할 사항으로 옳은 것은?

① 출혈 증상이 심한 사람에게는 부항 치료를 삼간다.
② 만성병 치료 과정 중 명현이 심하면 압력과 횟수를 늘린다.
③ 치료 후 피로감이 심한 경우 한 달 정도의 휴식이 필요하다.
④ 육식 또는 산성식품을 섭취하도록 권장한다.
⑤ 대상자의 건강 상태와 상관없이 부항 요법을 실시한다.

보건간호학 개요

36 국민 의료비에 포함되는 항목으로 옳은 것은?

① 치과에서 발치하고 지불한 금액
② 병원 이용 시 사용한 교통비
③ 병원 환경 개선비
④ 전문 인력의 교육 보조비
⑤ 영구적인 보건 서비스 연구

37 직업병과 발생 원인이 바르게 연결된 것은?

① 경견완 장애 — 진동
② 고산병 — 조명 부족
③ 진폐증 — 분진
④ 안진(안구진탕증) — 기압
⑤ 빈혈 — 소음

38 청소년들을 대상으로 금연 교육 프로그램을 진행하려고 한다. 폐암 사진을 보여 주고 금연의 긍정적인 면을 인식하도록 하는 교육은 어느 단계에서 이루어지는가?

① 도입 단계
② 전개 단계
③ 평가 단계
④ 종결 단계
⑤ 어느 단계나 가능

39 공기 중 0.03%를 차지하는 무색, 무취의 기체로 약산성을 나타내며, 실내 공기 오염의 지표로 사용되는 것은?

① 오존
② 산소
③ 질소
④ 이산화탄소
⑤ 일산화탄소

40 국가가 자력으로 생계를 유지할 수 없는 사람들, 보험료 부담 능력이 없는 저소득층에 의료를 공공부조 방식으로 보조하는 것은?

① 사보험
② 산업재해보험
③ 의료급여
④ 사회보험
⑤ 건강보험

41 대기오염의 영향으로 옳은 것은?

① 오존층 파괴, 호르몬 생성 촉진
② 식물의 성장 촉진, 호르몬 생성 촉진
③ 오존층 파괴, 식물의 성장 촉진
④ 열사병 피해, 식물의 성장 촉진

⑤ 지구온난화, 오존층 파괴

42 감자에서 발생하는 식중독의 원인 독소로 옳은 것은?

① 베네루핀　　　　② 테트로도톡신
③ 어고톡신　　　　④ 머스카린
⑤ 솔라닌

43 가연성 물질을 유리병 대신 철제통에 저장하는 일은 어떤 관리 방법이라 할 수 있는가?

① 변형　　　　　② 대체
③ 밀폐　　　　　④ 격리
⑤ 환기

44 대중매체를 이용한 보건교육의 장점으로 옳은 것은?

① 왕래식으로써 가장 효율적인 방법이다.
② 개인 사정이 충분히 반영되고 고려될 수 있다.
③ 집단 결정에 도달하기가 어렵다.
④ 짧은 시간에 많은 사람에게 정보를 전달한다.
⑤ 다른 방법에 비하여 비용이 적게 든다.

45 1980년 「농어촌 등 보건의료를 위한 특별조치법」에 의하여 일차 보건의료를 제공하기 위해 설치된 것은?

① 보건소　　　　　② 모자보건센터
③ 보건지소　　　　④ 보건의료원
⑤ 보건진료소

46 효과적인 일차 보건의료에 대한 설명으로 옳은 것은?

① 의사, 간호사를 통해서만 접근이 이루어져야 한다.
② 지역사회 주민의 적극적인 참여가 있어야 한다.
③ 정부가 중심이 되어 계획적으로 진행해야 한다.
④ 정부의 지불 능력에 맞는 의료 수가가 제공되어야 한다.
⑤ 지역사회에서 가장 흔하지 않은 질병 관리부터 우선한다.

47 왕래식 교육 방법인 그룹토의(집단토의)의 장점으로 옳은 것은?

① 실제 상황을 연출할 수 있다.
② 많은 대상자가 참여할 수 있다.
③ 일방적인 문제 해결이 가능하다.
④ 대상자들이 능동적으로 참여한다.
⑤ 대량의 내용을 전달할 수 있다.

48 수질오염 현상 중 녹조 현상에 대한 설명으로 옳은 것은?

① 영양염류가 많이 유입되도록 하는 것이 녹조 현상 예방에 도움이 된다.
② 바다나 호수에 영양염류가 줄어들면 녹조가 발생한다.
③ 생활하수 정화 후 바다나 호수에 유입되게 하는 것은 녹조 현상을 증가시킨다.
④ 갯벌을 보존하는 것은 녹조 현상 예방에 도움이 된다.
⑤ 적조류의 과다 번식으로 물빛이 녹색으로 변하는 현상이다.

49 장시간 컴퓨터 사용으로 인해 발생하는 건강장애로, 목이나 어깨의 결림현상, 눈의 피로, 정신신경계 증상을 동반하는 것은?

① VDT 증후군　　　② 소음 난청
③ 잠함병　　　　　④ 항공병
⑤ 진폐증

50 도심이 인위적 열 생산의 증가, 자연적 공기의 흐름 지연 등으로 변두리 지역보다 온도가 높아져 따뜻한 공기는 상승하고, 도시 주위로부터 도심으로 찬바람이 흐르게 되는 현상으로 옳은 것은?

① 오존층 파괴　　　② 온실효과
③ 스모그 현상　　　④ 산성비
⑤ 열섬 현상

공중 보건학 개론

51 인구동태에 대한 통계 자료로 옳은 것은?

① 인구밀도　　　　② 인구 크기
③ 연령별 인구　　　④ 성별 인구
⑤ 출생률

52 만성질환의 위험 요인으로 옳은 것은?

① 직업 요인　　　　② 문화 요인
③ 의학 요인　　　　④ 성별 요인
⑤ 종교 요인

53 장티푸스의 주된 전파 경로로 옳은 것은?

① 파리나 모기 등의 곤충　　② 병원에서 사용하는 의료 기구
③ 환자의 혈액　　　　　　④ 환자의 피부나 점막
⑤ 환자나 보균자의 대소변에 오염된 음식물

54 지역사회 간호 과정 중 계획 단계와 관련된 내용으로 옳은 것은?

① 결혼 상태와 교육 정도 파악
② 지역 주민의 건강 문제 확인
③ 지역 소재 기관의 파악
④ 관찰 가능한 목표의 설정
⑤ 간호 요구의 사정

55 범이론적 변화 단계 모형에 따를 경우 다음의 내용에 해당하는 단계로 옳은 것은?

보통 하루에 평균 담배 2갑을 피우는 김씨는 건강을 위해 금연해야겠다고 생각하던 차에 한 달 뒤인 내년부터 담배 값이 크게 오른다고 하자 그때까지 방법을 생각하여 실행에 옮기려고 마음먹었다.

① 계획 이전 단계 ② 계획 단계
③ 준비 단계 ④ 행동 단계
⑤ 유지 단계

56 가족에게 제공되어야 하는 간호 서비스에 대한 요구는 누구에 의해 결정되는가?

① 정부 시책에 조건 없이 따른다.
② 지역 유지들의 요구에 의한다.
③ 개인이나 가족의 필요에 기초를 둔다.
④ 전문가의 자문에 의한다.
⑤ 보건간호 감독관 지시에 의한다.

57 지역사회 간호사업의 기본 단위인 가족에 대한 설명으로 옳은 것은?

① 가족은 축소-형성-확대-해체의 과정을 거친다.
② 가족은 상호 배타적 집단이다.
③ 가족은 이차적 집단이다.
④ 가족은 사회적 환경에 영향을 받지 않는다.
⑤ 가족은 공동체이다.

58 다음의 여성 환자 K씨가 사용하고 있는 방어기제로 옳은 것은?

> 41세의 여성 환자 K씨는 정신 치료를 받던 중 자신이 말하고 싶지 않은 것에 대한 질문을 받자 갑자기 의자가 불편하다고 말하면서 트집을 잡는 행동을 하였다.

① 주지화 ② 보상
③ 저항 ④ 억압
⑤ 합리화

59 매독 관리에 대한 설명으로 옳은 것은?

① 태아의 선천 매독을 예방하기 위하여 임부에게 매독 검사를 실시한다.
② 분만 직후 신생아 눈에 질산은 용액이나 항생제를 점적한다.
③ 부부 중 한 사람이 감염되었을 때 부부 중 한 사람만 치료받으면 된다.
④ 광범위하게 항히스타민제를 사용하여 환자를 치료한다.
⑤ 매독은 임신 중기, 즉 임신 24주 이내에 치료해야 한다.

60 결핵 반응을 위한 검사를 실시한 후 검사 부위가 부풀어 오르면서 양성이라는 결과를 얻었다. 가장 옳은 해석은?

① 질병이 계속해서 진행 중임을 의미한다.
② 결핵균에 노출된 경험이 있음을 뜻한다.
③ 비교적 오랜 기간 만성적으로 병을 앓고 있음을 뜻한다.
④ 전혀 결핵균에 노출된 경험이 없음을 뜻한다.
⑤ 결핵균에 의한 합병증을 앓고 있음을 뜻한다.

61 외상 후 스트레스 장애 환자의 회복기 대처 기술 증진을 위한 간호로 옳은 것은?

① 치료하더라도 시간이 지남에 따라 과거의 영향이 증가할 수 있음을 알려 준다.
② 새로운 견해나 관점을 제공하여 외상적 사고에 대한 주관적인 지각을 갖도록 한다.
③ 미래를 회상할 때 나타나는 신체적·심리적 반응을 조절하기 위한 이완 요법을 교육한다.
④ 생명을 위협할 정도의 정신적 외상은 절대 치유될 수 없다는 것을 인식시켜준다.
⑤ 환자의 비논리적 사고를 현실적으로 대치해 주고 환자의 실제적인 역할을 인식할 수 있도록 돕는다.

62 항체를 사람이나 동물에게서 얻어 주사하며, 예방 목적 외에 치료 목적으로 이용되며 접종 즉시 효력이 생기는 반면 저항력이 약하고 효력의 지속 시간이 짧은 면역은?

① 선천면역 ② 인공 피동면역
③ 자연 피동면역 ④ 인공 능동면역
⑤ 자연 능동면역

63 국가 예방접종 중 하나인 DTaP는 어떤 질병의 약어인가?

① 디프테리아, 결핵, 파상풍 ② 디프테리아, 파상풍, 백일해
③ 폴리오, 백일해, 파상풍 ④ 폴리오, 디프테리아, 파상풍
⑤ 폴리오, 결핵, 파상풍

64 출산한 지 6개월 된 어머니가 영아를 데리고 보건소에 처음 방문하였다. 이때 지역사회 간호조무사가 가장 먼저 해야 할 일로 옳은 것은?

① 예방접종에 대하여 보건교육을 한다.
② 성장 발달 상황을 측정한다.
③ 검진 후 추후 방문 시기를 안내한다.
④ 친절하게 건강 상담을 한다.
⑤ 등록 및 건강 기록부를 작성한다.

65 「혈액관리법」에서 사용하는 용어에 대한 설명으로 옳은 것은?

① 혈액제제는 혈액이 아닌 원료로 하여 제조한 의약품이다.
② 부적격 혈액은 대통령령으로 정한다.
③ 혈액원은 허가 없이도 혈액 관리 업무를 실시할 수 있다.
④ 헌혈자는 혈액원에 자기의 혈액을 유상으로 제공하는 자이다.
⑤ 혈액은 인체에서 채혈한 혈구 및 혈장을 말한다.

66 구강보건사업 계획의 수립 및 통보에 대한 설명으로 옳은 것은?

① 시장·군수·구청장은 특별시·광역시·도의 구강보건사업 세부 계획을 수립한 후 이를 당해 계획이 실시되는 연도의 전년도 10월 31일까지 시·도지사에게 통보하여야 한다.
② 시·도지사는 구강보건사업 세부 계획과 집행 계획을 당해 계획이 실시되는 연도의 전년도 1월 31일까지 보건복지부 장관에게 통보하여야 한다.
③ 학교 구강보건사업에 관해 당해 교육감 또는 교육장과 미리 협의해야 한다.
④ 구강보건사업 계획의 수립 절차 등에 관하여 필요한 사항은 대통령령으로 정한다.

⑤ 구강보건사업 기본 계획은 특별시장·광역시장·도지사가 수립
한다.

67 「결핵예방법」상 임상적, 방사선학적 또는 조직학적 소견상 결핵
에 해당하지만 결핵균 검사에서 양성으로 확인되지 아니한 자를
지칭하는 것은?

① 결핵균 발생자　　　　② 잠복 결핵 감염자
③ 전염성 결핵 환자　　　④ 결핵 의사 환자
⑤ 결핵 환자

68 「정신건강증진 및 정신 질환자 복지서비스 지원에 관한 법률」의
기본 이념으로 옳은 것은?

① 정신 질환자는 다른 사람과 자유로이 의견 교환을 할 수 없다.
② 정신 질환자는 보호자에 의한 입원이 권장되어야 한다.
③ 정신 질환자는 원칙적으로 자신의 재산에 대해 후견인을 세워야
한다.
④ 미성년자인 정신 질환자는 특별히 치료, 보호 및 교육을 받을 권
리를 가진다.
⑤ 정신 질환자는 입소를 원칙적으로 하여 입소가 최대화 되도록
한다.

69 인플루엔자, 연성하감 등의 유행 여부를 조사하기 위하여 표본
감시 활동이 필요한 감염병은?

① 제1급 감염병　　　　② 제2급 감염병
③ 제3급 감염병　　　　④ 제4급 감염병
⑤ 인수공통 감염병

70 요양 환자 30인 이상을 수용할 수 있는 시설을 갖추고 의료 서
비스 제공을 목적으로 개설된 요양 병원에 입원 가능한 자로 옳
은 것은?

① 정신 질환자　　　　② 노인성 질환자
③ 콜레라 환자　　　　④ A형 간염 환자
⑤ 백일해 환자

⏳ **실기**

71 코위관 영양이 끝난 후 환자에게 취해 주어야 할 체위로 옳은
것은?

① 30분간 좌위를 취해 주어 위 내용물의 소화를 돕는다.
② 환자를 편안하게 쉬도록 앙와위를 취해 준다.
③ 복강을 넓게 하기 위하여 무릎가슴 자세(슬흉위)를 취해 준다.
④ 구토의 위험이 있으므로 복위를 취해 준다.
⑤ 특별히 취해야 할 자세는 없다.

72 수혈로 인한 부작용을 피하기 위해 가장 중요한 것은?

① 수여자와 공여자의 혈액형이 일치하는지 조사한다.
② 수혈 전에 대상자의 활력징후를 측정하도록 한다.
③ 수혈한 부위를 면도하고 소독 용액으로 닦는다.
④ 투여 시 아주 작은 바늘을 사용한다.
⑤ 투여하기 전에 혈액을 체온만큼 덥힌다.

73 디스크 수술을 받은 52세 여성 환자가 유치도관을 제거한 후 6
시간째 소변을 보지 못하고 있다. 이 환자의 정상 배뇨 증진을
위한 간호로 옳은 것은?

① 쪼그리고 앉아서 소변을 보도록 한다.
② 간헐적 도뇨법을 실시한다.
③ 소변을 배출할 때까지 수분 섭취를 제한한다.
④ 차가운 변기를 제공한다.
⑤ 따뜻한 물을 회음부에 부어 준다.

74 발열이 있는 대상자의 간호로 옳은 것은?

① 전신 마사지　　　　② 보행 권장
③ 산소 공급　　　　　④ 수분 섭취 권장
⑤ 고습·고온 유지

75 적합한 처치를 신속히 수행하지 않음으로 인해 상처 감염의 위
험이 가장 높은 경우로 옳은 것은?

① 둔기로 맞아 멍이 든 상처　② 부종을 동반한 염좌
③ 인위적인 자상　　　　④ 오염된 피부의 손상
⑤ 상처 부위의 출혈

76 감염 병동에 근무하는 간호조무사가 교차 감염을 예방하기 위해
서 유의해야 할 사항으로 옳은 것은?

① 결핵 병동에서만 마스크를 착용한다.
② 손에 상처가 있을 때는 근무를 하지 않는다.
③ 손을 씻을 때는 베타딘 비누를 사용하여 각각 14분씩 씻는다.
④ 간호 처치 시에는 맨손으로 실행한 후 손을 잘 씻는다.
⑤ 간호를 하기 전후 1분 이상 흐르는 물에 반드시 손을 씻는다.

77 호흡 측정 방법으로 옳은 것은?

① 호흡이 규칙적이면 15초를 재어 2를 곱한다.
② 들숨(흡기), 날숨(호기)을 합하여 1회로 측정한다.
③ 호흡 측정에 대하여 설명한 후 호흡을 측정한다.
④ 활동 후 즉시 호흡을 측정한다.
⑤ 요골맥박을 재고 손을 뗀 후 측정한다.

78 금식을 필요로 하지 않는 검사로 옳은 것은?

① 심전도　　　　　　② 위장관 촬영술
③ 기관지경검사　　　④ 기초 신진대사율
⑤ 간기능검사

79 임신 중에 있는 임신부가 즉시 보건소나 병원에 가서 진찰을 받
아야 할 증상으로 옳은 것은?

① 정맥류　　　　　　② 요통

③ 빈뇨　④ 속쓰림
⑤ 질 출혈

80 물품에 따른 소독법과 멸균법이 바르게 연결된 것은?

① 고무 카테터-고압 증기 멸균법
② 리넨류-저온 살균법
③ 플라스틱-E.O 가스 멸균법
④ 내시경-자비 소독법
⑤ 식기-고압 증기 멸균법

81 심장 질환이 의심되는 환자의 요골맥박 측정 결과 맥박이 불규칙하고 맥박 수는 100회/분이었다. 이때의 가장 적절한 행동으로 옳은 것은?

① 대퇴 맥박 수를 요골맥박과 비교해 본다.
② 호흡곤란이 예상되므로 반좌위를 취해 준다.
③ 상완 혈압을 측정하여 관찰하도록 한다.
④ 부정맥이므로 즉시 의사에게 보고한다.
⑤ 심첨맥박과 요골맥박을 동시에 측정하여 맥박 결손을 확인한다.

82 여성 생식기의 해부 생리에 대한 설명으로 옳은 것은?

① 질입구주름(처녀막)은 내생식기에 포함된다.
② 질강 내에는 상주균이 존재하여 질이 산성으로 유지된다.
③ 성숙된 난자는 인체 구성 세포 중 가장 작다.
④ 난소는 좌, 우 한 개씩이고 배란과 수정란 통로의 기능이 있다.
⑤ 자궁은 태아의 출산 시 산도의 기능을 한다.

83 피부가 얇은 노인 환자의 무릎에 더운물 찜질을 하기 전에 적용해야 할 간호로 옳은 것은?

① 찜질 전 무릎을 방수포로 감싸 준다.
② 찜질 전 무릎을 찬물로 깨끗이 씻어 준다.
③ 찜질 전 무릎에 광물성 기름을 발라 준다.
④ 찜질 전 무릎을 마사지해 준다.
⑤ 찜질 전 무릎을 알코올로 닦아 준다.

84 복부 수술 환자의 조기 이상에서 기대되는 치료적 효과로 옳은 것은?

① 상처 부위 감염 예방　② 빈혈 예방
③ 통증 예방　④ 출혈 예방
⑤ 폐렴과 같은 폐합병증 예방

85 건강 사정 시 주관적 자료로 옳은 것은?

① 활력징후, 얼굴의 홍조　② 안색, 입술의 색깔
③ 기형, 변형　④ 피부색, 부종
⑤ 식욕부진, 식간의 상복부 통증

86 24시간 소변 수집 절차에 따른 간호로 옳은 것은?

① 검사가 종료되는 24시간까지의 소변은 제외한다.
② 화장실에 "24시간 요검사물 채뇨 중"이라는 표지판을 달아 놓는다.
③ 수집된 소변은 검사실로 보내기 전까지 실온에 보관한다.
④ 대변으로 오염되지 않도록 배변 전에 인공 도뇨한다.
⑤ 소변 수집 시작 시간에 배뇨한 소변부터 모은다.

87 고압 증기 멸균 시 준비 사항으로 옳은 것은?

① 소독할 물품은 철저히 뜨거운 물로 세척한 후 찬물로 헹군다.
② 건조 물품이 든 통이나 병은 뚜껑을 반드시 잠그고 포장한다.
③ 한 겹의 소독 방포에 여러 물품을 함께 넣는다.
④ 예리한 날이 있는 기구는 끝을 거즈로 싼다.
⑤ 소독 물품 꾸러미 내면에 물품명과 소독 날짜를 기입한다.

88 격리 병동에서 지켜야 할 방침으로 옳은 것은?

① 격리 병실에서 사용하는 침대는 고무포를 씌우지 않는다.
② 손 씻기 할 때 흐르는 물로 손끝에서 팔꿈치 쪽으로 씻는다.
③ 격리 병실 안에 가운을 걸어둘 때 겉면이 안으로 들어가게 걸어 둔다.
④ 손을 씻은 후 수도꼭지는 손으로 감싸서 잠궈야 한다.
⑤ 격리 병실에서 사용한 기구나 쓰레기는 이중 포장하여 처리한다.

89 근육의 긴장을 완화시켜 이완하고 국소적인 혈액순환을 자극하는 등 마사지 시 천골(엉치뼈) 부위가 붉게 변했다. 그 다음의 간호로 옳은 것은?

① 조직 손상을 방지하기 위해 마찰시키지 않는다.
② 과산화수소수로 소독한다.
③ 로션으로 충분히 마사지한다.
④ 치료용 램프로 직접 쬐어 준다.
⑤ 천골(엉치뼈) 부위에 냉찜질을 한다.

90 겨드랑(액와)체온 측정에 대한 방법으로 옳은 것은?

① 체온계를 꽂은 후에 차렷 자세를 취하게 한다.
② 3~5분간 측정하여 기록하도록 한다.
③ 체온계의 수은주가 겨드랑 중앙에 밀착하도록 한다.
④ 수은주를 흔들어서 38℃ 이하로 내려가게 한 후 측정한다.
⑤ 겨드랑을 수건으로 비벼 말린다.

91 무거운 물건을 운반하는 자세에 대한 설명으로 옳은 것은?

① 무거운 것을 들어 올릴 때는 힘의 반대 방향으로 돌아 선다.
② 물건을 밀 때 체중을 다리의 앞쪽에서 뒤쪽으로 한다.
③ 양쪽 다리를 오므리고 선다.
④ 운반하려는 목적물 가까이 선다.
⑤ 등을 구부리고 무릎을 편다.

92 둔부 근육주사 시 유의할 점으로 옳은 것은?

① 바늘이 혈관에 들어갔는지 확인하지 않아도 된다.
② 둔부에 근육주사 시에는 주사를 45°로 놓는다.
③ 주사를 놓을 때 환자의 체위는 골반고위를 취하게 한다.
④ 좌골신경과 동맥의 위치를 알아서 그 부위를 피한다.
⑤ 55% 알코올을 묻힌 솜으로 주사 부위를 소독한다.

93 호흡기 수술을 받은 환자 A씨의 기관지 점막 건조를 예방하기 위해 산소요법을 시행하려고 한다. 이때 주의 사항으로 옳은 것은?

① 화재 시 행동 수칙과 비상구 통로는 알아 둘 필요 없다.
② 가능한 한 소화기는 환자에게서 가장 멀리 비치한다.
③ 환자의 방에 금연 표시판을 걸어 둔다.
④ 흡인기 등은 환자 침대 가까운 쪽에 두도록 한다.
⑤ 정전기 발생을 예방하기 위해 모 담요 사용을 권장한다.

94 간의 크기를 확인하기 위한 타진 시 들을 수 있는 정상 타진음으로 옳은 것은?

① 고장음
② 둔탁음
③ 과도 공명음
④ 편평음
⑤ 공명음

95 욕창 고위험 환자의 체위를 2시간마다 변경해 주고 변압 및 공기 매트리스(침요) 등을 적용해 주는 가장 큰 이유로 옳은 것은?

① 피부 탄력성 유지
② 흡인 예방
③ 세포에 영양 증진
④ 통증 완화
⑤ 혈액순환 촉진

96 코위관 영양 전 코위관의 위치를 확인하기 위해 흡인을 해보니 소화되지 않은 음식이 200mL 정도 흡인되었을 때 간호조무사의 대처 행동으로 옳은 것은?

① 주입 속도를 느리게 하여 영양액을 주입한다.
② 위관 영양을 중단하고 간호사에게 보고한다.
③ 중력에 의해 잘 내려갈 수 있도록 좌위로 앉힌다.
④ 준비된 영양액을 그대로 주입하도록 한다.
⑤ 생리식염수로 튜브를 한 번 세척해 낸다.

97 42세의 남성 환자가 소변 정체가 심하여 고민하다가 비뇨기과를 찾았다. 이 환자의 잔뇨량을 측정하기 위한 설명으로 옳은 것은?

① "소변 본 직후 저에게 알려 주세요."
② "소변을 참다가 더 이상 못 참을 때 알려 주세요."
③ "소변 보고 1시간 후에 저에게 알려 주세요."
④ "소변 보고 30분 후에 저에게 알려 주세요."
⑤ "소변 보기 직전에 저에게 알려 주세요."

98 자동심장충격기(자동제세동기)를 사용하는 방법으로 옳은 것은?

① 5분마다 심장 리듬 분석을 반복해서 실시한다.
② 자동심장충격기가 충전될 때에는 가슴압박을 하지 않는다.
③ 심장충격기 버튼을 누르기 전에 환자에게서 다른 사람이 떨어져 있는지 다시 한번 더 확인한다.
④ 전극 패드 1은 왼쪽 유두 아래 중간 겨드랑 선에 부착한다.
⑤ 전극 패드 2는 오른쪽 쇄골 바로 아래에 부착한다.

99 유치도관을 삽입하고 있는 58세 남성 부동 환자 A씨가 배뇨 곤

란으로 매일 고통을 호소하던 중 욕창까지 발생하게 되었다. 이때 환자 A씨에 대한 간호로 옳은 것은?

① 이동이 손쉽도록 배뇨 배액병을 고정시키지 않는다.
② 소변 배액 주머니는 24시간마다 비운다.
③ 소변의 색깔, 냄새, 부종 및 분비물 등의 양상을 사정한다.
④ 하루 600mL 수분 섭취를 권장한다.
⑤ 소변 배액 주머니는 방광의 위치보다 위에 놓는다.

100 전동 시 간호 보조 활동으로 옳은 것은?

① 전출 시 환자와 보호자가 전입병동을 찾아가게 한다.
② 전출 시 의무기록을 정리하여 의무기록실로 보낸다.
③ 전입 시 가져온 약물은 버린다.
④ 전출 시 퇴원처리 후 다시 입원 수속을 한다.
⑤ 전입 시 병동 시설에 대해 안내한다.

101 오른쪽 반신마비 환자의 식사를 돕는 방법으로 옳은 것은?

① 입의 오른쪽에 음식물을 넣어준다.
② 환자가 스스로 먹도록 자리를 비켜준다.
③ 앉지 못하는 경우 오른쪽 측위로 눕힌다.
④ 음식물을 삼키는 것이 어렵다면 물과 같은 액체 음식을 먹게 한다.
⑤ 머리를 앞으로 약간 숙이고 턱을 당긴 자세로 음식물을 삼키게 한다.

102 여성 환자에게 단순도뇨를 시행할 때 환자의 체위로 옳은 것은?

① 슬흉위
② 배횡와위
③ 심스 체위
④ 고파울러씨 체위
⑤ 트렌델렌버그 체위

103 혈액 응고 장애 환자를 위한 구강 간호 보조 활동으로 옳은 것은?

① 의식이 없으면 측위로 눕힌다.
② 입술에 클로르헥시딘을 발라준다.
③ 치실은 하루에 두 번 사용하게 한다.
④ 칫솔모가 뻣뻣한 칫솔을 사용하게 한다.
⑤ 칫솔질이 끝나면 과산화수소수를 구강 안쪽에 발라둔다.

104 냉요법을 적용해야 하는 부위로 옳은 것은?

① 월경통 환자의 복부
② 편도선 수술 환자의 목
③ 저체온 환자의 겨드랑이
④ 말초혈관장애 환자의 양손
⑤ 안면신경마비 환자의 양 볼

105 환자가 이야기한 것을 다시 말해줌으로써 말한 사건에 동반하는 감정을 강조하는 치료적 의사소통은?

① "더 자세히 말씀해보세요."
② "그래서 어떻게 되었나요?"
③ "무슨 생각을 하고 계십니까?"
④ "말하자면 그 사람이 몹시 싫으신 거군요."
⑤ "그 일이 발생하기 전에 무슨 일이 있었나요?"

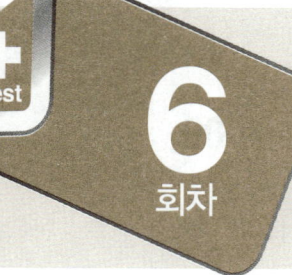

간호조무사 최종 마무리 테스트
실전 문제 정답 및 해설

6회차 Final test

● 이 정답의 문제 : p.97~104

01	02	03	04	05	06	07	08	09	10	11	12	13	14	15	16	17	18	19	20
⑤	②	③	②	⑤	③	⑤	③	②	⑤	⑤	②	⑤	④	②	③	①	②	②	②
21	22	23	24	25	26	27	28	29	30	31	32	33	34	35	36	37	38	39	40
⑤	⑤	⑤	④	①	⑤	②	②	①	③	①	②	⑤	③	①	③	①	③	①	⑤
41	42	43	44	45	46	47	48	49	50	51	52	53	54	55	56	57	58	59	60
⑤	⑤	②	④	②	②	④	④	①	⑤	⑤	①	②	④	③	②	⑤	③	①	②
61	62	63	64	65	66	67	68	69	70	71	72	73	74	75	76	77	78	79	80
⑤	②	②	⑤	③	③	④	③	④	④	③	②	③	③	④	⑤	②	①	①	⑤
81	82	83	84	85	86	87	88	89	90	91	92	93	94	95	96	97	98	99	100
⑤	②	②	⑤	③	④	⑤	①	③	④	③	③	④	④	③	①	③	③	③	⑤
101	102	103	104	105															
⑤	②	①	②	④															

01 입덧 완화법
- 위의 공복 상태나 과식을 피한다.
- 잠자리에서 일어나기 전에 크래커, 비스킷, 누룽지, 밥풀 같은 건조한 탄수화물을 먹는다.
- 기름지거나 자극성 있는 음식은 피한다.
- 하루에 5~6회로 소량씩 자주 먹는다.
- 콜라, 따뜻한 우유, 차 등이 도움이 된다.
- 심할 경우 항구토제를 복용한다.

02 간호조무사와 환자와의 관계 : 환자는 질병에 대한 불안감이 크고 진단, 예후, 치료에 대하여 알고 싶어 한다. 그러나 이러한 것은 간호조무사의 업무에 속하지 않으므로 함부로 말해서는 안 되고, 계획된 지시에 충실히 따라야 한다. 간호조무사는 환자의 이상 증상이나 궁금해 하는 것을 간호사에게 보고하며 의사나 간호사에게 직접 문의하도록 설명한다.

03 탈수 시 증상 : 아이가 탈수 상태로 되면 기면 상태가 되고 팔, 다리가 창백해지며 입술이나 피부 및 점막이 건조하면서 거칠어진다. 또한 힘없이 울고 갈증이 나며 빠르고 약한 호흡과 맥박, 체온이 상승하게 된다. 그리고 천문(특히 대천문)과 눈 주위가 움푹 들어가고 근육의 탄력성(피부 긴장감)이 적으며, 체중이 감소하고 소변이 농축되며 요량이 줄어든다.(핍뇨)

04 임신 후반기에 특히 결핍되기 쉬운 영양소 : 임신 후반기에는 특히 칼슘, 철분 등의 영양소가 결핍되기 쉽다.

05 심폐소생술 시 가슴압박을 하는 이유 : 심장과 뇌로 충분한 혈액을 공급하기 위함이다.

06 p.52의 제3회 문제 1번 해설 참조

07 급성 충수염 시 간호
- 통증의 위치를 잘 파악한다.
- 금식시킨다.
- 간호조무사는 수술이 어려운 환자에게는 하복부에 얼음주머니를 대어 주고 관찰한다.(보존요법)
- 관장이나 변완화제, 복부에 열요법을 실시하지 않는다.
- 환자를 편안히 해주기 위해 알코올로 등 마사지를 해준다.
- 체온 감소를 위해 알코올 스펀지 목욕을 시킨다.
- 기체 교환으로 폐 확장을 돕기 위하여 심호흡을 권장한다.

08 덤핑증후군(dumping syndrome) : 음식물이 위액과 잘 섞이지 않은 채 고농도의 당질이나 전해질 음식물이 위에서 바로 소장으로 통과할 때 이를 희석시키기 위해 다량의 세포외액이 공장으로 들어오기 때문에 발생한다. 주로 식후 5~30분 사이에 발생하며 어지러움, 실신, 구토, 두근거림(심계항진), 발한, 복통, 창백, 설사 등의 증상이 있다. 이를 예방하기 위해서는 위를 천천히 비울 수 있게 횡와위로 조금씩 자주 식사하며 식후 20~30분 동안 누워 있고, 식사와 동시에 수분이나 국물을 함께 섭취하지 않도록 한다. 또 가능한 탄수화물의 섭취를 줄이고 지방 변이 아니면 지방 섭취를 제한하지 않도록 하며, 고단백·고지방 식사를 하게 한다.

09 비수유부의 유방 울혈 시 간호
- 탄력 붕대로 유방을 묶어 준다.
- 유즙을 짜 내서는 안 된다.
- 유두 자극을 피해야 한다.
- 가벼운 진통제를 사용한다.
- 유방에 얼음주머니를 대어 준다.

10 p.34의 제2회 문제 30번 해설 참조

11 의식불명 환자에게 물·음료수를 금지시키는 이유 : 이는 물·음료수 등이 기도로 들어가 질식될 우려가 있기 때문이다.

12 신생아의 맥박 : 불규칙하고 빠르며 보통 120~140회/분 정도로써 수면 시 측정해야 정확하다.

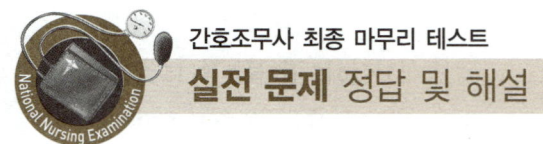 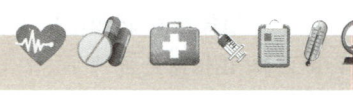

13 인공 수유 시 주의점 : 수유 시 우유가 기도로 넘어가 청색증이 나타나거나 토하는 경우 가장 먼저 엎드린 자세로 아이의 머리를 낮추어 주거나 머리를 옆으로(측위) 돌리거나 아이를 거꾸로 들어 우유가 흘러나오도록 해준 후 보고한다.

14 화상을 입은 환자의 응급처치
- 화염 화상의 경우 환자를 눕혀서 담요나 융단으로 덮어 준다.
- 화상의 상처는 깨끗한 마른 수건이나 드레싱으로 덮어 준다.
- 순환 상태, 기도 유지 및 호흡을 확인한다.

15 p.40의 제2회 문제 75번 해설 참조

16 자간전증의 증상 : 혈압 상승, 부종(발 → 하지 → 전신), 단백뇨

17 간호조무사의 건강 관리 : 교대 근무와 환자 간호를 돕기 위해서는 먼저 건강하고 강인한 체력을 가져야 한다. 환자 간호를 돕기 위해서는 먼저 자신이 건강해야 간호를 능률적으로 할 수 있으며, 환자에게 활력을 줄 수 있다. 간호조무사는 손을 소독하는 일이 많고 손끝으로 하는 일이 많으므로 손을 잘 보호해야 하며 서서 하는 일이 많으므로 발이 상하지 않도록 주의해야 한다. 감기나 기타의 질병에 걸려 그것을 환자에게 옮기는 일이 없도록 하며 또 감염병 질환의 환자를 취급할 때도 환자로부터 감염되지 않도록 주의해야 한다.

18 탯줄(제대) 간호 : 분만 후 탯줄(제대)은 절단하기 전에 2개의 클램프로 압축하거나 소독된 탯줄실(제대사)로 묶고 소독 가위로 절단한 후 복벽에서 약 2.5cm 길이에서 다시 한번 더 묶는다. 탯줄(제대)의 박동이 계속되는 경우 철분과 다른 바람직한 혈액 요소를 태반으로부터 추가로 공급받을 수 있으므로 탯줄(제대)의 박동이 중지될 때까지 클램프로 압축하거나 실로 묶지 않을 수 있다. 만일 혈액형 부적합증 등으로 교환수혈을 해야 하는 경우라면 8~10cm 정도로 다소 길게 탯줄(제대)을 남겨 둔다. 탯줄(제대) 절단 부위는 감염이 발생하기 쉬운 부위이므로 75% 알코올로 잘 소독하며, 탯줄(제대) 부위의 홍반·부종·고름(농성) 분비물 같은 감염 증상을 잘 관찰하도록 한다. 탯줄(제대) 탈락 시기는 보통 6~10일경이다.

19 테스토스테론
- 고환에서 분비되는 남성호르몬으로 남성 생식기를 발육시키고 그 기능을 유지시킨다.
- 남성의 2차 성징을 유도하고 단백질 합성과 골 근육을 증진시킨다.

20 간호조무사가 경구투약 시 주의할 점 : 산소 마스크로 산소를 투여 중인 환자나 유동식 섭취 환자에게는 약물의 경구투여가 가능하지만 금식 환자, 무의식 환자, 구토 환자, 연하 곤란 환자(삼킴 장애 환자)에게는 경구로 투약해서는 안 된다.

21 ① npo : 금식 ② p.r.n. : 필요시마다
③ OD : 우측 눈 ④ a.c. : 식전

22 백내장이나 녹내장 수술을 한 후 안구 운동을 최소화시키기 위해 수술한 눈에 보호용 안대를 착용한다.

23 백혈병
- 미성숙한 백혈구가 급속하게 증가하는 것으로 2~6세 사이의 아동에게서 가장 많이 발생한다.
- 백혈병 환아 간호 시에 가장 중요한 것은 감염의 예방이다.
- 침범된 비장과 간, 림프샘은 침윤되고 비대해지며, 결국에는 섬유화된다.

24 p.15의 제1회 문제 5번 해설 참조

25 광선요법 적용 시 주의 사항
- 탈수 증상을 관찰하고 눈의 손상 방지를 위해 눈가리개를 하여 보호해 준다.
- 옷을 벗기고 광선을 온몸에 골고루 쪼이기 위해 체위 변경을 자주 해준다.
- 수유 시에는 광선요법을 중단하고 수유한다.
- 구강으로 수분을 보충해 주고 오한이 나지 않도록 주의한다.
- 온도를 적절히 조절해 준다.
- 매일 빌리루빈 검사를 하고, 고체온을 발견하기 위해 체온 측정을 자주 한다. 체온 측정을 할 때는 보육기 내의 온도를 측정한다.

26 p.32의 제2회 문제 2번 해설 참조

27 간호조무사는 간호사의 지시와 감독하에 간호 업무를 한다. 병실 내의 침대나 의자는 수간호사의 관리 책임하에 있기 때문에 간호조무사는 간호사가 계획하는 간호 계획과 계획에 따른 지시 업무를 수행하여야 한다. 환자 상태에 이상을 발견했을 때나 간호사가 지시한 업무를 수행하지 못하였을 때에는 반드시 간호사에게 보고하여야 한다.

28 직업윤리를 준수해야 하는 이유
- 자기의 직무와 관련된 자기 자신을 아는 데 도움이 된다.
- 문제에 직면한 가운데 판단을 내려야 하는 경우가 많은데, 이때 선하고 지혜롭고 양심적인 판단을 하는 데 도움이 된다.
- 환자나 자신을 위하여 안전하고 유익한 행동의 방향을 제시해 준다. 법적인 책임 한계까지도 식별하도록 도움을 준다.
- 기쁨과 보람을 느끼게 해준다. 업무를 수행할 때 있을 수 있는 어려움을 바르게 극복하고 감사와 기쁨을 느낄 수 있게 한다.

29 주의의무 태만 : 주의의무는 타인에게 위해한 결과가 발생되지 않도록 정신을 집중할 의무를 말하는 것으로 이를 태만히 하는 것을 주의의무 태만이라고 한다. 즉, 업무 능력이 있는 사람이 주의해야 할 의무를 다하지 않음으로써 남에게 손해를 입게 한 것을 의미한다. 간호사나 간호조무사의 업무상 과실이란 대개는 주의의무 태만이다.

30 소아 천식 : 천식의 예방을 위해서는 심한 일교차에 노출되지 않도록 하고 알레르겐(allergen)에 대한 노출을 최소화하며, 악화 인

자(예 음식 등)를 회피하는 것이 최고이다. 특히 알레르겐 면역 치료라는 것이 최근 시도되고 있으며, 일부에서는 효과가 좋다고 보고되었다. 또한 천식 발작 시에는 소아를 안정시키고 숨쉬기 편한 앉은 자세나 반좌위 자세를 취하도록 해주고, 집안 청소 시에는 물걸레를 이용하도록 한다.

31 대소변 가리기 훈련은 유아의 발달 상태가 준비되어 있을 때, 즉 일반적으로 척수의 수초화로 항문과 요도 조임근의 수의적 조절 능력이 가능해 지는 시기(아동이 소변을 참고 어머니의 말에 협조할 수 있는 시기)에 시작한다.

32 치과 간호조무사의 역할
- 치료 전 문진을 하며 이를 진료 기록부에 기록한다.
- 입안을 시진하여 충치의 개수, 충치 정도, 기존 보철물을 기록한다.
- 진료 기구를 준비하고, 진료 도중 진공흡인장치를 적절히 사용한다.
- 치료하기 전에 의사의 지시하에 해당 부위를 간단히 치석 제거하고 잇몸을 소독한다.
- 환자에 대한 진료를 준비한다.
- 진료 시 진료 기구를 교환한다.
- 다음 예약 날짜를 잡아 준다.
- 치료 후 주의 사항이나 올바른 구강 보건에 대한 교육을 한다.

33 충치(치아우식증) 예방
- 양치질은 식후 3분 이내, 3분 이상, 하루에 3회 해야 좋다.
- 올바른 양치질은 구강 질환 예방·관리(예 치태 제거)에 가장 기본 요소이다.
- 6개월마다 정기적인 구강 검진
- 플루오린(불소)화합물 이용 : 상수도 불소 사업
- 플루오린 도포 : 치아에 플루오린소듐을 반복 도포한다.
- 식사 조절법 : 저탄수화물 식사, 칼슘 성분이 많은 음식 섭취, 과일과 야채 등 치아 청정 작용을 하는 음식 섭취
- 물리적인 충치 예방법 : 치면 세마, 양치질, 치실을 사용한 치간 세척, 치아 홈 메우기(치면 열구 전색)

34 뜸의 작용
- 중혈 작용(증혈 작용) : 뜸을 뜨면 적혈구 및 혈색소가 현저하게 증가한다.
- 면역 작용 : 뜸을 뜨면 병원균이나 독소가 몸 안에 들어왔을 때 그것을 이겨낼 항체를 만들어 저항력을 갖게 한다.(면역 기능 증가)
- 반사 작용 : 손바닥의 일정한 부위에 뜸으로 자극을 주면 그에 대응하는 오장육부나 혈관 내분비샘 등 각종 기관에 반사적인 영향을 주어 병 치료에 도움이 된다.
- 유도 작용 : 아픈 부위에서 멀리 떨어진 일정한 경혈에 뜸 자극을 주면 혈관을 확장시키거나 수축시킬 수 있다.
- 신진대사 작용 : 일종의 이화학적 작용을 일으켜서 신진대사를 왕성하게 하고 모든 기관의 생리적 기능을 항진시켜 준다.
- 혈액순환 작용 : 뜸을 뜨면 심장박동을 강화시켜 핏줄의 수축과 이완 기능을 향상시키며 피의 순환을 고르게 하는 데 도움을 준다. 따라서 동맥경화를 사전에 예방할 수 있다.
- 기타 : 진통·진정 등의 억제 작용과 지각신경·운동신경·자율신경 등의 기능을 회복시키는 흥분 작용 등이 있다.

35 부항 요법 치료상의 주의점
- 자연식 병용 : 육식 또는 고칼로리의 산성식품 섭취 시 쉽게 피로, 효과 저하
- 서서히 체력에 적응되도록 훈련시킨다.
- 치료 후 피로감이 심할 경우 2~3일의 휴식기가 필요하다.
- 만성병 치료 과정에서 명현(어지러움)이 심해지면 압력과 횟수를 감소시키거나 휴식이 필요하다.
- 출혈 증상이 심한 사람이나 정맥류 환자에게는 부항 치료를 삼간다.

36 국민 의료비의 개념 : 국민 의료비란 개인의 건강을 위해 지출되는 비용(예 처방전에 의해 개인이 구매한 약값, 치과에서 발치하고 지불한 금액, 한방병원에서의 초·재진 진찰료), 비영리 및 정부의 보건 프로그램을 위한 관리비, 국가의 의료보호 환자를 위해 지불한 진료비, 민간 의료보험 가입자의 순비용, 보건 프로그램의 정부지출, 비영리적인 보건 서비스 연구, 의료 시설 건립 등에 소요되는 비용 등을 말한다. 여기서 환경 개선비나 전문 인력의 교육 보조비는 제외된다.

37 직업병의 원인
① 경견완 장애 : 장시간 일정한 자세로 상지(上肢)를 반복하여 과도하게 사용하는 노동으로 발생하는 직업성 건강 장애이다.
② 고산병 : 이상 기압에 의한 직업병으로 급성 고산병은 고지대를 빠른 속도로 오를 때 생기는 이상이다.
③ 진폐증 : 폐에 분진이 침착하여 이에 대해 조직 반응이 일어난 상태를 말한다.
④ 안진(안구진탕증, 눈떨림) : 눈이 본인 의사와는 관계없이 저절로 상하 혹은 좌우로 떨리거나 빙글빙글 도는 질환으로써 낮은 조도에서 작업을 장시간 할 경우에도 발생한다.
⑤ 직업 난청 : 반복적으로 소음에 노출되어 코르티기관이 파괴되면서 청각세포에 위축 변성이 오게 되는 직업성 건강 장애이다.

38 도입 단계 : 도입은 중심적인 교육 단계에 들어가기 전에 대상자들과 관계 형성을 하고 주의를 집중시키며 학습 동기를 높여 주어 대상자들이 본격적인 교육을 받는 전개 단계로 이행될 수 있도록 하는 단계이다. 보건교육 대상자를 주의 집중시키는 방법에는 다음과 같은 것이 있다.
- 대상자 상황 파악을 위한 질문을 하여 교육자와 대상자의 상호작용 향상
- 연속적인 교육인 경우 주제와의 연관성 제시
- 교육 동기 유발하기
- 관련 사진이나 그림, 영화나 비디오의 일부분 동원 예 금연 보건 교육 시 폐암 사진 준비
- 주제에 관련된 질문
- 대상자에게 행동적 목표를 제시하여 그 중요성 설명, 질적 평가

39 이산화탄소(CO_2) : 공기 중 0.03%를 차지하는 이산화탄소는 무색, 무취의 가스로 약산성을 나타내며 실내 공기의 오탁도 판

정 기준으로 사용되는데, 일반적으로는 0.1%이나 광산에서는 0.1~1.5%로 한다. 미량의 이산화탄소는 인체에 유해하지 않으며 (혈중 이산화탄소의 정상치 40mmHg), 3% 이하에서는 호흡을 촉진하는 작용을 한다. 그러나 7% 이상에서는 호흡수가 현저히 증가하며 호흡곤란을 초래하고, 10% 이상에서는 의식을 상실, 사망할 수 있다.

40 의료급여(공공부조)
- 우리나라와 같이 사회보험 방식의 의료보험을 채택하고 있는 나라와 미국과 같이 민간 의료보험이 발달한 나라에서 보험료 부담 능력이 없는 사람에 대하여 공공부조 방식으로 의료를 보장하는 것이 의료급여(의료보호)이다.
- 보험료 부담 능력이 없는 저소득계층뿐만 아니라 노인들과 장애인들을 적용 대상으로 하는 나라도 있다. 필요한 재정은 정부의 일반 회계에서 조달하여 국가기관이 직접 관리 운영하는데, 주로 지방정부가 관장하는 경우가 많다.

41 대기오염이 지구환경에 미치는 영향
- 지구온난화로 인한 기상이변 · 오존층의 파괴로 인한 피부암
- 열섬 현상 · 엘니뇨와 라니냐 현상
- 지구온난화 및 기온 상승으로 인한 열사병
- 산성비

42 감자중독 : 감자 눈에 있는 솔라닌이 원인 독소로 복통, 허탈, 현기증, 의식장애를 일으킨다.

43 대체의 분류
- 일반적으로 물질 대체, 공정 대체, 설비 대체[예] 수동 → 자동(벤젠 이용 세척 공정 기계를 이용한 자동화 작업장 후드 설치), 가연성 물질을 유리병 대신 철제통에 저장]로 구분
- 일부에서는 물질 대체, 공정 대체, 작업 방법 대체[예] 페인트 작업을 분무식에서 전기흡착식으로 함)로 구분

44 대중매체를 이용한 보건교육의 장점 : 짧은 시간에 많은 사람에게 정보를 전달할 수 있다.

45 보건진료소의 설치
- 보건진료소는 WHO의 일차 보건 관리를 국가정책으로 받아들임으로써 농어촌 보건의료 지역의 주민에 대한 보건의료 문제를 해결하기 위해서 1980년 「농어촌 등 보건의료를 위한 특별 조치법」에 의해 1981년부터 설치되었다.
- 벽지에 보건진료소를 설치해 보건진료 전담공무원을 배치하는 것과 읍 · 면 지역 보건지소에 공중보건의를 배치해서 보건의료 취약 지역에 보건의료 사업을 제공할 수 있는 기틀이 마련되었다.

46 p.18의 제1회 문제 41번 해설 참조

47 집단토의의 장점
- 대상자들은 교육 목표 도달에 능동적으로 참여할 수 있다.

- 토의 주제에 대하여 자신의 의사를 올바르게 전달하는 능력을 가지게 되고 민주적 회의 능력을 길러 준다.
- 교육자가 일방적으로 문제 해결 방법이나 지식을 제시하지 않음으로써 대상자들 스스로가 문제 해결 의식, 지식과 경험에 대한 필요성 인식으로 학습 의욕을 높여 준다.
- 다수의 의견에 대한 존중으로 양보와 협력하는 사회성이 길러진다.
- 교육자와 학습자 간에 의견 교환이 원활히 이루어지고 상호 이해도가 높아지며, 타인에 대한 수용력이 길러진다.

48 녹조 현상 : 영양염류의 과다로 호수에 녹조류가 대량으로 번식하여 물빛이 녹색으로 변하는 현상이다.
- 녹조 현상을 막기 위해서는 생활하수를 충분히 정화하여 영양염류가 바다나 호수로 유입되지 않도록 해야 한다.
- 유입된 영양염류를 제거하기 위해서는 물가에 뿌리를 내리고 사는 풀이나 나무를 강가나 호숫가에 심어 뿌리를 통해 물 속의 영양염류를 흡수하게 해야 한다.
- 육지에서 바다로 흘러 들어가는 물을 정화하는 구실을 하는 갯벌을 보존해야 한다.

49 VDT 증후군(작업 형태에 의한 직업병) : 영상표시단말기증후군이라고도 부르며, 주로 컴퓨터 사용자들에게서 많이 발견되어 컴퓨터단말기증후군이라고도 한다. VDT란 컴퓨터, 워크스테이션, CRT(음극관표시기) 디스플레이 등 브라운관이 장착된 표시장치 전반을 말한다.
- 정의 및 원인 : VDT 증후군이란 컴퓨터, 워드프로세서 등과 같은 시각표시단말장치(VDT)를 사용함으로 인해 생기는 직업성 건강 장애를 의미한다.
- 증상 : 눈 피로(안정 피로), 경견완증후군(어깨의 결림 현상), 정신신경장애, 피부 증상(발진)

50 열섬 현상(heat island effect)
- 도시 공기의 오염으로 인하여 도심의 온도가 변두리보다 약 5℃ 정도 높게 되며, 더운 공기는 상승하고, 도시 주변의 찬 공기가 지표로 흐르게 된다. 이에 의해서 도심의 먼지 등의 오염물질이 먼지 지붕을 형성함으로써 도시가 커다란 지붕에 휩싸이게 되며, 이를 열섬 현상이라고 한다.
- 열섬 현상은 그 도시 지역의 기온을 올라가게 할 뿐만 아니라 구름이 더 끼게 하고, 태양광선도 차단한다. 공장에서 배출하는 분진(먼지+수분)이 대기로 방출되면서 지표에 도달하는 태양 복사 에너지를 감소시켜 공기의 수직 운동을 방해하여 도시 공기의 오염도가 더욱 심하게 된다. 이로 인하여 도시나 공장 지대에서는 안개가 자주 생기게 된다.

51 인구동태
- 어느 일정 기간 내의 인구 변동 상황, 즉 1년간의 출생 · 사망 · 결혼 · 이혼 · 사산(死産) 등 인구의 자연적 변동 상황의 통계나 상태를 가리켜 인구동태라고 하는데, 이는 인구동태 등록의 신고에 근거하여 작성되며, 특정 시점에서 파악한 인구(분포 · 구조)를 나타내는 정태통계와 함께 인구통계의 주축을 이룬다.
- 인구의 사회적 변동을 가져오는 지역 상호간의 인구의 움직임을

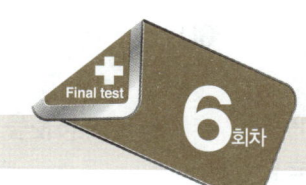

포함시키는 경우도 있다.
- 인구동태는 그 지역의 사회·경제적인 모든 조건과 밀접한 관계를 가지므로 그 지역의 모든 특징을 나타내는 하나의 지표로써 이용되는 경우가 있다.

52 만성질환의 위험 요인
- 유전 요인
- 습관 요인
- 영양 상태
- 심리 요인
- 직업 요인
- 사회·경제 요인
- 기호의 요인
- 환경 요인
- 지역 요인

53 장티푸스
- 살모넬라 타이피균(Salmonella typhi) 감염에 의해 신체 전반에 걸쳐 감염 증상이 발병하는 급성 장 질환이다.
- 오염된 물과 음식물(특히 날음식, 날과일, 채소, 조개류, 우유 등)이 매개물이며, 장티푸스균 발균 시 배설물을 통해 전파된다.
- 증상 : 오한과 열(계류열), 구역과 구토, 두통·요통·전신통, 식욕부진, 설사와 변비, 맥박은 서맥, 장미진이 흉부와 등 부위에 출현, 소아에서는 전신마비를 가져오고 성인에게는 헛소리 및 혼수상태에 빠진다.

54 계획 단계
이 단계에서는 사업의 우선순위 결정, 관찰 가능한 목표 설정, 간호 방법 및 수단의 선택, 수행 및 평가 계획, 결과의 평가를 위한 평가 계획 수립 등을 계획한다. 계획 단계가 잘 되었는지를 평가하기 위해 수행 후의 결과를 명확히 나타내는 일련의 지침, 즉 실제적이고(realistic), 모호하지 않고(unambiguous), 측정 가능하며(measurable), 행동적이고(behavioral), 성취 가능하여야(achievable) 한다는 지침(RUMBA)을 활용할 수 있다.

55 변화단계이론(범이론)에 따른 금연·절주 프로그램
- 계획 이전 단계 : 아직 담배나 술을 끊고 싶다는 생각이 전혀 없는 상태이며, 주요 제공 메시지로 인지 유도를 들 수 있다. → 흡연·음주의 유해성에 대한 정보 제공, 금연·절주에 대한 동기 부여
- 계획 단계 : 담배나 술이 해롭다는 것을 인정하고, 담배를 피거나 술을 마시는 것에 대해 자가 진단하여 부정적으로 생각하고 있지만 당장 금연·절주를 하는 것은 아니다. 이 단계의 주요 제공 메시지도 인지 유도이다. → 자신의 흡연·음주 행위를 관찰하고 인식하여 금연·절주에 대한 준비를 할 수 있도록 보조
- 준비 단계 : 구체적인 금연·절주 날짜를 검토하고 있으며, 금연·절주 예정일을 한 달 이내로 생각하고 있는 단계로서, 주요 제공 메시지는 행동 실천 교육이다. → 구체적인 도움 제공, 다양한 금연·절주 전략에 대한 정보 제공
- 행동 단계 : 금연·절주로 돌입하는 과정으로 금연·절주를 시작한 지 6개월 이내의 경우로서, 이 단계의 주요 제공 메시지는 중재이다. → 흡연·음주 욕구와 금단 증상에 대처할 수 있는 전략 제공
- 유지 단계 : 적어도 6개월 이상 금연·절주를 지속하고 있는 단계로서, 주요 제공 메시지는 지지이다. → 금연·절주를 시도했다가 실패할 경우 준비 단계부터 다시 시작, 흡연·음주 유혹 대처법 교육

56 가족 간호의 특징
- 가족에게 제공되어야 하는 간호 서비스에 대한 요구는 개인이나 가족의 필요에 기초를 둔다.
- 가족과 함께 간호사가 간호 계획을 세우는 게 바람직하다.

57 지역사회 간호사업에서 가족의 특징
- 가족은 '형성-확대-축소-해체'되어 가는 과정을 거친다.
- 가족은 지역사회 보건사업의 기본 단위로서 2세대 핵가족을 중심으로 분류한다.
- 가족은 지역사회의 기초적·일차적 집단이다.
- 가족은 공동체로써 고유의 생활방식을 가지고 있다.
- 가족은 그 사회의 독특한 사회적 문화로부터 유출된 공동 문화를 공유하며, 각 주기별로 가족이 해결해야 할 과업이 있다.
- 가족 구성원들은 사회적 역할을 가지고 서로 상호작용하면서 의사소통을 한다.
- 한 가족의 구성원들은 보통 한 가구 내에서 같이 거주하고 있으며, 동거하지 않더라도 한 가족으로 간주한다.
- 가족 건강은 역동적이며 복합적이고 다양한 측면을 가지고 있다.
- 건강과 관련한 가족의 기능 : 적절한 의식주 제공, 보건교육 제공, 응급처치 제공, 적절한 보건 의료 기관 선택 등

58 방어기제의 유형
- 보상 : 자신의 성격, 지능, 외모 등과 같은 이미지의 결함을 메우기 위해 무의식적으로 노력하는 것
- 저항 : 괴롭고 불안한 억압된 자료들이 의식으로 떠올라 오는 것을 막는 것
- 억압 : 불안에 대한 1차적인 방어기제로써 극도로 위협적이고 고통스러운 생각이나 경험을 의식에서 제외시키는 정신적 과정
- 합리화 : 인식하지 못한 동기에서 나온 행동을 그럴 듯하게 이치에 맞는 이유를 내세우는 것

59 매독
- 직접 접촉 전파(성교나 키스), 태아 감염(임신 4개월 이후 태반으로), 수혈 시 직접 혈액으로 들어가 전파된다.
- 태아의 선천 매독을 예방하기 위하여 임부에게 매독 검사를 실시하며, 임신 초기, 즉 임신 16주 이내에 치료해야 한다.
- 광범위하게 페니실린을 사용하여 환자를 치료하며 페니실린에 과민 반응이 있는 사람은 에리스로마이신(erythromycin)이나 테트라사이클린(tetracycline)을 사용한다.
- 부부 중 한 사람이 감염되었을 때 부부가 같이 치료 받도록 한다.

60 투베르쿨린 검사
- 투베르쿨린 반응 검사 : 결핵 진단을 위한 것으로, PPD 0.1cc를 피내에 주사하여 48~72시간 후에 부어오른 자리(경결)의 크기를 자로 재어 판독한다(10mm 이상은 양성).
- PPD액의 보관 : 언제나 차고 어두운 곳(냉암소)에 보관하며, 보관상의 온도는 2~5℃이며, 햇볕에 쪼이면 효과가 감소한다.

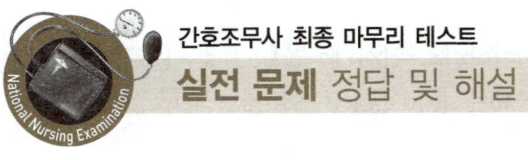

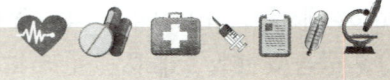

· 투베르쿨린 반응 검사 시 양성으로 나오면 결핵균에 노출된 경험이 있는 것으로 보고 X-ray 촬영(직접 촬영)을 해야 한다.

61 p.38의 제2회 문제 64번 해설 참조

62 인공 수동(피동)면역
· 회복기 혈청, 면역 혈청, 감마 글로불린, 항독소 등의 항체를 사람이나 동물에게서 얻어 주사한다.
· 예방 목적 외에 치료 목적으로 이용되며 접종 즉시 효력이 생기는 반면 저항력이 약하고 효력의 지속 시간이 짧다.

63 DTaP : 디프테리아(diphtheriae), 파상풍(tetanus), 백일해(pertussis)

64 모자보건센터에서 지역사회 간호조무사의 기능 : 임산부가 보건소의 모자보건센터에 등록하기 위해 방문하였을 경우 먼저 등록 및 건강 기록부를 작성하게 한 후 모자보건센터에서 받을 수 있는 혜택이나 산전 상담 및 진찰의 필요성에 대하여 지도해 주도록 하고, 무엇보다 중요한 것은 계속적인 산전 관리의 중요성에 대하여 인지시켜 주도록 한다.

65 혈액관리법에서 사용하는 용어의 정의
· 혈액제제 : 혈액을 원료로 하여 제조한 「약사법」에 따른 의약품으로서 전혈(全血), 농축 적혈구, 신선 동결 혈장, 농축 혈소판, 그 밖에 보건복지부령으로 정하는 혈액 관련 의약품 중 어느 하나에 해당하는 것을 말한다.
· 부적격 혈액 : 채혈 시 또는 채혈 후에 이상이 발견된 혈액 또는 혈액제제로서 보건복지부령으로 정하는 혈액 또는 혈액제제를 말한다.
· 혈액원 : 혈액 관리 업무를 수행하기 위하여 허가를 받은 자를 말한다.
· 헌혈자 : 자기의 혈액을 혈액원에 무상(無償)으로 제공하는 사람을 말한다.

66 ① : 시·도지사는 특별시·광역시·특별자치시·도·특별자치도의 구강보건사업 세부 계획을 수립한 후 이를 그 계획이 실시되는 연도의 전년도 10월 31일까지 시장·군수·구청장에게 통보하여야 한다.
② : 시·도지사는 구강보건사업 세부 계획을 통보받은 시·군·구의 구강보건사업 시행 계획과 함께 그 계획이 실시되는 연도의 전년도 12월 31일까지 보건복지부 장관에게 통보하여야 한다.
④ : 구강보건사업 계획의 수립 절차 등에 필요한 사항은 보건복지부령으로 정한다.
⑤ : 보건복지부 장관은 구강보건사업의 효율적인 추진을 위하여 5년마다 구강보건사업에 관한 기본 계획을 수립하여야 한다.

67 「결핵예방법」에서 사용하는 용어의 뜻
· 결핵 : 결핵균으로 인하여 발생하는 질환을 말한다.
· 결핵 환자 : 결핵균이 인체 내에 침입하여 임상적 특징이 나타나는 자로서 결핵균 검사에서 양성으로 확인된 자를 말한다.
· 결핵 의사(擬似) 환자 : 임상적, 방사선학적 또는 조직학적 소견상 결핵에 해당하지만 결핵균 검사에서 양성으로 확인되지 아니한 자를 말한다.
· 전염성 결핵 환자 : 결핵 환자 중 객담(喀痰)의 결핵균 검사에서 양성으로 확인되어 타인에게 전염시킬 수 있는 환자를 말한다.
· 잠복 결핵 감염자 : 결핵에 감염되어 결핵 감염 검사에서 양성으로 확인되었으나 결핵에 해당하는 임상적, 방사선학적 또는 조직학적 소견이 없으며 결핵균 검사에서 음성으로 확인된 자를 말한다.

68 p.39의 제2회 문제 70번 해설 참조

69 p.57의 제3회 문제 66번 해설 참조

70 요양 병원의 입원 대상 : 요양 병원의 입원 대상은 노인성 질환자, 만성 질환자 및 외과적 수술 후 또는 상해 후 회복 기간에 있는 자로서로서 주로 요양이 필요한 자로 한다.

71 코위관 영양 방법
· 손을 씻은 후 필요 물품을 준비하고, 환자에게 설명한 후 협력을 구한다.
· 환자를 일어나 앉게 한다. 앉을 수 없으면 침대머리를 적어도 45° 정도 높이고 반듯하게 눕게 한다.(반좌위 ; 파울러 자세)
· 위관의 위치를 확인하기 위해 위 내용물을 흡인해 본다. 흡인한 내용물이 100mL 이상 나왔을 때 간호조무사는 영양액 주입을 연기하거나 내용물을 다시 밀어 넣고 간호사에게 보고해야 한다.
· 위관에 처방된 유동식을 주입할 영양백을 연결한다.(공기가 들어가지 않도록 주의한다.)
· 처방된 유동식(체온보다 약간 높거나 실온 정도의 유동식)을 천천히 주입한다. 너무 빠르게 주입될 경우 설사 증상이 나타날 수 있으므로 1분에 50cc 이상 주입되지 않도록 조절기를 조정한다.
· 음식물이 중력에 의해 아래로 내려가도록 골반이나 위에서 30~50cm 정도의 높이에 영양백이 위치하도록 한다.
· 물과 영양액을 주입하는 사이에 공기가 들어가지 않도록 한다.
· 영양액 주입이 완료된 후 이온수를 30~60cc 정도 주입하여 위관을 씻어 준다.
· 위관의 조절기를 잠그어 주입된 음식물이 흘러나오지 않도록 하고 위관을 옷에 고정시킨다.
· 가능하면 주입 후 반좌위로 30분 이상 앉아 있게 하여 토하지 않도록 하고 소화를 촉진시켜 준다.
· 섭취량과 팽만감과 구토증 등 환자의 반응을 기록한다.

72 수혈 시의 간호 : 수혈이라는 것은 한 사람의 혈액을 다른 사람에게 이식하는 것을 말한다. 출혈이 심하여 급성 빈혈이 오고 산소 결핍증이 나타나거나 혈색소 수치가 낮은 빈혈 환자, 화상으로 탈수가 심한 경우, 혈액응고 인자가 부족할 경우 등은 수혈이 필요하다. 수혈이 행하여진 후부터는 허혈성 쇼크, 빈혈 등의 치료가 가능하다. 하지만 수혈은 작은 실수로도 생명을 위협할 수 있으므로 주의가 요구되며, 수혈 시 급성 용혈을 방지하기 위해 반드시 수여자와 공혈자의 혈액형이 일치하는지 알아보기 위해 혈액형 검사와

교차시험 검사를 하도록 한다.

73 배뇨 곤란 환자를 돕는 방법
- 물 흐르는 소리를 들려주거나 방광 부위를 가볍게 눌러 준다.
- 변기를 둔부 밑에 받치고 따뜻한 물을 조금씩 회음부에 부어내린다.
- 소변 보는 자세를 침대에서 취해 준다.(정상 배뇨 시와 같은 체위를 취해 준다.)
- 배뇨하는 동안 환자를 혼자 있게 하는 등 사생활이 보호되는 개인적인 분위기를 만들어 주며, 편안한 환경을 조성해 준다.
- 의사 허락이 있다면 구강으로 수분 섭취를 격려한다.
- 대퇴 내면을 문질러 주고 정신적 이완을 도와준다.
- 하복부에 더운 물주머니(hot bag)를 적용한다.
- 따뜻한 변기를 제공하고, 손이나 발을 따뜻한 물로 씻어 주거나 담가 준다.
- 남자 환자의 경우에 금기 사항이 아니라면 침대 옆에 서서 요 배설을 하도록 해본다.

74 고열 환자 간호
38℃ 이상의 고열이 있는 경우 미온수 또는 얼음베개를 해주며 발은 따뜻하게 한다. 미온수로 닦아 주는 경우 처음에는 체온보다 2℃ 정도 낮은 미온수로 시작하며 적어도 15~20분 동안 실시한다. 이 외 35~50% 알코올 용액을 사용하여 알코올 마사지를 하기도 한다. 간호조무사는 정확한 체온을 잰 후 간호사에게 보고하며, 체온은 반드시 30분 후에 다시 측정하고 구강 간호를 실시한다. 또한 탈수 증상을 확인하고 수분 섭취를 증가시킨다.

75
오염된 피부 손상은 적합한 처치를 신속히 수행하지 않음으로 인해서 감염의 위험이 매우 높아진다.

76 교차 감염 방지를 위한 주의 사항
교차 감염이란 어떤 증상을 가지고 이미 병원에 입원한 사람에게 2차적인 감염병이 부가되는 것, 즉 한 환자의 병원균이 다른 환자에게 옮겨지는 것이다.
- 간호하기 전후 40~60초간 흐르는 물에 손을 씻거나 손 소독제로 20~30초간 씻는다.
- 손톱 밑을 조심해서 씻는다.
- 손에 상처가 있을 때 반드시 소독액을 바른 후 장갑을 끼고 간호한다.
- 간호 처치 시에는 고무장갑이나 멸균 장갑을 착용한다.
- 환자의 질병의 특성을 이해하고 전염의 가능성에 대해 고려한다.
- 분비물이나 드레싱 등을 위생적으로 처리한다.

77 호흡 측정 방법
- 호흡의 리듬이 규칙적이면 30초 측정하여 2배를 하고, 불규칙적이면 1분간 측정한다.
- 들숨(흡기)과 날숨(호기)이 합쳐져서 1회의 호흡이 된다.
- 요골맥박을 측정한 후 환자에게 호흡을 측정한다는 말을 하지 않고 환자의 손목을 잡은 채로 가슴의 움직임으로 호흡의 깊이, 호흡수, 리듬의 특성 등을 측정한다.
- 운동 후나 정서적 장애 시는 안정된 후 호흡수를 측정한다.

78 검사 돕기
환자의 상태를 진단하고 확인하기 위해 여러 가지 검사를 하게 되는데, 위내시경술, 기관지내시경술, 정맥 신우 조영사진, 상부 위장관 조영사진, 간기능 검사, 공복 혈당검사(FBS), 대장 내시경술, 기초 신진대사율 측정 시에는 반드시 금식을 요하나 혈액검사의 대부분과 심전도나 흉부 X선 촬영 시에는 금식을 요하지 않는다.

79 임신 중 즉시 처리 사항
임신 중에 있는 임신부는 질 출혈이나 복통, 얼굴 및 손가락의 부종, 심하고 계속적인 두통, 침침하고 몽롱한 시야, 계속적인 구토, 오한과 열, 갑자기 흘러나오는 질 분비물 등의 증상이 발견되면 즉시 보건소나 병원을 방문하여 지도를 받도록 한다.

80 물품에 따른 소독법과 멸균법
- 고압 증기 멸균법 : 외과용 수술 기구나 주사기, 방포, 가운, 면직류(섬유), 거즈, 스테인리스 곡반, 드레싱 세트, 리넨류, 직물 등 열과 습기에 강한 물품 멸균에 이용한다.
- E.O 가스 멸균법 : 고열이나 습도에 민감하고 섬세한 물품이나 예리한 기구, 내시경, 플라스틱, 고무 제품 등의 멸균에 적합하다.
- 자비 소독법 : 감염병 환자의 식기 소독
- 건열 멸균 : 바셀린 거즈 멸균
- 여과 멸균 : 혈청 같은 약품의 소독

81 심첨맥박 주의 사항
맥박 결손의 경우(에 심장 장애로 말초까지 혈액 파동이 전달되지 못하는 경우) 한 사람은 심첨맥박을, 한 사람은 말초 부위 맥박(요골맥박)을 동시에 측정하여 두 수치의 차이를 비교하며, 맥박에 이상이 있는 경우 즉시 보고하고 측정치를 기록한다.

82 여성 생식기의 해부 생리
- ① : 질입구주름(처녀막)을 기준으로 신체 내부의 골반강에 위치하는 생식기를 내부생식기라고 하며 자궁, 질, 난소, 난관이 이에 속한다.
- ③ : 성숙된 난자는 인체 구성 세포 중 가장 크다.
- ④ : 난소는 난자를 만들고 에스트로젠, 프로제스테론, 테스토스테론과 같은 성호르몬을 분비하는 여성의 생식기관으로 자궁의 좌우에 각각 1개씩 존재한다.
- ⑤ : 질은 성교 시에 남성의 음경을 받아들이는 접합 기관이며 분만 시에는 아기가 나오는 산도가 된다.

83
더운물 주머니(온습포) 적용 시 간호 : 온습포 적용 시 피부에 직접 뜨거운 물질이 닿아 화상을 입는 것을 방지하기 위해 광물성 기름이나 바셀린을 먼저 피부에 발라 주거나 수건으로 무릎을 감싸 준다.

84 조기 이상의 치료적 효과
대개 외과 환자(에 위 및 복부 수술 환자)는 수술 후 24~48시간 내에 침대에서 일어나도록 권장하고 있다. 조기 이상을 장려하는 이유는 수술 후 호흡기·순환기 합병증을 예방하기 위함이다. 조기 이상은 장운동을 증진시키고 기관지 분비물 배출에 도움을 준다. 또한 신체 활동을 활발하게 함으로써 복부 팽만증, 폐렴, 혈전 정맥염 등을 예방할 수 있다.

85 주관적 자료와 객관적 자료

- **주관적 자료** : 증상(symptoms)과 유사한 의미로 대상자 자신만이 경험할 수 있고 대상자 자신에게만 분명하게 나타난다. **예** 복통, 두통, 가려움증, 고통, 열감, 속쓰림, 현기증, 식욕부진, 기침, 기운 없음, 목마름 등
- **객관적 자료** : 징후(sign)라고도 하며 타인도 관찰하거나 확인할 수 있다. **예** 입술의 색깔, 부종, 기형, 활력징후, 청색증, 기침, 39℃의 고열, 피부 발진, 홍조, 황달, 기좌호흡, 흉식호흡, 검사 결과[**예** 혈액검사에서 혈색소(헤모글로빈) 수치가 10mg/dl] 등

86 24시간 소변검사 방법

- 검사실에서 병을 가져와 환자의 이름과 24시간 소변이라는 표지를 병에 붙이고 편리한 곳에 놓은 후 환자에게 받는 방법을 설명한다.
- 방광을 비운 정확한 시간을 검사 시작 시간으로 간주한다.
- 화장실에 "24시간 요검사물 채뇨 중"이라는 표시를 달아 둔다.
- 검사가 시작되면 소변을 보게 하고 첫 소변은 버린다.
- 그 이후로 보는 소변을 모아서 병 속에 부어 둔다.
- 다음날 똑같은 시간에, 즉 검사가 시작된 시간으로부터 24시간 후 환자로 하여금 다시 소변을 보게 하고 이 소변을 다른 소변과 같이 병에 붓는다. 요의가 없더라도 배뇨토록 한다.
- 다른 검사를 위해 수집 용기에서 소변을 덜어 내서는 안 된다.
- 검사가 끝나는 마지막까지 배뇨를 하게 하여 검사물에 포함시킨다.
- 검사물은 검사실과 상의해 보관 방법을 정하고 채취물은 검사실로 보낸다.

87 고압 증기 멸균 시 준비 사항

- 소독 물품을 철저히 세척하고, 소독포에 핀을 꼽지 않도록 한다.
- 뚜껑이 있는 것은 약간 열어 둔 채 싸서 넣는다.
- 구멍이 뚫리지 않은 방포에 골고루 김이 스며들도록 두 겹 이상의 방포로 소독 물품을 두 번 감싼다.
- 겸자는 끝을 벌려서 싸고, 날이 날카로운 기구는 날이 무뎌지는 것을 방지하기 위해 끝을 거즈로 싸거나 기구를 완전히 거즈에 싸서 넣는다.
- 물품명과 소독 날짜를 방포 겉에 기입하고 멸균 표시지를 방포에 붙이는데, 멸균이 잘 된 꾸러미의 멸균 표시지는 검은 색의 선이 나타난다.

88 ① : 격리 병실에서 사용하는 침대는 고무포로 씌워서 사용한다.
② : 손을 씻는 동안 물이 팔꿈치에서 손끝으로 흐르도록 한다.(세균이 팔에 오염되지 않도록 손을 팔꿈치 아래에 둔다.)
③ : 격리 병실 안에 가운을 걸어둘 때 겉면이 밖으로 들어가게 걸어 둔다.
④ : 손을 씻은 후 수도꼭지는 소독타월로 감싸서 잠궈야 한다.

89 등 마사지 시 주의 사항

- 피부가 과도하게 건조한 경우에는 피부 로션을 사용한다.

- 간호조무사의 손과 마사지 액체를 미리 따뜻하게 하여 환자가 차가움을 느끼지 않게 한다.
- 손톱이 환자의 피부를 상하지 않게 짧게 깎고 행한다.
- 등 마사지 시 뼈 돌출 부위나 천골(엉치뼈) 부위가 붉게 변할 경우 조직 손상의 방지를 위해 마사지를 중지하거나 측위를 취해주어 체위 변경을 시켜 준다.

90 겨드랑(액와)체온 측정 방법

- 손을 씻고 대상자를 확인한 후 수은주를 흔들어 35℃ 이하로 내려가게 한다.
- 마른 수건으로 겨드랑을 닦고 체온계의 수은구가 겨드랑 중앙에 놓이게 하고 팔을 꼭 껴서 빠지지 않게 한다. 상박은 옆구리에 붙이고 하박은 가슴 위에 얹는다.
- 10분간 재며, 기록 시에 (A)라고 기록한다.

91 무거운 물체를 운반하는 자세

- 무거운 것을 들어 올릴 때는 힘의 방향으로 마주한다.
- 물체를 잡아당기거나 밀 때 체중을 이용한다. 물체를 밀 때는 물체를 향하여 몸을 기울이고 잡아끌 때는 끄는 방향으로 몸을 당긴다.
- 양발을 약간 벌려 기저면을 넓히고, 무게중심을 낮추어 기저면에 가까이 한다.
- 이동하려는 물체를 신체 및 기저면에 가까이 한다. 물체를 신체에 가까이 함으로써 팔 근육의 긴장을 감소시킨다.
- 운반하려는 목적물 가까이 서며, 등을 펴고 무릎을 구부린다.

92 둔부 근육주사 시 유의할 점

- 주사기 내관을 약간 뽑아 보아 주삿바늘이 혈관으로 들어가지 않았는지 확인한다.
- 둔부에 근육주사 시에는 주사를 90° 각도로 빨리 삽입한다.
- 좌골신경, 혈관, 힘줄, 뼈 등에 주의하고 근육 발달 부위를 우선적으로 주사해야 한다.
- 주사 시 피부 소독을 위한 알코올의 농도는 70% 알코올을 사용한다.

93 안전한 산소요법을 위한 지침

- 병실문, 침대, 산소통에 금연 또는 산소 사용 중이라는 표시를 붙인다.
- 침대에서 성냥이나 라이터 등을 사용하지 않는다.
- 기름이나 가스 기구를 사용하지 않고 병실에서는 금연한다.(금연판 부착)
- 전기장판, 라디오, TV 등의 전기용품을 치우거나 적절한 장소에 보관한다.
- 모, 합성섬유 등 정전기를 일으키는 물건을 치우고, 면 담요를 사용한다.
- 기름, 유지, 알코올이나 에터(ether, 에테르) 등 휘발성 또는 가연성 물질을 치우고, 폭발성, 인화성이 있는 물건 반입을 금한다.
- 전기 감시 기구, 흡인기, 휴대용 진단 기계 등은 접지하여 환자 반대쪽 침대 곁에 두며, 소화기의 위치를 알아 두고 사용 훈련을 받는다.

• 화재 시 행동 수칙과 비상구 통로를 알아 둔다.

94 타진(percussion) : 몸의 피부 표면을 두드려 그 소리를 듣거나 진동을 느끼는 검진법이다. 타진은 내부 장기의 경계를 찾아냄으로써 그것의 크기와 모양을 결정하는 데 사용된다. 타진음은 크게 5가지, 즉 공명음, 둔탁음(간의 크기 타진 시 나는 정상음), 과도공명음, 고장음, 편평음이 있으며 강도, 높이, 크기, 특성에 따라 구분한다.

95 욕창 환자의 혈액순환 촉진 방법
• 자세를 변경하여 한 곳에 2시간 이상씩 압력을 받지 않도록 해야 한다.
• 피부에 가해지는 압력을 완화시키기 위해 변압매트리스(침요), 진동매트리스(침요), 공기매트리스(침요)나 물매트리스(침요)를 사용하도록 한다.

96 위관 위치를 확인하기 위해 위 내용물을 흡인해서 내용물이 100mL 이상 나왔을 때는 약물 주입을 연기하거나 내용물을 다시 밀어 넣고 간호사에게 보고해야 한다.

97 잔뇨량의 측정 시기 : 잔뇨량은 소변을 본 후 방광에 남아 있는 소변량을 측정하는 것이므로 소변 본 직후에 측정한다.

98 자동심장충격기(자동제세동기) 사용 단계
• 전원 켜기 : 심폐소생술 시행 중 자동심장충격기가 도착하면 지체 없이 적용한다.
• 전극 패드 부착 : 패드 1은 오른쪽 빗장뼈(쇄골) 바로 아래에 부착하고, 패드 2는 왼쪽 젖꼭지 아래 중간 겨드랑 선에 부착한다.
• 심장 리듬 분석 : 분석 중이라는 음성 지시가 나오면 심폐소생술을 멈추고 대상자에게서 손을 떼며, 자동심장충격기의 충전은 수초 이상 소요되므로 가능한 가슴압박을 시행한다.
• 세동제거(제세동) 시행 : 세동제거 버튼을 누르기 전에는 반드시 다른 사람이 대상자에게서 떨어져 있는지 다시 한 번 확인한다.
• 즉시 심폐소생술 다시 시행 : 세동제거 실시 후 즉시 가슴압박과 인공호흡 비율을 30 : 2로 심폐소생술을 다시 시작한다. 자동심장충격기는 2분마다 심장리듬분석을 반복해서 실시한다.

99 유치도뇨 시 주의 사항
• 요로 감염을 예방하기 위해 적절한 회음부 위생을 유지하도록 하며, 도뇨관을 잠그지 않도록 한다.
• 소변 배액 주머니는 바닥에 닿지 않게 하며, 항상 폐쇄형을 유지하고 깨지거나 찢어지지 않도록 관리하도록 한다.
• 유치도관 삽입 환자의 복부가 팽만되어 있거나 소변 수집통에 소변이 고여 있지 않을 경우 도뇨관이 꺾이거나 꼬이지 않았는지 확인해 본다.

• 소변 배액 주머니는 항상 방광의 위치보다 아래에 놓아 중력에 의해 소변이 흐르게 함으로써 소변이 역류되지 않도록 한다.
• 유치도관은 가능한 한 빨리 제거하여 합병증으로 가장 흔히 올 수 있는 비뇨계 감염에 주의한다.
• 도뇨관을 제거할 때는 작은 관을 통하여 주입한 증류수를 빼낸 후 뽑도록 한다.
• 소변의 색깔, 냄새, 부종 및 분비물 등의 양상을 사정한다.

100 전동(전입·전출) 환자에 대한 간호
• 절차를 정확하게 수행하기 위해 의사의 처방을 확인한다.
• 전동 병실을 확인하고 원활하게 행정절차를 진행하기 위해 입원계 및 영양실에 전화하거나 전산입력하여 전동을 알린다.
• 환자가 불필요하게 대기하는 것을 예방하기 위해 전동할 병동에 연락하여 전동 가능한 시간을 확인한다.
• 환자의 알 권리를 보호하기 위해 환자에게 전동에 대해 알리고 설명한다.
• 전동을 위해 기록지, 검사물, 특수 기구, 사용 중 약물, 개인 물품을 확인한다.(오리엔테이션 실시)
• 환자 전동을 보조할 보조요원을 요청한다.
• 환자가 편안하고 안전하게 전동할 수 있도록 하기 위해 이동 기구(예 휠체어, 이동용 침대, 보행기 등)를 이용하여 전동한다.
• 환자의 정보를 공유하여 간호의 연속성을 유지하기 위해 전동할 병동의 책임간호사에게 전화하여 환자에 대해 설명한다.
• 침대를 정리하고 미생물의 전파를 예방하기 위해 손을 씻는다.

101 ① : 건강한 입의 왼쪽에 음식물을 넣어 준다.
② : 가능한 한 환자 자신이 먹도록 해주고 환자 곁을 떠나서는 안 된다.
③ : 일어나지 못할 경우 건강한 쪽을 밑으로 하여 옆으로 누운 자세를 취하게 한다.
④ : 삼킴 곤란 환자에게는 묽은 액체 음식보다 연두부 정도의 점도가 있는 음식을 제공하도록 한다.

102 여성의 배뇨 관리
• 여자의 인공 배뇨 시 자세는 배횡와위가 적합하다.
• 분만 후 자연 배뇨를 못할 경우 6시간 이내에 인공 도뇨가 필요하다.

103 백혈병이나 혈우병처럼 혈액 응고 장애가 있을 경우에는 대상자가 의식이 없을 경우 측위 자세를 시켜 준다.

104 얼음 칼라의 목적 : 편도 절제술 후의 출혈 방지와 염증 방지 및 통증 경감을 위해서이다.

105 p.22의 제1회 문제 94번 해설 참조

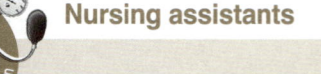

Nursing assistants

정답 및 해설 : p.122~131

Final test

합격을 위한 핵심 문제 정리
간호조무사 실전 문제

7 회차

기초간호학 개요

01 간호조무사가 환자에게 약을 잘못 주었거나 바꾸어 주었을 경우 우선 취해야 할 행동으로 옳은 것은?

① 활력징후를 측정하여 기록한다.
② 발견되는 즉시 간호사에게 보고한다.
③ 환자에게 사실대로 말한다.
④ 가족에게 이해시키고 사과한다.
⑤ 위험한 상태가 나타나지 않는 한 그대로 둔다.

02 승모판의 위치로 옳은 것은?

① 우심방과 우심실 사이   ② 좌심방과 좌심실 사이
③ 폐동맥 입구   ④ 대동맥 입구
⑤ 대퇴정맥

03 혈소판의 작용에 대한 설명으로 옳은 것은?

① 이산화탄소 운반   ② 면역 작용
③ 산소 운반   ④ 혈액응고
⑤ 포식 작용(식균 작용)

04 임신 초기에 임신부에게 정상적으로 나타날 수 있는 불편감으로 옳은 것은?

① 혈압 상승   ② 기립 저혈압
③ 질 출혈   ④ 설사
⑤ 빈뇨

05 2세 유아에 대한 구강 관리를 시작할 때의 내용으로 옳은 것은?

① 하루 한 번의 양치질이 적당하며 부모가 도와주도록 한다.
② 유아의 칫솔은 부드러우며 끝이 둥글고 손잡이가 곧은 것을 고른다.
③ 양치질 시 힘을 세게 가하여 잇몸과 에나멜층의 치석을 제거한다.
④ 치석을 제거하는 가장 효과적인 방법은 스케일링이다.
⑤ 유아기 구강위생의 주목적은 유치를 빨리 제거하기 위함이다.

06 수두에 감염된 환아의 간호로 옳은 것은?

① 가려움증 완화를 위해 비누를 사용하여 미온수로 목욕시킨다.
② 2차 감염 예방을 위해 환부를 긁지 않도록 손에 장갑을 끼운다.
③ 수두 부위를 부드럽게 마사지한다.
④ 다른 환아와 놀이에 참여시킨다.
⑤ 기관절개술을 실시한다.

07 산전 관리 중 임신부가 지켜야 할 사항으로 옳은 것은?

① 질 세척을 하도록 한다.
② 임신 말기 통 목욕을 권장한다.
③ 가벼운 걷기와 산책을 한다.
④ 침대 안정을 취하도록 한다.
⑤ 좌욕을 충분히 해준다.

08 전치태반 진단을 받은 여성의 치료 및 간호로 옳은 것은?

① 주로 임신 전반기에 발생하므로 임신 20주까지 절대안정을 취한다.
② 가장 관심 가져야 할 문제 증상은 무통 질 출혈이다.
③ 전치태반은 반드시 제왕 절개를 해야 하므로 이를 위한 준비를 해야 한다.
④ 운동을 격려하여 분만 진행의 촉진을 돕는다.
⑤ 자주 내진을 실시하여 진행 상태를 살펴보아야 한다.

09 노인을 위한 환경 관리로 옳은 것은?

① 욕조와 샤워실 바닥에 미끄럼 방지용 깔판을 깐다.
② 심리적 안정을 위해 무채색 공간이 좋다.
③ 수면 장애를 일으키지 않도록 야간에는 소등한다.
④ 실내 온도는 약간 서늘하게 17~18℃를 유지한다.
⑤ 쿠션 좋은 푹신한 의자가 좋다.

10 노인 간호에 대한 설명으로 옳은 것은?

① 점심 식사 후 낮잠을 충분히 잘 수 있도록 유도한다.
② 피부가 건조하므로 베이비오일을 사용한다.
③ 오후에 일광욕을 통해 직사광선을 쏘이도록 한다.
④ 매일 깨끗이 통 목욕하도록 한다.
⑤ 수면 시 경쾌한 음악을 들려준다.

11 임신 고혈압이 있는 임신부를 위한 식사요법으로 옳은 것은?

① 저칼슘 식사, 수분 제한 식사
② 고단백 식사, 수분 제한 식사
③ 저칼슘 식사, 고단백 식사
④ 수분 제한 식사, 고염 식사
⑤ 고염 식사, 저칼슘 식사

12 발목에 염좌가 생겼을 경우 응급처치로 옳은 것은?

① 손으로 부드럽게 마사지를 실시하도록 한다.
② 관절을 좌우로 움직여 가동성을 확인한다.
③ 손상 부위인 발목을 고정시켜 준다.
④ 지훈이에게 더운찜질을 해준다.
⑤ 지훈이의 다리를 하강시켜 준다.

13 응급처치 시 근육·신경·혈관 등의 손상을 방지하고 혈액순환을 증대시키기 위해 부목을 대어 줄 때 가장 옳은 것은?

① 환자가 움직이기 전에 부목을 대어 주도록 한다.
② 먼저 상처부위 쪽을 높인 다음 부목을 대어 준다.

③ 부목을 대기 전에 얼음주머니를 대어 주어 부종을 막는다.
④ 환자를 우선 안전한 곳으로 옮긴 후 부목을 대어 준다.
⑤ 부목을 대어 주기 전에 우선 부러진 뼈를 맞춘다.

14 환자의 개인 정보 보호를 위한 간호조무사의 태도로 옳은 것은?

① 간호조무사는 개인 판단에 따라 비밀 보장 내용을 정리한다.
② 일신상의 문제를 충분히 들은 후 보호자와 상의한다.
③ 간호조무사의 임무가 아니므로 신경 쓰지 않는다.
④ 의사와 간호조무사가 상의하여 처리한다.
⑤ 비밀은 절대 보장되도록 노력한다.

15 간호조무사의 직업적 태도로 옳은 것은?

① 드레싱
② 환자 치료
③ 검사물 채취
④ 간호사의 업무 분담
⑤ 성실과 책임 완수

16 간호조무사의 대인 관계로 옳은 것은?

① 소아 환자나 신경이 약한 환자는 보호자를 두어 안도감을 주고 간호에 도움이 되게 한다.
② 노인 환자에게 친근감을 느끼게 하기 위해 할머니, 할아버지로 호칭한다.
③ 환자가 지시를 잘 따르도록 하기 위하여 일정한 거리감을 두고 대한다.
④ 환자의 편의를 위해 보호자를 이해하고 그들의 모든 요구를 들어준다.
⑤ 동료들 사이에 의견 충돌이 생기면 1:1의 대화는 피하도록 한다.

17 구개 파열이 심한 아동에게 가장 우선적인 간호로 옳은 것은?

① 언어 발달을 위한 준비
② 특별 수유를 위한 준비
③ 부모의 정서적 지지
④ 감염 치료를 위한 준비
⑤ 치아 발달을 위한 준비

18 어린이 감기 시 중이염이 잘 발생되는 부위로 옳은 것은?

① 외이도
② 귀관(이관)
③ 이소골
④ 고실
⑤ 이개

19 각 소화기관의 기능으로 옳은 것은?

① 위 – 호르몬 분비
② 간 – 영양분 분해 흡수
③ 소장 – 담즙 생산
④ 췌장 – 음식물 저장과 위산 분비
⑤ 식도 – 음식물·수분 이동 통로

20 내분비샘과 분비되는 호르몬의 연결이 옳은 것은?

① 갑상샘 – 칼시토닌
② 뇌하수체 후엽 – 성장호르몬
③ 부신피질 – 에피네프린
④ 부신수질 – 안드로젠
⑤ 뇌하수체 전엽 – 항이뇨호르몬

21 소아과 병동에 근무하는 간호조무사 K씨가 아토피 피부염으로 진단 받은 8개월 된 영아의 부모에게 가정에서 영아를 보살피는 방법에 대해 교육하려고 한다. 그 교육 내용으로 옳은 것은?

① 긁지 않도록 장갑 보호대를 사용한다.
② 다른 알레르기 반응은 일어나지 않기 때문에 안심한다.
③ 아토피 피부염은 만성적으로 진행되지는 않는다.
④ 옷은 두껍게 입혀 이물질이 닿지 않게 한다.
⑤ 소독력이 강한 비누로 목욕시켜 피부감염을 예방한다.

22 간경화 환자의 호흡곤란을 예방하는 체위로 옳은 것은?

① 배횡와위
② 골반내진 자세(쇄석위)
③ 반좌위
④ 무릎가슴 자세(슬흉위)
⑤ 심즈 자세

23 건강하게 출산한 지 11개월 된 사내아이가 갑자기 손가락을 빨기 시작하였다고 한다. 그 이유로 옳은 것은?

① 부모의 무관심
② 비타민 부족
③ 장난감의 부족
④ 불안감
⑤ 간식의 부족

24 수혈 시 주의해야 할 사항으로 옳은 것은?

① 혈액 내로 약물을 주입하도록 한다.
② 혈액의 주입 속도를 빠르게 하기 위하여 20G 이상의 바늘을 사용한다.
③ 혈액은 실온 보관하도록 한다.
④ 발열, 오한, 가려움증, 두통이 나타나면 계속 관찰한다.
⑤ 공혈자와 수혈자의 혈액형과 Rh 인자를 확인한다.

25 비타민 중 결핍 시에 혈액의 응고 시간 연장 및 신생아 출혈성 질환을 가져올 수 있는 것은?

① 비타민 A
② 비타민 B 복합군
③ 비타민 D
④ 비타민 E
⑤ 비타민 K

26 백내장 수술 직후 환자에 대한 교육으로 옳은 것은?

① 발살바법이나 통 목욕을 금지시킨다.
② 심호흡을 권장하도록 한다.
③ 안압 상승을 유지시키도록 한다.
④ 안구 운동을 실시하도록 한다.
⑤ 기침을 권장하도록 한다.

27 소아가 성인보다 중이염의 감염률이 높은 이유로 옳은 것은?

① 귀관(유스타키오관)이 성인보다 굽어져 있고, 넓기 때문에
② 귀관(유스타키오관)이 성인보다 굽어져 있고, 좁기 때문에
③ 귀관(유스타키오관)이 성인보다 길고, 넓기 때문에
④ 귀관(유스타키오관)이 성인보다 길고, 좁기 때문에
⑤ 귀관(유스타키오관)이 성인보다 짧고, 넓기 때문에

28 소아의 성장과 발달의 특징에 대한 설명으로 옳은 것은?

① 성장과 발달은 유전적 영향이 절대적으로 좌우한다.
② 신체의 각 부분은 각기 다른 속도로 성장한다.
③ 영양과 신체 발달은 상관관계가 없다.
④ 대천문은 6~8개월에 폐쇄된다.
⑤ 말단에서 중심으로 발달한다.

29 분만 제1기 간호 중 간호조무사의 임무로 옳은 것은?

① 자궁 저부 마사지를 실시한다.
② 분만 제1기 때 힘을 주게 한다.
③ 수축과 수축 사이에 휴식을 갖게 한다.
④ 산모의 심음을 청취한다.
⑤ 초산부의 경우 자궁경관이 6~8cm 개대되었을 때 분만실로 옮긴다.

30 임신 12주인 임부가 칼로 찌르는 듯한 복부 통증과 흑갈색 질 출혈이 있어 산부인과를 찾아 왔다. 이 증상으로 예측할 수 있는 출혈성 합병증으로 옳은 것은?

① 무력자궁경부(자궁경관무력증) ② 전치태반
③ 조기파수   ④ 자궁외임신
⑤ 포상기태

31 김 간호조무사는 디기탈리스(digitalis)를 투여했을 때 구역과 구토가 유발될 수 있음을 환자에게 교육하였다. 김 간호조무사는 환자에게 약물의 효과 중 어떤 것을 설명한 것인가?

① 알레르기 반응   ② 독작용
③ 대항작용(길항작용)   ④ 부작용
⑤ 치료적 효과

32 치아 조직에 관한 설명이다. 다음의 설명이 가리키는 조직의 명칭으로 옳은 것은?

> • 이뿌리(치근)의 겉 표면을 싸고 있다.
> • 치아를 악골에 고정시키는 역할을 하고, 뼈의 치밀골과 유사한 조직이다.

① 이목(치경)부   ② 이머리(치관)
③ 시멘트질(백악질)   ④ 상아질
⑤ 사기질(법랑질)

33 충치(치아우식증)를 예방하는 방법으로 옳은 것은?

① 올바른 양치질   ② 부정교합 교정
③ 침 당질 증가   ④ 침 점성의 증가
⑤ 저작 운동 감소

34 구법(뜸)의 작용으로 옳은 것은?

① 면역 작용   ② 발한 작용
③ 마비 작용   ④ 오한 작용
⑤ 배설 작용

35 양생의 내용으로 옳은 것은?

① 불규칙한 생활   ② 다양한 음식 섭취
③ 고단백 식사   ④ 중혈 작용
⑤ 자연에 순응

보건간호학 개요

36 산업 근로자에게 건강진단을 하는 목적으로 옳은 것은?

① 직업병 유무를 색출하기 위해
② 개인의 경제 수준을 파악하기 위해
③ 급여액을 책정하기 위해
④ 국가 정책을 실현하기 위해
⑤ 신체적·심리적으로 안정시키기 위해

37 사회보장의 종류 중 국민의 권리로써 최저 생활을 보장 받는 제도이며, 생계 보호, 의료 보호, 교육 보호, 주택 보호, 고용 보호의 기능을 갖는 것은?

① 연금보험   ② 생명보험
③ 사회복지서비스   ④ 공공부조
⑤ 사회보험

38 사회보장제도인 의료보장의 목표에 대한 설명으로 옳은 것은?

① 저소득 계층의 의료 이용률을 최대한 확대시킨다.
② 의료가 필요한 국민에게 적절한 서비스를 받게 한다.
③ 모든 국민들이 똑같은 양의 의료 서비스를 받는다.
④ 갑작스런 질병 발병 시 의료비를 없애 준다.
⑤ 모든 국민에게 최고급의 입원 시설을 제공한다.

39 이타이이타이병의 원인으로 옳은 것은?

① 납의 축적에 의한 독성
② 폴리염화비페닐(PCB)의 축적에 의한 독성
③ 카드뮴의 축적에 의한 독성
④ 비소의 축적에 의한 독성
⑤ 유기수은의 축적에 의한 독성

40 통조림, 소시지 등이 원인 식품이며 어느 정도의 잠복기간을 거친 후에 위장계 증상보다 신경계 급성 중독 증상을 일으키는 치사율이 높은 식중독은?

① 보툴리누스균 식중독   ② 사슬알균(연쇄상구균) 식중독
③ 장염비브리오 식중독   ④ 포도알균(포도상구균) 식중독
⑤ 살모넬라균 식중독

41 음용수 수질기준 항목 중 분변 오염의 지표로써, 검출 방법이 간편하고 비교적 정확한 기준으로 옳은 것은?

① 탁도 ② 대장균
③ 과망간산칼륨 ④ 용존산소
⑤ 일반 세균

42 보건 통계 지표 중 발생률의 분자로 옳은 것은?
① 현재 특정 건강 문제를 가지고 있는 사람 수
② 새로이 특정 건강 문제가 발생한 사람 수
③ 일정 기간 위험에 폭로된 인구수
④ 환자를 접촉한 감수성자 수
⑤ 감염에 이환된 사람 수

43 보건교육을 통한 바람직한 변화로 옳은 것은?
① 습관 → 지식 → 태도 ② 지식 → 태도 → 습관
③ 태도 → 지식 → 습관 ④ 지식 → 습관 → 태도
⑤ 태도 → 습관 → 지식

44 급성 감염병의 유행 시 효과적인 보건교육 방법으로 옳은 것은?
① 시범 및 토론회 ② 대중매체
③ 개별 상담 ④ 가정방문
⑤ 강연회

45 우리나라 보건진료소 설립의 근거법으로 옳은 것은?
① 국민건강증진법 ② 국민건강보험법
③ 의료법 ④ 지역보건법
⑤ 농어촌 등 보건의료를 위한 특별조치법

46 일차 보건의료의 원칙으로 옳은 것은?
① 정부와의 연계성 파악 ② 지역 주민에게 무상 제공
③ 지역 주민의 차등 이용 ④ 지역 주민의 적극적인 참여
⑤ 정부가 수용할 수 있는 방법

47 총 진료비 억제와 과잉 진료에 대한 자율적 억제가 가능하고 지불자 측과 진료자 측이 진료 보수 총액의 예산을 사전에 체결하는 방식의 의료비 지불 보상 제도로 옳은 것은?
① 총액예산제 ② 봉급제
③ 행위별 수가제 ④ 인두제
⑤ 포괄수가제

48 우리나라에서 생활 유지 능력이 없거나 일정 수준 이하의 저소득층을 대상으로 국가 재정에 의하여 기본적인 의료 혜택을 제공하는 방법으로 시행되는 의료보장으로 옳은 것은?
① 국민건강보험 ② 국민연금
③ 사회복지서비스 ④ 의료급여
⑤ 기초생활보장

49 건강 문제 발생 시 경제적 부담을 지고 질병, 장애, 노령, 사망으로 인해 소득이 줄어드는 대상자에게 우리나라에서 시행하는 사회보험 방식의 의료보장으로 옳은 것은?
① 국민건강보험 ② 연금보험
③ 노인복지서비스 ④ 의료급여
⑤ 기초생활보장

50 임신 8개월 된 전치태반 여성이 규칙적으로 배가 아프다고 보건진료소를 방문하였다. 이 경우 보건진료 전담공무원이 해야 할 일로 옳은 것은?
① 병의 악화 방지를 위한 처치를 한다.
② 산모에 대한 요양 지도 및 관리를 한다.
③ 유도 분만 여부를 확인하기 위한 검사를 시행한다.
④ 환자를 산부인과 병원으로 이송한다.
⑤ 분만 개조를 위한 준비를 한다.

공중 보건학 개론

51 공중보건학의 목적으로 옳은 것은?
① 보건소 관리 ② 질병 예방
③ 질병 치료 ④ 병원 관리
⑤ 신체적 · 정신적 효율의 차단

52 우리나라 국민건강증진 종합계획에 제시된 건강 생활 실천 분야 중 금연사업으로 실시되고 있는 것은?
① 금연 상담 전화 정착 ② 흡연율 모니터링 체계 삭제
③ 금연 클리닉 축소 운영 ④ 담배 자판기의 위치 정보
⑤ 금연 규제 강화

53 지역사회간호사가 가족에게 가족 서비스 제공 시 우선 고려되어야 할 사항으로 옳은 것은?
① 보건 간호 감독관의 지시 ② 개인 및 가족의 요구
③ 지역사회의 요구 ④ 전문가의 자문
⑤ 정부 시책

54 감염병을 앓고 난 뒤 얻게 되는 면역체로 옳은 것은?
① 자연 능동면역 ② 인공 능동면역
③ 자연 수동면역 ④ 인공 수동면역
⑤ 선천면역

55 인간의 생애를 단계로 구분한 생애 주기에 따른 건강 증진 사업이 옳게 연결된 것은?
① 영유아기 — 성장 발달 검사
② 아동 · 청소년기 — 만성질환 예방 및 관리
③ 청년기 — 예방접종
④ 장년기 — 예방접종, 약물중독 예방
⑤ 노년기 — 갱년기 관리, 약물중독 예방

56 정기적인 관찰과 교육이 필요한 고위험 모성보건 대상자는?

① 고혈압 환자

② 30세 초산모

③ 신체질량지수 22.0 kg/m² 인 여자

④ 풍진 항체 보유자

⑤ 2년간 피임 후 임신한 여자

57 예방접종 전 · 후 주의 사항에 대한 설명으로 옳은 것은?

① 접종 후 고열 또는 구토 증상이 있으면 금식시킨다.

② 약간의 감기 기운이 있더라도 열만 없으면 된다.

③ 체온을 측정하여 열이 있는지 확인한다.

④ 접종 부위를 청결하게 하기 위해 접종 당일 목욕을 시킨다.

⑤ 기온이 오른 오후에 접종하도록 한다.

58 우선적으로 가정방문해야 하는 가족으로 옳은 것은?

① 비활동 결핵 환자가 있는 가족

② 퇴행 관절염 환자가 있는 가족

③ 정신분열증 환자가 있는 가족

④ 암 환자가 있는 가족

⑤ 미숙아가 있는 가족

59 가정방문을 통한 보건간호사업의 특징으로 옳은 것은?

① 포괄적인 간호를 제공할 수가 없다.

② 같은 건강 문제의 정보 교류가 가능하다.

③ 대상자 측면에서 다른 대상자에 관한 정보를 얻을 수 있다.

④ 거동 불능자가 건강관리를 받기가 어렵다.

⑤ 대상자 측면에서 볼 때 불필요한 시간 낭비가 없다.

60 월경이 끝날 무렵에 실시하는 것이 가장 좋으며, 보통 루프(loop)라고 부르고 자궁과 난관의 수축 운동을 증진하여 수정란의 착상을 방해하는 피임법으로 옳은 것은?

① 월경주기법

② 자궁 내 장치법

③ 경구피임제

④ 기초체온법

⑤ 콘돔법

61 고3 수험생을 가진 어머니가 "딸이 수능 시험에 떨어질 것 같다."라고 말하며 6개월 이상 계속해서 불안을 호소하고 있다. 이 어머니가 겪고 있는 심적 상태의 의학적 진단명으로 옳은 것은?

① 공포 장애

② 공황 장애

③ 범불안 장애

④ 강박 장애

⑤ 외상 후 스트레스 장애

62 결핵 환자의 가래 처리 방법으로 옳은 것은?

① 땅에 묻는다.

② 휴지에 싸서 소각한다.

③ 하수도에 버린다.

④ 변기에 버린다.

⑤ 소독수에 담갔다가 버린다.

63 초등학생을 대상으로 투베르쿨린 검사(결핵 반응 검사)를 한 결과 양성으로 나타난 경우 취해야 할 조치로 옳은 것은?

① X선 촬영

② 결핵 환자 등록

③ BCG 접종

④ 혈청검사

⑤ 가래검사

64 B형 간염의 대표적인 감염 경로로 옳은 것은?

① 소변

② 대변

③ 음식

④ 공기

⑤ 혈액

65 의료인의 결격사유로 옳은 것은?

① 의료 관련 법의 위반으로 형의 집행이 종료된 자

② 피성년후견인(금치산자)를 선고 받고 복권된 자

③ 마약, 대마, 향정신성의약품 중독자

④ 파산 선고를 받고 복권된 자

⑤ 알코올 중독 장애를 가진 자였으나 전문의가 의료인으로서 적합하다고 인정하는 사람

66 정신건강전문요원으로 옳은 것은?

① 정신건강임상심리사, 정신과 의사, 정신건강작업치료사

② 상담심리치료사, 정신건강간호사, 정신건강임상심리사

③ 정신건강사회복지사, 정신과 의사, 정신건강간호사

④ 정신과의사, 상담심리치료사, 정신건강임상심리사

⑤ 정신건강간호사, 정신건강사회복지사, 정신건강작업치료사

67 신고 된 결핵 환자에 대하여 결핵 예방 및 의료상 필요하다고 인정되는 경우 해당 의료기관에 간호사 등을 배치하거나 방문하게 하여 환자 관리 및 보건교육 등 의료에 관한 적절한 지도를 지시하여야 하는 법적 책임을 가진 사람은?

① 간호 보조를 한 간호조무사

② 환자를 간호한 간호사

③ 시장 · 군수 · 구청장

④ 진단 시 의사

⑤ 보건소장

68 「구강보건법」에 명시된 구강보건사업 기본 계획으로 옳은 것은?

① 중환자의 특별 구강보건사업

② 사업장 구강보건사업

③ 노숙자 구강보건사업

④ 정신 질환자 구강보건사업

⑤ 해외 거주자 구강보건사업

69 「혈액관리법」에서 규정한 혈액제재로 옳은 것은?

① 암피실린

② 신선동결혈장

③ 감마 글로불린

④ 디곡신

⑤ 알부민

70 감염병 환자 등의 가족 또는 그 동거인에게 건강진단을 받거나 감염병 예방에 필요한 예방접종을 받게 하는 등의 조치를 취할 수 있는 사람은?

① 특별자치도지사

② 보건복지부 장관

③ 보건소장

④ 행정안전부 장관

⑤ 시장 · 군수 · 구청장

실기

71 상처를 지지하고 고정하는 붕대의 사용법으로 옳은 것은?
① 굴곡 부위는 젖은 붕대로 밀착되게 감는다.
② 관절이 신전된 상태에서 붕대를 감는다.
③ 신체 말단 부위에서부터 감기 시작한다.
④ 환부 위에 매듭을 지어 압박한다.
⑤ 손가락과 발가락 끝까지 감는다.

72 의식이 없는 환자 발견 시 가장 먼저 해야 할 응급처치의 기본 원칙으로 옳은 것은?
① 청색증 유무 관찰
② 신분 확인
③ 혈압 확인
④ 맥박 확인
⑤ 호흡 확인

73 항생제를 일정한 간격으로 투여하는 이유로 옳은 것은?
① 위장 자극 감소
② 혈중농도 유지
③ 부작용 경감
④ 흡수 촉진
⑤ 약효 증대

74 일반 격리 시 격리 가운 착용 방법으로 옳은 것은?
① 격리실 밖에 걸어야 할 때는 오염된 면이 밖으로 가도록 하여 걸어 둔다.
② 손을 씻은 후 가운을 벗는다.
③ 등쪽 가운을 가능한 한 많이 여민 후 허리끈을 맨다.
④ 가운을 입을 때는 안쪽 면에 손이 닿지 않게 한다.
⑤ 가운을 입기 전에 먼저 소독 장갑을 낀다.

75 상부 위장관 조영사진을 위하여 금식해야 할 환자가 음식을 먹었을 경우 취해야 할 조치로 옳은 것은?
① 촬영을 연기한다.
② 30분 후에 촬영한다.
③ 예정대로 촬영한다.
④ 관장 후 촬영한다.
⑤ 물을 많이 마시고 촬영한다.

76 부종이 심한 환자에게 일반적으로 제한해야 하는 것은?
① 탄수화물, 단백질
② 소듐(나트륨), 탄수화물
③ 단백질, 수분
④ 수분, 소듐(나트륨)
⑤ 수분, 지방

77 기관 내 삽관을 하고 있는 환자에게 기관 내에 있는 분비물을 제거하기 위해 기도 흡인을 할 경우 그 방법으로 옳은 것은?
① 흡인 중간중간에 심호흡이나 기침은 하지 않도록 한다.
② 카테터는 수돗물이나 증류수에 담가 윤활시킨다.
③ 카테터 삽입 시부터 흡인되도록 한다.
④ 실시 전에 흡인의 목적 및 절차를 설명한다.
⑤ 한 번에 30초 이상 흡인하지 않는다.

78 수술 전날 저녁 환자에게 관장을 실시하는 방법으로 옳은 것은?
① 환자가 복통을 호소할 경우 관장을 다음 날로 연기한다.
② 튜브를 삽입하는 동안 배에 힘을 주라고 한다.
③ 관장액의 온도는 40.5℃로 준비한다.
④ 관장 튜브 끝을 직장을 향하여 삽입한다.
⑤ 체위는 앙와위가 이상적이다.

79 환자 간호의 전후에는 반드시 손 소독을 실시해야 한다. 수술실에서 손 소독 직후 간호사나 간호조무사가 손을 들고 있는 이유로 옳은 것은?
① 손 소독이 끝났다는 것을 알리기 위해
② 다른 사람이 손을 닦게 하기 위하여
③ 손의 오염을 방지하기 위하여
④ 소독 가운을 입기 위하여
⑤ 손을 말리기 위해

80 위관 영양을 위해 처방된 음식물(유동식)의 온도에 대한 설명으로 옳은 것은?
① 여름은 차게, 겨울은 뜨겁게 해서 준다.
② 체온보다 약간 높은 온도로 한다.
③ 온도는 차거나 뜨겁거나 상관없다.
④ 소화를 돕기 위해 뜨겁게 준다.
⑤ 통증을 없애기 위해 차게 해서 준다.

81 특별 구강 간호 대상자로 옳은 것은?
① 수술 직후 환자
② 영유아 환자
③ 노인 환자
④ 장기간 금식 환자
⑤ 당뇨병 환자

82 코위관 영양을 수행하는 방법으로 옳은 것은?
① 영양이 끝나면 곧바로 앙와위를 취해 준다.
② 흡인한 위 내용물은 버리고 영양을 실시한다.
③ 코위관 영양 시에는 파울러(Fowler) 자세를 취하도록 한다.
④ 물과 영양액을 주입하는 사이에 공기가 들어가도록 한다.
⑤ 코위관의 위치를 확인하기 위해 위관을 약간 뽑아 본다.

83 대상자의 상태에 따른 체위가 바르게 연결된 것은?
① 월경통 완화 – 심즈 자세
② 호흡곤란 – 반좌위
③ 직장검사 – 배횡와위
④ 인공 도뇨 시 – 측위
⑤ 척추마취 시 – 무릎가슴 자세(슬흉위)

84 소독법과 멸균법에 대한 설명으로 옳은 것은?
① 저온 소독법은 침구, 가운 등에 유용하다.
② E.O 가스 멸균법은 인체에 독성이 없고 모든 미생물과 아포를 죽인다.
③ 고압증기멸균법은 병원균과 아포를 포함한 모든 미생물을 사멸시킨다.
④ 건열멸균법은 섭씨 100℃에서 30분 동안 소독해야 하며 모든 미생물을 파괴하지 못한다.

⑤ 자비소독법은 세균의 포자와 바이러스를 모두 죽인다.

85 전달집게(이동 겸자)의 사용법으로 옳은 것은?

① 멸균 겸자를 겸자 통에서 꺼낼 때는 안쪽 벽을 따라 꺼낸다.
② 멸균 겸자를 들 때는 겸자의 끝이 항상 손목보다 위를 향하도록 한다.
③ 멸균된 물품을 소독된 부위에 놓을 때는 겸자를 바닥에 닿게 놓는 것이 안전하다.
④ 겸자 통 입구 가장자리는 오염된 것으로 간주한다.
⑤ 하루에 사용할 겸자를 멸균하여 겸자 통 안에 여러 개 꽂아 놓는다.

86 얼음 칼라(ice collor)가 많이 사용되는 경우로 옳은 것은?

① 두부 수술 후에 두통을 완화시키기 위해 사용한다.
② 기관지염 환자에게 염증을 완화시키기 위해 사용한다.
③ 편도 수술 후에 출혈과 통증을 덜기 위해 사용한다.
④ 기관절개 수술 후에 점액의 배출을 돕기 위해 사용한다.
⑤ 충수염 수술 후에 통증과 출혈을 예방하기 위해 사용한다.

87 병원에 입원한 모든 환자에게 적용되는 감염 관리를 위한 표준 예방 지침으로 옳은 것은?

① 손상 예방을 위해 주삿바늘 사용 후에는 캡을 씌운 후 버린다.
② 관으로 되어 있는 기구에 남아 있는 오염물질은 그대로 둔다.
③ 가위나 혈관 겸자 같은 기구는 겹쳐지는 부위에 오염된 물질이 남아 있는지 확인한다.
④ 눈, 코, 입의 점막 보호를 위해 가운과 장갑을 착용한다.
⑤ 처치 후 소독 장갑을 벗은 후에는 5분 이내에 손을 씻는다.

88 염증의 국소 증상으로 옳은 것은?

① 발열, 발한, 농포, 통증, 괴사
② 발한, 발적, 종창, 괴사, 농 형성
③ 발열, 발적, 농포, 괴사, 통증
④ 부종, 발열, 통증, 농 형성, 기능장애
⑤ 발적, 발열, 종창, 통증, 기능장애

89 약물, 수분, 영양물질 등을 직접 정맥계로 주입(정맥주사)하여 치료를 받고 있는 환자에게서 관찰해야 할 사항으로 옳은 것은?

① 변비
② 탈수
③ 전신 부종
④ 체액과 수액 과잉 부담
⑤ 패혈증

90 욕창 간호 시 침대의 밑침구가 구김이 생겼을 때 팽팽하게 당겨야 하는 이유로 옳은 것은?

① 침대 정돈
② 압박 방지
③ 피부 청결
④ 경축 방지
⑤ 수면 활동 강화

91 소변 검사물 채취 방법 중 멸균된 소변 검사물을 받고자 할 때 가장 바람직한 방법으로 옳은 것은?

① 환자에게 소독된 변기를 주어 배뇨하도록 한다.
② 환자에게 검사물 병에 직접 배뇨하도록 한다.
③ 환자가 소변을 보기 전에 외음부를 씻어 낸다.
④ 환자가 변기에서 배뇨하도록 도와준다.
⑤ 단순 인공 도뇨로 채취한다.

92 혈압 측정 시 생길 수 있는 오류에 대한 설명으로 옳은 것은?

① 팔의 크기에 비해 너무 넓은 측정띠(커프)를 사용하면 혈압이 높게 측정된다.
② 팽창된 측정띠(커프)의 바람을 빨리 빼면 확장기압이 낮게 측정된다.
③ 반복 측정 시 측정띠(커프)의 바람을 완전히 빼지 않은 상태에서 측정하면 혈압이 낮게 측정된다.
④ 측정띠(커프)를 느슨히 감을 경우 혈압이 낮게 측정된다.
⑤ 측정띠(커프)를 감은 팔을 심장보다 높게 하면 혈압이 낮게 측정된다.

93 전신마취 환자를 간호할 때 가장 중요하고 우선적으로 고려해야 할 사항으로 옳은 것은?

① 호흡 흥분제 투여
② 기도 유지
③ 체위 변경
④ 수액 공급
⑤ 수혈

94 약물을 투여하는 방법 중 약효가 빠른 순서대로 배열된 것은?

① 근육－정맥－구강－피하
② 피하－근육－정맥－구강
③ 정맥－근육－피하－구강
④ 정맥－피하－구강－근육
⑤ 구강－피하－정맥－근육

95 질병의 종류나 감염질환의 유무에 관계없이 의료기관에 입원한 모든 환자에게 적용되는 격리 지침은?

① 공기주의
② 보호격리
③ 비말주의
④ 접촉주의
⑤ 표준주의

96 입원 중인 환자를 병원 내의 다른 병동으로 전동시킬 때 필요한 간호 중재로 옳은 것은?

① 환자와 보호자에게 언제, 어디로 옮기는지를 주치의에게 듣도록 한다.
② 환자가 사용하다 남은 약품을 폐기한다.
③ 환자의 기록 상태와 기록 상황을 검토하며 전실 이유, 환자 상태 등을 기록한다.
④ 환자의 전동 사항을 전산실에 통보한다.
⑤ 병실로 가기 전에 신장 등을 측정하고 병동 시설물의 위치를 알려 준다.

97 환자를 옆으로 돌려 눕힐 때 간호조무사가 취해야 할 행동으로 옳은 것은?

① 환자 가까이 서서 발을 약간 벌리고 무릎을 구부린 채 균형을 유지한다.

② 무릎을 움직이지 않고 등을 바로 펴고 환자 가까이에 선다.
③ 무릎을 구부리지 말고 등을 굽혀 환자 가까이 선다.
④ 환자와 30cm 떨어진 위치에 서서 한쪽 발은 뒤로 하고 등을 똑바로 편다.
⑤ 무릎을 구부리고 환자 가까이 선 다음, 앞으로 기대서 환자를 들어 올린다.

98 간호조무사가 환자의 사지를 닦을 때 말초 부위에서 몸의 중심부를 향하여 문지르는 이유로 옳은 것은?

① 관절 가동 범위를 증가시키기 위해
② 피부를 사정하기 위해
③ 피부에 주름이 생기지 않도록 하기 위해
④ 감염을 예방하기 위해
⑤ 정맥혈의 흐름을 촉진하기 위해

99 48세의 직장 근로자 A씨는 결장암으로 인해 영구적 결장루를 시행 받고 퇴원을 이틀 남겨 두고 있다. 이때 근로자 A씨를 위한 교육으로 옳은 것은?

① "콩, 양파, 양배추를 많이 드시면 대변이 많이 생겨 힘들 수 있습니다."
② "양파, 브로콜리, 치즈를 드신 후 대변 냄새가 심할 수 있습니다."
③ "기름진 음식, 찬 우유나 맥주는 변비를 유발할 수 있습니다."
④ "섬유소가 많은 음식이 변비를 예방하는 데 도움이 되니 가능한 한 많이 섭취하세요."
⑤ "바나나, 사과 소스, 땅콩버터(크림 모양)는 냄새를 많이 유발할 수 있습니다."

100 일용직 근로자인 46세의 남성 김씨는 무거운 물건을 들고 난 뒤 문손잡이(둥근형)를 돌리는 데 심한 통증을 느꼈다. 예상할 수 있는 손상된 관절 범위로 옳은 것은?

① 신전　　　② 굴곡
③ 외회전　　④ 내전
⑤ 회외

101 5개월 된 영아의 맥박을 안정 시에 측정한 결과 중 간호사에게 즉시 알려야 하는 경우는?

① 60회/분　　② 80회/분
③ 100회/분　　④ 120회/분
⑤ 140회/분

102 충수절제술 예정 환자에게 수술 전 금식에 대한 설명으로 옳은 것은?

① "입이 마르면 껌을 씹으세요."
② "물을 한 모금도 드시지 않도록 하세요."
③ "얼음을 한 조각 물고 있는 것은 괜찮아요."
④ "갈증이 심하면 이온음료를 조금씩 드세요."
⑤ "배가 고프면 사탕을 입 안에서 녹여 드세요."

103 입원한 환자의 틀니(의치) 관리 방법으로 옳은 것은?

① 칫솔보다는 거즈를 이용하여 닦는다.
② 마모제가 많이 함유된 치약을 사용한다.
③ 세면대에 수건을 깔아 놓고 틀니(의치)를 닦는다.
④ 물기가 없는 건조한 상태에서 틀니(의치)를 끼운다.
⑤ 깨끗한 컵에 뜨거운 물을 부어 틀니(의치)를 보관한다.

104 편도절제술을 받은 아동이 심한 인후통을 호소할 때 목 부분에 적용할 수 있는 것은?

① 열 램프　　② 얼음 칼라
③ 저체온 담요　④ 수분 열 패드
⑤ 알코올 스펀지 목욕

105 환자가 눈치채지 않게 측정해야 하는 활력징후는?

① 체온　　② 호흡
③ 맥박　　④ 혈압
⑤ 산소포화도

간호조무사 최종 마무리 테스트
실전문제 정답 및 해설

Final test 7 회차

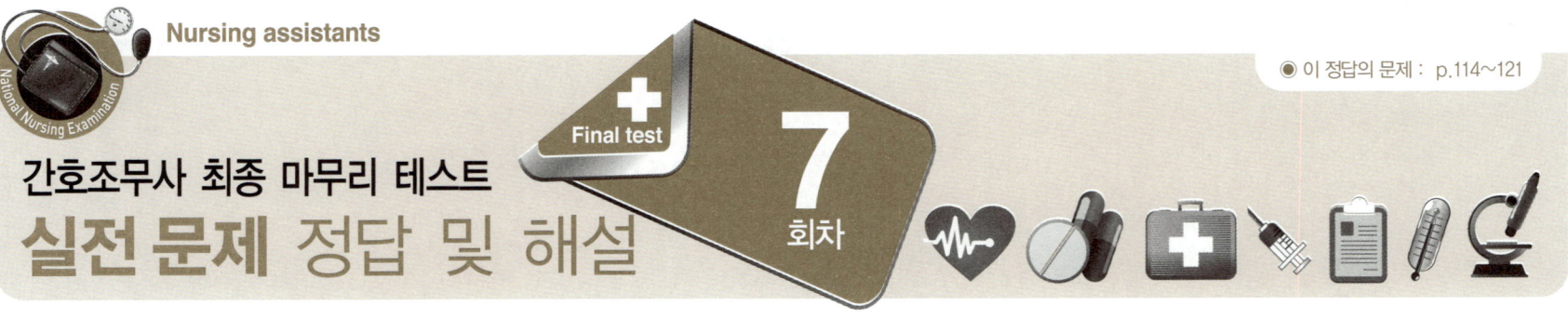

● 이 정답의 문제 : p.114~121

01	02	03	04	05	06	07	08	09	10	11	12	13	14	15	16	17	18	19	20
②	②	④	⑤	②	⑤	③	②	①	②	②	③	①	⑤	⑤	①	②	②	⑤	①
21	22	23	24	25	26	27	28	29	30	31	32	33	34	35	36	37	38	39	40
①	③	④	⑤	⑤	①	⑤	②	③	④	④	③	①	①	⑤	①	④	②	③	①
41	42	43	44	45	46	47	48	49	50	51	52	53	54	55	56	57	58	59	60
②	②	②	②	⑤	④	①	④	①	②	②	③	①	①	①	③	①	⑤	⑤	②
61	62	63	64	65	66	67	68	69	70	71	72	73	74	75	76	77	78	79	80
②	⑤	③	②	⑤	⑤	②	②	⑤	①	④	⑤	④	⑤	⑤	②	③	③	②	②
81	82	83	84	85	86	87	88	89	90	91	92	93	94	95	96	97	98	99	100
④	③	②	③	④	③	③	⑤	④	②	⑤	⑤	②	③	⑤	③	①	⑤	②	⑤
101	102	103	104	105															
①	②	③	②	②															

01 투약 시 간호조무사의 일반적 지침
- 투약의 5가지 기본 원칙을 지켜 정확한 약물 투여를 준수한다.
- 의문이 가는 처방은 반드시 간호사에게 질문을 하며, 간호사의 지시 · 감독하에 투약하도록 한다.
- 투여하는 약물과 대상자에 대해 알고 있어야 하며, 의사 처방에 따라야 한다.
- 마약 · 수면제는 법률 규제를 받으며, 수량을 잘 확인하고 보관시 반드시 약장을 잠궈 둔다.
- 투약 과오 시 즉시 책임 간호사나 담당 간호사에게 보고한다.
- 약물은 반드시 준비한 간호사가 투여한 후 기록해야 한다.
- 용기에 표시된 약물만을 반드시 사용하도록 한다.
- 환자가 병원 약이 아닌 다른 약을 복용하고 있을 때는 즉시 중단하고 간호사에게 보고한다.
- 약물을 투여하지 못했거나 실수가 있었을 때 그 이유와 함께 투약하지 못한 사실을 즉시 간호사에게 보고하고 기록한다.
- 경구투약 시 기름 종류의 약은 차게 해서 준다.
- 입원 시에 가지고 온 약은 약장에 보관하고 퇴원 시에 돌려 준다.
- 약을 너무 많이 따랐을 경우에는 약병에 다시 붓지 않고 버린다.
- 당의정이나 교갑에 싸여진 약을 가루로 만들어 투약하지 않고 가루약과 용액을 섞어 투약한다.
- 맛이 아주 나쁘거나 불쾌감을 주는 약물은 투약 전에 얼음 조각, 박하사탕을 입에 물고 있게 하거나 투약 전후에 차가운 탄산음료를 마시게 한다.

02 판막의 위치
- 폐동맥판은 폐동맥의 입구에 있다.
- 대동맥판은 대동맥의 입구에 있다.
- 이첨판(승모판)은 좌심방과 좌심실 사이에 있다.
- 삼첨판은 우심방과 우심실 사이에 있다.

03 혈소판
- 혈소판은 혈관 내막에 작은 결함이 생겨 혈액이 유출될 때 지혈 작용을 통해 혈액의 소실을 막는 혈액의 고형 성분이다.

- 혈소판은 혈액응고 작용에 관여하는데, 이외에도 ⅰ) 칼슘, ⅱ) 비타민 K, ⅲ) 간장 등이 혈액응고에 관여하는 요소들이다.
- 혈소판은 $1mm^3$ 내에 15~45만 개가 정상 수치이며, 정상적인 혈액응고 시간은 5~15분이다.
- 특정한 형태가 없으며 핵을 가지고 있지 않고 수명은 10일 정도이며 지라에서 파괴된다.
- 혈소판이 부족하면 작은 점상 출혈이 나타나게 되며, 멍이 잘 들고 코피가 잘 나게 된다.
- 방사선에 노출되었을 때 가장 먼저 감소하므로 방사선 장해의 지표로 쓰이기도 한다.

04 임신부에게 정상적으로 나타날 수 있는 불편감
- **임신 초기** : 양가감정, 피로, 유방통, 구역 · 구토 · 속쓰림, 빈뇨, 두근거림(심계항진)
- **임신 중기** : 질 분비물 증가, 요통 · 관절통, 손의 마비 · 쑤심, 두통, 졸도 · 실신, 체위 저혈압, 가려움증(소양증), 모세관 확장증, 피부의 착색(기미, 임신선, 복부 중앙선), 복부의 가스 팽만, 가슴앓이(상복부의 타는 듯한 불편감, 트림), 변비
- **임신 말기** : 정맥류(하지, 외음부, 치핵), 정서적 반응(불안), 회음부 불편감과 압박감, 무통의 불규칙한 자궁 수축, 불면증, 빈뇨 · 요 절박감, 다리의 경련과 부종, 짧은 호흡 · 호흡곤란

05 유아의 구강 관리
- 유아기 구강위생의 주 목적은 충치와 치주염을 일으키는 치석을 제거하는 데 있으며, 가장 효과적인 방법은 양치질이다.
- 유아의 칫솔은 부드러우며 끝이 둥글고 손잡이가 곧은 것을 고른다.
- 양치질 시 힘을 너무 많이 가하면 잇몸과 에나멜층이 손상된다.
- 하루 2회 정도의 양치질이 적당하며 부모가 도와준다.

06 수두 환아의 간호
- 환아 격리
- 가려움증(소양증)이 있으면 처방에 따라 칼라민 로션 등을 발라

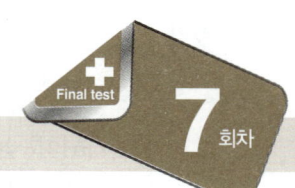

주고, 전분 목욕이나 황산마그네슘, 중조수 등으로 씻어 준다.
- 2차 감염 예방을 위해 긁지 못하도록 팔꿈치 보호대와 손에 장갑을 끼워 주고 헐렁한 옷을 입힌다. 또한 손톱을 짧고 깨끗하게 유지하도록 한다.
- 처방에 따라 항생제가 투여될 수 있다.

07 산전 관리 중 임신부가 지켜야 할 사항
- 임신 말기 욕조로 이동 시 무게중심이 변하여 외상의 가능성이 있기 때문에 통 목욕을 삼가야 한다.
- 평상시와 같은 적절한 운동을 하고 하지 부종 시 다리를 높여 준다.
- 수면(하루 8~9시간)과 휴식(낮에 1시간 정도 수면) 및 정신적으로 안정을 취하고, 여행 및 무리한 장거리 보행은 되도록 삼간다.
- 임신 말기에는 오래 쭈그리고 앉아서 활동하지 않는다.

08 전치태반 환자의 치료 및 간호
- 임신 후반기 질 출혈의 원인이 되며, 태아가 생존력이 있을 때까지 임신을 유지하기 위해 침대 안정(절대안정) 및 약물을 투여한다.
- 갑작스런 무통 질 출혈 증상이 나타나며 내진해서는 안 된다.
- 임신 37주 이상이고 분만이 시작되거나 출혈이 계속되면 즉시 제왕절개를 실시한다.
- 완전 전치태반 시 반드시 제왕 절개 분만을 실시하나 출혈이 적거나 변연 전치태반인 경우 질식 분만을 고려할 수 있다.

09 노인을 위한 환경 관리
- ② : 심리적 안정을 위해 무채색보다는 유채색을 사용하여 공간을 밝게 꾸며 준다.
- ③ : 야간 시 전체 소등을 하지 말고 비상등을 켜 둔다.
- ④ : 실내 온도는 서늘하지 않고 따뜻하게 22℃ 정도를 유지시킨다.
- ⑤ : 지나치게 쿠션이 좋은 푹신한 의자는 노화로 인해 뼈가 약해져 있는 노인들에게 해가 될 수 있기 때문에 적당한 정도의 쿠션 의자를 권장하도록 한다.

10 노인 간호
- 낮잠을 피하고 오랜 시간 동안 자는 것을 조절하도록 한다.
- 지성 피부를 제외하고 건조할 때나 목욕 후에는 기름이나 크림·로션·습윤제를 바르고 베이비오일을 사용하도록 한다.
- 만성적인 태양 노출 또는 강렬한 자외선 노출은 주름의 증가, 피부 착색 및 반점 증가는 물론 피부 질환을 유발할 수 있으므로 가능한 한 피하고 자외선 차단 크림을 바르게 한다.
- 매일 목욕을 하게 되면 피부의 땀샘과 피지선의 분비 기능이 저하되기 때문에 주의해야 한다.
- 수면 시에는 침실의 조도를 낮추고 소음 등의 환경 자극을 최소화한다.

11 임신 고혈압이 있는 임신부를 위한 식사요법 : 고단백 식사, 적절한 탄수화물 식사, 저지방(저열량) 식사, 고비타민 식사, 저염 식사, 수분 제한 식사(부종이 심할 경우)

12 염좌의 응급처치
- 염좌된 부분을 높여 준다.
- 얼음찜질을 해준다.
- 체중을 지탱하지 않는다.
- 마사지를 금하고 안정시킨다.
- 손상 24시간 후에 열 치료를 해주도록 한다.
- 손상 부위를 고정시킨다.

13 부목의 사용 시 주의 사항
- 환자가 움직이기 전에 부목을 대어 주도록 한다.
- 부목은 손상 부위와 상·하부를 모두 포함하여야 하고 신경·혈관계 상태는 부목 고정 전·후에 반드시 검사해야 한다.
- 부목 고정 후 손상된 사지를 거상하고, 냉찜질을 하여 종창을 감소시켜야 한다.
- 손상 부위를 건드리거나 환자를 함부로 옮김으로써 부러진 뼈끝이 신경, 혈관, 또는 근육을 손상케 하거나 피부를 뚫어 복합 골절이 되게 하는 일이 없도록 한다.

14 환자 간호를 돕는 동안에 환자의 질병 상태뿐 아니라 그 사람의 직업, 경력, 대인 관계에 대해서도 알게 될 때가 있다. 업무상 알게 된 환자의 비밀 특히 환자에게 불리한 비밀은 누설해서는 안 된다. 동료 간호조무사나 그 환자와 관련 없는 다른 직원에게도 말해서는 안 된다. 언론기관에서 질환에 대한 면담을 요청하는 경우 반드시 의사나 간호사에게 알리도록 한다.

15 간호조무사의 직업적 태도 중 성실과 책임 완수
- 간호는 환자의 안위에 대한 커다란 영향력을 가지고 있으므로 간호사를 보조하는 간호조무사는 자기 직무가 무엇인지 잘 알아서 어디서든 성실하게 임해야 한다.
- 자기의 직무 한계를 분명히 알고 일하면 간호 사고를 예방하게 되는 경우가 많다. 양심적으로 자기의 직무를 성실히 수행하면 간호 대상자로부터 존경과 신뢰를 받을 수 있다. 간호조무사는 환자의 생명을 다루는 일을 하기 때문에 책임을 다해야 한다.

16 ② : 친근감을 위해서라도 호칭은 함부로 부르지 않는다.
③ : 환자에게 거리감을 두는 것은 환자에게 좋지 않다.
④ : 환자의 편의를 위해서라도 모든 요구를 다 들어주는 것은 아니다.
⑤ : 의견 충돌이 있을 경우 대화로 풀도록 한다.

17 구개열(입천장갈림증) 환아의 간호 : 구개열이 심한 아동에게 가장 먼저 요구되는 간호 문제는 수유로, 영양 공급 시 청색증을 관찰하고 수유 후는 상체를 높인 자세로 약간 옆으로 눕힘으로써 흡인을 예방할 수 있다.

18 귀관(이관) : 유스타키오관이라고도 하며 인두와 관통되어 있어 고실 내의 압력을 조절한다. 또한 이관은 중이와 비인두를 연결하며 어린이 감기 시에 중이염이 잘 발생되게 하는 부분이다.

19 소화기관의 기능
① 위 : 식도로부터 넘어온 음식물을 임시로 저장하였다가 염산과

펩신 등의 위액을 분비하여 본격적인 소화의 첫 단계를 수행한다. 당분과 알코올만을 선택적으로 흡수하며 나머지는 소장으로 보내 다음 단계의 소화가 이루어지도록 한다.

② 간 : 담즙을 생산하여 지방 성분의 소화를 돕고, 아미노산과 당을 문맥을 통해 받아들여 이를 저장 또는 대사시킨다. 조혈 작용을 도와 적혈구의 성숙에 필요한 물질을 공급하며, 간을 통해 순환하는 병원체나 이물질을 식균하며, 해로운 물질을 해독하는 기능을 한다.

③ 소장 : 소화 · 흡수가 본격적으로 이루어지며, 마무리되는 곳으로 영양분을 분해 · 흡수한다.

④ 췌장 : 췌장액을 생산하여 십이지장에 보내는 한편 랑게르한스섬이라는 세포 무리에서 호르몬을 분비하므로 내분비샘의 역할도 겸하고 있다.

20 내분비샘과 분비 호르몬
② 뇌하수체 후엽 : 옥시토신, 항이뇨호르몬
③ 부신피질 : 안드로젠, 알도스테론
④ 부신수질 : 에피네프린, 노르에피네프린
⑤ 뇌하수체 전엽 : 성장호르몬, 갑상샘자극호르몬, 부신피질자극호르몬, 난포자극호르몬, 황체형성호르몬, 젖샘자극호르몬

21 아토피 피부염
• 주로 유아와 소아에서 시작하여 장기간 지속되거나 재발하는 피부염으로 대개 5세 이전에 증상이 나타나서 성장과 더불어 증상이 완화되거나 사라진다.
• 유전적 원인 및 실내외의 각종 알레르기 자극과 같은 환경적 요인이 더해져 발병하므로 다른 알레르기 반응이 나타나는지 관찰한다.
• 피부 자극을 피하기 위해 면 옷을 입히며, 목욕 후 파우더 사용을 금하고, 털로 된 인형은 피부를 자극시키므로 피한다.
• 목욕 시에는 중성의 습윤 비누를 사용한다.

22 간경화 환자의 호흡 지지 : 편안하게 호흡할 수 있도록 앉은 자세(반좌위)를 취하고, 잦은 체위 변경과 심호흡을 한다. 심한 경우 복수 천자를 통해 복수를 제거할 수도 있다.

23 유아의 손가락 빠는 습관의 교정 : 유아들은 욕구불만이나 정서적으로 불안정할 때 손가락을 빠는 습관이 있는데, 이러한 손가락 빠는 습관을 고쳐 주기 위해서는 잘 관찰하고 유아를 만족하게 해 준다.

24 수혈 시 주의해야 할 사항
• 공혈자와 수혈자의 혈액형과 Rh 인자를 확인한다.
• 포도당은 전해질을 포함하고 있지 않아 주입관 내에서 용혈이나 응고를 일으킬 수 있으므로 혈액 내로 약물 주입을 금한다.
• 수혈 시에는 17~19게이지의 주삿바늘을 사용하여 적혈구의 용혈을 방지한다.
• 수혈 시에는 냉장고에서 혈액을 꺼낸 지 20분만에 주입해야 하며 낮은 온도로 인해 오한이 발생할 수 있기 때문에 주입하면서 혈액을 덥히는 기구를 사용하여 가능하면 체온과 가깝게 하여 주입한다.
• 수혈 중 만일 이상반응(폐 용혈 반응, 알레르기 반응, 공기색전증, 오한, 호흡 곤란, 두드러기, 요의 감소, 발열, 혈압 하강, 맥박수의 증가, 두통, 혈뇨 등)이 있으면 즉시 수혈을 중지하고 간호사나 의사에게 보고한다.

25 비타민 K
• 기능 : 프로트롬빈을 형성하여 혈액응고에 관여한다.
• 결핍증 : 혈액응고 시간의 연장, 출혈과 멍 유발, 신생아에게 출혈 질환 유발
• 1일 충분 섭취량 : 성인 남자 $75\mu g$, 성인 여자 $65\mu g$
• 식품 : 녹색 채소, 난황, 대두유, 간, 양배추

26 백내장 수술 후 간호
• 수술한 눈에 안구 운동을 최소화하기 위해서 보호용 안대를 사용하며, 눈꺼풀 위에 밀착하여 붙인다.
• 수술하지 않은 쪽으로 눕도록 하며, 최근에는 수술 기법이 달라져 체위와는 상관이 없다.
• 안압 상승 증상이 나타나는지 관찰하며, 안압 상승의 예방을 위해 기침 및 코풀기를 제한하며, 배변 시 힘을 주지 않도록 한다.
• 눈에 긴장이 가지 않도록 한다.
• 무거운 물건을 잡을 때도 허리는 펴고 무릎을 구부리도록 한다.
• 통 목욕 및 발살바법[입과 코를 막고 숨을 불어 내어 귀관(유스타키오관)을 열리게 함으로써 귀의 합력을 평형시키는 기술]을 금지한다.

27 소아 중이염 : 중이염은 중이에 염증이 생기는 것이다. 염증은 급성 혹은 만성으로, 전염성으로 혹은 비전염성으로 나타나며 삼출액의 유무에 관계 없이 일어날 수 있다. 중이염은 아동기에 흔한 질환 중 하나로써 3세 이하의 아동은 나이든 아동과 성인에 비해 귀관(유스타키오관)이 넓고 짧으며 곧기 때문에 중이염에 걸릴 확률이 높다.

28 ① : 성장은 양적인 변화로 세포 수와 크기, 세포의 분화, 무게에 있어서의 증가를 의미하며 비교적 환경의 영향을 적게 받는다. 발달은 기술과 기능에 있어서의 점진적인 증가로 성장, 성숙, 학습을 통해서 성취된다.
③ : 영양과 신체 발달은 상관관계가 있다.
④ : 대천문은 양측 두정골과 전두골 사이에 있고 다이아몬드형으로 생후 12~18개월에 폐쇄된다.
⑤ : 발달에는 방향이 있다.(단순함에서 복잡성으로, 일반적인 것에서 구체적인 것으로, 두부에서 미부로, 중심부에서 말초부로)

29 분만 1기 임신부의 간호(자궁경관과 자궁 수축의 초기 진행)
• 임부의 체위를 측위로 해준다.
• 활동기에 사용될 호흡법을 가르친다.
• 자궁 수축 시 임부에게 용기를 북돋아 준다.
• 임부에게 태아심음을 들려준다.
• 수축과 수축 사이에 휴식을 갖게 한다.

30 자궁외임신의 증상
갑작스런 날카로운 복통 및 견갑통, 저혈압과 빈맥 및 창백, 빈혈 및 골반압통, 무월경, 양이 적고 흑갈색의 비정상적 출혈, 복강 내 출혈이 장시간 지속되어 배꼽 주위가 청색으로 변함(쿨렌 징후), 심한 출혈로 인한 저혈량 쇼크

31 약물의 부작용
- 약물이 가지고 있는 여러 작용 중에서 필요치 않은 작용(역효과)을 부작용이라고 한다.
- 대부분의 약물에는 부작용이 나타날 수 있다.

32 시멘트질(백악질)
- 치아를 악골에 고정시키는 역할을 하는 것이다.
- 뼈의 치밀골과 유사한 조직이다.
- 이뿌리(치근)의 겉 표면을 싸고 있다.

33 충치(치아우식증)의 예방법
- 양치질
- 플루오린 이용
- 치아 홈메우기(치면열구·소와전색법)
- 식사 조절(당류가 많이 함유된 음식과 음료수 등의 섭취 자제)

34
p.107의 제6회 문제 34번 해설 참조

35 양생술의 내용
자연에 순응, 심신의 안정, 음식의 절제, 규칙적인 생활 등

36 건강진단의 목적
- 작업장에 부적합한 근로자를 색출하고 신체적·심리적으로 알맞은 작업에 배치시키기 위함이다.
- 직업병의 유무를 색출하고 건강 상태를 관찰하기 위함이다.
- 집단의 건강 수준을 파악하기 위함이다.
- 산업재해 보상의 근거와 질병자를 관리하기 위함이다.

37 공공부조
- 국가 책임하에 도움을 필요로 하는 사람들에게 무기여 급부를 제공함으로써 자력으로 생계를 영위할 수 없는 사람들의 생활을 그들이 자력으로 생활할 수 있을 때까지 예산으로 보호하여 주는 일종의 구빈제도이다.
- 정부의 일반 조세 수입을 통해 재정이 충당되며, 생계 보호, 의료 보호, 교육 보호, 주택 보호, 고용 보호의 기능을 갖는다.
- 공공부조에는 의료 급여, 기초 생활 보장, 재해 구호, 보훈 사업 등이 있다.

38 의료보장의 목표
- 예기치 못한 의료비 부담으로부터 사회 구성원들을 재정적으로 보호하여 질병 발생 시 의료비 부담을 감소시켜 준다.
- 필요에 따른 의료 이용의 형평성을 높인다.
- 국민 의료비를 적절한 수준으로 유지한다.
- 의료 수급의 효율을 진작하여 의료가 필요한 사람에게 적절한 의료 서비스를 제공한다.

39 이타이이타이병
- 카드뮴이 뼈에 축적되어 뼈가 구부러지고 변형이 일어나 전신에 통증을 수반하는 질환을 말한다.
- 1945년 일본 도야마현 진스강 상류의 가미오카 광산의 폐수 중에 함유된 카드뮴에 의해 발생한 병이다.

40 보툴리누스균 식중독
이 세균은 사망률이 가장 높은 식중독을 일으키는 균으로 땅속에 분포하고 있는 혐기성 세균으로, 통조림이나 소시지 등의 밀폐된 혐기성 상태의 식품에서 번식하며 강한 독소를 만든다. 이 식중독은 어느 정도의 잠복 기간을 거친 후에 위장계 중독 증상보다 안면 마비 같은 신경계 급성중독 증상과 위장 증상, 호흡곤란 등을 일으키며 치사율이 높아 1/3이 사망한다.

41 대장균군의 특성
- 대장균군은 자연 상태에서 발생하거나 주로 사람이나 동물의 배설물 중에 가장 많이 존재하며 무해한 잡균이거나 병원성 세균이 존재할 수 있다.
- 설사, 경련 등의 단기간의 영향을 줄 수 있다.
- 특히 대장균(E. coli)은 검출이 쉽고 일반 세균들보다 생존력이 강해 흔히 분변 오염의 지표로 많이 사용된다.
- 대장균 측정은 MPN법을 이용한다.
- 음료수의 대장균 허용 기준 : 100cc에 하나도 없을 것.

42 유병률과 발생률의 비교

	유병률	발생률
분자	현재 특정 건강 문제를 갖고 있는 사람 수	새로이 특정 건강 문제가 발생한 사람 수
분모	전체 인구수	건강한 전체 인구수

43 보건교육의 정의
보건교육이란 지역사회 간호 업무 중 가장 포괄적이고 중요한 것으로, 인간이 건강을 유지·증진하고 질병을 예방함으로써 적정 기능 수준의 건강을 향상·유지하는 데 필요한 지식, 태도, 습성(실천, 행동) 등을 바람직한 방향으로 변화시키는 것이다. 즉, 교육과정을 통해 더 나은 육체적·정신적인 건강을 유지하고 더 나아가서 사회적 안녕을 유지하도록 도와주는 것이라고 할 수 있다.

44 매체의 특성
- 대중을 단시간에 교육시킬 수 있는 가장 좋은 매체는 TV, 라디오와 신문이다.
- 급성 감염병이 발생했을 경우 대중매체는 가장 효과적으로 일반 대중에게 알릴 수 있다. 예 급성 감염병 만연 시 효과적인 보건교육 방법

45 보건진료소의 설치
- 보건진료소는 WHO의 일차 보건 관리를 국가 정책으로 받아들임으로써 농어촌 보건의료 지역의 주민에 대한 보건의료 문제를 해결하기 위해서 1980년 「농어촌 등 보건의료를 위한 특별조치법」

에 의해 1981년부터 설치되었다.
- 벽지에 보건진료소를 설치해 보건진료 전담공무원을 배치하는 것과 읍·면 지역 보건지소에 공중보건의를 배치해서 보건의료 취약 지역에 보건의료 사업을 제공할 수 있는 기틀이 마련되었다.

46 p.18의 제1회 문제 41번 해설 참조

47 총액예산제(global budget)
- 지불자 측과 진료자 측이 진료 보수 총액을 정하여 계약을 체결하고 그 예산 총액 범위 내에서 진료를 하고 지불자는 진료비에 구애를 받지 않고 의료 서비스를 이용하는 제도이다. 과잉 진료 억제 및 의료비 절감의 장점이 있지만 첨단 의료 기술 도입 동기 상실과 진료비 교섭에 따른 의료 공급의 혼란이 야기된다.
- 총액예산제는 건강보험공단이 지역별·의료 단체별로 계약을 맺어 지불 총액을 미리 정한 뒤에 예산 총액 범위 내에서 의사와 약사에게 의료비나 약제비를 지불하는 제도로써, 의료계에서는 이를 반대하고 있다.

48 의료급여(공공부조)
- 우리나라와 같이 사회보험 방식의 의료보험을 채택하고 있는 나라와 미국과 같이 민간 의료보험이 발달한 나라에서 보험료 부담 능력이 없는 사람에 대하여 공공부조 방식으로 의료를 보장하는 것이 의료급여(의료보호)이다.
- 보험료 부담 능력이 없는 저소득 계층뿐만 아니라 노인들과 장애인들을 적용 대상으로 하는 나라도 있다. 필요한 재정은 정부의 일반 회계에서 조달하여 국가기관이 직접 관리 운영하는데, 주로 지방정부가 관장하는 경우가 많다.

49 국민건강보험
- 국민의 질병·부상에 대한 예방·진단·치료·재활과 출산·사망 및 건강 증진에 대하여 보험 급여를 실시함으로써 국민 보건 향상과 사회보장 증진에 이바지함을 목적으로 한다.
- 개인의 건강은 사회적 책임이라는 가치를 바탕으로 사회 연대성 원리에 따라 보험 가입이 법적으로 강제되고 보험자인 국민건강보험공단은 보험 가입자의 대리인 역할을 담당하게 된다.

50 보건진료 전담공무원은 무통성 질출혈이 특징인 전치태반 여성이 배가 아프다고 호소할 경우 산부인과 병원으로 바로 이송하도록 한다.

51 공중보건학의 목적 : 공중보건학은 질병 예방, 수명 연장, 신체적·정신적 건강 및 효율의 증진을 목적으로 한다. 이러한 목적을 달성하기 위한 접근 방법으로 조직화된 지역사회의 노력을 제시하였고, 공중 보건사업의 대상은 개인이 아닌 지역사회 주민이며, 공중 보건사업을 수행하기 위해서는 보건교육을 통한 접근 방법이 가장 중요하다.

52 우리나라 국민건강증진 종합계획에 제시된 건강 실천 분야 중 금연 사업
- 흡연 예방 및 금연을 위한 교육 홍보 : 흡연에 대한 부정적인 태도

를 유도하기 위한 흡연 예방 교육 확대, 금연을 유도하고 금연에 대한 사회적 분위기 형성을 위해 금연 홍보 실시
- **금연 클리닉 확대 운영** : 흡연자를 대상으로 상담 및 약물요법을 제공하여 금연 시도를 유도 ◍ 전국 모든 보건소에 금연 클리닉 설치·운영, 대학교·사업장 등에는 이동 금연 클리닉 운영
- **금연 상담 전화 정착** : 보건소의 금연 클리닉에 접근이 어렵거나 금연 서비스를 제공받을 수 없는 흡연자에게 금연 정보나 상담 서비스를 제공 ◍ 필요한 경우 금연 클리닉과 연계하여 무료 약물요법 제공
- **흡연 규제 강화** : 금연 구역 확대, 담배 광고 및 후원의 제한, 담배갑에 경고 문구 및 경고 그림 게재로 흡연의 피해 전달, 담배 판매 규제 강화, 주기적으로 담배 가격을 인상하는 방안을 마련하고, 면세 담배 폐지 추진
- **흡연율 모니터링 체계 구축** : 금연 사업의 추진 성과별 사업 방향을 검토하기 위해서는 흡연 실태에 대한 정확한 파악이 중요함 ◍ 흡연 관련 실태 조사를 성인 연 4회, 청소년 연 1회 정기적으로 실시

53 지역사회간호사가 가족 서비스 제공 시 우선 고려해야 할 사항
: 가족 간호 계획을 세울 때 간호조무사는 가족과 함께 협의하여 세우는 것이 가장 바람직하며, 가족에게 가족 서비스를 제공할 때는 우선적으로 개인 및 가족의 요구가 고려되어야 한다.

54 면역의 종류
- 선천 면역 : 종, 인종, 민족, 개인의 특성
- 후천 면역
  - 능동면역 : 자연 능동면역(감염 후 면역 획득), 인공 능동면역(예방접종 후 면역 획득)
  - 수동면역 : 자연 수동면역(태반으로부터 면역 획득), 인공 수동면역(다른 사람의 혈청 또는 감마글로불린 주사)

55 생애 주기별 건강 증진사업 내용

	영·유아 보건사업	학교(청소년) 보건사업	성인 보건사업	노인 보건사업
1차 예방	건강 생활 실천(영양 지도, 건강 상담, 운동, 구강), 예방접종, 사고 예방(안전 방지), 성장 발달 검사	건강 생활 실천(영양 지도, 운동, 흡연 예방, 음주 예방, 건강 상담), 성교육 및 상담, 약물 오남용 예방, 시력 관리, 보건교육 및 상담	건강 생활 실천(운동, 영양, 금연, 금주, 구강, 약물 남용, 스트레스), 사고 예방(운전 교통), 산전 산후 관리, 수유 교육, 가족계획(피임 및 불임), 실금 예방, 골다공증 예방, 갱년기 증상 관리, 만성 질환 관리	건강 생활 실천(운동, 영양, 절주, 금연, 구강, ADL 향상), 우울증, 예방접종, 약물 오남용 예방 교육, 관절염 관리
2차 예방	선천성 대사 이상 검사, 구강 검진, 시력 검진	학생 건강 진단(체력, 체질 검사)	성인병 검진사업(암, 고혈압, 당뇨, 혈중콜레스테롤)	녹내장과 백내장 조기 발견, 치매 조기 발견
주요 보건 사업	예방접종, 저체중 관리, 대사 이상 검사, 보건교육	건강검진, 예방접종, 영양 상담, 보건교육	모성 관리, 만성 질환 관리, 방문 보건, 정신 보건	방문 보건, 만성 질환 관리, 정신 보건, 재활 보건

56 고위험 모성보건 대상자
- 유전 질환 등 가족력이 있는 임산부
- 20세 미만과 35세 이상의 임산부
- 조산·사산·거대아를 출산한 경력이 있는 임산부
- 고혈압, 당뇨, 갑상샘 질환, 심장병, 자가면역 질환 등 질환자

57 예방접종 전·후 주의 사항
- **예방접종 전의 주의 사항**
  - 접종 전날 목욕시킨다.
  - 집에서 체온을 측정하고 고열이 나면 예방접종을 미룬다.
  - 청결한 의복을 입혀서 데리고 온다.
  - 어린이의 건강 상태를 잘 아는 보호자가 데리고 온다.
  - 건강 상태가 좋은 오전 중에 접종한다.
  - 모자보건수첩을 갖고 간다.
  - 예방접종을 하지 않을 어린이는 함께 데려가지 않는다.
- **예방접종 후의 주의 사항**
  - 접종 후 20~30분간 접종기관에 머물러 관찰한다.
  - 귀가 후 적어도 3시간 이상 주의 깊게 관찰한다.
  - 접종 당일과 다음 날은 과격한 운동을 삼간다.
  - 접종 당일은 목욕을 시키지 않는다.
  - 접종 부위는 청결하게 한다.
  - 접종 후 최소 3일은 특별한 관심을 가지고 관찰하며, 심하게 보채고 울거나 구토, 고열 증상이 나타날 때는 즉시 의사의 진찰을 받는다.
  - 아기는 반드시 바로 눕혀 재운다.

58 p.74의 제4회 문제 53번 해설 참조

59 가정방문의 장점
- 가정방문은 가족의 건강을 감독하는 직접적이고 효과적인 방법으로, 대상자에 대한 종합적인 상황 파악이 가능하다. 즉, 환자뿐만 아니라 전 가족의 건강을 관찰·관리할 수 있다.
- 가정방문은 우선순위가 높은 문제해결을 하는 데 있어 실제적인 가족의 요구를 알아낼 수 있는 기회를 제공한다.
- 실제 가정환경에서 자료를 수집할 수 있고 상황과 실정에 맞는 적절한 간호를 제공할 수 있다.
- 가족의 환경(가족의 교육 정도, 생활수준, 경제 상황, 위생 습관 등)을 직접 관찰함으로써 거기에 알맞은 지도 및 평가를 할 수 있다.
- 환자는 자신이 살고 있는 집이기 때문에 긴장감 없이 자기의 의사를 표현할 수 있다.
- 가정 물품(가족이 가지고 있는 시설 및 물품)을 이용하여 교육하게 되므로 그들이 실천에 옮기는 데 불편함이 없다.
- 왕래가 불편한 사람들(거동 불능자)에게도 간호를 제공할 수 있다.
- 포괄적인 간호 제공이 가능하고 가족의 건강 문제를 직접 관찰하므로 문제 파악이 용이하다.
- 대상자와 관계 형성이 용이하고, 자연스런 분위기가 조성된다.
- 대상자(가족들)의 시간과 경비를 절약할 수 있고 직접 접촉에 의해 가족의 새로운 건강 문제를 확인할 수 있다.

60 자궁 내 장치(루프)
- 수정란의 자궁 내 착상을 방지(방해)하는 방법으로 월경이 끝날 무렵에 루프(Loop)를 삽입하는 것이 가장 적합하다.
- 1회 삽입으로 장기간 피임이 가능, 자궁 내 염증 시 삽입할 수 없다.
- 삽입 후 3~4개월까지 월경량과 질 분비물이 증가할 수 있다.
- 첫 아이를 낳은 부인에게 터울 조절을 위해 권장한다.
- 모유 수유 중 사용할 수 있다.
- 자궁 내 장치 금기증 : 골반의 염증, 자궁암, 과다한 월경, 임신 경험이 없는 부인

61 p.92의 제5회 문제 63번 해설 참조

62 결핵 환자의 가래 처리 방법
- 결핵 환자의 가래는 종이에 받아 소각하도록 한다.
- 출혈한 가래가 많은 경우 3% 크레졸에 30분간 둔 후 변기에 버린다.
- 홑이불에 출혈한 가래가 묻었을 때는 크레졸에 담궜다가 삶아서 뺀다.

63 투베르쿨린 검사
- **투베르쿨린 검사** : 결핵 진단을 위한 것으로, PPD 0.1cc를 피내에 주사하여 48~72시간 후에 부어오른 자리(경결)의 크기를 자로 재어 판독한다.(10mm 이상은 양성)
- **PPD액의 보관** : 언제나 차고 어두운 곳(냉암소)에 보관하며, 보관상의 온도는 2~5℃이며, 햇볕에 쪼이면 효과가 감소한다.
- 투베르쿨린 검사 시 양성으로 나오면 결핵균에 노출된 경험이 있는 것으로 보고 X-ray 촬영(직접 촬영)을 해야 한다.

64 B형 간염의 전파 방법
- 오염된 혈액, 혈장, 혈청을 주사했을 때
- 오염된 주사기, 바늘, 기타 의료기구에 찔렸을 때
- 수직감염
- 정액·체액(타액·소변 제외)을 통해서 감염

65 의료인의 결격사유
- 「정신건강증진 및 정신 질환자 복지서비스 지원에 관한 법률」에 따른 정신 질환자, 다만 전문의가 의료인으로서 적합하다고 인정하는 사람은 그러하지 아니하다.
- 마약·대마·향정신성의약품 중독자
- 피성년후견인(금치산자), 피한정후견인(한정치산자)
- 「의료법」 또는 의료 관련 법령을 위반하여 금고 이상의 형을 선고받고 그 형의 집행이 종료되지 아니하였거나 집행을 받지 아니하기로 확정되지 아니한 자

66 정신건강전문요원
- 보건복지부 장관은 정신건강 분야에 관한 전문지식과 기술을 갖추고 보건복지부령으로 정하는 수련기관에서 수련을 받은 자에게 정신건강전문요원의 자격을 줄 수 있다.
- 정신건강전문요원은 정신건강임상심리사, 정신건강간호사, 정신

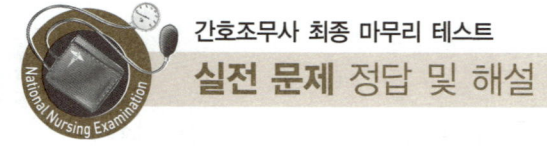 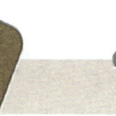 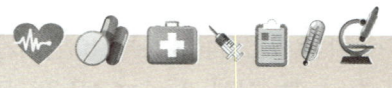

건강사회복지사, 정신건강작업치료사로 한다.

67 의료에 관한 지도 : 보건소장은 신고된 결핵 환자 등에 대하여 결핵 예방 및 의료상 필요하다고 인정되는 경우에는 해당 의료기관에 간호사 등을 배치하거나 방문하게 하여 환자 관리 및 보건교육 등 의료에 관한 적절한 지도를 하게 하여야 한다.

68 구강보건사업 기본 계획의 수립
• 보건복지부 장관은 구강보건사업의 효율적인 추진을 위하여 5년마다 구강보건사업에 관한 기본 계획을 수립하여야 한다.
• 기본 계획에는 구강보건에 관한 조사·연구 및 교육사업, 수돗물 불소농도조정사업, 학교 구강보건사업, 사업장 구강보건사업, 노인·장애인 구강보건사업, 임산부·영유아 구강보건사업, 구강보건 관련 인력의 역량 강화에 관한 사업, 그 밖에 구강보건사업과 관련하여 대통령령으로 정하는 사업이 포함되어야 한다.
• 기본 계획의 수립 절차 등에 필요한 사항은 보건복지부령으로 정한다.

69 혈액제제 : 혈액을 원료로 하여 제조한 「약사법」에 따른 의약품으로서 다음의 어느 하나에 해당하는 것을 말한다.
• 전혈(全血)　　　　• 농축적혈구
• 신선동결혈장　　　• 농축혈소판
• 그 밖에 보건복지부령으로 정하는 혈액 관련 의약품

70 질병관리청장, 시·도지사 또는 시장·군수·구청장은 감염병 환자 등의 가족 또는 그 동거인, 감염병 발생 지역에 거주하는 사람 또는 그 지역에 출입하는 사람으로서 감염병에 감염되었을 것으로 의심되는 사람, 감염병 환자 등과 접촉하여 감염병에 감염되었을 것으로 의심되는 사람에게 건강진단을 받거나 감염병 예방에 필요한 예방접종을 받게 하는 등의 조치를 할 수 있다.

71 붕대 감을 때의 주의점
• 목적에 맞는 붕대를 골라 말단부로부터 체간을 향해 감는다.
• 약간 관절을 구부린 상태의 정상 체위를 유지하도록 붕대를 감는다.
• 붕대를 감을 부위 중 말단 부위(예 손가락, 발가락), 색깔, 감각, 온도, 부종을 관찰하기 위하여 노출시킨다.(청색증은 순환장애를 의미한다.)
• 붕대는 분비물이 흡수되고 지지될 수 있도록 충분히 두껍게 감는다. 그러나 너무 부피가 커서 활동에 장애를 주어서는 안 된다.
• 마찰을 피하기 위해 붕대 감은 반대편 피부에 솜이나 거즈를 대어 준다.
• 젖은 드레싱이나 배액이 있는 상처 위에 적용할 붕대는 마르면서 수축되어 국소 빈혈을 일으킬 수 있으므로 느슨하게 감아 준다.
• 압박이 균등하게 가해지도록 감으며 뼈 돌출 부위와 오목한 부위는 솜을 대어 주어 균일한 압박이 가해지도록 한다.
• 가능한 한 체간보다 높게 하거나 든 상태에서 붕대를 적용하여 정맥울혈과 부종을 경감시킨다.
• 특히 상처 위에서 붕대를 감기 시작하거나 끝내지 않도록 한다.

• 붕대가 오염되거나 젖은 경우에는 교체해 준다.
• 붕대는 고루 감되 너무 단단하거나 느슨하게 감지 않는다.

72 의식이 없는 환자의 처치 : 의식이 없는 환자는 기도 유지를 위하여 반복와위나 측위 또는 앙와위를 취한 후 고개를 옆으로 돌려 놓으며 호흡 유지가 되는지 확인한다.

73 항생제
• 항생제는 살아 있는 생물에서 기인한 화학요법제이다. 즉, 자연에서 순수하게 얻은 항균물질을 항생제라고 한다.
• 항생제는 일정한 시간에 일정한 간격으로 지속적으로 복용하여 균을 죽일 수 있는 최소의 혈중농도를 항상 유지해 주어야 한다.
• 항생제는 투약 시 주사 전에 피부 반응을 검사하여 이상이 없는지 확인한다.

74 ① : 격리 병실 밖에 격리 가운을 걸어두고자 할 때는 가운의 외면(오염된 부분)을 안으로 들어가게 한다.
② : 가운을 벗은 후 손을 씻는다.
④ : 멸균 가운은 바깥쪽을 오염시키지 않기 위해 안쪽을 잡고, 멸균 가운과 멸균포는 순환 간호사가 외과적 손씻기를 한 후 펼친다.
⑤ : 가운을 입은 후 장갑을 낀다.

75 상부 위장관 조영사진(UGI Series : Upper Gastro-Intestinal Series)
• 방사선 불투과성 바륨을 환자에게 삼키게 해서 식도, 위, 장관의 폐쇄와 염증 등의 병변 부위를 보기 위한 검사로 바륨을 삼키는 동안 형광 투시법으로 장의 연동운동을 관찰한다.
• 위장관 X선 검사를 하는 환자는 8시간 동안 금식해야 하며 금식이 지켜지지 않았을 때에는 연기해야 한다. 또한 위장에 공기가 들어가지 않도록 담배를 피우거나 껌을 씹는 것을 금한다. 검사 후 바륨에 의한 변비와 매복이 있을 수 있으므로 반드시 배변을 확인하고, 필요시 관장을 실시한다.

76 부종이 심한 환자는 일반적으로 수분과 소듐(나트륨)을 제한한다.

77 기도 흡인 방법
• 흡인의 목적 및 절차에 대해 환자에게 설명해 준다.
• 카테터를 생리식염수에 담그고 흡인기를 켠다. Y-튜브 구멍을 손가락으로 꼭 막고, 카테터 속으로 식염수가 빨려 오는지 보아 카테터가 막히지 않았는지 확인하고 카테터 끝을 증류수로 한번 통과시킨 후 Y-튜브에서 엄지손가락을 떼어 압력이 걸리지 않게 한 상태로 구강 인두나 비강 인두로 삽입한다.
• 카테터 삽입 중에는 흡인이 되지 않도록 한다.
• 흡인 사이에 환자에게 심호흡과 기침을 하도록 권한다.
• 흡인 시간이 길어지면 저산소증을 초래할 수 있으므로 흡인 시간은 1회에 10초 이내, 총 5분을 초과해서는 안 된다.

78 ① : 관장약 주입 시 복통을 호소하면 약 30초 정도 용액 주입을 일단 멈춘 후 다시 서서히 주입하거나 조절기로 용액의 흐름

을 늦추어 보거나 관장통의 높이를 조금 낮추어(40~45cm) 보면서 상태를 살핀다.
② : 관장액을 주입하는 동안 배에 힘을 주지 말고 '아'하며 입을 벌리고 숨을 쉬어(심호흡) 복부 근육의 긴장을 예방하고 신체가 이완되도록 한다.
④ : 관장 튜브 끝을 배꼽 쪽을 향하게 하여 부드럽고 천천히 직장 내로 삽입한다.
⑤ : 관장 시에는 좌측 심즈 자세를 취하며, 직장에 삽입하기 전 조절기를 열어 고무관에 용액이 약간 흘러나오게 한 뒤 삽입한다.

79 외과적 손 씻기 : 손은 상지에서 가장 깨끗한 부위이다.
- 팔꿈치가 항상 아래로 가도록 한다.
- 원형 동작으로 닦는다.
- 2~5분 정도 손소독제를 이용하거나 항균비누와 물을 사용하여 손을 씻는다.
- 손 씻기를 마친 후는 어떠한 경우에도 손으로 수도꼭지를 만지지 않는다.
- 무균술을 위하여 손을 씻을 때는 발이나 다리로 조절되는 수도꼭지 시설이 필요하다.
- 수술실에 들어가기 전 비누를 사용해 팔꿈치 위까지 닦는다.
- 흐르는 물로 헹구고 멸균 타월로 손을 닦을 때에는 손가락에서 손목 쪽으로 닦고 한 번 사용한 종이 수건은 버린다.
- 손을 닦은 후 가슴 이하로 내리지 않는다.

80 위관 영양을 위해 처방된 음식물(유동식)의 온도와 주입 방법
체온보다 약간 높거나 실온 정도의 유동식을 천천히 주입한다. 너무 빠르게 주입될 경우 설사 증상이 나타날 수 있으므로 1분에 50cc 이상 주입되지 않도록 조절기를 조정한다.

81 특수 구강 간호(special mouth care) 대상자 : 특수 구강 간호는 무의식 환자와 편마비 환자의 경우이거나, 산소요법을 받고 있거나 안면 마비가 있는 경우, 탈수, 기관 내 삽입 환자(코위관을 삽입하고 있는 대상자), 장기간 금식 환자 등에게 필요하다.

82 p.110의 제6회 문제 71번 해설 참조

83 체위의 종류
- 앙와위 : 휴식·수면 시, 척추 수술 또는 척추 손상 시, 남성의 인공 도뇨 시와 복부 검사 시 사용된다.
- 심즈 자세 : 무의식 환자의 구강 내 분비물 배액 촉진, 마비 환자의 천골(엉치뼈)이나 대전자 부위의 압박 감소, 관장·항문 검사 시 사용된다.
- 반좌위(파울러 자세) : 폐 확장을 최대로 하여 호흡곤란 환자, 흉부 수술 또는 심장 수술 후 환자를 편안하게 하고, 자궁의 오로와 질 분비물 배출 촉진 시 사용된다.
- 배횡와위 : 복부 검사, 질 검사, 여자의 인공 도뇨 시와 회음열 요법 시 사용된다.
- 측위 : 마비 환자나 부동 환자의 식사 시, 천골 부위 욕창의 압력 감소, 체위 변경 시나 안위 대책 시 사용된다.

- 무릎가슴 자세(슬흉위) : 산후 자궁후굴 예방 운동, 자궁 내 태아 위치 교정, 월경통 완화, 직장이나 대장 검사 시 사용된다.

84 ① : 의류, 침구 등을 소독할 때는 포르말린 증기, E.O gas 및 고압증기멸균법을 이용한다.
② : 에틸렌 옥사이드 가스(E.O gas) 멸균법은 낮은 온도(38~55℃)에서 멸균하므로 냉멸균이라 하며 최근 이 가스의 유해성에 대한 논란이 많아 사용을 제한하는 경향을 보이고 있다.
④ : 건열멸균의 멸균 시간은 물품과 온도에 따라 다르나 보통 120~140℃에서 3시간 또는 160℃에서 1~2시간 정도로서, 건조 시 사멸되는 균에는 페스트균, 콜레라균, 임균, 매독균 등이 있다.
⑤ : 자비소독법은 아포를 형성하는 균(세균의 포자 ; 박테리아)과 일부 바이러스를 제외한 모든 병원균을 파괴(아포 형성균은 100℃의 끓는 물에도 죽지 않음)한다.

85 전달집게(이동 겸자, transfer forceps) 사용법
- 한 용기(jar)에 겸자는 오염 방지를 위하여 하나씩만 꽂아야 한다.
- 멸균 영역의 가장자리는 오염된 것으로 간주하므로 용기에서 겸자를 꺼낼 때는 용기의 옆이나 가장자리에 닿지 않게 주의한다.
- 겸자를 손에 들 때는 겸자의 끝이 항상 손목보다 아래로 향하게 하며, 허리 높이나 그 이상의 보일 수 있는 위치에 둔다.
- 멸균된 물건을 소속된 부위에 놓을 때 겸자를 그 면에 대지 않고 살짝 떨어 뜨리며, 전달집게는 24시간마다 멸균해 준다.
- 소독솜을 주고받을 때는 겸자끼리 서로 닿지 않아야 한다.
- 겸자 통에서 꺼낼 때 겸자 끝의 양쪽 면을 맞물린 상태로 꺼낸다.
- 소독된 물품은 반드시 소독된 겸자로 꺼낸다.

86 얼음 칼라(Ice collar) 목적 : 편도 절제 수술 후의 출혈 방지와 염증 방지 및 통증을 경감시키기 위해 사용한다.

87 ① : 주삿바늘 찔림을 예방하기 위해서는 뚫리지 않는 단단한 주사침 통을 사용하고, 사용한 주삿바늘을 버릴 때 뚜껑을 다시 씌우지 않는 채로 폐기물 통에 버리는 것이 좋다. 처치 시에 환자의 협조를 얻어 주삿바늘을 다룰 때 안정적인 환경을 확보하고, 바늘을 구부리거나 자르지 말아야 하며, 주삿바늘을 치울 때 특히 주의를 기울인다. 주사침 통은 주변 가까운 곳에 설치한다.
② : 관으로 되어 있는 기구는 관 내에 오염물질이 없도록 한다.
④ : 눈, 코, 입의 점막 보호를 위해 보안경과 마스크를 착용한다.
⑤ : 처치 후 소독 장갑을 벗은 후에는 즉시 손을 씻는다.

88 염증의 증상과 징후 : 염증 시에는 국소 증상과 전신 증상이 나타난다. 국소 증상으로는 4대 증상인 열감(국소 발열), 발적, 통증, 종창(부종)과 기능상실(기능장애) 및 수의적 운동 제한이 있다. 전신 증상으로는 식욕 결핍, 체중 감소, 전신 쇠약, 무기력, 우울증, 의욕 상실, 발열(전신 발열), 맥박수 증가, 호흡수 증가, 백혈구 증가, 오한과 발한이 나타난다.

89 정맥주사의 단점

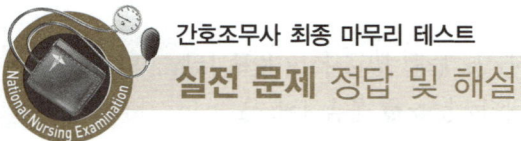 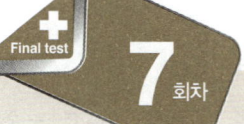 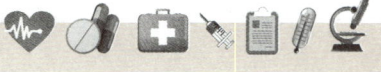

- 순환장애가 있는 경우 약물의 흡수가 지연될 수 있다.
- 용해성이 높은 약물에만 이용할 수 있다.
- 비용이 많이 든다.
- 국소적 · 전신적 감염의 가능성이 있다.
- 부작용이 급속히 발생하며, 투약 사고 시 중화가 어렵다.
- 주삿바늘 삽입으로 인한 기계적 손상으로 정맥염이 나타날 수 있다.
- 체액과 수액 과잉 부담이나 전해질 불균형이 초래된다.

90 욕창 간호 : 침대의 주름과 습기는 피부를 자극하는 요인이므로 자극을 제거하기 위해 침상을 바꿀 때는 밑홑이불에 주름진 곳이 없도록 팽팽하게 잡아당겨 피부 압력이나 마찰을 감소시켜 주고, 침상이 젖었는지 자주 확인한다.

91 단순 인공 도뇨의 목적은 무균적 소변 검체를 받기 위함이며 잔뇨량 측정과 수술 전에 방광을 비워 수술 중 인접 장기에 손상을 주는 것을 막고 수술 시야를 넓히기 위함이다.

92 혈압 측정 시에 흔히 나타나는 오류 : 혈압을 정확하게 측정하기 위해서는 환자의 팔을 심장과 같은 높이로 놓는 것이 가장 중요하다.

오 류	결 과
측정띠(커프)의 크기가 너무 좁은 경우	실제보다 혈압이 높다.
측정띠(커프)의 크기가 너무 넓은 경우	실제보다 혈압이 낮다.
팔을 심장 높이로 지지하지 않은 경우	실제보다 혈압이 높다.
혈압 측정 전에 충분히 안정이 안된 경우	실제보다 혈압이 높다.
반복 측정 시 충분히 휴식하지 않은 경우	실제보다 수축기압은 높고 확장기압은 낮다.
측정띠(커프)를 느슨하게 감은 경우	실제보다 혈압이 높다.
측정띠(커프)의 공기를 지나치게 빨리 뺄 경우	실제보다 수축기압은 낮고 확장기압은 높다.
팔의 높이가 심장보다 높은 경우	실제보다 혈압이 낮다.
식사 직후나 흡연 직후에 혈압을 측정한 경우	실제보다 혈압이 높다.

93 전신마취 : 신체 부분의 조작을 쉽게 하기 위해 대상자의 근육을 이완시키며, 모든 감각과 의식을 상실시킨다. 넓은 부위의 조직을 다루는 복잡한 시술을 할 때 이용한다. 전신마취제 투여 시는 반드시 환자의 기도 유지를 우선 확보한다.

94 주사 투약 시 효과가 빠른 순서 : 정맥주사 → 근육주사 → 피하주사 → 경구투약

95 표준주의 : 질병의 종류나 감염질환의 유무에 관계없이 의료기관에 입원한 모든 환자에게 적용된다.
- 호흡기 예절
  - 기침이나 재채기를 할 때 입과 코를 휴지로 가리고, 사용한 휴지는 바로 휴지통에 버리고, 휴지가 없다면 옷소매를 이용하도록 한다.
  - 마스크를 착용하고, 다른 사람으로부터 고개를 돌려 기침이나

재채기를 하도록 한다.
  - 다른 환자와 1m 이상 거리를 유지한다.
- 환자의 이동과 배치
  - 다른 사람들에게 감염을 전파할 위험이 있는 환자의 경우 전파될 수 있는 가능성을 고려하여 가능한 한 1인실에 두도록 한다.
  - 1인실이 여유가 없는 경우에는 가능한 감염 전파 경로, 추가 주의 조치가 필요한 감염 유무, 환경오염 정도와 주의 조치를 지키기 어려운 상태의 정도, 분비물 또는 배설물의 조절 가능 유무, 다른 환자에게 전파될 경우 파급 효과의 크기, 병실을 같이 사용할 수 있는 방법을 고려하여 우선 순위를 결정한다.
- 치료장비와 기구관리
  - 혈액이나 체액으로 오염될 수 있는 장비와 기구의 설치, 이동, 관리에 대한 지침과 정책을 수립한다.
  - 혈액이나 체액에 오염되었거나 오염이 의심되는 장비와 기구를 다룰 때에는 예상되는 오염 수준에 따라 개인보호구를 착용한다.

96 입원 환자의 전동(전입 · 전출) 시 간호
- 다른 병동으로 전동 시 의무기록지는 정리하여 해당 병동으로 보낸다.
- 다른 병동으로 전동 시 환자의 기록 상태와 기록 사항을 검토하며 전실 이유, 환자 상태 등을 기록한다.

97 환자를 옆으로 돌려 눕히는 법
- 환자 가까이 서서 발을 약간 벌리고 무릎을 구부린 채 균형을 유지한다.
- 한 손은 대상자의 목에서 겨드랑을 향해 넣어서 받치며, 다른 한 손은 허리 아래 넣어서 상반신을 이동시킨다.
- 하반신은 허리와 엉덩이 밑에 손을 깊숙이 넣고 이동시킨다.

98 환자의 사지를 닦을 때 말초 부위에서 몸의 중심부를 향하여 문지르는 이유

팔은 하지에서 상박(손끝에서 겨드랑 방향)으로 씻어 내린 후 잘 말린다. 이는 정맥혈의 정체를 막고 혈액순환을 촉진(정맥류의 혈액 귀환)시킨다.

99 영구적 결장루 간호 시 주의 사항
- 점액질이나 피가 섞인 대변과 장루의 색깔이 적갈색, 보라색, 검은색으로 변한 상태에는 장루 괴사가 의심되기 때문에 즉시 간호사에게 보고한다.
- 배추나 양배추, 무, 양파, 치즈, 브로콜리 등은 배설물의 냄새를 증진시키기 때문에 가스 형성 음식은 피하도록 한다.
- 장루를 가지고 있는 환자에게는 대사성 산증으로 두통, 복통, 혼돈, 졸림, 혼수 등이 올 수 있어 주의한다.
- 인공항문 주위의 피부 간호 방법을 교육하여 헐거나 감염되지 않도록 한다.

100 활막 관절의 각 운동
- 굴곡 : 두 골의 각이 감소하는 운동이며 서로 가까워지는 운동 ☑

팔꿈치를 구부리고, 대퇴를 복부에 가깝게 들어 올리고 장딴지를 대퇴의 후면에 가깝게 구부리는 것
- **신전**: 굴곡의 반대로 두 골의 각이 증가하여 서로 멀어지는 운동
  예) 구부렸던 팔, 대퇴, 무릎을 펴는 것
- **내전**: 외전의 반대 운동으로 사지가 인체의 중앙선으로 가까이 오는 것, 즉 해부학적 자세로 되돌아오는 것
- **회외**: 전완을 외측 회전하여 손바닥을 앞쪽으로 돌려 요골과 척골이 나란히 되도록 하는 운동 예) 무거운 물체를 들고 난 후 방문 손잡이를 돌릴 때 통증이 느껴지는 경우
- **외회전**: 차렷 자세에서 팔꿈치를 굽히고 밖으로 회전시키는 것
  예) 어깨 외회전 운동 시 양쪽 팔을 팔꿈치를 중심으로 직각이 되게 구부려 손끝이 수평을 향하게 한 자세에서 손끝이 위로 향하게 위쪽으로 팔꿈치를 들어 올린다.
- **내회전**: 차렷 자세에서 팔꿈치를 굽히고 안으로 회전시키는 것

101 영아의 정상 생리적 기능
- 호흡: 30회/분
- 맥박: 80~150회/분
- 체온: 37.5℃
- 수면: 12~16시간/일, 2~3시간 낮잠.

102 급성 충수염 시 간호
- 통증의 위치를 잘 파악한다.
- 금식시킨다.
- 먼저 체온을 자주 측정하며, 체온 감소를 위해 알코올 스펀지 목욕이나 얼음주머니를 대어 주고 수술할 때까지 관찰한다.
- 관장이나 완화제, 복부에 열요법을 실시하지 않는다.
- 환자를 편안히 해주기 위해 알코올로 등 마사지를 해준다.
- 요의를 느끼면 소변통을 대어 준다.

103 빼낸 틀니는 흐르는 찬물에서 세정제와 칫솔을 사용해 닦고, 닦는 동안 싱크대나 세면대에 수건을 깔아 놓아 떨어져도 파손되지 않도록 한다.

104 p.113의 제6회 문제 104번 해설 참조

105 맥박을 측정한 후 눈치채지 않게 대상자에게 호흡을 측정한다는 말을 하지 않고 대상자의 손목을 잡은 채로 가슴의 움직임으로 호흡의 깊이, 호흡수(호흡률), 리듬의 특성(규칙성) 등을 측정한다.

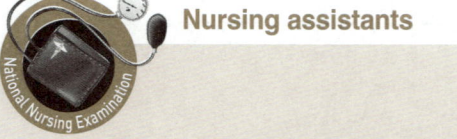

Nursing assistants

합격을 위한 핵심 문제 정리
간호조무사 실전 문제

Final test

8 회차

● 정답 및 해설 : p.140~150

기초간호학 개요

01 페니실린 투여 30분 후에 호흡곤란과 두통 및 혈압 저하, 어지러운 증상이 나타나는 현상으로 옳은 것은?

① 저포타슘혈증(저칼륨혈증)　② 불면증
③ 청각 장애　④ 두근거림(심계항진)
⑤ 급성중증과민반응(아나필라틱) 쇼크

02 간호조무사가 투약 실수 후 보고하지 않았을 경우 간호 윤리의 어느 부분에 어긋나는가?

① 환자의 권리 의무　② 비밀 보호
③ 정직　④ 책임
⑤ 정의

03 병실의 유리 테이블에 혈액과 점액이 묻어 있는 경우 관리 방법으로 옳은 것은?

① 따뜻한 물로 먼저 헹군 다음 찬물로 씻어 낸다.
② 먼저 찬물로 헹군 다음 따뜻한 비눗물로 씻는다.
③ 종이로 먼저 닦은 다음 물로 씻어 낸다.
④ 먼저 젖은 걸레로 닦은 다음 찬물에 헹군다.
⑤ 물로 씻어낸 후 일광소독한다.

04 간경화증 환자가 간성혼수로 진행되는 것을 예방하기 위한 식사로 옳은 것은?

① 저콜레스테롤 식사　② 저소듐(저나트륨) 식사
③ 저단백 식사　④ 저당질 식사
⑤ 저열량 식사

05 20주 된 임산부가 오랫동안 태동도 느껴지지 않고 복부 통증과 질 출혈도 없었으나 최근 갑자기 코피가 났을 경우 예상할 수 있는 유산은?

① 불가피유산　② 자궁외임신
③ 절박유산　④ 계류유산
⑤ 불완전유산

06 병실에서 시행하는 손 씻기 방법으로 옳은 것은?

① 손을 씻은 후에는 팔꿈치가 아래로 가도록 한다.
② 손을 씻을 때는 팔꿈치 위까지 씻는다.
③ 환자 간호 전후 15초 동안 흐르는 물에 씻는다.
④ 손을 씻은 후 팔을 들고 있다.
⑤ 세면대에 옷을 닿게 한다.

07 고막 수술 후에 환자에게 교육해야 할 주의 사항으로 옳은 것은?

① 콧물이 나오면 코를 푼다.
② 출혈 시 압력을 가해 멈추게 한다.
③ 심호흡, 기침을 수시로 한다.
④ 귀에 물이 들어가지 않게 한다.
⑤ 수술 부위를 아래로 가게 한다.

08 무의식 환자에게 침대에 바로 누운 자세를 취하게 할 때 대전자 두루마리를 대퇴부터 슬와부까지 적용하는 이유는 무엇인가?

① 엉덩관절 신전(폄) 방지
② 엉덩관절 내회전(안쪽돌림) 방지
③ 엉덩관절 외회전(바깥쪽돌림) 방지
④ 발처짐(족저굴곡, 굽힘) 방지
⑤ 사지의 내전(모음) 방지

09 온열요법의 적용 시 치료 효과로 옳은 것은?

① 모세혈관 수축　② 조직 대사 감소
③ 모세혈관 투과성 감소　④ 혈액 점도 증가
⑤ 고름형성(화농) 촉진

10 회음부 절개 상처 간호를 위해 좌욕을 실시하고자 한다. 주의 깊게 살펴야 할 점으로 옳은 것은?

① 좌욕 중 물이 차갑게 식어도 더운물을 보충하지 않는다.
② 좌욕을 하는 동안 대상자의 허약감과 피로감을 주의해서 관찰한다.
③ 환자의 사생활 보호를 위해 혼자 있게 한다.
④ 대야에 하반신을 담그고 한다.
⑤ 좌욕은 1시간 이상 실시한다.

11 냉요법을 적용할 수 있는 경우로 옳은 것은?

① 38세 빈혈 환자　② 소아 및 노인 환자
③ 개방 외상 환자　④ 2세 기관지염 환자
⑤ 20세 남자 편도 절제 수술 환자

12 노인의 우울증에도 관련이 있는 노인기의 심리적 · 사회적 변화에 대한 특징으로 옳은 것은?

① 신경증이나 우울증의 감소
② 자기 할 일이 없어져서 소외감 증가
③ 금전적 · 경제적 곤란의 축소
④ 퇴직으로 인한 교우 관계의 확대
⑤ 연장자로서의 가장의 역할 증가

13 활력징후 측정 시 호흡 측정 방법으로 옳은 것은?

① 호흡이 비정상이라면 30초간 측정한 후 2를 곱한다.
② 들숨(흡기)과 날숨(호기)을 각각 1회의 호흡으로 구분한다.
③ 호흡 측정에 대해 설명한 후 측정한다.

④ 운동 후 호흡을 측정한다.
⑤ 맥박 측정 후 요골 부위에 손을 그대로 올려놓은 채 환자 모르게 측정한다.

14 맥박 수가 분당 88회였다가 1시간 후 분당 60회로 측정되었을 때 그 이유로 옳은 것은?

① 급성 통증
② 체온 상승
③ 수면 중
④ 불안
⑤ 천식

15 7세 된 아동에게 아래와 같은 증상이 나타난 경우에 유추할 수 있는 이상증으로 옳은 것은?

- 팔·다리 창백, 소변 농축
- 건조한 입술과 피부
- 체온 39℃, 호흡 24, 맥박 126

① 경련
② 구토
③ 고열
④ 황달
⑤ 탈수

16 파상풍에 감염된 환아를 간호할 때 주의점으로 옳은 것은?

① 방안을 어둡게 하고 호흡근의 마비를 방지한다.
② 경련 시 골절 예방을 위해 팔, 다리를 압박한다.
③ 광선요법을 시행한다.
④ 매 2시간마다 체위 변경을 한다.
⑤ 방안을 밝게 하여 자극을 준다.

17 불의의 사고나 응급 상황에서 환자의 생명을 구하기 위해 가장 우선시 되어야 하는 방안으로 옳은 것은?

① 응급 의료 서비스 체계 관리
② 응급처치 정보 개선
③ 응급 의료 제도 개선
④ 심폐소생술 의무화
⑤ 응급 구조원 양성

18 교감신경이 흥분할 때 나타나는 생리적인 현상으로 옳은 것은?

① 말초혈관 확장
② 연동운동 억제
③ 기관지 수축
④ 배뇨 촉진
⑤ 동공 수축

19 폐경기 여성에서 골다공증이 발생하는 주요 원인으로 옳은 것은?

① 에스트로젠 감소
② 프로락틴 감소
③ 단백질 감소
④ 비타민 부족
⑤ 철분 감소

20 출산 후 합병증인 산후 감염을 나타내는 지표이며, 발현되면 즉시 간호사에게 보고해야 할 증상으로 옳은 것은?

① 혈괴와 적색 산후질분비물(오로)
② 다리가 붓고 청색증
③ 회음부 통증
④ 후진통(산후통)
⑤ 출산 3일 후 38℃ 이상의 고열이 지속

21 심장의 벽 자체를 순환하며 심장에 산소와 영양을 공급하는 혈관으로 심장동맥이라고도 불리는 것은?

① 쇄골하동맥
② 관상동맥
③ 상완동맥
④ 폐동맥
⑤ 대동맥

22 지질을 유화시켜 소화를 돕는 알칼리성의 혼합물인 담즙을 생산하는 기관으로 옳은 것은?

① 담관
② 비장
③ 췌장
④ 담낭
⑤ 간

23 8개월 된 영아의 열이 39℃로 높은 상태에서 응급실에 실려 왔을 때 환아에 대한 간호로 옳은 것은?

① 열을 내리기 위해 페니실린을 먹인다.
② 체온보다 2℃ 낮은 미온수로 닦아 준다.
③ 구강으로 정확하게 체온을 잰다.
④ 75% 알코올 솜으로 마사지한다.
⑤ 해열제 투여 시 구토를 할 경우 재투약하고 의사에게 보고한다.

24 화재로 인하여 2도 이상 전신 화상을 입은 환자에게 요람(크래들)을 사용하는 이유로 옳은 것은?

① 침대에서 용변을 볼 수 있게 하기 위해서
② 210° 회전을 용이하게 하기 위해서
③ 체위 변경을 쉽게 하기 위해서
④ 혈액순환이 잘되게 하기 위해서
⑤ 침구의 무게를 방지하기 위해서

25 음식물이 기도로 넘어가는 것을 방지하는 역할을 하는 기관은?

① 갑상연골
② 연상연골
③ 성대인대
④ 후두개
⑤ 성문

26 아스피린을 투여하기 전 문진이나 검사 기록을 통해 확인해야 할 사항으로 옳은 것은?

① 구역과 구토
② 위장 출혈
③ 현기증
④ 경련
⑤ 고열

27 혈관 평활근에 작용하여 말초 저항을 감소시킴으로써 동맥을 직접 확장시키는 항고혈압제로 사용되는 약물은?

① 하이드랄라진
② 페니실린
③ 와파린
④ 벤틀린
⑤ 바륨

28 능동적 관절의 정상 가동 범위로 옳은 것은?

① 무릎관절 굴곡 120°　　② 어깨 벌려서 90°
③ 목 굴곡 90°　　　　　　④ 손목 신전 30°
⑤ 족저 굴곡 90°

29 임신 8개월째에 무통 질 출혈을 동반하면서 나타나는 임신 후반기 합병증으로 옳은 것은?

① 자궁경관무력증　　　② 자궁외임신
③ 전치태반　　　　　　④ 포상기태
⑤ 태반조기박리

30 연하 곤란으로 삼키는 능력이 부족한 나이 든 70세 노인이 섭취하기 좋은 음식의 형태로 옳은 것은?

① 건조하고 끈적임이 없는 음식
② 연두부 정도의 점도가 있는 음식
③ 맑은 국 형태의 음식
④ 밀도가 일정하지 않은 음식
⑤ 인두를 통과할 때 변형되지 않는 음식

31 요실금 증상이 있는 노인환자에게 시행할 간호로 옳은 것은?

① 변기를 항상 대어 준다.　　② 기저귀를 착용한다.
③ 수분 섭취를 제한시킨다.　　④ 유치 도뇨를 해준다.
⑤ 케겔운동(골반 저부 근육운동)을 하게 한다.

32 충치(치아우식증)의 예방법으로 옳은 것은?

① 임플란트 이식 사업　　　② 치주 판막술
③ 건과일 섭취　　　　　　④ 치아 홈 메우기(치면 열구 전색)
⑤ 치아 발거

33 이머리(치관)와 이뿌리(치근) 사이의 경계 부위에 해당되는 것은?

① 이뿌리(치근)막　　　② 시멘트질(백악질)
③ 잇몸(치은)부　　　　④ 이목(치경)부
⑤ 이머리(치관)부

34 수기 요법의 적용으로 옳은 것은?

① 임산부　　　　　　② 염증성 질환
③ 종양　　　　　　　④ 근육 수축
⑤ 관절 운동 범위 개선

35 한의원에서 침을 맞고 있던 환자가 어지럽고 가슴이 답답하다며 정신 혼미로 쓰러졌다. 이 증상으로 옳은 것은?

① 혈종　　　　　　② 만침
③ 훈침　　　　　　④ 절침
⑤ 체침

보건간호학 개요

36 보건교육 시 고려해야 할 사항으로 옳은 것은?

① 학습 목표의 난이도를 높게 잡는다.
② 지역사회 보건과 병행해서 교육시키도록 한다.
③ 교육자의 입장을 중심으로 한다.
④ 세계적 유행에 따라 교육시킨다.
⑤ 목표를 광범위하게 잡는다.

37 보건교육 계획안 작성 시 옳은 것은?

① 필요한 경비는 선착순으로 배정하도록 한다.
② 전 교육에 대한 주민의 학력 사항을 체크한다.
③ 교육에 대한 평가를 토대로 하여 재계획을 수립한다.
④ 총 교육 시간은 10~15% 배정한다.
⑤ 평가 계획은 교육 후 평가 시점에서 수립한다.

38 국가가 보험료 부담 능력이 없는 저소득층의 의료를 보조해 주는 의료보호(의료급여)에 해당하는 것은?

① 전 국민의 의무 가입　　② 사회연대 책임
③ 강제적 성격　　　　　　④ 소득의 재분배
⑤ 공공부조

39 50% 이상의 사람이 불쾌감을 느끼는 지수로 옳은 것은?

① 40~45　　　　　　② 50~55
③ 65~70　　　　　　④ 75~80
⑤ 80~84

40 유행 독감을 예방하기 위해서 보건교육을 실시하려고 한다. 이 교육의 궁극적 목표로 옳은 것은?

① 유행 독감의 치료 실시　　② 유행 독감의 예방접종
③ 유행 독감의 예방 실천　　④ 유행 독감의 유행 방지
⑤ 유행 독감 유행의 근절

41 과체중이나 비만인 7세 초등학생에게 보건 영양 교육 시 누구와 함께 교육을 시켜야 그 효과가 높게 나타나는가?

① 선생님　　　　　　② 형제자매
③ 학교장　　　　　　④ 학부모
⑤ 친구

42 폐기물을 처리하는 소각장에서 전선이나 PVC를 태울 때 나오는 유기물질로 옳은 것은?

① 톨루엔　　　　　　② 암모니아
③ 메탄올　　　　　　④ 벤젠
⑤ 다이옥신

43 제약회사에서 18년을 근무한 종사자에게 신경 증상, 우울증, 불

면증, 구내염이 나타났다. 어떤 중금속에 중독된 것인가?

① 아연 ② 구리
③ 납 ④ 카드뮴
⑤ 수은

44 작업환경 관리의 기본 원칙 중 "대체"에 해당하는 것은?

① 먼지가 많이 나는 공정 시 물을 뿌려 먼지 발생을 줄인다.
② 고속 회전을 요하는 시설을 원격 조정한다.
③ 페인트 작업을 분무식에서 전기 흡착식으로 전환한다.
④ 오염된 공기를 제거하고 신선한 공기로 교환한다.
⑤ 작업환경에서 개인 보호구를 착용한다.

45 아황산가스에 대한 설명으로 옳은 것은?

① 두통, 심혈관 협착, 보행 장애가 일어난다.
② 저황유보다 고황유를 권장한다.
③ 24시간 평균치는 1ppm 이하이다.
④ 공기보다 가벼워 대기보다 빠르게 전파된다.
⑤ 산성비의 주요 원인이다.

46 진료비 보상 제도 중 서비스의 양과 상관없이 제왕절개, 편도선 수술, 수정체 수술 등의 질병군으로 진료비를 정하는 제도는 무엇인가?

① 총액예산제 ② 봉급제
③ 행위별수가제 ④ 인두제
⑤ 포괄수가제

47 보건교육의 목표를 설정하는 방법으로 옳은 것은?

① 교육에 맞는 환경 설정이 최우선이다.
② 질병 발생 후 대처할 수 있는 목표를 설정한다.
③ 치료 가능한 목표를 설정한다.
④ 대상자가 실천할 수 있는 목표를 설정한다.
⑤ 학습자에게 맞는 목표를 설정한다.

48 대형 식당에서 생활오수를 흘려보내 하천이 오염되었다. 이때 흘러나온 오염된 하천 물의 특징으로 옳은 것은?

① DO와 BOD가 모두 낮아진다.
② 생화학적 산소요구량(BOD)이 낮아진다.
③ 용존 산소량(DO)이 높아진다.
④ 생화학적 산소요구량(BOD)에 변화가 없다.
⑤ 용존 산소량(DO)이 감소한다.

49 우리나라 의료보장 제도에 대한 설명으로 옳은 것은?

① 농어촌 비임금 거주자는 지역 건강보험에 가입해야 한다.
② 산업재해 시 건강보험에서 지불한다.
③ 건강보험은 1종, 2종, 3종으로 분류한다.
④ 고소득자는 민간 보험에 가입해야 한다.
⑤ 건강보험은 국민 보건 서비스 방식으로 운영된다.

50 인간의 체온조절에 중요한 쾌적한 환경의 온열 요소로 옳은 것은?

① 온도 - 12 ±2℃ ② 습도 - 40~70%
③ 실외기류 - 0.2~0.3m/sec ④ 실내기류 - 1.0~2.0m/sec
⑤ 복사열 - 온감은 거리의 제곱에 비례

공중 보건학 개론

51 모든 국민이 건강하기를 원하는 보건 행정의 특성으로 옳은 것은?

① 봉사성과 목적성 ② 조장성과 교육성
③ 과학성과 기술성 ④ 공공성과 사회성
⑤ 목적성과 조정성

52 17세 여고생은 성폭행을 당한 후 꿈에 그 남자가 나타난다고 한다. 또한 지하철에서 옆에 남자만 있어도 자리를 옮기고 두려워하는 증상이 5주간 지속되었다. 이에 대한 중재 방법은?

① 신체 장애 프로그램 ② 자살 위기 프로그램
③ 방문 간호 프로그램 ④ 건강진단 프로그램
⑤ 외상 후 스트레스 장애 프로그램

53 피임과 성병 예방을 동시에 할 수 있으며 분만 경험이 한 번도 없는 신혼부부에게 권장할 피임법으로 옳은 것은?

① 경구피임제 ② 난관 결찰
③ 자궁 내 장치 ④ 정관절제
⑤ 콘돔

54 60세 이상의 남녀 노인 환자 중 만성질환자들에게 집단검진을 실시하였다. 2차적 예방인 집단검진을 실시한 이유로 옳은 것은?

① 신체 기능의 회복 ② 비감염 질환 예방
③ 재활 서비스 ④ 사회 복귀 훈련의 준비
⑤ 조기 발견 및 조기 치료

55 입원 치료와 외래 치료의 중간 단계로 정신질환자의 증상이 호전된 후 사회 복귀를 위해 사용할 수 있는 중재 프로그램으로 옳은 것은?

① 사회복귀시설 ② 단기 입원 프로그램
③ 환자 자조 모임 ④ 가정 병원
⑤ 낮병원

56 저혈당에 대한 설명으로 옳은 것은?

① 혈중 포도당이 정상 수치 이상으로 증가하여 발생한다.
② 저혈당증을 방치할 경우 천식이 나타난다.
③ 포도당을 공급 받고 당분이 있는 음식은 피한다.

④ 어지러움증, 오한, 식은땀 등이 관찰된다.
⑤ 저혈당은 경구 혈당강하제와는 관련이 없다.

57 일정 기간에 단위 인구 당 몇 명이 질병에 걸렸느냐를 표시하는 발생률의 분자로 옳은 것은?

① 과거에 특정 건강 문제를 갖고 있는 사람 수
② 특정 연도에 건강 문제를 갖고 있는 사람 수
③ 같은 해에 건강 문제가 발생한 사람 수
④ 새로이 특정 건강 문제가 발생한 사람 수
⑤ 현재 특정 건강 문제를 갖고 있는 사람 수

58 생후 6개월 이내에 신생아에게 접종해야 할 예방접종으로 옳은 것은?

① 디프테리아, BCG ② 수두
③ 일본뇌염 ④ 세균성 이질
⑤ 장티푸스

59 사업을 하는 A씨는 6개월 전 뇌 질환으로 쓰러져 사지에 마비 증상이 나타났다. 환자 A씨의 3차 예방 치료 요법으로 옳은 것은?

① 물리치료 ② 건강검진
③ 식사요법 ④ 치과 검진
⑤ 교육

60 홍역 유행 시 예방접종을 하지 않은 사람에게 홍역 면역 글로불린을 주사하였다. 이는 어떤 면역에 해당되는가?

① 자연 능동면역 ② 자연 수동면역
③ 인공 수동면역 ④ 인공 능동면역
⑤ 선천면역

61 지역사회 간호사업 중 가정방문 시 건강한 사람을 먼저 방문하는 이유로 옳은 것은?

① 가족 건강을 위해 ② 시간을 절약하기 위해
③ 감염을 방지하기 위해 ④ 포괄적인 간호를 위해
⑤ 지역사회 보건사업을 완수하기 위해

62 비말감염으로 감염되는 질환으로 옳은 것은?

① 풍진, 콜레라 ② 세균성 이질, 두창(천연두)
③ 발진열, 일본뇌염 ④ 장티푸스, 홍역
⑤ 디프테리아, 인플루엔자

63 병실에서 환자를 간호하는 간호조무사가 HEPA 마스크나 N95 마스크를 착용해야 하는 경우로 옳은 것은?

① 콜레라 ② 사슬알균 폐렴
③ 인플루엔자 ④ 폐결핵
⑤ 풍진

64 분만 1개월 된 임산부들에게 신생아 목욕법을 실시하였다. 목욕법 실시 후 임산부들에 대한 교육 평가 방법으로 옳은 것은?

① 관찰법 ② 설문지법
③ 자가보고서법 ④ 질문지법
⑤ 면접법

65 「혈액관리법」상 헌혈자의 보호에 관한 설명으로 옳은 것은?

① 혈액원은 채혈부작용의 발생 여부를 관찰할 필요가 없다.
② 혈액원은 헌혈자로부터 채혈에 대한 동의를 얻어야 한다.
③ 헌혈을 하는 장소는 어느 곳에서든 가능해야 한다.
④ 헌혈에 관한 필요한 사항은 보건복지부령으로 정한다.
⑤ 헌혈자는 도덕적인 양심에 의해 행동하는 자연인일 뿐이다.

66 「의료법」상 간호기록부에 적어야 할 사항으로 옳은 것은?

① 섭취량 · 배설량 측정 ② 혈압 · 맥박 · 체온 · 체중
③ 담당간호사의 전화번호 ④ 담당의사의 주민등록번호
⑤ 진단결과 · 진료경과 및 예견

67 예방접종을 통하여 예방 및 관리가 가능하여 필수예방접종사업의 대상이 되는 감염병으로 옳은 것은?

① 발진열 ② 세균성 이질
③ 성홍열 ④ 콜레라
⑤ 백일해

68 구강보건 시 매일 1회 불소용액 양치 시 불소의 농도로 옳은 것은?

① 0.01퍼센트 ② 0.05퍼센트
③ 0.1퍼센트 ④ 0.2퍼센트
⑤ 0.5퍼센트

69 「정신건강증진 및 정신 질환자 복지서비스 지원에 관한 법률」상 정신요양시설의 정의로 옳은 것은?

① 망상, 환각, 사고나 기분의 장애 등으로 인하여 독립적으로 일상생활을 영위하는 데 중대한 제약이 있는 사람을 말한다.
② 정신 질환자를 입소시켜 요양 서비스를 제공하는 시설을 말한다.
③ 정신건강 관련 교육 · 상담, 정신 질환의 예방 · 치료, 정신 질환자의 재활, 정신 건강에 영향을 미치는 사회복지 · 교육 · 주거 · 근로 환경의 개선 등을 통하여 국민의 정신 건강을 증진시키는 사업을 말한다.
④ 정신 질환자 또는 정신 건강상 문제가 있는 사람 중 대통령령으로 정하는 사람의 사회 적응을 위한 각종 훈련과 생활지도를 하는 시설을 말한다.
⑤ 정신의료기관, 정신요양시설 및 정신재활시설을 말한다.

70 결핵관리업무에 종사하는 자 또는 종사하였던 자가 업무상 알게 된 환자의 비밀을 정당한 사유 없이 누설 시 벌칙으로 옳은 것은?

① 1년 이하의 징역 또는 200만 원 이하의 벌금
② 2년 이하의 징역 또는 600만 원 이하의 벌금
③ 3년 이하의 징역 또는 3,000만 원 이하의 벌금
④ 4년 이하의 징역 또는 1,500만 원 이하의 벌금
⑤ 5년 이하의 징역 또는 2,000만 원 이하의 벌금

실기

71 임산부가 초기 검진 시 검사해야 할 사항으로 옳은 것은?
① 폐기능 검사
② 요추천자 검사
③ 흉부 X선 검사
④ 매독 검사
⑤ 위내시경 검사

72 고막체온계 사용 방법으로 옳은 것은?
① 측정 시간이 길어 효과적이지 않다.
② 심부 체온을 정확하게 잴 수 없다.
③ 귀지가 많을 경우에도 사용할 수 있다.
④ 어린이는 후상방으로 잰다.
⑤ 성인은 후상방으로 잰다.

73 침대 목욕 시행 방법으로 옳은 것은?
① 환자가 오른쪽에 정맥주사를 맞을 때 왼쪽 환의부터 벗긴다.
② 신체 선열의 유지를 위해 환자의 침상을 무릎 아래로 내린다.
③ 얼굴은 더러운 쪽에서 깨끗한 쪽으로 닦는다.
④ 타월의 같은 면으로 눈을 닦는다.
⑤ 팔은 근위에서 원위로 닦는다.

74 유전적 결함에 의한 특정 효소의 결핍으로 발생하는 선천 대사 이상의 검사 시 옳은 것은?
① 수유 시간 24시간 이내에 검사
② 이상 시 치료 금액 전액 보조
③ 고위험 산모 아이만 검사
④ 정상아는 48시간~7일경에 검사
⑤ 금일 금식 후 채혈

75 임신 32주 된 임부가 그 다음 달에 진료를 받는데 몸무게가 5kg 늘었다. 임부에게 해줄 수 있는 말은?
① 하루 30분 정도 적극적으로 걷도록 한다.
② 무리하게 식사요법을 하지 말라고 한다.
③ 정상이니 걱정하지 말라고 한다.
④ 많이 먹어서 그렇다고 한다.
⑤ 육류와 지방 섭취를 금하라고 한다.

76 골관절염의 증상으로 옳은 것은?
① 자가 면역 질환
② 대칭적 관절통
③ 무증상
④ 전신에 열감 통증
⑤ 관절 사용 시 통증이 강해짐

77 오래된 당뇨로 인해 우측 발목을 절단한 환자가 이미 절단되어 버린 발가락이 아프다고 호소할 때 이 통증을 무엇이라고 하는가?
① 작열통
② 시상통
③ 암성 통증
④ 삼차 신경통
⑤ 환상지통

78 충수염 수술을 마치고 회복실에서 병실로 돌아온 환자가 심한 복통을 호소할 때 간호조무사는 어떤 대화로 이끌어야 하는가?
① "괜찮을 거예요."
② "다른 곳은 안 아프세요?"
③ "어느 정도 아프세요?"
④ "걱정 마세요."
⑤ "다른 환자들은 그런 고통 없어요."

79 각 비타민의 결핍증이 옳게 연결된 것은?
① 비타민 E - 출혈
② 비타민 D - 야맹증
③ 비타민 B_6 - 각기병
④ 비타민 B_{12} - 악성 빈혈
⑤ 비타민 A - 괴혈병

80 노인의 낙상 예방 방법으로 옳은 것은?
① 정상 보행이 어려운 경우 침상에만 누워 있게 한다.
② 욕조와 샤워실 바닥에 타일을 붙인다.
③ 앉고 일어날 때 빠른 동작으로 움직이게 한다.
④ 식사 시 의자는 등받이가 있고 팔걸이가 있는 것으로 한다.
⑤ 가사 활동 시 높은 조도로 조명을 해준다.

81 전신마취 수술 환자에 대한 관장 실시 방법으로 옳은 것은?
① 관장 용액의 온도는 낮을수록 좋다.
② 수용성 윤활제를 사용한다.
③ 관장 시 심호흡을 금하도록 한다.
④ 관장에 적절한 체위는 반좌위이다.
⑤ 관장통의 높이는 높을수록 좋다.

82 여자 환자 인공 도뇨 시 방법으로 옳은 것은?
① 배횡와위가 적합하다.
② 요도, 소음순, 대음순 순으로 아래서 위로 닦는다.
③ 내과적 무균술을 취한다.
④ 요관 삽입 시 복부에 힘을 주게 한다.
⑤ 한쪽 손으로 소음순을 벌리고 장갑 낀 다른 손으로 솜을 집어 닦는다.

83 지주막하출혈로 개두술을 받은 환자의 뇌압 상승 방지를 위한 방법으로 옳은 것은?
① 머리를 자주 움직여 준다.
② 과호흡을 금지시킨다.
③ 머리를 낮추어 준다.
④ 머리를 30° 올려 준다.
⑤ 다리를 올려 준다.

84 MRI(자기공명영상) 촬영 전 준비해야 할 사항으로 옳은 것은?
① 틀니나 보청기는 착용해도 좋다.
② 신용카드는 전자파와 관련이 없기 때문에 괜찮다.
③ 임산부는 머리핀을 착용해도 좋다.
④ 몸에 부착되어 있는 금속물을 제거한다.
⑤ 인공 심장 박동기를 체내에 이식한 사람을 우선시한다.

85 열경련의 응급처치로 옳은 것은?

① 혈압 상승제를 투여한다.
② 머리를 높여 주도록 한다.
③ 수분 및 염분을 공급해 준다.
④ 금식시킨다.
⑤ 체온조절중추를 회복시킨다.

86 고위험 신생아 간호로 옳은 것은?

① 신생아를 만지기 전후 철저히 손을 씻는다.
② 가습기의 물은 반드시 하루에 한 번 교환해 준다.
③ 체중을 잴 때는 보육기 밖에서 잰다.
④ 신생아에게 7일 동안 금식시킨다.
⑤ 보육기 온도와 실내 온도를 동일하게 한다.

87 병원에 입원하여 오랜 동안 침대에 누워 혼자 움직일 수 없는 대상자에게 침대 변기를 제공하는 방법으로 옳은 것은?

① 변기를 대어 준 후 금기가 아니라면 침대 머리를 30° 정도 올려 준다.
② 낙상 예방을 위해 침대의 양쪽 난간을 올린 후 변기를 대어 준다.
③ 앙와위로 눕힌 후 엉덩이 밑으로 변기를 밀어 넣어 준다.
④ 금속으로 된 변기는 차가운 상태로 대어 준다.
⑤ 손을 씻고 멸균 장갑을 낀다.

88 침대 세발 시 방법으로 옳은 것은?

① 머리가 엉킨 경우 두발 중간, 끝 순서로 빗어 준다.
② 상의를 전부 탈의시킨 후에 시행한다.
③ 눈에 비눗물이 들어가지 않게 작은 수건을 얼굴에 덮어 준다.
④ 머리를 말릴 때 드라이기를 한 곳에 고정시켜 말린다.
⑤ 샴푸 시 손톱으로 마사지해 준다.

89 용접공으로 일하는 A씨는 철판 용접 작업 중 불꽃이 심하게 튀어 팔에 적지 않은 화상을 입었다. 이때 가장 먼저 취해야 할 조치로 옳은 것은?

① 장을 바른다.
② 맥주를 부어 준다.
③ 연고를 바른다.
④ 팔에 붙어 있는 옷을 제거한다.
⑤ 흐르는 차가운 수돗물에 팔을 대어 준다.

90 췌장암으로 입원한 환자가 간호조무사에게 진단 결과를 알려달라고 계속해서 졸라 대고 있다. 이때 간호조무사가 취해야 할 태도로 옳은 것은?

① 과도하게 친절을 베푼다.　② 환자에게 알린다.
③ 환자 가족에게 알린다.　④ 간호사의 지시에 따른다.
⑤ 모른다고 한다.

91 고속도로상에서 동시다발적 집단 사고가 발생하여 다수의 인명 상해가 발생하였을 때 우선적으로 처치해야 할 대상자로 옳은 것은?

① 내부 장기 돌출 환자　② 개방성 대퇴 골절
③ 쇄골 골절　④ 흉부 손상
⑤ 골관절 골절

92 지하철에서 40대 중반 여자가 쓰러져 있는 것을 발견하고 심폐소생술을 하던 중 주변 사람들이 자동심장충격기(제세동기)를 가져왔다. 적용 방법으로 옳은 것은?

① "세동제거(제세동)가 필요합니다."라는 음성 지시 후 바로 쇼크 버튼을 누른다.
② 심장 리듬을 분석할 때 대상자에게서 손을 떼고 물러난다.
③ 왼쪽 쇄골 아래와 오른쪽 가슴 아래에 패드를 붙인다.
④ 상의를 벗기고 정해진 자리에 패드를 붙인 후 전원을 켠다.
⑤ 먼저 "모두 물러나세요."라고 외치기 시작한다.

93 섭취량과 배설량에 관한 내용으로 옳은 것은?

① 코위관으로 주입된 용액은 섭취량으로 기록한다.
② 영아의 기저귀 수량을 배설량으로 기록한다.
③ 약과 함께 마신 물은 섭취량에서 제외한다.
④ 구토물은 배설량에 포함시키지 않는다.
⑤ 수혈은 섭취량에서 제외한다.

94 대장암 수술 후 회장루를 만든 환자를 간호할 때 장루 상태 관찰은 매우 중요하다. 이 중 간호사에게 보고해야 할 사항으로 옳은 것은?

① 장루 주머니에 가스가 차서 팽창된 상태
② 장루 하부에 반고형 변이 묻은 상태
③ 장루가 복벽 밖으로 돌출된 상태
④ 장루가 습하고 촉촉한 상태
⑤ 장루의 색깔이 적갈색, 보라색, 검은색으로 변한 상태

95 임신 32주 된 임부가 가슴이 쓰리고 타는 것 같다고 호소할 때 적당한 교육으로 옳은 것은?

① 음식을 많이 먹게 한다.　② 무릎을 반듯하게 편다.
③ 고지방 식이를 준다.　④ 침대에서 휴식을 취하게 한다.
⑤ 허리가 조이지 않는 옷을 입힌다.

96 부분 폐 절제 수술로 흉관을 삽입한 환자에게 흉관 삽입 부위 상처 소독을 시행할 때 드레싱 간호로 옳은 것은?

① 배액관을 세척한 후 상처 부위를 드레싱한다.
② 드레싱 시 마스크는 필요없다.
③ 통증이 심할 경우 30분 전에 진통제를 준다.
④ 제거한 드레싱은 일반 쓰레기통에 버린다.
⑤ 흠뻑 젖었을 때 제거한다.

97 수술 중에 사용하는 플라스틱 자의 소독 방법으로 옳은 것은?

① 약품 소독법　② 건열멸균법
③ 자비소독법　④ 고압증기멸균법
⑤ E.O gas법

98 장기 부동 환자에게 아래의 〈보기〉를 참조하여 특별히 주의해야 할 간호 방법으로 옳은 것은?

- 체위 저혈압 예방
- 정맥혈의 귀환
- 피부 통합성 유지
- 하부 폐의 분비물 정체 예방

① 변비 예방 ② 비타민 흡수
③ 이뇨 촉진 ④ 탄력 스타킹 착용
⑤ 체위 변경

99 60대 중반의 자영업자 A씨는 만성폐쇄 폐질환(COPD)으로 입원하여 치료를 받고 있다. 환자 A씨에 대한 간호 돕기로 옳은 것은?

① 환자에게 팔을 들어 올리는 운동을 하도록 격려한다.
② 환자에게 저칼로리, 저지방 식이를 먹게 한다.
③ 1일 10L의 수분을 섭취시킨다.
④ 침대 하부를 상승시킨다.
⑤ 입을 모아 숨을 길게 쉬게 한다.

100 위암으로 입원한 남성에게 수술을 위해 전신마취하 부분 위절제술을 시행하려고 한다. 수술 전후 간호 보조 방법으로 옳은 것은?

① 부종 예방 탄력 스타킹을 24시간 착용하게 한다.
② 수술 시 삭모는 최대한 넓은 부위를 준비한다.
③ 수술 후 회복을 위해 짧은 호흡을 하도록 한다.
④ 수술실로 가기 전에 유치도관을 삽입한다.
⑤ 통증 감소를 위해 체위 변경은 삼간다.

101 심전도 검사를 위한 간호 보조 활동으로 옳은 것은?

① 틀니(의치)를 제거한다.
② 측위를 취하게 한다.
③ 검사실 오기 직전에 담배를 피웠는지 확인한다.
④ 전날 저녁 8시부터 금식을 유지했는지 확인한다.
⑤ 검사 중 팔다리는 편하게 움직일 수 있다고 설명한다.

102 단순 안면 마스크로 산소요법을 받는 환자를 위한 간호보조활동으로 옳은 것은?

① 모직 담요로 환자를 보온한다.
② 마스크 접촉 부위에 파우더를 바른다.
③ 마스크가 환자 얼굴에 느슨하게 고정되도록 끈을 조절한다.
④ 2~3시간마다 마스크 안쪽을 마른 거즈로 닦고 피부를 말린다.
⑤ 유량계 내 작은 공(ball) 윗부분이 처방된 산소 흡입량과 일치하는지 확인한다.

103 상체가 마비되지 않은 환자가 왼쪽 손에 수액을 주입받고 있을 때 환의 갈아입히기로 옳은 것은?

① 벗을 때 왼쪽 팔 환의를 먼저 벗긴다.
② 입을 때 왼쪽 팔 환의를 먼저 입힌다.
③ 수액백과 수액관을 분리한 다음 환의를 갈아입힌다.
④ 오른쪽 팔 환의를 입히고, 왼쪽 팔 환의를 어깨에 걸쳐준다.
⑤ 주삿바늘을 제거하고, 환의를 입힌 후 오른쪽 손에 주입을 다시 시작한다.

104 접촉주의 환자 병실에서의 간호 보조 활동으로 옳은 것은?

① 음압기의 압력을 확인한다.
② 외과적 손씻기를 수행한다.
③ 헤파 필터의 작동을 확인한다.
④ 청진기와 체온계를 일반 병실 환자와 공동으로 사용한다.
⑤ 병실 밖으로 이동 시 환자를 덧가운이나 시트로 감싸준다.

105 섭취량과 배설량 측정 시 배설량에 포함되는 것은?

① 가글액 ② 상처 배액
③ 비위관 주입액 ④ 복막투석 주입액
⑤ 정상호흡 시 수분 소실량

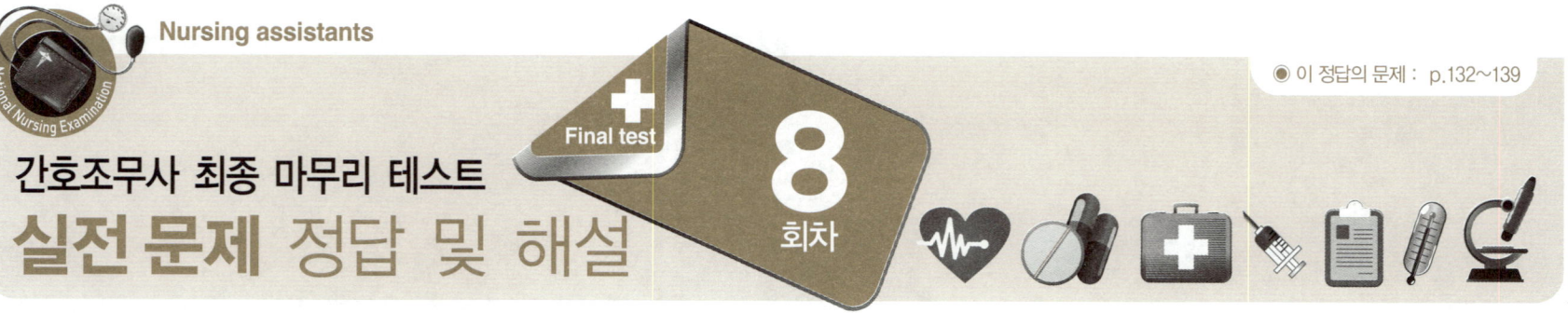

이 정답의 문제 : p.132~139

간호조무사 최종 마무리 테스트
실전 문제 정답 및 해설

Final test **8회차**

정답

01	02	03	04	05	06	07	08	09	10	11	12	13	14	15	16	17	18	19	20
⑤	③	②	③	④	③	④	③	④	②	⑤	②	⑤	③	⑤	①	①	②	①	⑤
21	22	23	24	25	26	27	28	29	30	31	32	33	34	35	36	37	38	39	40
②	⑤	②	⑤	④	②	①	①	③	②	⑤	④	②	⑤	③	②	③	⑤	④	③
41	42	43	44	45	46	47	48	49	50	51	52	53	54	55	56	57	58	59	60
④	⑤	⑤	⑤	④	④	⑤	①	②	④	②	⑤	②	④	⑤	④	④	①	①	③
61	62	63	64	65	66	67	68	69	70	71	72	73	74	75	76	77	78	79	80
⑤	⑤	④	①	④	③	②	②	③	②	③	③	④	⑤	②	③	⑤	③	④	④
81	82	83	84	85	86	87	88	89	90	91	92	93	94	95	96	97	98	99	100
②	①	④	④	⑤	①	①	③	⑤	④	④	③	①	⑤	③	⑤	⑤	⑤	⑤	④
101	102	103	104	105															
③	④	②	⑤	②															

01 급성중증과민반응(아나필라틱) 쇼크
- 정의 : 급성 알레르기 반응의 하나로 항원과 항체 Ig E가 매개하는 항체 간의 급격한 항원-항체 반응으로 일어나며, 매우 위급한 상황을 초래하여 즉각 치료하지 않으면 생명이 위독할 수도 있다.
- 증상 : 증상은 대부분 원인 물질에 노출된 후 즉각 나타나나 1~2시간 후에 나타날 수도 있다. 항생제 주사 직후 맥박이 빨라지고 혈압이 저하되며, 어지러움증을 호소한다.
- 응급 관리 : 항생제나 이물질에 의한 급성중증과민반응(아나필라틱) 쇼크 환자는 기도 개방을 한다.

02 간호조무사의 공익성 중시와 정직한 행동 : 간호조무사는 공익성을 중시하고 정직한 행동(예 투약 실수 후 보고하지 않은 경우 혹은 병동 물품을 분실하고 그 사실을 숨기는 경우 등은 정직한 행동에 위배)으로 동료간 상호 협조한다.

03 물품 관리 및 세척
- 단백질(혈액이나 점액)이 묻으면 먼저 찬물에 헹군 다음 더운 비눗물로 씻는다. 더욱 엄격한 감염 관리를 위해서는 마스크와 장갑을 착용한 후 소독제로 닦아 내고 헹군다. 과산화수소(H_2O_2)수는 응혈된 혈괴를 제거하는 데 효과적이다.
- 고무 제품은 빨리 찬물에 헹군 후 더운물과 비누로 씻는다. 더욱 엄격한 감염 관리를 위해서는 마스크와 장갑을 착용한 후 소독제로 닦아 내고 헹군다.
- 거즈나 솜은 일반 의료 폐기물 통에 처리한다.

04 간성혼수(Hepatic Coma)
- 간성혼수는 무서운 간 질환 합병증의 하나이다. 이것은 간의 대사 기능 장애로 인하여 발생하며 치유할 가망이 없을 정도로 진전된 간경변증의 결과로 오는 것이 대부분이다. 간성혼수의 증상은 황달이나 복수가 있을 때 급격히 나타난다.
- 간성혼수의 흔한 발생 원인은 변비, 단백질의 과도한 섭취, 위장관 출혈로서, 특히 단백질을 많이 섭취하지 않도록 하여 간성혼수를 예방하는 것이 중요하다.

05 자연유산의 분류
- 절박유산 : 임신 전반기에 무통성 점적 질 출혈이 있는 경우로, 약간의 선홍색 질 출혈과 함께 경미하고 규칙적인 복통이 있다. 황체호르몬 주사를 맞고 안정을 취함으로써 막을 수 있다.
- 불가피유산 : 절박유산이 진행되어 복통과 질 출혈이 많아지고 태막 파열이 있어 자궁경부가 이완되고 수정란이 자궁벽에서 박리되어 배출된다.
- 불완전유산 : 태아와 태반의 일부가 자궁강 내에 남아 있는 경우이다. 패혈증을 동반하는 패혈유산이 올 수 있다.
- 완전유산 : 태아, 태반, 양막 등 수정된 내용물이 자궁강 내에서 완전히 배출되는 것이다. 속발 감염이 없으면 수일 동안 휴식 후 정상 활동을 할 수 있다.
- 계류유산 : 임신 전반기에 태아가 사망하여 자궁강 내에 4~8주 이상 머무르는 경우로, 복부 통증과 질 출혈이 없으나 코피가 나는 경우가 있다. 자궁의 증대 및 유방의 변화가 없거나 감소된 모습을 나타내고 초음파에 의해 진단된다.

06 내과적 무균법에 의한 손 씻는 법
- 비누 거품이나 물이 유니폼에 튀지 않도록 한다.
- 손을 씻은 후에는 수도꼭지를 손으로 직접 만지지 않도록 하고 만져야 할 경우 타월로 감싼 후 만져야 한다.
- 손을 씻는 동안 물이 팔에서 전박으로 흐르도록 한다.(세균이 팔에 오염되지 않도록 손을 팔꿈치 아래에 둔다.)
- 손가락 사이, 손톱 밑을 주의 깊게 씻으며 손톱으로 긁지 않는다.
- 타월로 손을 닦을 때에는 손가락에서 손목 쪽으로 닦고 한 번 사용한 종이 수건은 버린다.
- 손바닥, 손등, 손가락 사이 및 주름진 곳을 충분히 마찰하면서 간호 업무 시작과 끝에는 2분간 씻고 환자 접촉 전후에는 10~15초간 씻는다.

07 귀 수술 환자의 간호 및 주의 사항

- 침대 안정(24~48시간)을 한다.
- 적합한 체위를 유지한다.
- 감염 증상을 세밀히 관찰한다.
- 귀나 드레싱에 압박을 금한다.
- 침대 난간을 설치한다.
- 조기 이상 후 보행 시에는 동반하는 사람이 있어야 한다.
- 머리를 갑자기 움직이지 않도록 한다.
- 현훈감을 증가시키는 행동은 피한다.
- 두통, 이명이 있으면 간호사에게 보고한다.
- 재채기나 기침, 코 풀기를 금지한다.
- 식사는 미음으로 제공한다.
- 귀에 물이 들어가지 않게 한다.
- 감기에 걸리지 않도록 주의하고 변비를 예방한다.

08 침대 보조 기구
- 골절용 판자(Fracture Board, Bed board) : 척추 손상 부위, 골절 부위를 지지해 주거나 허리 지지를 위하여 사용
- 발받침대(발지지대, Foot Board) : 발처짐(족저굴곡, foot drop)의 예방(예 무의식 환자의 등 마사지를 위해 엎드려 눕힌 후 무릎 아래와 발등 사이에 쿠션을 넣어 주는 경우)과 신체 선열 유지를 위하여 사용
- 손 두루마리(Hand roll) : 붕대, 스펀지 등을 손에 넣어 손 모양을 유지하고 손가락의 굴곡 상태를 유지하기 위하여 사용
- 대전자 두루마리(Trochanter roll) : 엉덩관절이나 다리의 외회전(external rotation)을 방지하기 위하여 사용
- 삼각대(Trapeze bar) : 침대 위에서 스스로 운동할 수 있도록 돕는 기구
- 요람(크래들, Cradle) : 윗침구의 무게가 가해지지 않도록 하기 위해 사용 예 화상 환자
- 침대 난간(Side rail) : 환자의 이동 시 추락을 방지하기 위하여 사용

09 더운물 찜질의 목적
- 고름형성(화농) 과정의 촉진 및 통증과 근육 경련을 경감시킨다.
- 충혈 유발 및 순환 증진(대사 작용 촉진)과 체온을 상승시킨다.

10 산후기(산욕기)의 좌욕
- 산후 1일째부터 회음 청결 후에 끓여서 식힌 따뜻한 물(약 40℃~43℃)을 사용하여 5~10분 정도 좌욕하며 수유 후나 용변 후에 하면 더욱 효과적이고 하루에 3~4회씩 실시한다.
- 대야에 1/2쯤 물을 담아 대야째 끓여서 그대로 식힌다.
- 회음절개 부위의 상처 치유와 오로 배출에 효과적이다.
- 좌욕 중 물이 식으면 뜨거운 물을 보충한다.
- 좌욕 후에는 소독된 수건으로 물기를 닦고 소독 패드를 대거나 회음열을 쪼인다.
- 염증을 감소시키고 혈액순환을 촉진시킨다.
- 좌욕을 하는 동안 대상자의 허약감과 피로감을 주의해서 관찰한다.

11 얼음 칼라의 목적 : 편도 절제 수술 후의 출혈 방지와 염증 방지 및 통증을 경감시키기 위해 사용한다.

12 노인은 심신의 기능 저하(예 갑상선 기능 저하 등)와 더불어 이를 심각하게 느낄 때의 허무감, 무능력감, 존재의 무가치함, 가족이나 배우자와의 사별에서 처음으로 나타나는 정서적 반응인 상실감, 가정과 사회에서의 역할 감소(예 자기 할 일이 없어져서 소외감 증가), 경제 능력의 약화, 주변 사람의 질병과 사망, 죽음에 대한 두려움과 고독감 등이 원인 요소로 작용하며, 흔히 직접적인 계기는 자녀의 독립을 계기로 겪게 되는 울분과 분노인 경우가 많다.

13 호흡수의 측정 : 맥박을 측정한 후 환자에게 호흡을 측정한다는 말을 하지 않고 환자의 손목을 잡은 채로 가슴의 움직임으로 호흡의 깊이, 호흡수(호흡률), 리듬의 특성(규칙성) 등을 측정한다.

14 맥박의 증가와 감소 요인
- 맥박의 증가 요인 : 운동, 음식의 섭취, 흥분·공포, 체온의 상승(발열), 심장 질환이나 갑상샘 장애, 저혈압·체위(서 있는 경우에 상승), 연령이 적은 경우(성인보다 소아에서 맥박 수 증가), 교감신경의 자극, 스트레스, 출혈(혈액 소실), 통증, 약물(아트로핀이나 에피네프린)
- 맥박의 감소 요인 : 부교감신경(미주신경)의 자극, 연령의 증가, 수면, 저체온, 약물(디기탈리스), 자세(앉아 있는 자세) 등

15 탈수 시 증상 : 아이가 탈수 상태로 되면 기면 상태가 되고 팔, 다리가 창백해지며 입술이나 피부 및 점막이 건조하면서 거칠어진다. 또한 힘 없이 울고 갈증이 나며 빠르고 약한 호흡과 맥박, 체온이 상승하게 된다. 그리고 천문(특히 대천문)과 눈 주위가 움푹 들어가고 근육의 탄력성(피부 긴장감)이 적으며, 체중이 감소하고 소변이 농축되며 요량이 줄어든다(핍뇨).

16 파상풍 환아 간호 시에는 특히 호흡 상태를 주의 깊게 관찰하고 경련 발생 때문에 방안을 어둡게 하며 호흡근의 마비를 예방하도록 한다. 치료 시 항생제나 항독소 및 진정제를 투여하고 산소를 공급해 준다.

17 응급의료서비스체계는 의료전달체계의 하부 구조로 응급 환자의 발생 시 현장에서 적절한 응급처치를 제공하며 신속하고 안전하게 병원으로 후송하는 전반적인 체계를 포함하며, 불의의 사고나 응급 상황 시를 위해 가장 우선시 되어야 한다.

18 p.32의 제2회 문제 2번 해설 참조

19 골다공증의 원인
- 중년기 이후 여성, 폐경, 여성 호르몬(예 에스트로젠)의 결핍
- 골격이 약하고 저체중, 청소년기에 칼슘 섭취가 불충분, 운동 부족, 갑상선 및 부갑상선 질환
- 척추 골절
- 40세 이후에 골절 경험
- 영양 흡수 장애
- 흡연, 음주, 카페인의 다량 섭취

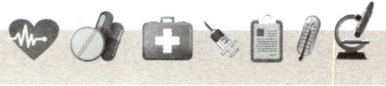

- 3개월 이상 부신피질 호르몬 요법을 받았거나 장기적으로 혈전 방지를 위한 약물 복용(예 아스피린, 헤파린 등)
- 25세경 10% 이상의 몸무게 감소의 과거력
- 유전적인 요소(어머니에게 골다공증에 의한 골절이 있었던 경우의 여성)

20 산후 감염의 정의 : 산후 감염이란 산도 내의 모든 세균성 감염을 의미하는 것으로 분만 후에 가장 흔히 발생하는 감염은 생식기, 비뇨기, 유방 감염이다. 예 분만 후 3일 지난 산모의 혈압이 120/80mmHg, 호흡이 20회/분, 맥박이 78회/분, 체온이 38.2℃인 경우 예상할 수 있는 증상

21 관상동맥과 관상정맥
- 심장에는 심장 자체에 혈액을 공급하는 중요한 혈관으로 관상동맥과 이들이 공급한 혈액을 거두는 관상정맥이 주행하고 있다.
- '관상'이란 명칭은 말 그대로 머리에 쓰는 관을 뜻하는데 심장을 둥글게 한바퀴 둘러싸는 형태로 분포하므로 생긴 이름이다.

22 간의 특징
- 인체 최대의 담즙을 분비하는 소화샘으로, 이 도관은 간관으로, 최종적으로 총담관으로 해서 십이지장에 개구한다.
- 간은 재생성이 매우 풍부하며 간의 3/4~4/5를 적출하여도 생명을 유지할 수 있을 정도로 재생 능력이 매우 강하다.
- 프로트롬빈과 피브리노젠을 생산하며 혈액응고에 관여하고 헤파린 생성에도 관여하고 있다.

23 고열 : 38℃ 이상의 고열이 있는 경우 미온수 또는 얼음베개를 해주며 발은 따뜻하게 한다. 미온수로 닦아 주는 경우 처음에는 체온보다 2℃ 정도 낮은 미온수로 시작하며 적어도 15~20분 동안 실시한다. 이 외 35~50% 알코올 용액을 사용하여 알코올 마사지를 하기도 한다. 간호조무사는 정확한 체온을 잰 후 간호사에게 보고하며, 체온은 반드시 30분 후에 다시 측정하고 구강 간호를 실시한다. 또한 탈수 증상을 확인하고 수분 섭취를 증가시킨다.

24 요람(크래들) 침대 만들기의 목적
- 윗침구를 무겁게 느끼는 환자에게 사용하기 위함이다.
- 윗침구의 무게가 환자에게 가해지지 않도록 하기 위함이다.
- 피부나 개방 상처가 심한 환자, 화상 환자에게 주로 사용된다.

25 후두는 9개의 연골로 구성되는데 특히 갑상연골은 가장 크고 피부 밖으로 돌출되어 있으며 흔히 아담의 사과(Adam's apple)로 알려져 있다. 후두개(후두덮개)는 평소에는 열려 있어 공기의 유통이 자유로우나 음식물을 삼킬 때 후두로 들어가지 않도록 후두의 입구를 닫는 역할을 한다. 음식물을 삼킬 때 후두개가 닫히지 않으면 재채기가 유발된다.

26 아스피린의 주의 사항 : 아스피린은 위장관 자극과 출혈을 일으킬 수 있으므로 아스피린에 대한 위장관 자극과 출혈의 경향이 있는 환자에게는 투여 전에 문진이나 검사 기록을 통해 확인하도록

한다. 비스테로이드성 소염제 계열에 알레르기가 있는 환자에게도 주의하여 투여하여야 한다.

27 하이드랄라진(hydralazine)
- 작용 : 혈관 평활근에 작용하여 말초 저항을 감소시킴으로써 동맥을 직접 확장시킨다.
- 효능 : 고혈압(항고혈압제), 신기능 부전
- 부작용 : 두통, 빈박, 위장 장애
- 주의 : 1일 200mg 이상 투여하면 급성 홍반성 낭창이 생긴다.

28 능동적 관절 범위 운동
- 머리와 목의 가동 범위 : 굴곡(45~50°), 신전(45~60°), 과신전(10°), 회전(70~80°), 외측굴곡(40~45°)
- 어깨의 가동 범위 : 굴곡(180°), 신전(180°), 과신전(50°), 내회전(90°), 외회전(90°), 외전(180°), 내전(230°), 수평외전(30~45°), 수평내전(130~135°)
- 고관절의 가동 범위 : 굴곡(120°), 신전(90~120°), 과신전(30~50°), 외전(45~50°), 내전(20~30°)
- 무릎의 가동 범위 : 내회전, 외회전, 굴곡(120~130°), 신전
- 발목의 가동 범위 : 족배 굴곡(20°), 족저 굴곡(45~50°), 내번(40~50°), 외번(15~21°)
- 발가락의 가동 범위 : 굴곡(35~60°), 신전(35~60°), 외전(0~15°), 내전(0~15°)
- 팔꿈치의 가동 범위 : 굴곡(150°), 신전(150°), 회내(70~90°), 회외(70~90°)
- 손목의 가동 범위 : 굴곡(80~90°), 신전(80~90°), 과신전(70~90°), 외전(0~20°), 내전(30~50°), 회내(70~90°), 회외(70~90°)
- 손가락의 가동 범위 : 굴곡(90°), 신전(90°), 외전(20°), 내전(20°)
- 엄지손가락의 가동 범위 : 굴곡(90°), 신전(90°), 외전(30°), 내전(30°)
- 척추의 가동 범위 : 굴곡(90°), 신전, 과신전, 측면 굴곡(30°)

29 전치태반(placenta previa)
- 정의 : 태반이 자궁의 하부에 착상하여 자궁경부의 안쪽을 전체 또는 부분적으로 덮고 있거나 자궁 경부와 태반이 매우 가까이 위치한 것으로 임신 200건당 1건 정도이며 모성 사망률의 10%를 차지한다.
- 호발 인자 : 다산부, 35세 이상의 고령 임부, 제왕절개 분만자, 다태임신
- 증상 : 갑작스런 무통 질 출혈(임신 7개월 이후)
- 주의 사항 : 내진하면 안됨

30 연식(soft diet) : 소화되기 쉽고 부드럽게 조리한 식사로 섬유소 및 강한 향신료를 제한하며 결체조직이 적은 식품으로 구성된다. 이 식사는 주로 소화계 질환이나 수술 후 소화 기능이 저하되었을 때, 구강과 식도에 장애가 있을 때(예 편도 절제 수술 환자), 식욕이 없을 때 이용되며, 삼키는 능력이 부족한 70세 노인에게는 삼키는 능력을 조절할 수 있도록 섭취하기 좋은 연두부 정도의 점도가 있는 음식을 제공하는 것이 좋다.

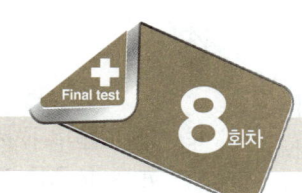

31 **골반강 근육운동** : 케겔(Kegel)법이라 불리는 골반강 근육운동은 골반근이 약해지고 골반 출구가 약해져 발생한 스트레스성 요실금 환자를 치료하기 위해 고안된 것으로, 반복적인 운동을 통해 치골미골 근육을 강하게 하여 실금 발생을 감소시키는 것이다.

32 **치아 홈 메우기(치면 열구·소와 전색법)**
- 충치의 시작은 치아 교합면의 열구와 소와에서 시작된다. 교합면은 위·아래 치아가 맞부딪히는 면이다. 열구는 교합면에 있는 깊은 골짜기이다. 소와는 여러 개의 열구가 만나는 깊은 우물이다. 충치의 시작은 대개 이 열구와 소와에서 시작한다. 열구와 소와에 가루 음식물 찌꺼기와 물이 항상 고여 있다. 이 열구와 소와에 고여 있는 찌꺼기는 빠져 나오기가 어렵다. 세균이 이러한 환경에서 가루 음식물 찌꺼기와 물을 영양분으로 이용하여 살아가고 부산물로 식초산을 내놓는다. 이 식초산이 치아를 녹여서 썩게 한다.
- 문제점이 많은 열구와 소와를 인공적으로 막아 버림으로써 충치가 생기는 환경을 없애 준다. 충치의 예방률은 50% 정도로 열구·소와 전색을 하고도 2개의 충치가 생겼다면 충치의 예방이 실패한 것이 아니라 원래는 4개의 충치가 발생하였을 것을 2개로 줄인 것이다.

33 **치아 조직의 명칭 및 특성**
- **사기질(법랑질)** : 치아의 맨 바깥층으로 먹거리를 씹는 기능을 한다.
- **상아질(Dentin)** : 사기질의 충격을 흡수하여 신경을 보호하는 완충 지대이다. 경도가 약하므로 일단 충치가 되면 쉽게 썩는다.
- **시멘트질(백악질, cementum)** : 이뿌리(치근)의 겉 표면을 싸고 있으며, 치아를 악골에 고정시키는 역할을 하고 뼈의 치밀골과 유사한 조직이다.
- **치수(Pulp)(신경＋혈관)** : 이뿌리(치근)의 가장 가운데 있으며 신경과 혈관이 존재한다. 신경은 치아의 외부 자극을 고통으로만 느낀다. 혈관은 신경을 유지시키고, 상아질에 수분을 공급한다.
- **치주 인대** : 치아를 이틀뼈(치조골)에 붙이는 접착과 충격의 완충 역할을 한다. 치아가 부딪칠 때의 느낌을 신경에 전달한다.
- **이머리(치관, Crown)** : 잇몸(치은) 바깥으로 나와 있는 치아
- **이목(치경)부(Cervical)** : 이머리(치관)와 이뿌리(치근)의 경계부
- **이뿌리(치근, Root)** : 잇몸뼈(치조골) 안에 있는 치아, 즉 잇몸 속에 들어 있는 이뿌리
- **이뿌리관(치근관, Canal)** : 치수가 들어 있는 이뿌리의 공간

34 **수기(추나)의 작용** : 추나의 치료 작용은 통증을 경감시키고 음양을 조화시키며(음양 조절 기능), 경락을 소통시키고 기와 혈을 활성화시키며(혈액순환 촉진), 근육의 균형을 회복함으로써 근 경련 상태를 개선시켜 주고(체질 강화), 관절을 원활하고 부드럽게 하여 관절 운동 범위를 개선시킨다. 이것은 경락이 내장과 체표를 밀접하게 연결하고 있어 추나로 체표를 자극하면 그 작용이 내장 기관 및 전신에 골고루 도달하여 치료의 목적을 이루게 되는 것이다.

35 **훈침(暈針)**
- **원인** : 침술 치료 과정에서 침훈 발생은 대부분 초진 환자가 침이나 뜸을 두려워해서 너무 긴장하거나 혹은 체질이 허약하고, 치료 수법이 과중해서 환자가 참을 수 없을 때 일어난다.
- **증상** : 다양한 증상이 나타나는데, 가벼운 경우는 어지럽고 얼굴색이 하얗게 되며, 가슴이 번거롭고 답답하며 토하려 하고, 심한 자는 졸도하고, 얼굴색이 창백하고 입술색이 파래지며, 온몸에 땀이 많이 난다.
- **처치** : 즉시 침을 빼주며 가벼운 환자는 따뜻하게 끓인 물을 먹이면 신속하게 회복할 수 있고, 심한 환자는 인중(人中), 중충(中衝)혈을 눌러 주고 역시 백회(百會)혈에 쑥뜸을 한다.

36 **효과적인 보건교육 시 유의할 사항**
- 주의를 집중시키고, 흥미를 가지게 한다.
- 욕구를 불러일으키고, 동기부여를 제공한다.
- 배운 결과가 유익하다는 신념을 갖도록 한다.
- 실천을 하도록 하고, 만족을 얻게 한다.
- 지역사회 보건과 병행해서 교육시키도록 한다.

37 **보건교육 계획** : 세계보건기구(WHO) 보건교육 전문위원회에서는 보건교육의 계획과 추진에 지침이 되는 원칙을 다음과 같이 제시하고 있다.
- 보건교육의 계획은 보건사업 전체의 일부분으로 수행되어야 한다.
- 대상 지역사회나 대상 주민에 대한 예비조사를 시행한다. 특히 주민의 희망사항이 무엇인지에 대한 파악이 중요하다.
- 대상 주민의 문화적 배경, 즉 종교, 전통, 습관, 행동, 규범 등에 대한 이해가 필요하다.
- 대상 주민과 함께 계획하고, 필요한 인적·물적 자원을 조사한다.
- 대상 주민의 실정에 맞는 보건교육을 실시한다.
- 실제 보건교육을 실시하기 전에 소규모로 연습을 해 본다.
- 보건 관계 직원과 그 밖의 다른 요원 사이에 서로 팀워크를 이루도록 한다.
- 보건 관계 요원은 교육의 방법, 매체의 사용법을 충분히 알고 있어야 한다.
- 필요한 경비는 우선순위에 따라 배정하도록 한다.
- 보건교육 전문가의 지도를 받는다.
- 보건교육 후 반드시 사업에 대한 평가를 실시하고, 그 평가를 토대로 하여 재계획을 수립한다.

38 **공공부조**
- 공공부조는 국민의 권리로써 최저 생활을 보장 받는 제도이며, 조세에 의하여 그 재원이 조달된다.
- 공공부조는 자력으로 생계를 유지할 수 없는 사람들, 대개 저소득층이나 빈민들이 자력으로 생활할 수 있을 때까지 국가가 재정 자금으로 보호하여 주는 일종의 구빈제도이다.
- 공부조는 사회조, 국민부조, 노령부조, 실업부조, 사회연금 등으로 부르기도 한다.

39 불쾌지수 ＝ (건구온도 ℃ ＋ 습구온도 ℃)×0.72 ＋ 40.6
　　　　　＝ (건구온도 ℉ ＋ 습구온도 ℉)×0.40 ＋ 15

DI ≥ 70일 때 10% 사람이 불쾌감 호소
DI ≥ 75일 때 50% 이상의 사람이 불쾌감 호소
DI ≥ 80일 때 거의 모든 사람이 불쾌감 호소
DI ≥ 86일 때 견딜 수 없는 상태

40 보건교육의 목적 : 보건교육을 통하여 지역사회 구성원 스스로 건강 문제를 해결할 수 있는 능력을 갖도록 하는 데 있으며, 질병 발생 전의 예방이 우선(예 유행성 독감을 예방하기 위한 보건교육의 실시 목적은 유행성 독감의 예방 실천에 있음)되어야 한다. 또한 보건교육의 목표는 대상자가 실천할 수 있도록 설정한다.

- 질병 예방
- 건강의 유지와 증진
- 건강 문제 관리(행동과 태도의 변화)
- 질병 유발 인자의 제거 및 개선

41 학습자의 신체적 준비 : 학습자의 능력, 과업의 복잡성과 환경의 영향 정도로 파악한다. 예 과체중의 비만인 초등학생을 보건 영양 교육 시 학부모와 함께 교육시켜야 그 효과가 높음, 인슐린 자가 주사 교육 시 시력 장애나 손의 움직임이 자유로운지 등

42 소각 처리 : 가장 위생적인 방법이지만 소각 과정에서 주변 지역의 공기를 오염시킬 수 있고, 고비용과 운영 관리가 문제이다. 특히 전선이나 PVC를 태울 때 나오는 다이옥신은 인체에 매우 유해하다. 따라서 처리 전 과정을 위생적으로 하여 주변의 주민에게 피해를 주지 않도록 해야 하며, 소각 후에 배기가스나 폐수에 중금속과 같은 유해물질이 들어가지 않도록 해야 한다. 최근에는 대형, 불연성, 플라스틱 쓰레기가 증가하고 있으므로 대기오염의 가능성이 커지고 있다.

43 화학물질에 의한 장애

항목 종류	대 상 직 종	증 상
납[연] 중독	축전지의 연도포작업, 연안료 사용작업, 활자제조업, 인쇄공장, 연광산, 연관제조업, 연용접 작업	연연(鉛緣 : 치은연에 암자색의 착색이 생긴 것), 빈혈, 소변의 코프로포르피린(Coproporphyrin) 출현, 골수 자극 증상, 장선통, 고혈압, 뇌염, 월경장애, 유산, 사산, 신경장애 등
수은 중독	계기·뇌관·전기분해, 농약 제조 등	권태, 우울증, 불면증, 근육 진전, 피로감, 두통, 설사, 구강염 및 구내염, 기억력 감퇴, 혈성 구토, 소화기 점막의 부식, 궤양, 신염, 미나마타병, 단백뇨 ※ 대책 : 마스크 착용
카드뮴 중독	카드뮴전지, 화합물 제조업, 합성수지 도료, 안료 등의 제조 공정작업	오심, 설사, 구토, 복통, 호흡곤란, 급성폐렴, 두통, 폐기종, 골연화증, 보행장애, 요통, 근육통, 신장기능장애, 단백뇨, 이타이이타이병 발생

44 대체의 분류
- 일반적으로 물질 대체, 공정 대체, 설비 대체[예 수동 → 자동(벤젠 이용 세척 공정 기계를 이용한 자동화 작업장 후드 설치), 가연성 물질을 유리병 대신 철제통에 저장]로 구분
- 일부에서는 물질 대체, 공정 대체, 작업 방법 대체(예 페인트 작업을 분무식에서 전기 흡착식으로 함)로 구분

45 아황산가스는 산성비(acid rain)를 내리게 하는 주요 원인이 되고 있다. 비는 원래 대기 중의 이산화탄소와 반응하여 약산성(弱酸性)

이 되고, 산화반응을 일으키는 황산화물(SO_x)이 물방울에 녹아 산성화(酸性化)시키기 때문이다.

46 포괄수가제(bundled-payment) : 서비스의 양과 상관없이 제왕절개, 편도선 수술, 복부 수술 등의 질병군으로 진료비를 산정하는 제도이다. 즉, 진단명에 따라 진료비를 포괄적으로 책정하여 지불하는 제도이다. 이 제도는 미국의 메디케어(Medicare)에서 1984년부터 채택하고 있는 제도로서 병원 서비스에 한정하고 있다.

47 문제 40번 해설 참조

48 용존산소(DO)
- 용존산소는 온도가 낮을수록 산소의 함유량이 많아 오염도가 낮다.
- 수중에 용존 산소량이 높을 때 온도가 낮고 물은 깨끗하다.
- 식물성 플랑크톤이 급격히 번식할 때 감소한다.
- 생활오수를 하천에 흘러보낼 경우 용존 산소량은 감소하게 된다.

49 ② : 산업재해 시 산업재해보상보험에 따른 근로복지공단에서 보상을 지급 받는다.
③ : 건강보험은 크게 직장 가입자와 지역 가입자로 나뉜다.
④ : 고소득자가 민간 보험에 가입해야 한다는 규정은 없다.
⑤ : 건강보험은 사회보험 방식으로 운영된다.

50 ① : 온도 18±2℃
③ : 실외기류 1.0m/sec
④ : 실내기류 0.2~0.3m/sec
⑤ : 복사열에 의한 온감은 거리의 제곱에 반비례

51 공공성과 사회성 : 보건의료 서비스는 사회·경제적 특성상 공공재(公共財)적 성격의 서비스이다. 따라서 정부는 사회 구성원인 국민의 건강 향상을 위하여 노력하게 된다.

52 p.38의 제2회 문제 64번 해설 참조

53 콘돔 : 얇은 고무막으로 된 가늘고 긴 주머니로서 이것을 양말을 신듯이 남성의 음경에 씌우게 되면 사정된 정액은 주머니 밖으로 유출될 수 없으므로 임신이 예방된다. 콘돔을 정확히 사용하면 임신이 방지되는 확실한 방법이기는 하나 남성 측이 사용할 때마다 다소의 불편함이 있지만 사정할 때의 성감에는 별차이가 없다. 콘돔의 장점은 정확히만 사용하면 피임 효과가 확실하며, 인체에 해가 없고 성병 예방에 가장 효과적이다. 콘돔의 단점은 성감이나 접촉감이 다소 둔해질 수 있으나 분만 경험이 없는 신혼부부에게 권장되고 있다.

54 2차 예방 : 질병의 초기, 즉 조기 질환기에 있는 사람들을 가능한 한 빨리 찾아내고 적절한 치료를 받도록 함으로써 질병을 조기에 차단하여 원래의 건강 상태를 되찾도록 하는 조치이다. 건강검진이나 집단검진을 통한 질병의 조기 발견(예 흉부 X선을 통한 결핵

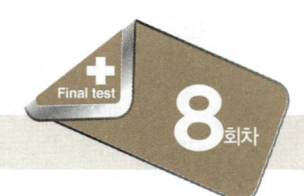

의 발견) 및 조기 치료(예 초기 당뇨병 환자의 철저한 식사요법)가 2차 예방에 해당된다.

55 **낮병원(day care center) 프로그램** : 낮병원 프로그램은 정신질환으로 치료를 받으며 어느 정도 회복이 되었지만 당장 사회로 복귀하는 데 다소간의 어려움이 있는 환자로서, 약물치료의 유지와 단체 생활에 협조 가능하며 재활 치료를 받고자 원하는 사람을 대상으로 한다.

56 **저혈당증**
- 흔히 당뇨병 치료의 합병증으로 발생한다. 일시적으로 혈당량이 감소되어도 심각한 뇌 기능 저하를 초래할 수 있다.
- 정상인에게 저혈당증이 발생하면 복잡한 당 조절계가 재빨리 작동해 인슐린 생산(인슐린은 혈당량을 감소시키는 데 중요한 역할을 함)을 감소시키고 간과 지방에 저장한 에너지를 동원함으로써 이에 대응하게 된다.
- 저혈당증의 증상에는 의식장애·혼란·기면·경련·어지러움증·오한·식은땀 등이 있는데 이는 중추신경계의 에너지 고갈 때문이며, 심한 경우에는 혼수상태의 죽음을 초래할 수도 있다. 진단은 상기 증상의 유무, 혈당 수준의 감소, 당의 급속한 경구 또는 정맥 주입으로 인한 증상 완화 등으로 판단하며, 이러한 당의 주입은 저혈당증의 일반적인 치료법이기도 하다.

57 p.125의 제7회 문제 42번 해설 참조

58 **우리나라 국가 예방접종**

연령	백신 종류
출생~1개월 이내	B형 간염(사백신) 1차, BCG(결핵, 생백신) 1회
1개월	B형 간염 2차
2개월	DTaP(디프테리아·파상풍·백일해, 사백신) & 폴리오(사백신) 1차, b형 헤모필루스 인플루엔자(Hib, 뇌수막염, 사백신) 1차, 폐렴구균(PCV, 사백신) 1차, 로타 바이러스(RV 1, RV 5) 1차
4개월	DTaP & 폴리오 2차, b형 헤모필루스 인플루엔자 2차, 폐렴구균(PCV) 2차, 로타 바이러스(RV 1, RV 5) 2차
6개월	B형 간염 3차, DTaP 3차, b형 헤모필루스 인플루엔자 3차, 폐렴구균(PCV) 3차, 로타 바이러스(RV 5) 3차
6~18개월	폴리오 3차
6개월~만12세	인플루엔자 매년 접종
12~15개월	MMR(홍역·유행성 이하선염·풍진, 생백신) 1차, 수두(생백신) 1회, b형 헤모필루스 인플루엔자 4차, 폐렴구균(PCV) 4차
12~23개월	일본뇌염(약독화 생백신) 1차, A형 간염(사백신) 1~2차, 일본뇌염(불활성화 백신) 1~2차
15~18개월	DTaP 4차
24~35개월	일본뇌염(약독화 생백신) 2차, 일본뇌염(불활성화 백신) 3차
24개월~만12세	고위험군에 한하여 접종(폐렴구균 : PPSV)
만4~6세	MMR 2차, DTaP 5차, 폴리오 4차
만6세	일본뇌염(불활성화 백신) 4차
만11~12세	Tdap/Td 6차, 사람유두종바이러스감염증(HPV) 1~2차
만12세	일본뇌염(불활성화 백신) 5차

- HepB(B형 간염) : B형 간염 표면항원(HBsAg) 양성인 산모로부터 출생한 신생아는 출생 후 12시간 이내 B형 간염 면역글로불린(HBIG) 및 B형 간염 백신(1차)을 동시에 접종하고, 2차와 3차 접종은 각각 출생 후 1개월 및 6개월에 실시
- IPV(폴리오) : 3차 접종은 생후 6개월에 접종하나 18개월까지 접종 가능하며, DTaP-IPV(디프테리아·파상풍·백일해·폴리오) 또는 DTaP-IPV/Hib(디프테리아·파상풍·백일해·폴리오·b형헤모필루스인플루엔자) 혼합백신으로 접종 가능
- MMR(홍역·볼거리·풍진) : 홍역 유행시 생후 6~11개월에 MMR 백신 접종이 가능하나 이 경우 생후 12개월 이후 MMR 백신으로 일정에 맞추어 접종
- IJEV(일본뇌염 불활성화 백신) : 1차 접종 1개월 후 2차 접종을 실시하고, 2차 접종 11개월 후 3차 접종(1차 접종 12개월 후)
- LJEV(일본뇌염 약독화 생백신) : 1차 접종 12개월 후 2차 접종
- IIV(인플루엔자 불활성화 백신) : 생후 6개월~만 9세 미만 소아에서 접종 첫해는 최소 4주 간격으로 2회 접종이 필요하며, 접종 첫 해에 1회 접종을 받았다면 다음 해 2회 접종을 완료, 이전에 인플루엔자 접종을 받은 적이 있는 생후 6개월~만 9세 미만 소아들도 유행주에 따라서 2회 접종이 필요할 수 있으므로, 매 절기 인플루엔자 국가예방접종 지원사업 관리지침을 참고

59 **3차 예방** : 질병의 악화를 방지하기 위한 조치 및 치료를 하였음에도 불구하고 장애가 남는 사람들의 신체 기능을 회복시키는 단계이다(예 물리치료). 남아 있는 기능을 최대한으로 활용하게 하여 원만한 사회생활을 할 수 있도록 재활 서비스를 제공하거나 사회생활 복지 및 사회복귀 훈련을 시키는 것이 이에 해당한다.

60 **면역의 종류와 예**

선천 면역	종족 간 면역 및 개인 간 면역의 차이		
후천 면역	능동 면역	자연 능동 면역	홍역, 장티푸스 등
		인공 능동 면역	백신 : BCG, 홍역, 폴리오, 장티푸스 등
			톡소이드 : 파상풍, 디프테리아
	수동 면역	자연 수동 면역	경태반 면역(폴리오, 홍역, 디프테리아)
		인공 수동 면역	면역 혈청, 감마 글로불린, 항독소 등

61 **감염을 고려한 가정방문의 우선순위**
- 신생아·미숙아 → 임산부 → 학령 전 아동 → 학동기 아동 → 성병 환자 → 결핵 환자
  ※ 가정방문 시 정상 임부를 전염성 환자보다 빨리 방문하는 이유는 감염 방지를 위해서이다.

62 **비말 전파 감염병** : 환자나 보균자로부터 기침, 재채기, 대화 등을 통해 나온 균이 비말의 형태로 감수성 있는 숙주의 호흡기를 통해 전파되는 감염병을 뜻한다. 예 풍진, 뇌수막염, 결핵, 디프테리아, 홍역, 폴리오, 성홍열, 볼거리, 수두, 인플루엔자

63 **폐결핵 관리 시 주의점**
- 노동을 심하게 하지 않고 음성을 높이지 않을 것
- 정신적 긴장과 먼지가 없도록 할 것
- 기침을 할 때는 휴지로 코와 입을 가리고 하게 할 것
- 정신적 수양에 도움이 되고 요양에 보탬이 될 것
- 활동 폐결핵 환자의 간호를 위해 병실 출입 시에는 반드시 마스크(HEPA 마스크, N95 마스크)와 가운을 착용할 것

64 **보건교육의 평가 방법**
- 면접과 회합
- 설문지
- 기록과 보고
- 여론조사

- 사진, 통계자료
- 가상 상황이나 모형 등의 이용
- 필기시험
- 문제토의
- 관찰법 예 임산부들에게 신생아 목욕법 실시 후 평가, 당뇨병 환자 대상의 인슐린 자가주사 교육 시행 후 기술 평가

65 ① : 혈액원은 채혈부작용의 발생 여부를 세심히 관찰하여야 한다.
③ : 헌혈은 쾌적하고 안전한 환경에서 하여야 한다.
④ : 헌혈자의 보호를 위하여 필요한 사항은 대통령령으로 정한다.
⑤ : 헌혈자는 숭고한 박애정신의 실천자이다.

66 간호기록부 : 간호를 받는 사람의 성명, 체온·맥박·호흡·혈압에 관한 사항, 투약에 관한 사항, 섭취 및 배설물에 관한 사항, 처치와 간호에 관한 사항, 간호일시

67 p.75의 제4회 문제 68번 해설 참조

68 플루오린(불소)용액의 농도
- 플루오린(불소)용액 양치에 필요한 플루오린(불소)용액의 농도는 보건복지부령이 정하는 바에 의한다.
- 플루오린(불소)용액 양치와 치과의사 또는 치과의사의 지도에 따른 치과위생사의 플루오린(불소)도포에 따른 플루오린(불소)용액 양치사업에 필요한 양치횟수는 매일 1회 또는 주 1회로 하여야 한다.
- 플루오린(불소)용액 양치사업에 필요한 플루오린(불소)용액의 농도는 매일 1회 양치하는 경우에는 양치액의 0.05퍼센트로 하고, 주 1회 양치하는 경우에는 양치액의 0.2퍼센트로 한다.
- 플루오린(불소) 도포사업에 필요한 플루오린(불소) 도포의 횟수는 6개월에 1회로 한다.

69 「정신건강증진 및 정신 질환자 복지서비스 지원에 관한 법률」상 용어의 정의
- 정신질환자 : 망상, 환각, 사고(思考)나 기분의 장애 등으로 인하여 독립적으로 일상생활을 영위하는 데 중대한 제약이 있는 사람을 말한다.
- 정신건강증진사업 : 정신 건강 관련 교육·상담, 정신 질환의 예방·치료, 정신 질환자의 재활, 정신 건강에 영향을 미치는 사회복지·교육·주거·근로 환경의 개선 등을 통하여 국민의 정신건강을 증진시키는 사업을 말한다.
- 정신건강복지센터 : 정신건강증진시설, 사회복지시설, 학교 및 사업장과 연계체계를 구축하여 지역사회에서의 정신건강증진사업 및 정신 질환자 복지서비스 지원사업을 하는 기관 또는 단체를 말한다.
- 정신건강증진시설 : 정신의료기관, 정신요양시설 및 정신재활시설을 말한다.
- 정신요양시설 : 정신 질환자를 입소시켜 요양 서비스를 제공하는 시설을 말한다.
- 정신재활시설 : 정신 질환자 또는 정신 건강상 문제가 있는 사람 중 대통령령으로 정하는 사람의 사회 적응을 위한 각종 훈련과 생활지도를 하는 시설을 말한다.

70 「결핵예방법」상 벌칙
- 3년 이하의 징역 또는 3천만원 이하의 벌금 : 결핵관리업무에 종

사하는 자 또는 종사하였던자가 업무상 알게 된 환자의 비밀을 누설할 경우(법 제31조 제1항)
- 2년 이하의 징역 또는 2천만원 이하의 벌금 : 보건소장이 실시하는 사례조사를 정당한 사유 없이 거부 또는 방해하거나 회피하는 경우(법 제31조의 2 제1항)
- 1천만원 이하의 벌금 : 사업주 또는 고용주가 비전염성결핵환자라는 이유로 취업을 거부할 경우, 사업주 또는 고용주가 정지 또는 금지 명령이 취소되었음에도 불구하고 종전 업무에 복직을 허용하지 아니한 경우(법 제32조)
- 500만원 이하의 벌금 : 결핵환자 등을 진단 및 치료하거나 결핵환자 등이 사망하였거나 그 사체를 검안하는 경우 보고 또는 신고의무를 위반한 경우(법 제33조)

71 산전 관리
- 정기 건강진단 : 세계보건기구에서 임신 중의 정기적 산전 관리는 임신 초기에서 임신 7개월까지는 매월 1회, 임신 8~9개월까지는 월 2회, 분만까지는 월 4회를 받는 것이 이상적이라고 제시하고 있다. 임부 산전 진찰 시 매번 시행해야 하는 검사는 다음과 같다.
  - 소변검사 : 단백뇨 검사로 임산부의 이상을 예지하는 임신 반응 등을 검사한다.
  - 혈압 측정 : 모체의 임신 고혈압 유무를 파악하기 위해 필요하며, 2회 이상 측정하고 수축기압 130~140mmHg, 확장기압 90mmHg 이상이면 주의를 요한다.
  - 체중 측정 : 임신 고혈압과 임신중독증의 유무를 확인하기 위해 필요하며, 30주 이전의 과중한 체중 증가는 주의를 요한다.
  - 기타 : 복부 청진 및 촉진, 부종 여부 등
- 기타 건강진단
  - 건강력 조사 : 현재 병력, 과거 병력, 가족력, 월경력, 산과력 등을 조사한다.
  - 질 검진 : 질 검진의 목적은 질강 검진을 통해 분만 진행을 확인하고 경부의 거상과 개대 및 선진부의 위치 확인, 태향을 확인하며 골반 구조와 질, 회음부의 유연성, 파악 유무와 제대 탈출 유무를 확인한다.
  - 기타 : 흉부 X선 촬영(임신 3개월 이내 X선 촬영 금지) 및 심전도, 결핵 및 심장 질환 유무 확인, 혈액형 검사, 혈액검사(혈색소 수치, 매독의 유무 확인을 위한 왓셀만 검사 및 VDRL 검사, 빈혈 검사), 유방 진찰, 부종 여부 등의 확인

72 고막 체온계 : 고막 체온계는 성인의 경우 귀를 후상방으로, 소아의 경우는 후하방으로 잡아당겨 체온계의 끝을 외이도의 전하방으로 삽입하면 고막과 고막을 둘러싼 피부에서 발생하는 적외선을 이용하여 체온이 측정된다. 고막 체온은 체온조절중추인 뇌의 시상하부와 혈류를 공유하기 때문에 심부 체온을 가장 정확하게 잴 수 있다.

73 침대 목욕 시 주의 사항
- 프라이버시를 지켜 주며, 보온과 피로를 느끼지 않게 유의하고, 차가움을 느끼지 않게 순서대로 빨리 진행한다(5~10분 정도).
- 혈액순환을 돕기 위해 혈행을 따라 말초에서 중추로 닦으며, 금

기가 아니면 관절 범위 운동을 실시하여 근육의 수축을 방지하고 순환을 증진시킨다.
- 목욕 동안 환자가 원하는 대로 편안한 체위를 취하도록 도와준다.
- 환자가 오른쪽에 정맥주사를 맞을 경우 침상 목욕 시 왼쪽 환의부터 벗기도록 한다.

74 선천 대사이상의 검사 채취 및 방법
- 정상아는 생후 2~7일경에 신생아에서 채혈하여 채혈용 여과지의 둥글게 표시된 부분에 묻힌 후 건조시켜 비닐봉지에 넣어 검사실에 보낸다.
- 가능하면 생후 48~72시간, 수유 시작 후 24시간이 지난 후에 시행하며 보통 퇴원 전에 채혈한다.
- 미숙아나 1개월 이상 입원한 중환자는 생후 7일경에 검사하고 약 1개월경에 재검을 하여야 한다.
- 가능하면 수혈하기 전에 채혈하여야 하며, 수혈 후에 채혈한 경우에는 추후에 재검이 필요할 수 있다.

75
평상시와 같은 적절한 운동(예 임신 24주 된 임부가 그 다음 달에 진료를 받는데 체중이 5kg 늘었을 경우 하루 20~30분 정도 운동을 하도록 적극 권장)과 하지부종 시 다리를 높여 준다.

76 골관절염의 증상
- 개인에 따라 자각하는 통증의 정도가 다양하고 날씨나 활동의 정도에 따라 통증의 호전과 악화가 반복된다.
- 통증이 초기에는 경미하게 나타나다가 몇 년에 걸쳐 점차 심해지며, 운동 시 악화되고 안정 시 호전되며 아침에 일어나면 관절이 뻣뻣해지는 경직 현상이 나타나는데 관절이 풀어지는 데에는 일반적으로 30분 이상 걸리지 않는다.
- 계단 오르내리기, 무릎을 꿇거나 쭈그려 앉을 경우, 장거리 걷기, 등산 등 관절을 많이 사용할수록 통증이 심해질 수 있다.

77 통증의 분류
통증 부위에 따라 표재 통증, 심부 통증, 내장 통증, 방사 통증으로 구분되고, 신경병적 통증에 따라 환상지통, 작열통, 대상포진 후 신경통, 삼차 신경통으로 구분된다.
- **표재 통증** : 자극이 있는 부위에 국소적으로 나타나는 예리하고 찌르는 듯한 통증이다. 예 과민한 통각, 가려움증, 빈맥 등
- **심부 통증** : 근육, 관절, 신경 등에서 발생하는 통증으로 부위가 넓게 퍼진다. 예 창백, 땀, 구역, 구토, 서맥, 쇼크 등
- **내장 통증** : 흉강, 뇌, 복강 등 장기에서 발생하는 통증이다.
- **방사 통증(연관통)** : 통증 원발 부위에서 멀리 떨어진 다른 부위에서 통증을 느끼는 것이다. 예 추간판 탈출로 하부 요통을 가진 환자가 대퇴 아래까지 통증을 호소하는 경우
- **환상지통** : 이미 절단해서 상실한 팔다리가 아직 있는 것처럼 느끼고 그곳에 통증을 느끼는 것을 말한다. 절단지의 신경 말단부에 순환 장애나 유착 반흔이 있으면 생기기 쉽다.
- **작열통** : 말초신경 손상 후 해당 부위에 발생할 수 있는 심한 통증으로, 피부의 영양 변화, 피하 혈관의 불안정성 등의 특징을 보이는 불인통이며 교감신경 절제술(symphatectomy)에 반응한다.
- **삼차 신경통** : 비교적 흔한 뇌 신경통으로 연간 인구 10만 명당 4.5명 꼴로 발생하며, 중년 이후의 여성에서 비교적 흔하다.
- **대상포진 후 신경통** : 대상포진 감염 후 발진이 있었던 부위에 생기는 불인통을 의미한다.
- **시상통** : 시상 부위의 뇌졸중이 지나간 후 반대편 사지부나 체간에 생길 수 있는 중심성 불인통을 의미한다.
- **암성 통증** : 암 환자에서 볼 수 있는 통증이다.

78
충수염 수술을 마치고 회복실에서 병실로 돌아온 환자가 심한 복통을 호소할 경우 간호조무사는 환자에게 통증의 정도를 먼저 물어보도록 한다. 또한 합병증 예방을 위해 조기 이상시키도록 한다.

79 주요 비타민의 효과

종류 효과	A	B₆	B₁₂	C	D	E	K
임상 효과	야맹증 및 안구 건조증 예방	빈혈, 피부병, 신경계통 손상 방지	악성 빈혈 예방	괴혈병 및 탈치 예방, 지혈 강화	구루병 예방	수정체 뒤 섬유 증식 및 빈혈 예방	출혈 예방
잠재력 효과	유방암, 폐암, 대장암, 뇌졸중 발병 억제, 노인성 황반결손증 지연	자궁 내 태아 신경계통 결손 방지	심장병, 신경 질환 방지	암 및 심장병 발병 위험 감소, 노인성 황반변성증 지연	골다공증 및 신장병 방지	빈혈, 심장병 및 노인성 황반변성증 감소	암 예방 가능

80 일상생활에서의 낙상의 예방
- 앉고 일어날 때 천천히 움직이고 보행기나 지팡이 등을 사용한다.
- 무거운 물건이나 큰 물건을 들지 않도록 한다.
- 뒷굽이 낮고 폭이 넓으며 미끄러지지 않는 편안한 신발을 신는다.
- 날씨가 추울 때는 옷을 많이 입고, 근력 강화를 위해 규칙적인 운동을 한다.
- 규칙적인 배뇨 시간을 정해 놓고 화장실 갈 때 돕는다.
- 욕조와 샤워실 바닥에 미끄럼 방지용 깔판을 깐다.
- 식사 시 의자는 등받이가 있고 팔걸이가 있는 것으로 한다.

81 관장
관장은 보통 수술 수시간 전에 시행하며 수술 중 마취로 인해 괄약근이 이완되어 배변함으로써 수술 부위를 오염시키는 것을 막아 준다. 비눗물이나 수용성 윤활제 관장 시 체위는 심즈 자세가 이상적이며 관장액의 온도는 40.5℃로 준비하되 튜브 삽입 동안 입을 벌리고 숨을 쉬게 한다. 관장 튜브 끝은 배꼽을 향하게 삽입하고 환자가 복통을 호소할 때는 관장 용액의 흐름을 잠시 중단하였다가 계속한다.

82 인공 도뇨의 방법
- 손을 씻고 필요한 물품을 무균적으로 준비한다.
- 환자에게 목적과 절차를 설명하고 커튼(스크린)을 친다.
- 환자의 무릎을 세우고 충분히 양다리를 벌린다(배횡와위).
- 엄지와 검지로 대음순을 벌려 요도를 노출시킨다. 겸자(섭자)를 이용해 소독솜을 쥐고 닦되 위에서부터 밑(요도에서 항문 쪽으로), 대음순에서 소음순 순서로 일방향으로만 닦고 한번 닦을 때마다 새 소독솜으로 바꿔 사용한다.
- 도뇨관을 잡고 끝 5cm 정도까지 윤활제를 바른다.

• 소변이 다 나온 후 도뇨관을 뽑아 곡반에 담는다.

83 개두술 이후 두통을 호소할 경우 상체를 30도 정도 올려 준다.

84 MRI 검사 시 주의 사항 : 검사실에 들어가기 전 모든 금속 물질, 자성 물질(머리핀, 장신구, 시계, 동전, 틀니, 보청기, 신용카드) 등을 제거하고 들어가야 하며, 실제가 아닌 허상을 만들 수 있으므로 화장도 지워야 한다. 자기장을 변화시킬 가능성이 있기 때문이다. 또한 MRI가 태아에게 미치는 생물학적 영향에 대한 보고는 아직 없는 상태이다. 그러나 자기장 영역(electromagnetic field)과 태아 발육의 상호작용에 미치는 잠재적인 원인에는 많은 변수가 있을 수 있으며 임신 초 3개월과 세포 분화기에는 이런 역효과에 더욱 민감하다고 보고하고 있다. 세계 각 학회나 FDA의 임신부 검사에 대한 권고 사항에서는 태아나 유아의 MRI 안전에 주의를 요하고 있으나 아직 공식적인 가이드 라인이 설정되어 있지는 않다. 보통 잠재적인 위험성이 높아 보이는 임신한 환자에게는 초기 3개월 이내에는 가급적 검사를 하지 않거나 검사 전 환자의 서면 동의서를 받아야 한다.

85 열경련(heat cramp)
• 원인 : 무더운 날씨에 심한 발한으로 땀을 많이 흘려 다량의 염분이 손실되어 팔, 다리, 복부 등의 근육에 강직이 일어나는 상태이다.
• 증상 : 복부 및 사지와 근육에 고통스런 경련이 있고, 피부는 축축하고 차다.
• 응급처치
　－식염수를 마시게 하거나 짠 음식과 다량의 수분을 공급한다.
　－바람이 잘 통하는 서늘한 곳에 눕히고 쉬게 한다.
　－경련이 일어난 종아리 근육을 당겨 주고 지압을 해준다.
　－0.9~1.0% 식염수나 이온 음료를 마시게 한다.

86 미숙아 보육기 간호 시 주의 사항
• 신생아를 만지기 전후 철저히 손을 씻는다.
• 생후 24~72시간은 금식한다.
• 황달, 기형, 경련, 구토, 설사 등은 속히 의사에게 보고한다.
• 조산아의 체중을 잴 때는 보육기 안에 넣은 채 재도록 한다.
• 미숙아가 호흡곤란과 흉부 함몰을 보이면 우선적으로 기도를 확보하고 기관지 분비물을 제거해 준다.

87 환자가 엉덩이를 스스로 들어 올릴 수 없는 경우라면 환자가 간호조무사 쪽으로 등을 대고 옆으로 눕는 자세를 취하게 한 후 엉덩이에 대변기를 대어 준다. 한 손은 변기에 대고 다른 손은 환자 엉덩이를 완전히 감싸듯이 환자 몸을 앞쪽으로 넣어 반대쪽 엉덩이에 밀어 넣는다. 변기를 대어 준 후 금기가 아니라면 침대 머리를 30°정도 올려 주고, 침대 난간을 올려 준다.

88 침대 세발 방법
• 창문을 닫고 방이 따뜻한지 확인 후 수건을 말아 목에 대어 주어 목의 과도한 신전을 막아 주도록 한다.
• 윗침구를 내리고 목욕 담요로 어깨를 덮어 준다.
• 켈리패드 또는 고무포 만 것을 반타원형으로 만들어 머리 밑에 놓고 한쪽은 물이 흐르도록 양동이 속에 넣는다.
• 환자의 눈과 외이도에 비눗물이 들어가지 않게 작은 수건으로 덮어 준다.
• 더운물로 머리를 적시고 샴푸를 머리 전체에 묻히고 손가락 끝으로 두피를 문지른다. 더운물로 반복하여 헹구고 필요시 린스를 사용해 헹군다.
• 켈리패드를 빼고 어깨 밑에 있는 베개를 끌어올려 베어 준다.
• 미리 깔아둔 마른 수건과 건조기를 이용하여 남은 습기를 완전히 말린다.
• 머리를 빗겨 주고 편안하게 해주며, 물품을 정리하고 기록한다.

89 화상의 정도에 따른 응급처치
• 흐르는 수돗물에 화상 부위를 식힌다. 만약 얼굴과 같이 물에 담그기 힘든 경우에는 화상 부위에 찬물 찜질을 한다. 이때 찬 물수건을 자주 갈아 주어야 한다.
• 시계, 반지, 허리띠, 신발 또는 의복 등 신체를 압박하는 모든 장신구는 부종이 생기기 전에 조심스럽게 제거한다.
• 깨끗하고 멸균된 드레싱으로 상처를 덮어 주어 화상 부위의 이차 감염을 예방한다.(접착 붕대나 거즈는 사용하지 않는다.) 만약, 감염이나 자극의 가능성이 없으면 상처를 그대로 노출시킬 수 있다.
• 수포 또는 괴사된 부위를 제거해서는 안 되고 감염이 의심되면 즉시 병원으로 후송한다.

90 환자와 간호조무사의 관계
• 환자와 간호조무사와의 관계는 직업적인 관계이다. 간호조무사가 환자에게 표현하는 동정이나 인정은 정도를 넘지 않도록 해야 하고, 자신은 환자를 돕고 필요한 경우 교육을 해야 할 책임이 있음을 항상 자각하여 직업인으로서의 품위를 잃지 않도록 하며, 환자와의 원만한 의사소통을 위해 환자의 이야기를 주의 깊게 듣는다.
• 환자는 건강을 회복하고 싶어 하며 고통을 덜고 편안하기를 원하고, 능숙한 솜씨로 돌봐주기를 기대한다. 또한 환자는 질병에 대한 불안감이 크고 진단, 예후, 치료에 대하여 알고 싶어 한다. 그러나 이러한 것은 간호조무사의 업무에 속하지 않으므로 함부로 말해서는 안 되고, 환자의 이상 증상이나 궁금해 하는 것을 간호사에게 보고하며 의사나 간호사에게 직접 문의하도록 설명한다.
• 환자 간호를 돕는 동안에 환자의 질병 상태뿐 아니라 그 사람의 직업, 경력, 대인 관계에 대해서도 알게 될 때가 있다. 업무상 알게 된 환자의 비밀 특히 환자에게 불리한 비밀은 누설해서는 안 된다. 동료 간호조무사나 그 환자와 관련 없는 다른 직원에게도 말해서는 안 된다. 언론기관에서 질환에 대한 면담을 요청하는 경우 반드시 의사나 간호사에게 알리도록 한다.

91 교통사고로 인해 다발성 손상 환자가 발생했을 때 응급처치 우선순위 : 의식 – 호흡 – 출혈 – 쇼크 – 골절 – 후송

92 심장 리듬 분석 : 전원 켜기 → 전극 패드 부착 → 심장 리듬 분석 → 세동제거(잔떨림 제거, 제세동) 시행 → 즉시 심폐소생술 다시

시행한다.
- 심장 리듬을 분석할 때 분석 중이라는 음성 지시가 나오면, 심폐소생술을 멈추고 대상자에게서 손을 떼고 물러난다.
- 세동제거가 필요하면, "세동제거(제세동) 버튼을 누르세요."라는 음성 지시와 함께 자동심장충격기(자동제세동기) 스스로 설정된 에너지로 충전을 시작한다.
- 자동심장충격기의 충전은 수초 이상 소요되므로 가능한 가슴 압박을 시행한다.
- 심장충격이 필요 없는 경우에는 "세동제거(제세동)가 필요하지 않습니다."라는 음성 지시가 나온다. 이 경우에는 즉시 심폐소생술을 다시 시작한다.

93 섭취량에 포함시켜야 할 것
- 경구 섭취한 음식, 복막 주입액
- 비위관 또는 공장루 섭생 튜브로 주입된 음식(음식의 경우 1g을 1cc로 환산하여 기록함)
- 비경구로 투여된 수액·혈액 또는 혈액 성분
- 얼음의 경우 전량의 반을 수분량으로 측정

94 장루 수술 환자의 관리
- **장루 수술 후 초기의 주의 사항**: 장루의 색깔이 적갈색, 보라색, 검은색으로 변한 경우에는 즉시 보고해야 한다. 그리고 수술 후 초기에는 소화불량 및 설사 등의 부작용이 발생할 수 있으므로 서서히 섭취량을 증가시킨다. 결장루의 경우 충분한 수분과 섬유소를 섭취하여야 변비를 막을 수 있다. 일시적인 회장루의 경우 모든 음식을 충분히 씹어서 섭취하고 잘게 썰어서 먹는 것이 묽은 변을 예방할 수 있다.
- 빨대로 음료를 섭취하거나 껌을 씹는 것은 흡입되는 가스의 양을 늘리게 되어 좋지 않으며, 탄산음료, 양배추, 양파, 콩, 튀긴 음식 등은 가스를 유발하는 음식물이다.
- 달걀, 치즈, 마늘, 양파, 생선, 콩, 양상추, 양념류 등은 특유의 냄새를 유발할 수 있는 음식이므로 주의한다.
- 장 운동을 규칙적으로 하기 위해 식사와 간식을 규칙적인 시간에 먹으며, 탈수와 변비가 생기지 않도록 충분한 수분을 섭취하는 것이 좋다.

95 가슴앓이(상복부의 타는 듯한 불편감, 트림)의 완화법
- 좋은 자세 유지, 상체를 반듯하게, 무릎을 구부린다. 허리가 조이지 않는 옷을 입는다.
- 우유를 조금씩 마신다.
- 가스 형성 식사 또는 지방성 식사는 피한다.
- 식사를 조금씩 자주하고, 나비 운동을 한다.
- 껌 씹기, 뜨거운 차를 마신다.

96 드레싱 시 주의 사항
- 시술 중 환자의 안위를 돌보며 부주의로 기구나 물품을 잘못 취급하는 일이 없도록 하며, 시술자는 호흡기 계통의 감염이 없어야 한다.
- 시술 전 손을 깨끗이 씻고 마스크와 멸균 장갑을 착용한다.
- 시술 중 상처 위를 넘어서 물건을 잡든가 하는 일을 피한다.

- 소독 기구 취급 시 손잡이만 만지며 그 손잡이는 소독 부위에 접촉되지 않도록 하며, 무균법을 시행하여 감염 및 재감염을 예방한다.
- 드레싱에 사용하는 용액은 용기에서 약간 쏟아 버려 병 입구를 깨끗하게 한 후 사용한다.
- 환자의 통증이 심할 경우 드레싱 간호 30분 전에 진통제를 투여한다.
- 상처에서 냄새가 심한 배액이 있는 경우 배양 검사를 보낸다.
- 상처 가장자리에 발적과 부종이 있으면서 통증이 심해지면 상처의 감염을 의심해야 한다.

97 에틸렌 옥사이드 가스(E.O gas) 멸균
에틸렌 옥사이드 가스를 이용한 화학적 멸균 방법으로 고압증기멸균과 달리 낮은 온도(38~55℃)에서 멸균하므로 냉멸균(cold sterilization)이라 한다. 고열이나 습도에 민감하고 섬세한 물품이나 예리한 기구, 내시경, 플라스틱, 고무 제품 등의 멸균에 적합하나 가격이 비싸고 멸균 시간이 길며 충분한 통기(aeration) 후에 사용해야 한다.

98 체위 유지의 목적
- 적절한 체위를 유지하는 것은 환자에게 편안함을 제공할 뿐만 아니라 치료에 영향을 준다.
- 환자의 진찰, 치료 및 간호에 적합하며 환자에게 편한 체위를 만들어 준다.
- 정맥혈 귀환, 피부 통합성 유지, 폐와 순환기의 합병증을 예방하기 위함이다.
- 바른 자세를 유지하고 배액을 촉진시키기 위함이다.
- 근육의 수축 방지, 욕창 예방과 호흡을 용이하게 하기 위함이다.
- 체위 저혈압 예방, 하부 폐의 분비물 정체를 예방하기 위함이다.

99 만성폐쇄 폐질환(COPD)
- 만성폐쇄 폐질환 환자에게는 비강으로 저농도의 산소를 제공한다.
- 만성폐쇄 폐질환 환자의 호흡은 산소 요구도에 의해 자극될 수 있는데 고농도의 산소 공급은 점진적으로 호흡계를 억제하여 이산화탄소 중독증, 혼수 또는 사망을 일으킬 수 있다.
- 환자에게 입을 모아 숨을 길게 쉬게 한다.

100 수술 날 아침 신체적 준비
금식을 확인하고 속옷을 벗긴 뒤 수술 가운을 입힌다.
- **피부 소독**: 수술 부위 감염 예방을 위해 베타딘으로 피부 소독을 실시한다.
- **머리**: 머리핀은 빼고, 긴 머리는 갈라 묶어 단정하게 해준다.
- **의치 및 보철기 제거**: 의치나 부분적 의치는 제거하여 그릇에 넣어 귀중품과 같이 보호자가 보관한다. 이것은 목에 의치가 막혀 호흡 기능의 장애나 상처를 내거나 분실 및 파손되는 것을 막기 위함이다.
- **배뇨**: 수술실로 옮겨가기 직전에 전신마취 시에는 유치도관을 삽입하고, 국소마취 시에는 소변을 보아 방광을 비우도록 한다. 수술 중 소변을 보아 주변 조직을 오염시키지 않게 하는 것은 물론 복강 내 수술을 하는 경우 수술하는 의사의 시야를 넓혀 주며 방광이 소변으로 팽창되어 있어 수술할 때 방광이 손상 받을 우

험을 예방하기 위이다.

• ID밴드(팔찌) 착용 : 환자의 이름, 성별과 연령, 병동 및 병실이 적혀진 ID밴드를 착용한다.

101 심전도 검사의 주의 사항 : 검사 전 흡연, 음주, 무리한 운동, 커피 등은 검사 결과에 영향을 줄 수 있으므로 금하는 것이 좋으며, 심전도에서 비정상적인 소견이 나왔을 경우 심초음파 검사, 심혈관조영 등 추가적인 정밀검사가 필요할 수 있다. 또한 심전도 검사는 금식이 아니기 때문에 일상 생활에서처럼 편안한 식사 상태에서 검사에 참여하도록 한다.

102 산소 마스크의 주의 사항

• 건조한 산소로 눈의 자극을 방지하기 위해 마스크의 눈쪽 부분을 꼭 맞게 씌운다.
• 유량계의 눈금은 유량계 내 작은 공(ball)의 중앙에 맞추고 작은 공(ball)과 눈높이가 수평이 되게 한다. 즉, 유량계 내 작은 공(ball) 중앙 부분이 처방된 산소 흡입량과 일치하는지 확인한다.
• 산소를 계속 공급할 경우 2시간마다 마스크를 제거해 피부를 건조시킨다.

103 정맥요법이 실시되고 있는 대상자의 환의 갈아입히는 순서 : 상의를 벗을 때는 수액이 연결되지 않은 팔부터 벗고, 상의를 입을 때는 수액이 연결된 팔부터 입는다.

• 정맥 주입 속도를 확인하고 대상자에게 환의를 갈아입을 것임을 설명한다.
• 정맥요법이 실시되고 있지 않은 팔부터 소매를 벗긴다.
• 정맥요법이 실시되고 있는 팔의 옷소매를 함께 잡아서 주사 부위 위까지 입고 있던 환의가 오게 한다.

104 접촉주의 권고

• 환자의 이동과 배치
　– 급성기 병원에서 접촉주의가 필요한 경우에는 가능하면 1인실로 입원해야 하며 감염병의 전파 가능성이 높은 환자를 우선 배치한다.

　– 1인실이 여유가 없는 경우, 동일한 병원균에 감염되었거나 보균 중인 환자들끼리는 한 병실에 입원(코호트)할 수 있다.
　– 병실 밖으로 이동 시 환자를 덧가운이나 천(시트)으로 감싸준다.
　– 코호트 격리에서 접촉주의 환자는 감염 전파로 인하여 예후가 좋지 않을 수 있는 환자(예 면역 저하 환자, 개방 상처가 있는 환자 혹은 오랜 기간 입원이 필요한 환자)와 같은 병실에 배치하지 않는다.
　– 코호트 격리도 어려운 경우 환자 병상 간 이격 거리는 1m 이상 유지하고, 접촉의 기회를 줄이기 위해 물리적 차단막을 설치한다.

• 개인보호구
　– 접촉주의가 필요한 환자를 직접 접촉하거나 환자 주변의 물건을 만져야 할 때에는 손 위생 수행 후 장갑을 착용하고, 옷이 오염될 것으로 예상될 때에는 가운을 착용한다.
　– 접촉주의에 필요한 개인보호구는 병실 입구에서 제공되어야 한다.
　– 병실을 나올 때에는 장갑과 가운을 벗어 의료폐기물통에 버리고 손 위생을 수행한다.

• 환자의 이동
　– 접촉주의가 필요한 환자는 의학적으로 필요한 경우를 제외하고 병실 밖으로의 이동과 이송을 제한한다.
　– 의료기관에서 이동이나 이송 시에는 감염 또는 오염된 부위는 덮여 있어야 한다.
　– 이송을 담당하는 요원과 도착지의 의료종사자는 개인보호구를 착용한다.
　– 접촉주의 환자는 병실 밖으로 나가기 전에 손 위생을 수행한다.

105 p.61의 제3회 문제 102번 해설 참조

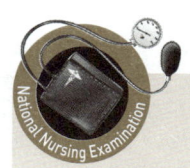
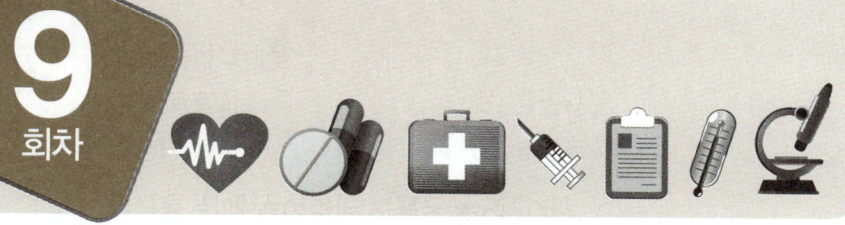

기초간호학 개요

01 열 요법의 금기 환자로 옳은 것은?

① 결핵 환자 ② 근육통 환자
③ 염좌 환자 ④ 개방 상처 환자
⑤ 당뇨병 환자

02 환자가 입원할 경우에 간호조무사가 제공해야 할 첫 번째 업무로 옳은 것은?

① 병원의 역사에 대해 설명하기
② 병실 정돈과 병실 안내하기
③ 체온, 맥박, 호흡, 혈압 측정하기
④ 환자 목욕시키기
⑤ 환자의 귀중품 원무과에 맡기기

03 감염 예방을 위해 일반 병실에서 격리실로 이동시켜야 할 환자로 옳은 것은?

① 결핵 환자 ② 뇌출혈 환자
③ 심장 질환자 ④ 당뇨병 환자
⑤ 고혈압 환자

04 갑상샘항진증 시 나타나는 증상으로 옳은 것은?

① 식욕이 감소한다. ② 더위를 느끼지 못한다.
③ 빈맥이 나타난다. ④ 추위를 많이 탄다.
⑤ 체중이 증가한다.

05 아래의 상황과 그에 적합한 체위로 옳게 연결된 것은?

① 월경통 완화 — 측위
② 분만 시 — 배횡와위
③ 질 검사 — 골반내진 자세(절석위)
④ 방광 검사 — 심즈 자세
⑤ 관장 시 — 앙와위

06 의료전달체계에서 응급의료서비스체계가 필요한 이유로 옳은 것은?

① 응급 환자 발생 시 신속히 후송하기 위해서
② 응급 환자의 정신 건강을 위해서
③ 응급 의료 종사자들의 편의를 위해서
④ 응급 사고를 미리 예방하기 위해서
⑤ 응급 의료에 관한 법률을 체계화시키기 위해서

07 코위관을 삽관하고 있는 입원 환자에게 제공해야 하는 영양 간호로 옳은 것은?

① 급식 전 흡인하여 확인한 내용물은 버린다.
② 영양액은 냉장 보관했다가 주입한다.
③ 영양액 주입이 끝난 후 30분간 좌위나 반좌위를 취하게 한다.
④ 영양액 주입 전후에 물 100mL씩을 통과시킨다.
⑤ 영양액을 모두 주입한 후 공기를 불어넣는다.

08 목발 보행하는 왼쪽 다리 마비 환자가 계단을 오르려고 한다. 이 때 가장 먼저 나가야 하는 것은?

① 양쪽 목발 ② 오른쪽 목발
③ 왼쪽 목발 ④ 오른쪽 다리
⑤ 왼쪽 다리

09 배뇨 장애가 있어 소변줄(유치도뇨)을 삽입하고 있는 여성 노인에게 회음부 간호를 실시할 때 옳은 것은?

① 유치도관 환자는 수건으로 닦는다.
② 복와위 자세를 취하게 하여 다리 사이로 닦는다.
③ 요도에서 항문 쪽으로 닦는다.
④ 차가운 물로 씻는다.
⑤ 소독솜 하나로 모두 닦는다.

10 부동 환자에게 침대 목욕을 실시하고자 할 때 참고해야 할 일반적인 원칙에 해당하는 것은?

① 노인에게는 파우더를 사용한다.
② 눈은 안쪽에서 바깥쪽으로 닦는다.
③ 물의 온도는 30℃가 적합하다.
④ 목욕 중간에 환기를 자주 시켜 준다.
⑤ 팔에서 손목으로 씻어 내린다.

11 앙와위를 유지하고 있는 환자에게 욕창 예방을 위해 특히 신경 써야 하는 욕창 호발 부위로 옳은 것은?

① 발가락 ② 무릎 부위
③ 대전자 부위 ④ 귀, 흉선
⑤ 견갑골(어깨뼈), 천골(엉치뼈)

12 일산화탄소(CO) 중독 시 가장 우선적인 간호로 옳은 것은?

① 중독 장소에서 밖으로 옮겨 신선한 공기를 마시게 한다.
② 고농축 산소를 주입한다.
③ 인공호흡을 하고 영양 섭취를 해준다.
④ 호흡중추를 자극하는 약물을 주사한다.
⑤ 옷을 느슨하게 풀어 준다.

13 수술 후 금식이 해제되고 나서 처음으로 제공할 수 있는 유동식으로 적당한 것은?

① 잡곡죽 ② 순두부
③ 야채죽 ④ 맑은 국물
⑤ 전복죽

간호조무사 실전 문제

14 호흡이 감소하는 상황으로 옳은 것은?

① 마약 진통제 투여 후 　② 38℃의 고열 환자
③ 계단을 걸어 올라온 환자 　④ 흡연 직후
⑤ 빈혈

15 입안(구강) 체온 측정이 가능한 환자로 옳은 것은?

① 간질 환자 　② 혈압제 투여 후 구토 환자
③ 뇌졸중의 의식불명 환자 　④ 위염 및 충수염 환자
⑤ 출생 50일된 신생아

16 노인의 우울증에 대한 설명으로 옳은 것은?

① 노년기 우울증은 예방보다 치료가 우선이다.
② 노인에게 가장 흔하게 오는 기능적 정신 질환이다.
③ 소득이 높은 사람이 우울증의 가능성이 높다.
④ 여성보다 남성에게 흔하다.
⑤ 노인 우울증은 정신력으로 극복하는 것이 좋다.

17 지나가던 의료 종사자가 쓰러져 있는 성인 남성을 발견하였다. 반응을 확인하고 주변 사람들에게 119 신고 및 자동심장충격기를 요청한 후 심폐소생술을 시행할 때의 순서로 옳은 것은?

① 인공호흡 → 기도 유지 → 자동심장충격기 → 가슴압박
② 가슴압박 → 자동심장충격기 → 인공호흡 → 기도 유지
③ 자동심장충격기 → 기도 유지 → 인공호흡 → 가슴압박
④ 기도 유지 → 인공호흡 → 가슴압박 → 자동심장충격기
⑤ 가슴압박 → 기도 유지 → 인공호흡 → 자동심장충격기

18 환자의 혈액을 다루다가 간호조무사의 손에 혈액이 묻었을 경우 감염 예방을 위한 적절한 손 위생 방법으로 옳은 것은?

① 소독수에 손을 1시간 정도 담가 둔다.
② 소독제 묻은 솔로 2분간 문지른 후 손을 씻는다.
③ 1분간 흐르는 물로 씻어 낸다.
④ 흐르는 물에 비누를 사용하여 15초간 씻는다.
⑤ 소독솜으로 그냥 닦아 낸다.

19 출생 24시간 이내에 신생아가 배설한 것으로 끈적끈적하고 냄새가 없는 암녹색 변을 무엇이라고 하는가?

① 혈변 　② 태변
③ 흑변 　④ 녹변
⑤ 이행변

20 우상복부 횡격막 아래쪽에 위치하며 갈비뼈에 둘러싸여 보호 받고 있는 신체 내부 기관으로 옳은 것은?

① 폐 　② 심장
③ 간 　④ 위
⑤ 췌장

21 소화액을 분비하는 소화기관이면서 호르몬을 분비하는 내분비기관의 두 가지 기능을 가진 것은?

① 심장 　② 인두
③ 간 　④ 위
⑤ 췌장

22 다음은 어떤 영양소의 결핍 시 나타나는 증상들인가?

> 빈혈증, 잇몸 출혈, 상처 치유 지연, 멍이 잘 든다.

① 비타민 A 　② 비타민 B
③ 비타민 C 　④ 비타민 D
⑤ 비타민 E

23 얼음주머니 사용법으로 옳은 것은?

① 피부에 이상이 있을 때 즉시 중단하고 보고한다.
② 개방 상처 환자나 빈혈 환자에게 주로 적용한다.
③ 피부에 직접 대어 준다.
④ 물을 가득 채운다.
⑤ 50분 적용하고 10분 쉰다.

24 노인의 노화에 따른 신체적 변화의 특징으로 옳은 것은?

① 각질이 감소한다. 　② 머리카락이 두꺼워진다.
③ 피부의 탄력이 증가한다. 　④ 표피가 얇아진다.
⑤ 손톱이 얇아진다.

25 바이탈 사인 네 가지 중 혈압을 측정하는 것은 무엇을 알기 위함인가?

① 호흡계 이상 유무 확인 　② 부정맥 여부 확인
③ 순환계 순환 상태 확인 　④ 폐의 환기 상태 확인
⑤ 기초대사율 확인

26 분만 2기에서 태아 머리(아두)가 만출 된 후 우선적으로 관찰해야 하는 사항으로 옳은 것은?

① 복압을 금지시킨다.
② 기도 내 이물질을 제거한다.
③ 어깨 만출을 돕는다.
④ 목에 탯줄(제대)이 감겨 있는지 확인한다.
⑤ 탯줄(제대)을 절단한다.

27 약물을 빛으로부터 차단하기 위한 목적으로 사용되는 갈색이나 청색 유리병의 약물 보관 용기로 옳은 것은?

① 밀봉 용기 　② 기밀 용기
③ 밀폐 용기 　④ 차광 용기
⑤ 개방 용기

28 임신 36주에 조기 파막이 된 후 48시간이 지난 임부에게 유도 분만을 위해 투여하는 약물은 무엇인가?

① 리도케인 　② 옥시토신
③ 아트로핀 　④ 글루카곤
⑤ 황산마그네슘

29 혈액검사에서 혈소판 수치가 저하되어 있어 출혈 가능성이 높은 고혈압 환자에게 투여해서는 안 되는 약물은?

① 혈관이완제　② 칼슘길항제
③ 항응고제　④ 항고혈압제
⑤ 이뇨제

30 의존 당뇨병 환자인 정씨에게 인슐린을 투여하는 방법으로 옳은 것은?

① 피하　② 경구
③ 정맥　④ 근육
⑤ 피내

31 소아 상기도 감염 시 이곳을 통해 바이러스나 세균이 침입하여 급성 중이염을 일으키는 곳으로 옳은 것은?

① 이소골　② 이개
③ 외이도　④ 고실
⑤ 귀관(이관)

32 침요법을 적용할 수 없는 경우는?

① 중풍　② 관절염
③ 경련　④ 근육통
⑤ 출혈

33 한약을 처음 복용 시 나타나는 거부반응으로 일시적으로 증상이 악화되거나 원치 않는 효과가 나타나는 것은?

① 길항(拮抗)　② 금단(禁斷)
③ 현훈(眩暈)　④ 명현(瞑眩)
⑤ 득기(得氣)

34 치과의 교정기구나 유리제품의 소독방법으로 옳은 것은?

① 약품 소독법　② 고온 소독법
③ 건열멸균법　④ 고압 증기 멸균법
⑤ 불포화 가스 소독법

35 뻐드렁니, 옥니, 상악 치아가 심하게 돌출한 사람의 부정 교합(맞물림장애) 등급으로 옳은 것은?

① 1급 부정교합(맞물림장애)　② 2급 부정교합(맞물림장애)
③ 3급 부정교합(맞물림장애)　④ 4급 부정교합(맞물림장애)
⑤ 5급 부정교합(맞물림장애)

보건간호학 개요

36 사회보장에 대한 설명으로 옳은 것은?

① 사회보장에는 최저 생활의 보장 기능이 없다.
② 의료보장은 사회적 연대책임과 관련이 없다.
③ 사회보험은 소득보장 + 의료보장이다.
④ 의료보장은 소득보장이다.
⑤ 소득보장은 의료보장이다.

37 공중보건 의료 정책의 목표로 옳은 것은?

① 의료 시설의 제한　② 의료비의 억제
③ 의료 기술의 향상　④ 지역보건사업의 제한
⑤ 국민의 보건의료 요구 충족

38 분만 1개월 된 임산부들에게 신생아 목욕법을 실시하였다. 목욕법 실시 후 임산부들에 대한 교육 평가 방법으로 옳은 것은?

① 관찰법　② 질문지법
③ 자가보고서법　④ 설문지법
⑤ 면접법

39 고혈압 환자에게 6개월간 운동요법을 시행한 후 성과 평가 시 포함되어야 하는 내용으로 옳은 것은?

① 운동의 종류　② 식이 섭취의 종류
③ 운동 강도 측정　④ 지속적인 혈압 측정
⑤ 운동 실천

40 우리나라의 보건의료 서비스를 분류하였을 때 보건소, 보건진료소, 의원에서 받는 서비스의 종류로 옳은 것은?

① 1차 서비스　② 2차 서비스
③ 3차 서비스　④ 특수 서비스
⑤ 예방 서비스

41 태양광선 중 하나인 적외선이 인체에 미치는 영향으로 옳은 것은?

① 국소 부위 혈액순환　② 야맹증 예방
③ 골다공증 완화　④ 살균 작용
⑤ 비타민 D 합성

42 탄광에서 일하면서 석탄가루에 많이 노출되어 진폐증이 생긴 근로자가 보상 판정을 받을 수 있는 기관으로 옳은 것은?

① 노사발전재단　② 한국산업인력공단
③ 한국고용정보원　④ 한국산업안전보건공단
⑤ 근로복지공단

43 대기오염이 가장 잘 발생할 수 있는 기상 조건으로 옳은 것은?

① 날씨가 흐릴 때　② 바람이 불 때
③ 기온역전되었을 때　④ 비가 많이 올 때
⑤ 눈이 올 때

44 영양염류의 과다로 인해 발생하게 되는 녹조 현상 예방에 대한 설명으로 옳은 것은?

① 갯벌 육지의 영양염류가 바다로 유입되어 바다에 녹조가 온다.

② 물가에 뿌리내린 풀은 녹조 현상의 원인이 된다.
③ 식물성 플랑크톤을 다량 번식시켜 수질을 개선한다.
④ 하수도의 생활하수를 정화시켜 하천으로 보내 녹조 현상을 예방한다.
⑤ 녹조류 과다 번식으로 물속 용존 산소량이 많아진다.

45 건강 증진을 위한 보건소사업으로 옳은 것은?

① 주택공급사업
② 자연보호사업
③ 초등학교 불소농도조정사업
④ 가족계획사업
⑤ 도시계획사업

46 오랜 시간 페인트칠 작업과 배터리 제작 일에 종사한 근로자에게 나타날 수 있는 납중독의 증상으로 옳은 것은?

① 단백뇨
② 구강염
③ 언어장애
④ 구심성 시야 협착
⑤ 빈혈

47 대형 드릴을 많이 사용하는 근로자 A씨와 건반악기 연주가 B씨는 진동에 의해 손가락이 창백해지는 증상이 나타났다. 이 질환은 무엇인가?

① 전신 진동증
② 레이노 증후군
③ 안진(안구 진탕증)
④ 경견완증후군
⑤ 잠함병

48 흡연에 대한 보건교육 시 그 효과가 가장 큰 대상자는 누구인가?

① 40대 남자
② 환자
③ 학생
④ 근로자
⑤ 주부

49 근로자 A씨는 대형 건설 현장에서 사고를 당해 산업재해를 입었다. 이 경우 적용되는 것은?

① 고용보험
② 사보험
③ 산재보험
④ 국민건강보험
⑤ 의료급여

50 해산물과 복어를 먹은 후 40대 남자가 사지마비, 언어장애, 운동장애를 일으켰다. 이와 관련된 독소로 옳은 것은?

① 테트로도톡신
② 아미그달린
③ 솔라닌
④ 머스카린
⑤ 어고톡신

공중 보건학 개론

51 지역사회 보건사업 계획 시 주요 사항으로 옳은 것은?
① 계획 시 사업의 부작용을 부각시킨다.

② 지역사회 주민을 적극적으로 참여시킨다.
③ 보건사업의 영리성을 검토해야 한다.
④ 국가의 보건정책을 근간으로 계획한다.
⑤ 독자적으로 사업을 수행한다.

52 지역사회 보건의료사업을 실시하려는 측과 지역 주민과의 관계에 대한 설명으로 옳은 것은?

① 서로 업무 중복이 가능하다.
② 상호 이해를 하면 의사소통은 불필요하다.
③ 서로 수평 관계를 유지한다.
④ 보건 요원은 전체의 이익보다 주민 개개인의 이익을 우선시한다.
⑤ 주민을 선도하는 입장에서 강경한 자세를 취한다.

53 예방접종 시 주의시켜야 할 사항으로 옳은 것은?

① 오전보다는 오후에 접종하러 온다.
② 열이 나더라도 반드시 데리고 와서 접종시킨다.
③ 접종 후 귀가하여 아이의 정서적 안정을 도모한다.
④ 접종 당일 통목욕을 시킨다.
⑤ 예방접종 확인과 기록을 위해 반드시 수첩을 지참하도록 한다.

54 기초체온법 사용 시 체온이 낮아졌다 올라갔다면 어떤 상황인가?

① 안전 성교기
② 배란이 끝났거나 끝난 직후
③ 무배란
④ 배란 진행 중
⑤ 월경이 곧 시작

55 지역사회간호에서 조기 질환기에 있는 지역 주민들을 가능한 한 빨리 찾아내고자 하는 2차 진료에 해당하는 것은?

① 지역 주민의 위암 검진
② 야채 · 과일 섭취
③ 정신질환자 사회 적응 훈련
④ 흡연 예방을 위한 보건교육
⑤ 일주일에 세 번 이상 한 시간 조깅

56 질병을 일으키는 3대 요인으로 옳은 것은?

① 병원체, 숙주, 환자
② 병원체, 숙주, 환경
③ 병원체, 영양, 매개체
④ 병원체, 숙주, 매개체
⑤ 병원체, 기온, 환자

57 부양비에 대한 설명으로 옳은 것은?

① 노인 인구가 증가하면 부양비가 감소한다.
② 총 부양비가 올라가면 경제 발전에 도움이 된다.
③ 분자는 16~64세까지의 인구이다.
④ 저출산일 경우 유년 교육비가 증가한다.
⑤ 경제활동인구에 대한 비경제활동인구의 비이다.

58 6개월 된 신생아에게 B형 간염 백신 1, 2, 3차 접종을 끝마쳤다. 이때 신생아에게 생기는 면역으로 옳은 것은?

① 인공 능동면역
② 자연 수동면역
③ 인공 수동면역
④ 선천성 면역
⑤ 자연 능동면역

59 우리나라 국가예방접종 중 DTaP와 폴리오(소아마비)의 접종시기로 옳은 것은?

① 12개월
② 0, 1, 6개월
③ 2, 4, 6개월
④ 0, 2, 6개월
⑤ 12~24개월

60 한 초등학생이 투베르쿨린 검사를 실시한 후 그 결과로 결핵 양성반응이 나왔다. 이 초등학생의 다음 조치로 옳은 것은?

① 결핵 환자 등록
② 혈청검사
③ X선 촬영
④ BCG 접종
⑤ 가래검사

61 결핵 진단을 위해 PPD 0.1cc를 피내에 주사하는 투베르쿨린 검사의 판독은 몇 시간 후에 하는가?

① 12~15시간
② 15~30시간
③ 30~40시간
④ 40~45시간
⑤ 48~72시간

62 보건소 모자보건실 설치 시 준비 사항으로 옳은 것은?

① 의료 기자재는 미관상 보이는 곳에 두지 않도록 한다.
② 클리닉 내에 음용수 시설은 두지 않는다.
③ 대상자가 앉는 의자의 높이는 안락감을 유지할 수 있는 수준으로 한다.
④ 대상자들이 쉴 수 있는 공간은 따로 마련하지 않아도 된다.
⑤ 대기실과 처치실을 함께 설치한다.

63 보건소 영유아 클리닉에서의 건강관리 내용으로 옳은 것은?

① 구강 치료
② 척추 치료
③ 영양식과 이유식 상담
④ 경제적 상태에 대한 상담
⑤ 신장 성장을 위한 뼈 교정

64 모자보건의 지표인 모성사망률에 대한 설명으로 옳은 것은?

① 임신 20주에서 출생 전까지 사망한 모성 비율
② 50세 이상 사망자 수 중 1년 동안 사망한 모성 비율
③ 임신·분만·산욕 합병증의 발생으로 인해 사망한 모성의 비율
④ 임신 28주부터 분만 후 1주 이내에 사망한 모성 비율
⑤ 감수성 있는 인구 집단에서 특정 질병으로 사망한 모성 비율

65 법정 제1급 감염병으로 옳은 것은?

① 디프테리아
② 결핵
③ 콜레라
④ B형 간염
⑤ 말라리아

66 충치의 발생을 예방하기 위하여 상수도 정수장에서 불소화합물 첨가시설을 이용하여 수돗물의 불소 농도를 적정 수준으로 유지·조정하는 사업은?

① 구강보건용품사업
② 보건복지가족사업
③ 구강건강실태조사사업
④ 구강보건사업
⑤ 수돗물불소농도조정사업

67 진료에 관한 기록의 보존 시 진료기록부의 보존 기간으로 옳은 것은?

① 2년
② 3년
③ 4년
④ 5년
⑤ 10년

68 의료기관에 소속되지 아니한 의사가 결핵환자를 진단하거나 사체를 검안했을 경우 누구에게 신고해야 하는가?

① 대한결핵협회장
② 관할 보건소장
③ 보건복지부장관
④ 경찰서장
⑤ 시장, 군수, 구청장

69 「정신건강증진 및 정신 질환자 복지서비스 지원에 관한 법률」 중 직무수행과 관련하여 알게 된 다른 사람의 비밀을 누설할 시 벌칙으로 옳은 것은?

① 500만 원 이하의 벌금
② 1년 이하의 징역 또는 500만 원 이하의 벌금
③ 2년 이하의 징역 또는 500만 원 이하의 벌금
④ 3년 이하의 징역 또는 3천만 원 이하의 벌금
⑤ 5년 이하의 징역 또는 2천만 원 이하의 벌금

70 수혈한 혈액제제로 인하여 특정수혈부작용이 발생한 경우 지체 없이 신고해야 하는 경우로 옳은 것은?

① 장애
② 사망
③ 세균에 의해 감염된 질병
④ 입원 치료를 요하는 부작용
⑤ 바이러스 등에 의하여 감염된 질병

실기

71 시야가 몽롱해지고 어눌한 말투, 반신마비 증상과 관련이 있는 질환으로 옳은 것은?

① 폐기종
② 당뇨병
③ 혈우병
④ 뇌졸중
⑤ 담마진

72 소독 용액이 담겨 있는 뚜껑이 있는 용기를 멸균적으로 다루는 방법으로 옳은 것은?

① 뚜껑을 바닥에 놓아야 할 경우 멸균된 내면이 위로 가게 한다.
② 용액을 따를 때는 튀지 않게 하며 바로 따라서 쓴다.
③ 멸균된 용액을 용기에 따랐다가 사용하지 않을 경우에 다시 병에 붓는다.
④ 뚜껑을 열어서 뚜껑의 멸균된 내면이 위를 향하게 잡는다.
⑤ 사용 예정인 경우에는 뚜껑을 미리 열어 놓는다.

73 가압증기멸균기를 사용하여 수술 기구를 소독하고자 할 때 멸균 효과를 극대화할 수 있는 방법으로 옳은 것은?

① 나사가 있는 기구는 꼭 조여서 싸도록 한다.
② 한 겹의 소독 방포에 여러 물품을 함께 넣는다.
③ 무거운 것은 멸균기 위에 넣고 가벼운 것은 아래에 넣는다.
④ 꾸러미의 크기가 클수록 멸균이 잘된다.
⑤ 잠겨 있거나 뚜껑이 있는 것은 열고 소독한다.

74 코위관 영양 시 코위관 위치를 확인하기 위해 흡인한 내용물이 200mL 이상 나왔을 때 취해야 할 간호조무사의 태도로 옳은 것은?

① 물을 30~60mL 주입시킨 후 간호사에게 보고한다.
② 공기를 주입시킨 후 간호사에게 보고한다.
③ 정상이므로 보고할 필요가 없다.
④ 흡인한 내용물을 다시 넣고 간호사에게 보고한다.
⑤ 흡인한 내용물을 버리고 보고한다.

75 30세 남성 뇌종양 환자가 개두술 이후에 두통을 호소할 때 적절한 간호로 옳은 것은?

① 앙와위를 취해 편안하게 해준다.
② 자주 머리를 자극시켜 준다.
③ 절대안정을 피하도록 한다.
④ 상체를 30도 올려 준다.
⑤ 동공의 색깔을 확인한다.

76 회음부 절개하기 전 삭모의 이유로 옳은 것은?

① 산모의 심리적 안정
② 회음부 절개 부위의 감염 방지
③ 회음부의 상처 예방
④ 회음부 절개 시 체온 상승 방지
⑤ 절개 시 피부 마찰 감소

77 임신 초기 태아가 급속하게 성장할 때 임부에게 절대적으로 필요한 영양소이며 부족 시 태아의 신경계에 악영향을 미치는 것으로 옳은 것은?

① 리보플라빈
② 타이아민
③ 엽산
④ 코발라민
⑤ 피리독신

78 비타민 D가 결핍되어 발생하는 질환으로 옳은 것은?

① 구각염
② 야맹증
③ 구루병
④ 괴혈병
⑤ 각기병

79 간호조무사가 근무 시 사고 방지를 위해 가장 중요시 여겨야 할 것은?

① 자신의 직무 한계를 알고 업무에 임한다.
② 간호사의 지시에만 따른다.
③ 독자적인 간호를 시행한다.
④ 의문이 있을 때는 의사에게 물어본다.
⑤ 양심적인 간호를 시행한다.

80 정상적으로 성장하는 아동의 대변 훈련 시기로 옳은 것은?

① 12~18개월
② 18~24개월
③ 24~46개월
④ 30~40개월
⑤ 40~52개월

81 천골(엉치뼈) 부근이 빨갛게 변색된 환자의 경우 욕창으로의 진행을 예방하기 위한 간호로 적절한 것은?

① 열적외선을 쬐어 준다.
② 단단한 침구를 대어 준다.
③ 알코올로 소독해 준다.
④ 앙와위로 절대안정시킨다.
⑤ 2시간마다 체위를 변경해 준다.

82 가래 배출을 원활하게 하기 위한 간호로 옳은 것은?

① 기침 완화제를 투여하지 않는다.
② 항생제를 투여하도록 한다.
③ 반드시 앙와위를 취하게 한다.
④ 절대안정을 취하게 한다.
⑤ 물을 충분히 마시게 한다.

83 성인 당뇨병이라고 불리는 제2형 당뇨병에 대한 설명으로 옳은 것은?

① 비만이 원인이 될 수 있다.
② 유전적 요인과 관련이 없다.
③ 인슐린이 과다 분비된다.
④ 소아에게 발생한다.
⑤ 인슐린으로 완치 가능하다.

84 에릭슨의 발달단계에서 유아기에 발달되는 정서로 옳은 것은?

① 친밀감
② 불신감
③ 신뢰감
④ 근면성
⑤ 자율성

85 유도 분만 시 자궁수축제 투여 후 태아의 맥박이 60회 이하로 감소했을 때 산모가 취해야 할 자세는?

① 하지를 상승시킨다.
② 왼쪽으로 눕힌다.
③ 머리를 상승시킨다.
④ 앙와위를 취한다.
⑤ 똑바로 눕힌 후 다리를 구부려 준다.

86 매독 임부를 조기에 치료해야 하는 이유로 옳은 것은?

① 성생활의 원활화
② 자궁 경부암 예방
③ 가려움(소양감) 완화
④ 소화 궤양 방지
⑤ 태아감염 방지

87 일상생활 수행 능력이 저하되어 타인의 도움이 있어야 생활이 가능한 장기 입원 환자가 입맛이 없다고 식사를 거부할 때 취해야 할 간호로 옳은 것은?

① 병원식만 먹으라고 한다.
② 방문객을 제한시킨다.
③ 외식을 시켜 준다.
④ 한 끼 굶으라고 권한다.

⑤ 구강 간호하여 입맛을 돋우어 준다.

88 요실금이 있어 불편감을 호소하는 노인에 대한 간호로 옳은 것은?

① 기저귀를 착용시켜 준다. ② 수분 섭취를 제한한다.
③ 일시 도뇨관을 해준다. ④ 유치도관을 삽입한다.
⑤ 요의가 없어도 규칙적인 소변을 보도록 격려한다.

89 대퇴골 골절 시 피부가 찢기면서 골절된 뼈의 일부가 외부로 돌출되어 상처 감염이 예측되는 환자의 응급처치로 옳은 것은?

① 돌출된 뼈를 원래 상태로 넣어 준다.
② 부목을 사용해서는 안 된다.
③ 멸균 거즈로 상처를 덮어 준다.
④ 대퇴부를 당겨서 펴준다.
⑤ 조직 손상 부위를 손대지 말고 그대로 개방해 둔다.

90 공업용 절단기에 손가락이 잘려서 출혈이 심한 환자의 응급처치로 가장 우선적인 간호는 무엇인가?

① 수혈을 해준다.
② 출혈 부위를 높여 준다.
③ 드레싱을 해준다.
④ 상처를 중심으로 지혈대를 심장 멀리 맨다.
⑤ 수분을 충분히 공급해 준다.

91 치핵(치질) 수술 후 좌욕의 실시 방법으로 옳은 것은?

① 좌욕 시 1회 1시간 정도로 제한한다.
② 상·하의를 다 벗긴다.
③ 쭈그리고 앉은 자세를 취한다.
④ 온도는 40~43℃로 한다.
⑤ 프라이버시를 위해 혼자 둔다.

92 뇌졸중으로 오른쪽 반신마비(편마비)가 온 노인 환자의 낙상을 예방하기 위한 활동으로 옳은 것은?

① 간병인을 24시간 상주시킨다.
② 침대를 높여 준다.
③ 침대 난간을 항상 올려 준다.
④ 신고 벗기 편리한 슬리퍼를 가까운 곳에 둔다.
⑤ 침대에서 휠체어로 환자를 이동시킬 때 바퀴잠금장치를 풀어놓는다.

93 정확한 동맥혈 기체분석 결과를 위해 검체 관리 시 주의할 점으로 옳은 것은?

① 수분을 많이 섭취하게 한다.
② 검사실로 바로 보낸다.
③ 실온에 보관하도록 한다.
④ 24시간 금식시키도록 한다.
⑤ 24시간 냉장 보관 후 검사실로 보낸다.

94 신생아 모유 수유 시 수유 방법으로 옳은 것은?

① 유방을 바꾸어 가면서 먹이지 않는다.
② 젖꼭지만 살짝 물게 한다.
③ 신생아를 바닥에 똑바로 눕힌 자세에서 수유한다.
④ 수유 후에 트림을 시킨다.
⑤ 수유 후에 젖은 기저귀를 갈아 준다.

95 동료 간호조무사가 병동 물품을 분실하고 그 사실을 숨기려고 할 때 그 사실을 알고 있는 간호조무사가 취할 수 있는 행동으로 옳은 것은?

① 모른 척한다.
② 끝까지 비밀을 지켜 준다.
③ 당사자가 간호사에게 보고하도록 설득한다.
④ 다른 직원과 상의한다.
⑤ 간호사에게 즉시 보고한다.

96 위암으로 위 하부 2/3를 부분 위 절제를 하고 십이지장 2cm를 절제한 환자의 식사요법에 대한 설명으로 옳은 것은?

① 소량씩 자주 준다. ② 고섬유질 음식을 준다.
③ 절대 금식시킨다. ④ 딱딱한 음식을 준다.
⑤ 물을 자주 준다.

97 암 선고를 받은 환자가 진단을 받아들이지 않고 여러 병원을 찾아다니며 자신의 상태를 재확인하려는 노력을 보이는 죽음의 단계로 옳은 것은?

① 부정 단계 ② 분노 단계
③ 우울 단계 ④ 협상 단계
⑤ 수용 단계

98 인지 능력이 없는 환자의 방에서 처방되지 않은 약을 발견했을 경우 간호조무사의 태도로 옳은 것은?

① 보호자를 불러 약의 용도를 물어본다.
② 즉시 간호사에게 보고한다.
③ 응급실로 신속히 이동시킨다.
④ 환자에게 복용 여부를 확인한다.
⑤ 일단 환자를 토하게 한다.

99 입원 환자를 위하여 빈 침대를 준비하려고 할 때 방수포가 필요하지 않는 경우로 옳은 것은?

① 전신마취 수술 후 환자 ② 요실금 환자
③ 수술 후 상처 배액 환자 ④ 설사 환자
⑤ 홍역 환자

100 고혈압 가족력이 있는 임신 32주된 임신부의 혈압이 150/90일 때 취할 수 있는 조치로 옳은 것은?

① MRI 촬영을 하도록 한다.
② 바서만 검사 및 VDRL 검사를 한다.
③ 단백뇨 검사를 위해 소변을 받는다.
④ 항고혈압제를 준다.
⑤ 이뇨제를 사용한다.

101 의식이 없는 환자에 대한 환자 확인 방법으로 옳은 것은?

① 환자의 이름을 불러본다.
② 침대에 부착된 이름표를 확인한다.
③ 입원 팔찌와 환자 리스트를 대조한다.
④ 간병인에게 병실 호수를 말하게 한다.
⑤ 같은 병실의 환자에게 이름을 물어본다.

102 한 명의 간호조무사가 오른쪽 반신마비(편마비) 환자를 침상에서 휠체어로 이동할 때 돕는 방법으로 옳은 것은?

① 이동 전 휠체어의 발 받침대를 펴둔다.
② 이동 전 환자의 오른쪽에 휠체어를 둔다.
③ 이동 중 환자의 오른쪽 손으로 휠체어 팔걸이를 잡게 한다.
④ 이동 중 간호조무사 무릎으로 환자의 오른쪽 무릎을 지지해 준다.
⑤ 이동 후 환자의 신체선열을 정리하여 휠체어 앞쪽에 걸터 앉힌다.

103 전신마취하에 위장 수술을 받은 직후 병실에 온 환자를 위한 간호 보조 활동으로 옳은 것은?

① 배액관이 삽입된 경우 눌리지 않게 한다.
② 답답함을 호소하는 경우 침상난간을 내려준다.
③ 수술 부위에 복대를 적용한 경우 기침을 제한한다.
④ 목이 마르다고 하는 경우 미지근한 물을 마시게 한다.
⑤ 오한을 호소하는 경우 체온이 오르지 않게 이불을 제거한다.

104 당뇨 환자의 발관리를 돕는 방법으로 옳은 것은?

① 발톱을 일자로 자른다.
② 맨발로 슬리퍼를 신게 한다.
③ 티눈을 손톱깎이로 제거한다.
④ 발가락 사이에 로션을 발라준다.
⑤ 두꺼운 발톱을 바짝 말린 후 자른다.

105 등척성 운동으로 옳은 것은?

① 걷기   ② 수영
③ 벽밀기   ④ 달리기
⑤ 자전거타기

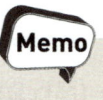

Memo

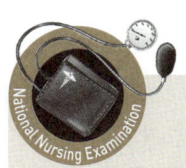
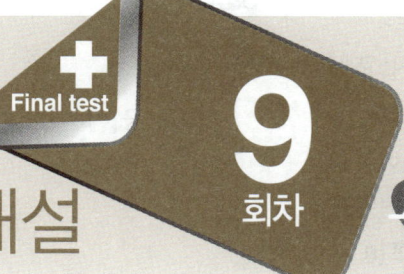

간호조무사 최종 마무리 테스트
실전문제 정답 및 해설 — 9회차 Final test

● 이 정답의 문제 : p.151~158

 정답

01	02	03	04	05	06	07	08	09	10	11	12	13	14	15	16	17	18	19	20
④	②	①	③	①	④	③	②	⑤	①	④	③	①	④	②	④	⑤	④	②	③
21	22	23	24	25	26	27	28	29	30	31	32	33	34	35	36	37	38	39	40
⑤	③	①	②	③	④	②	③	①	⑤	④	②	④	③	④	②	①	⑤	③	①
41	42	43	44	45	46	47	48	49	50	51	52	53	54	55	56	57	58	59	60
①	⑤	③	④	③	④	③	③	①	②	③	④	①	②	④	②	⑤	①	③	③
61	62	63	64	65	66	67	68	69	70	71	72	73	74	75	76	77	78	79	80
⑤	④	③	④	④	②	④	②	②	②	⑤	④	④	⑤	①	②	④	③	①	①
81	82	83	84	85	86	87	88	89	90	91	92	93	94	95	96	97	98	99	100
⑤	⑤	①	⑤	②	④	⑤	③	②	④	③	④	③	④	①	①	②	⑤	⑤	③
101	102	103	104	105															
③	④	①	①	③															

01 더운물 주머니의 사용 금지 : 충수염 및 치주염, 이염(귀의 염증), 원인 모를 복통, 고름형성(화농)을 지연시켜야 할 경우, 출혈 시 피부장애, 개방 상처, 순환장애, 의식장애, 감각장애나 감각 소실 부위

02 입원 환자에 대한 간호조무사의 간호
- 입원 환자를 보면 만성질환으로 예상된 입원을 하는 경우도 있고, 사건이나 사고로 응급 입원하는 경우도 있다. 어떤 경우든 걱정과 불안에 싸이게 되므로 환자를 대하는 간호조무사는 환자가 신뢰감을 느껴 안심할 수 있도록 노력해야 한다.
- 간호조무사는 가장 우선적으로 환자 방이 준비되었는지 확인하고 환자를 맞아들여 지정된 병실로 안내한다.(병실 준비)

03 일반 격리(표준 격리) : B형 간염이나 결핵 등과 같은 질환이 환자와 의료진 간에 전파될 위험성이 증가되면서 질병의 종류나 감염 질환의 유무에 관계없이 환자의 가족 및 방문객·의료진을 보호하기 위해 환자에게 적용하는 것이다. 혈액, 체액이나 분비물, 손상된 피부, 점막 등의 접촉 시에는 항상 이 격리를 적용해야 한다.

04 p.41의 제2회 문제 87번 해설 참조

05 ① : 월경통 완화 시 무릎가슴 자세(슬흉위), ② : 분만 시 골반내진 자세(절석위), ④ : 방광 검사 시 골반내진 자세(절석위), ⑤ : 관장 시 심즈 자세(측와위)

06 응급의료서비스체계는 의료전달체계의 하부 구조로 응급 환자의 발생 시 현장에서 적절한 응급처치를 제공하며 신속하고 안전하게 병원으로 후송하는 전반적인 체계를 포함하며, 불의의 사고나 응급 상황 시를 위해 가장 우선시 되어야 한다.

07 코위관 영양 방법
- 손을 씻은 후 필요 물품을 준비하고, 환자에게 설명한 후 협력을 구한다.
- 환자를 일어나 앉게 한다. 앉을 수 없으면 침대 머리를 적어도 45°정도 높이고 반듯하게 눕게 한다.(반좌위 ; 파울러 자세)
- 위관의 위치를 확인하기 위해 위 내용물을 흡인해 본다. 흡인한 내용물이 100mL 이상 나왔을 때 간호조무사는 영양액 주입을 연기하거나 내용물을 다시 밀어 넣고 간호사에게 보고해야 한다.
- 위관에 처방된 유동식을 주입할 영양백을 연결한다.(공기가 들어가지 않도록 주의한다)
- 처방된 유동식(체온보다 약간 높거나 실온 정도의 유동식)을 천천히 주입한다. 너무 빠르게 주입될 경우 설사 증상이 나타날 수 있으므로 1분에 50cc 이상 주입되지 않도록 조절기를 조정한다.
- 음식물이 중력에 의해 아래로 내려가도록 골반이나 위에서 30~50cm 정도의 높이에 영양백이 위치하도록 한다.
- 물과 영양액을 주입하는 사이에 공기가 들어가지 않도록 한다.
- 영양액 주입이 완료된 후 이온수를 30~60cc 정도 주입하여 위관을 씻어 준다.
- 위관의 조절기를 잠그어 주입된 음식물이 흘러나오지 않도록 하고 위관을 옷에 고정시킨다.
- 가능하면 주입 후 좌위나 반좌위로 30분 이상 앉아 있게 하여 토하지 않도록 하고 소화를 촉진시켜 준다.
- 섭취량과 팽만감과 구토증 등 환자의 반응을 기록한다.

08 목발로 계단 오르내리기
- 목발을 이용하여 계단 오르기
  - 방법 1 : 불편한 쪽 다리의 손으로 계단의 난간을 잡고, 난간과 목발 사이에 고르게 무게를 지탱한 다음 건강한 다리를 위 계단에 올리며, 환측 다리와 목발을 계단 위로 올린다.
  - 방법 2 : 한 손은 난간 그리고 다른 쪽은 목발을 힘 있게 잡고, 먼저 건강한 다리로 계단을 오른 후 목발을 올리고, 다음에 환측 다리를 올린다.
- 목발을 이용하여 계단 내려가기
  - 방법 1 : 불편한 쪽 다리의 손으로 계단의 난간을 잡고, 강한 쪽 다리에 몸무게를 싣고 환측 다리와 목발을 내려 놓으며, 난간과 목발 사이에 고르게 무게를 지탱하고 천천히 건강한 다리를 내려 놓는다.
  - 방법 2 : 한 손은 난간 그리고 다른 쪽은 목발을 힘 있게 잡고, 목발을 먼저 아래 계단으로 내린 후 환측 다리를 내리고, 건강한 다리를 내린다.

09 엄지와 검지로 대음순을 벌려 요도를 노출시킨다. 겸자(섭자)를 이용해 소독솜을 쥐고 닦되 위에서부터 밑(요도에서 항문 쪽으로)으로, 대음순에서 소음순 순서로 일방향으로만 닦고 한번 닦을 때마다 새 소독솜으로 바꿔 사용한다.

10 침대 목욕의 방법
- 43~46℃의 물이 대야에 1/3~1/2 정도 되도록 준비한다. 온도계가 없는 경우 팔꿈치를 넣어 본다.
- 세수수건을 가슴 위에 펴고 물수건을 적셔 눈, 코, 뺨, 입, 이마, 턱, 귀, 목을 빠짐없이 순서대로 닦아 준다.(환자가 할 수 있으면 손에 쥐어 준다.) 이때 비루관의 감염 방지를 위해 눈은 안쪽에서 바깥쪽으로 닦되 눈곱이 끼어 있을 경우에는 눈곱이 끼지 않은 쪽부터 닦는다. 비누는 사용하지 않는다.
- 상지를 닦을 때는 팔에서 어깨 쪽으로 닦고, 팔은 목욕수건을 반대쪽 팔 밑에 깔고 하박에서 상박으로 씻어 내린 후 잘 말리며, 하지는 발끝에서 허벅지 쪽으로 닦는다. 손은 대얏물에 담그고 씻을 수 있도록 목욕 수건을 깐 위에 대야를 놓고 물속에서 씻기고 말린다.
- 목욕 담요를 밑으로 접어 내린 뒤 장운동을 활발하게 하여 배변에 도움이 될 수 있도록 배꼽을 중심으로 시계 방향에 따라 마사지하듯 복부를 씻고 목욕 담요로 가슴과 복부를 덮어 준다. 목욕 수건을 뺀다.

11 체위에 따른 욕창 호발 부위
- 앙와위 : 두부 후면(후두골), 견갑골(어깨뼈), 팔꿈치, 천골(엉치뼈), 발꿈치, 미골, 등뼈
- 측위 : 늑골, 장골능, 두부 옆면, 귀, 어깨, 대전자, 무릎 과(malleolus), 발목 과
- 복위 : 전두골(이마뼈), 하악골(아래턱뼈), 상완골, 흉골(가슴뼈), 경골(정강이뼈), 뺨과 귀, 견봉돌기, 유방, 생식기(남자), 무릎, 발등과 발가락
- 반좌위 : 천골, 좌골 결절, 발꿈치, 미골, 견갑골, 등뼈, 무릎 뒤

12 일산화탄소 중독 시 응급처치
- 가장 먼저 중독 장소에서 밖으로 옮겨 신선한 공기를 마시게 한다.
- 고압산소탱크를 이용하여 100% 산소를 공급하는데 이는 혈액 내 일산화탄소 헤모글로빈이 줄어들고 호흡이 정상으로 회복될 때까지 계속한다.
- 인공호흡 실시, 혈압과 체온 유지, 뇌부종 감소를 위해 만니톨을 투여한다.
- 정신병, 경련성 마비 및 시력장애 등 영구적인 중추신경계통 손상 증상이 나타날 수 있으므로 환자를 계속 관찰한다.

13 유동식(liquid diet) : 영양가가 많이 함유된 농축된 액체 음식을 말하며 주로 수술 후 환자, 삼키기 곤란한 환자(예 편도 절제 수술 환자), 급성 고열 환자 등에 좋은 식이이다. 하지만 에너지를 비롯한 모든 영양소가 부족하므로 단기간 급식하는 것이 바람직하다. 예로 맑은 국물, 미음, 과일주스 등이 있다.

14 호흡에 변화를 주는 요인
- 연령, 성별 : 나이가 어리면 호흡이 대체로 빠르고, 여성은 남성보다 약간 빠른 경향이 있다.

- 운동 : 근육 운동은 일시적으로 호흡수를 증가시킨다.
- 소화 : 음식물을 소화시키는 동안 호흡수가 약간 증가한다.
- 감정 : 쇼크, 공포나 정식적 흥분은 대체로 호흡수를 증가시킨다.
- 약품 : 모르핀·데메롤 등은 호흡을 느리고 깊게 하며, 카페인과 아트로핀은 호흡을 자극하므로 빠르고 얕은 숨을 쉬게 한다.
- 체온 : 체온이 증가(발열)하면 호흡이 증가한다.
- 출혈 : 혈액이 감소되면 혈액 내의 산소가 감소되고 이산화탄소가 증가되어 호흡이 증가한다.
- 쇼크 : 복부 큰 동맥이 울혈되며, 호흡은 증가한다.
- 기압 : 낮은 기압에서는 산소의 양이 부족해지므로 호흡이 증가한다.
- 신진대사율 : 신진대사율이 증가하면 호흡이 증가한다.
- 통증 : 통증이 심할 경우 호흡이 증가한다.

15 입안(구강) 체온 측정 : 가장 편리하고 용이한 측정 부위로서 표준체온이라 할 수 있으며, 복부 수술 환자나 위염 환자, 충수 절제술 환자 등에게 사용할 수 있다.

16 노인의 우울증은 가장 흔하게 오는 기능적 정신 질환으로 치료가 가능한 인생 말기의 정신적 이상 상태로서 그 이환율이 높다. 30대 전후 우울증 발병률이 높아지다가 그 이후 낮아지고, 노년기에 다시 증가하는 경향이 있다. 노년기에 오는 여러 가지 생리적 변화와 신체적 건강 상태의 저하는 노인 우울의 명백한 원인이다.

17 의료봉사자에 의한 병원 밖 심폐소생술의 순서

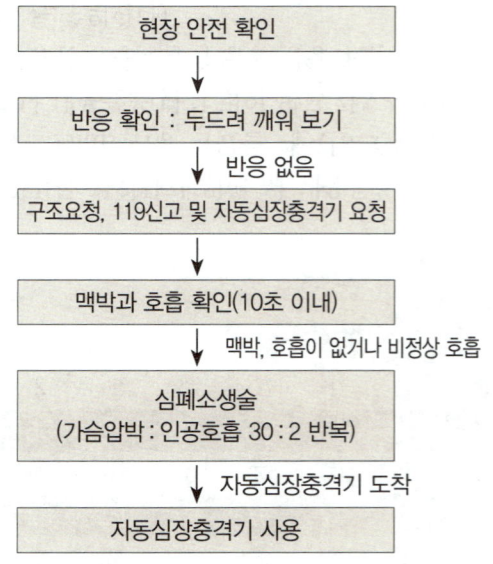

현장 안전 확인
↓
반응 확인 : 두드려 깨워 보기
↓ 반응 없음
구조요청, 119신고 및 자동심장충격기 요청
↓
맥박과 호흡 확인(10초 이내)
↓ 맥박, 호흡이 없거나 비정상 호흡
심폐소생술
(가슴압박 : 인공호흡 30 : 2 반복)
↓ 자동심장충격기 도착
자동심장충격기 사용

18 p.60의 제3회 문제 98번 해설 참조

19 태변·이행변 : 태변은 출생 후 처음 보는 변으로 끈적끈적하고 냄새가 없으며 암녹색이나 암갈색이고 생후 8~24시간 이내에 배출된다. 1일에 4~5회 정도 나오며 약 3일 정도 계속된다. 생후 하루가 지나도록 신생아가 태변을 보지 않을 경우 항문 직장 기형을 의심해 볼 수 있다. 태변을 다 본 후 생후 4~14일 사이에는 비교적 묽고 점액을 포함하는 녹황색 변을 보는데 이를 이행변(transitional stools)이라고 한다. 생후 5~15일부터는 영양에 따라 변이 달라지는데, 모유 영양 시는 난황색의 풀과 같은 변을 1일 2~4회 배변하고, 인공영양 시는 황색의 견고한 변을 1일 1~2회 배변하는데 그 후 정상변을 보기 시작한다.

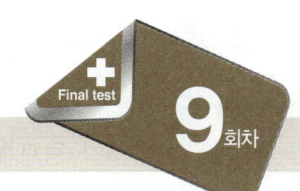

20 간(liver) : 소화기관의 한 부속샘이며 인체 내의 가장 큰 분비샘이다. 복강의 위오른쪽에 치우쳐 있으며 바로 위에 횡격막이 있고, 갈비뼈에 둘러싸여 보호 받고 있다.

21 췌장의 역할
- 소화기관의 역할 : 알칼리성인 녹말분해효소(아밀라아제, 탄수화물), 지방분해효소(리파아제, 지방), 트립신(단백질) 등의 소화효소를 분비한다.
- 내분비기관의 역할 : 랑게르한스섬에서 호르몬 인슐린(혈당 저하)과 글루카곤(혈당 상승)을 분비하여 혈당을 조절한다.

22 비타민 C(아스코르빈산)
- 기능 : 모세관 벽의 수축, 세포간물질의 형성(치아, 뼈, 혈관 등의 조직 사이의 중간 세포 물질 형성), 감염에 대한 저항력 강화, 빠른 상처 치유, 골수에서 철에 관여하여 혈액 형성이 잘 되게 한다.
- 결핍증 : 괴혈병, 점막·입·치은 등의 출혈, 빈혈증, 상처 치유 지연, 감염에 대한 저항력 감소, 멍이 잘 생김

23
- ② : 혈액 순환장애의 증상이 있는 환자, 외상으로 조직이 파괴된 자, 감각 소실 부위, 빈혈 환자, 소아 및 노인 환자, 개방 상처 환자에게는 얼음주머니 사용을 금한다.
- ③ : 얼음주머니가 새는지 확인한 후 마른 수건으로 닦고 직접 피부에 닿지 않도록 천으로 만든 커버에 넣는다.
- ④ : 얼음주머니에 얼음을 1/2~1/3 정도 넣고 찬물을 부은 후 마개를 꼭 잠근다.
- ⑤ : 30분 정도 대어 주고 1시간 정도의 회복 시간을 갖는다.

24 노인의 신체적 변화에 따른 특징
- 혈관 저항 증가
- 기초대사량 감소
- 기침 반사 및 호흡 능력 감소
- 심박출량 감소
- 고환의 크기 감소
- 면역 능력 감소
- 표피가 얇아짐.

25 혈압은 순환계의 순환 상태를 확인하기 위한 것으로, 좌심실이 수축할 때 혈액이 대동맥 혈관벽을 지나가며 생기는 압력을 수축기압(최고압)이라고 하며, 우심방이 최고로 이완되었을 때의 압력으로 심장의 수축과 수축 사이에 생기는 휴식기 혈압을 확장기압(최저압)이라 한다. 혈압은 '수축기압/확장기압'으로 표시하며, 그 차이를 맥압이라고 한다.

26 분만 2기 태아 머리(아두) 만출 후의 간호
- 태아 머리(아두) 만출 후 먼저 목에 제대가 감겨 있는지 확인 후 만일 제대가 목을 감고 있으면 제대를 절단하고 분만을 빨리 진행시킨다.
- 점액, 혈액, 태변이 코나 입에 있으면 신생아의 호흡에 장애가 되므로 비강과 구강을 흡인기로 흡인해 주고 젖은 거즈로 코와 입을 닦아 준다.

27 p.33의 제2회 문제 14번 해설 참조

28 자궁수축제란 정상 분만과 유사하게 자궁의 수축을 일으키기 위해 분만 전에 사용되는 약물로서 산모와 태아의 가장 좋은 조기 질분만을 위해서 바람직하며, 대표적인 약물로 옥시토신, 에르고노빈을 들 수 있다.

29 혈압강하제
- 항고혈압제 : 가네티딘(이스메린), 프로프라놀롤(인데랄), 메틸도파(알도메트), 레저핀, 캡토프릴(캡포텐), 니페디핀(아달랏), 베라파밀, 아프레소린
- 혈관확장제 : 하이드랄라진, 미녹시딜
- α-아드레날린 차단제 : 프라조신, 독사조신
- β-아드레날린 차단제 : 프로프라놀롤, 아테놀롤
- 말초성·중추성 교감신경 기능 억제제 : 가네티딘 설페이트, 클로니딘
- 안지오텐신 전환 효소 억제제 : 캡토프릴
- 이뇨제 : 하이드로클로로티아자이드, 아미로라이드, 푸로세마이드, 스피로노락톤
- 칼슘 차단제 : 암로디핀, 딜티아젬, 베라파밀, 니페디핀

30 피하주사(subcutaneous injection, SC) : 진피 밑 지방성 결합조직에 직접 주사하는 방법이다.
- 목적 : 경구 섭취를 못하는 환자, 소화효소로 인해 약물이 영향받는 것을 방지하고 예방주사, 인슐린, 헤파린 주사 등에 사용하기 위함이다.
- 인슐린이 든 바이알을 흔들면 기포가 생기기 때문에 두 손바닥 사이에 놓고 병을 돌려 약물을 완전히 혼합시킨다. 동일한 부위에 계속 주사하면 조직 손상이 초래되고 피하지방이 위축되어 피부가 함몰되므로 1~2cm 정도로 간격을 두어 주사 부위를 바꾸어 주사한다.

31 귀관(이관) : 유스타키오관이라고도 하며 인두와 관통되어 있어 고실 내의 압력을 조절한다. 또한 귀관은 중이와 비인두를 연결하며 어린이 감기 시에 중이염이 잘 발생되게 하는 부분이다.

32 침요법의 금기 사항
- 일반적 금기 : 몹시 피로했을 때, 배가 몹시 부를 때, 배가 몹시 고플 때, 갈증이 심할 때는 침을 놓지 말아야 한다.
- 생리 해부상의 금기 : 안구, 고막, 심장, 폐, 후두, 고환, 외생식기, 유두 등에는 침을 놓지 않아야 하며 침을 놓을 때 각별히 주의해야 할 곳은 임신 2~3개월 임산부의 하복부나 요부 및 천골 부위로서, 임신 5개월 이상은 상복부의 침을 금한다.
- 병리적 금기 : 급성 심장 질환, 출혈이 있을 때, 암 환자에게도 암 조직의 확산을 막기 위해 암 조직을 피해서 놓는다.

33 명현(暝眩) 현상 : 명현 현상이란 약을 처음 복용 시 나타나는 거부 반응으로 일시적으로 증상이 악화되거나 원치 않는 효과가 나타나는 것을 의미한다.

34 고압 증기 멸균법(Autoclave) : 고압의 증기를 이용하여 살아 있

는 모든 것을 멸균시킨다. 보통 135℃ 정도의 온도에서 3~5분 정도 하거나 121℃에서 20분 정도 한다. 짧은 시간에 많은 양의 기구를 정확한 온도 조절로 확실하게 멸균시킬 수 있다. 그러나 이용할 수 있는 기구나 재료가 한정되며, 예리한 기구의 날을 상하게 할 수 있고 금속 기구가 부식될 수 있다. 중성세제와 물로 내면이나 트레이를 정기적으로 닦고 물의 양을 항상 적당한 수준으로 유지시키며, 사용하지 않을 때는 코드를 빼고 문을 열어 놓는다. 이는 치과의 교정 기구(예 치경, 유리 제품 등)의 소독에 가장 많이 이용되는 멸균법이다.

35 1, 2, 3급 부정교합(맞물림장애)
- 1급 : 윗니와 아랫니의 기준 교두선이 일직선상에 놓여 있다.
- 2급 : 1급에 비해 윗니의 기준 교두가 앞으로 나와 있다. 예 뻐드렁니, 옥니, 앞니가 돌출된 부정교합(맞물림장애)
- 3급 : 2급에 비해 아랫니의 기준 교두가 앞으로 나와 있다. 예 흔히 주걱턱처럼 아랫니가 앞으로 나온 부정교합(맞물림장애)

36 사회보험의 목적 : 사회보험은 사회적인 조치로서 비영리적이며, 또한 강제성을 띠게 된다.
- 건강(의료) 보장
- 소득 보장

37 우리나라 보건 의료 정책은 국민의 보건의료 요구를 충족시켜 주는 데 그 목적이 있다.

38 보건교육의 평가 방법
- 면접과 회합
- 설문지
- 기록과 보고
- 여론조사
- 사진, 통계 자료
- 필기시험
- 가상 상황이나 모형 등의 이용
- 문제 토의
- 관찰법 예 임산부들에게 신생아 목욕법 실시 후 평가, 당뇨병 환자 대상의 인슐린 자가 주사 교육 시행 후 기술 평가

39 교육과정 평가에 따른 형태
- **투입 평가** : 투입 평가는 교육과정 운영 주체자의 역량을 검토하고 교육 목표의 성취를 위한 전략과 그들 전략을 실행하기 위한 방안을 제안하기 위하여 실시된다.
- **과정 평가** : 과정 평가를 통하여 교육과정 운영 계획과 절차에 환류할 수 있는 유용한 정보를 마련하게 되며 이는 실천 계획이나 실천 과정의 오류를 발견하고 수정하기 위한 것이다.
- **성과 평가** : 성과 평가는 교육과정의 실행 효과를 측정하는 작업이다. 예 고혈압 환자에게 몇 달 간 운동요법 실시 후 평가를 하고 지속적으로 혈압 측정을 할 것을 강조

40 일차 진료 단계 : 일단 질병이 발생했을 때 제일 먼저 접하게 되는 진료 체계를 말한다. 이 진료는 하나의 가족을 단위로 하여 단골 의사나 주치 의사가 담당하는 것이 바람직하고 이러한 의사들로는 일반의, 개업의 등이 있다. 이들 일차 진료 의사는 전체 질병의 약 70~80%를 처리하게 되며 필요에 따라 전문 의사에게 후송을 의뢰하거나 이차, 삼차 진료 기관으로 의뢰한다. 그러므로 1차 의

료 기관들은 외래 진료를 위주로 하는 의원급을 말하며, 보건소 · 보건지소, 보건진료소, 개인 의원 · 조산원 등이 그 예이다.

41 적외선의 인체에 대한 영향
- 일사병의 원인
- 백내장
- 중추신경 장애
- 국소 부위 혈액순환
- 피부 장애(예 화상, 홍반 등)의 초래

42 근로복지공단의 주요 사업
- 근로자가 업무로 인하여 재해를 당한 경우 치료를 해주고 근로자와 가족의 생활을 보장하기 위해 각종 보험 급여를 「산업재해보상보험법」에 따라 지급하는 산재보험 사업을 수행한다.
- 업무상 재해를 당한 근로자가 조기에 직업 복귀나 사회 복귀를 위하여 전국 10개 지역에 직영 병원을 운영하여, 산재 상병에 특화된 진료와 재활 전문 의료 서비스를 제공하는 산재병원 사업을 한다.
- 근로자 생활안정자금 대부, 학자금 대부, 체불임금 지급과 퇴직연금 서비스, 직장 보육 서비스 제공 등 저임금 중소기업 근로자가 복지 증진에 기여하는 근로자 복지사업을 수행한다.
- 자영업자 고용보험 임의 가입 사업, 10인 미만 사업장 사업 보험료 지원 사업, 택배 및 퀵서비스 기사 등 산재보험 적용 확대 사업 등 사회 안전망 확충에 기여하기 위한 사회보험 가입 확대 사업을 수행한다.

43 기온역전 : 기온의 수직분포는 높이의 증가에 따라 평균 100m에 약 0.56℃씩 낮아지는데 이런 현상은 대기권의 하층인 대류권에 국한되며 반대로 높이의 증가에 따라 기온이 높아져서 고도가 높은 곳이 하층부보다 기온이 높은 경우를 말한다. 이는 바람이 없는 맑게 개인 날, 춥고 긴 겨울날, 눈이나 얼음 등으로 지면이 덮혀 있을 때 잘 나타난다. 이때는 실내에서의 일산화탄소 중독증이나 대기 오염이 잘 발생하여 건강에 크게 영향을 줄 수 있다. 예 런던 스모그, 로스엔젤레스 스모그

44 녹조 현상을 막기 위해서는 생활하수를 충분히 정화하여 영양염류가 바다나 호수로 유입되지 않도록 해야 한다. 한편 유입된 영양염류를 제거하기 위해서는 물가에 뿌리를 내리고 사는 풀이나 나무를 강가나 호숫가에 심어 뿌리를 통해 물속의 영양염류를 흡수하게 해야 한다. 또한 우리나라의 서해안과 남해안에 발달한 갯벌은 육지에서 바다로 흘러 들어가는 물을 정화하는 구실을 하기 때문에, 녹조 현상의 예방과 해양 생태계의 보호를 위해서 갯벌을 보존해야 한다.

45 국민 건강 증진을 위한 구강보건사업 : 구강보건사업 정착을 위한 사업 추진 기반 구축, 보건소 구강 보건 업무를 치료 위주에서 예방 사업 중심으로 전환, 수돗물에 대한 불소화사업, 유아 및 학생층을 위한 구강보건사업(예 초등학교 불소농도조정사업), 노인 구강보건사업, 국민의 구강 보건에 관한 의식 제고 등

46 납은 우리 인체 구조와 기능에는 전혀 필요하지 않은 성분이기 때

문에 납에 오랫동안 노출되면 심한 위장 장애(복통)와 신장 장애는 물론 조혈 기능의 장애로 빈혈증을 나타낸다. 노출이 심한 경우에는 신경 근육 장애와 중추신경계에도 영향을 미칠 수 있다.

47 레이노 증후군의 대상 작업 : 추위에 노출된 작업자, 타이피스트나 건반악기 연주자, 교통기관의 승무원, 분쇄기공, 발전기 및 전동기 취급자, 대형 드릴 작업자, 착암기 사용 근로자 등

48 보건교육 대상자에 대하여 고려할 사항
- 학습자가 정신적·신체적 건강 문제로 학습에 임할 수 없을 때는 이를 고려한다.
- 시력이나 청력이 약한 학습자의 좌석 배치에 신경을 쓰고 앉은 키가 큰 사람을 고려한다.
- 학습의 결과가 상벌에 참고자료가 될 수 있는 제도를 모색하면 동기부여에 용이하다.
- 학습자의 교육에 대한 의견을 청취하고 받아들일 수 있는 체계를 교육 계획 시에 도입하여야 한다.
- 보건교육은 대상자의 나이가 어릴수록(예 초등학생) 태도 변화가 잘 나타난다.
- 청년을 대상으로 금연 교육을 실시한 후 일주일이 경과되면 금단 증상 대처법에 대하여 교육을 실시하고, 금연 교육이 모두 끝나고 나면 대상자의 목표 달성(행동 변화) 여부를 확인하도록 한다.

49 산업재해보상보험(산재보험)은 사업장에 고용되어 근무하던 근로자가 업무상의 산업재해로 부상 및 질병, 신체 장애나 사망 시, 재해 근로자와 가족이 신속하고 공정하게 보상(근로복지공단)을 받을 수 있도록 하기 위한 제도이다. 국가가 사회보험제도를 이용하여 모든 사업주에게 연대 책임을 지게 한다.

50 복어중독 : 원인 독소는 테트로도톡신(tetrodotoxin)으로 복어의 알, 생식기(난소, 고환), 간, 피부, 장에 존재하며 내장에 가장 많다. 잠복기는 30분~5시간이며, 중독 증상으로 운동장애, 심하면 호흡중추신경이 마비됨으로써 호흡을 할 수 없게 됨에 따라 사망할 수 있다.

51 지역사회 간호사업 계획 시 주요 사항
- 지역사회 간호사업 계획 시에는 계획 과정에 지역 주민이 참여하는 것이 반드시 필요하고 계획 시 대상자(지역 주민)와 더불어 계획하는 것이 무엇보다 중요하다.
- 지역사회 간호사업을 실시할 때에는 가장 먼저 그 지역에 따라 계획하며 시급한 문제해결을 위한 계획부터 세워야 한다.
- 지역사회 간호사업은 보건사업을 위한 전체적인 계획 내에서 운영되어야 한다.

52 지역사회 간호사업 시 수행은 대상자의 문제를 해결하고 간호 목표를 달성하기 위해 선택된 간호 계획을 실천하는 단계로써 i) 필요한 지식과 기술 선정, ii) 의뢰, iii) 수행의 장애 요인, iv) 계획된 활동을 그 내용으로 한다. 여기에서 중요한 것은 지역사회 간호사업을 실시하는 측과 지역 주민과의 관계는 서로 수평 관계를 유지해야 한다는 것이다.

53 p.127의 제7회 문제 57번 해설 참조

54 p.56의 제3회 문제 52번 해설 참조

55 2차 예방 : 질병의 초기, 즉 조기 질환기에 있는 사람들을 가능한 한 빨리 찾아내고 적절한 치료를 받도록 함으로써 질병을 조기에 차단하여 원래의 건강 상태를 되찾도록 하는 조치이다. 건강검진이나 집단검진을 통한 질병의 조기 발견(예 흉부 X선을 통한 결핵의 발견) 및 조기 치료(예 초기 당뇨병 환자의 철저한 식사요법)가 2차 예방에 해당된다.

56 질병 발생의 평형 상태 : 개인 혹은 지역사회의 건강 상태는 병원체, 숙주, 환경 요인들이 평형을 이루어 어느 쪽으로도 기울지 않은 상태이다. 이 세 개의 요인 중 어느 한 가지 요인이라도 변화를 일으키면 평형이 깨지면서 어느 한쪽으로 기울어진 상태가 되어 질병이 발생하게 된다.

57 연령별 구성에서 사회·경제적으로 큰 의미가 있는 인구지수로는 부양비와 노령화지수가 있다. 이때 부양비는 경제활동인구(15~64세)에 대한 비경제활동인구(비생산인구 0~14세와 65세 이상)의 비를 말한다. 즉, 경제활동인구(생산연령인구)의 인구가 비경제활동인구(생산능력이 없는 연령 인구)를 개인당 몇 명이나 부양해야 하는가를 나타낸다. 또한 노령화지수가 높다는 것은 노년 인구의 증가를 의미하며, 이는 곧 노인 인구의 부양비도 증가한다는 뜻이다.

58 면역의 종류와 예

선천 면역	종족 간 면역 및 개인 간 면역의 차이		
후천 면역	능동 면역	자연 능동 면역	홍역, 장티푸스 등
		인공 능동 면역	백신 : BCG, 홍역, 폴리오, 장티푸스 등
			톡소이드 : 파상풍, 디프테리아
	수동 면역	자연 수동 면역	경태반 면역(폴리오, 홍역, 디프테리아)
		인공 수동 면역	면역 혈청, 감마 글로불린, 항독소 등

59 p.145의 제8회 문제 58번 해설 참조

60 투베르쿨린 검사
- 투베르쿨린 검사 : 결핵 진단을 위한 것으로, PPD 0.1cc를 피내에 주사하여 48~72시간 후에 부어오른 자리(경결)의 크기를 자로 재어 판독한다.(10mm 이상은 양성)
- PPD액의 보관 : 언제나 차고 어두운 곳(냉암소)에 보관하며, 보관상의 온도는 2~5℃이며, 햇볕에 쪼이면 효과가 감소한다.
- 투베르쿨린 검사 시 양성으로 나오면 결핵균에 노출된 경험이 있는 것으로 보고 X선 촬영(직접 촬영)을 해야 한다.

61 문제 60번 해설 참조

62 모자보건센터 준비 시 고려 사항
- 대상자들에게 즐겁고 편안한 곳이며 유익한 곳이 되기 위해 대기실, 교육실의 여러 가지 기능을 할 수 있는 다목적 기능 공간이 필요하며 처치 시설과 어느 정도 분리되어 설치되어야 한다.
- 건강관리실 내에 음용수를 이용할 수 있도록 설치 혹은 준비되어야 한다.
- 측정 도구 및 의료 기자재, 냉장고 등이 설치 또는 준비되어야 한다.
- 대상자가 앉는 의자의 높이는 안락감을 유지할 수 있는 수준으로 한다.

63 영유아 클리닉
- 영유아 클리닉 설치 시 고려 사항
  - 조용한 곳으로 선정하며, 각종 위험물은 치워 둔다.
  - 실내 놀이터를 만들어 흥미있게 하고 장난감 · 교육 자료를 갖추어 둔다.
  - 화장실이나 수도시설은 가능한 한 가까운 곳에 위치하도록 한다.
- 영유아 클리닉의 건강관리 내용 : 구강 상태 관찰, 예방접종 관리, 식이와 영양 상담, 성장 발육 평가 등
- 영유아 클리닉에서 간호조무사의 업무 : 물품 준비, 환자 접수 및 인도, 체중 · 신장 · 가슴 둘레(흉위) · 머리 둘레(두위) · 체온 측정, 예방접종 증명 기록표 및 약속카드 작성

64 모성사망비란 모성 사망 측정을 위해 개발된 지표 중 가장 많이 사용되는 지표로 출생아 10만 명당 모성 사망자의 수로 표시된다.

$$모성사망비 = \frac{같은\ 해의\ 임신 \cdot 출산 \cdot 산욕으로\ 인한\ 모성\ 사망자\ 수}{특정\ 연도의\ 총\ 출생아\ 수(연간\ 출생아\ 수)} \times 100,000$$

65 p.57의 제3회 문제 66번 해설 참조

66 수돗물불소농도조정사업은 충치(치아우식증)의 발생을 예방하기 위하여 상수도 정수장 또는 수돗물 저장소에서 불소화합물 첨가시설을 이용하여 수돗물의 불소 농도를 적정 수준으로 유지 · 조정하는 사업 또는 이와 관련되는 사업을 말한다.

67 기록의 보존 기간
- 환자 명부 5년 ・진료기록부 10년
- 처방전 2년 ・수술기록 10년
- 검사 내용 및 검사소견기록 5년
- 방사선 사진 및 그 소견서 5년
- 간호기록부 5년 ・조산기록부 5년
- 진단서 등 부본(진단서 · 사망진단서 및 시체검안서 등 별도로 구분하여 보존할 것) 3년

68 의료기관 등의 신고의무(법 제8조) : 의사 및 그 밖의 의료 업무 종사자는 다음의 어느 하나에 해당하는 경우에는 지체없이 소속된 의료기관의 장에게 보고해야 한다. 다만, 의료기관에 소속되지 아니한 의사는 그 사실을 관할 보건소장에게 신고하여야 한다.
- 결핵환자 등을 진단 및 치료한 경우
- 결핵환자 등이 사망하였거나 그 사체를 검안한 경우

69 3년 이하의 징역 또는 3천만원 이하의 벌금(법 제56조)
- 정신의료기관 또는 정신재활시설의 사업정지 · 폐쇄명령을 위반한 자
- 신고를 하지 않고 정신재활시설을 설치 · 운영한 자
- 정신건강의학과전문의의 지시에 따른 치료 또는 재활의 목적이 아닌 노동을 강요하여 입원을 하거나 정신건강증진시설을 이용하는 정신 질환자에게 노동을 강요한 자
- 치료 목적으로 정신건강의학과 전문의의 지시에 따라 입원을 한 사람의 통신과 면회의 자유를 제한한 자
- 직무수행과 관련하여 알게 된 다른 사람의 비밀을 누설하거나 공표한 자

70 특정수혈부작용의 신고(시행규칙 제13조)
- 의료기관의 장은 특정수혈부작용 발생사실을 확인한 날부터 15일 이내에 서식에 의하여 당해 의료기관 소재지의 보건소장을 거쳐 특별시장 · 광역시장 또는 도지사에게 특정수혈부작용 발생사실을 신고하여야 한다. 다만, 사망의 경우에는 지체 없이 신고해야 한다.
- 시 · 도지사는 매월말 기준으로 특정수혈부작용 발생현황보고서를 작성하여 다음달 10일까지 보건복지부장관에게 제출하여야 한다. 다만, 사망의 경우에는 지체 없이 제출하여야 한다.

71 뇌졸중의 증상 : 반신마비, 전신 마비, 반신 감각 장애(감각 이상 · 감각 소실), 언어 장애, 두통 및 구토, 의식 장애, 어지럼증, 운동 실조증, 시력 장애 및 연하곤란, 치매

72 소독 용액 따르기
- 필요할 때에만 열고 가능한 한 빨리 닫는다.
- 뚜껑을 열어서 멸균된 내면이 아래로 향하게 잡는다.
- 뚜껑을 놓아야 할 경우에는 멸균된 내면이 위로 향하게 놓는다.
- 라벨이 붙은 쪽을 위로 가게 하여 병을 잡은 후 병이나 병마개의 가장자리는 오염된 것으로 간주하므로 용액을 조금 따라 버린 후 쓴다.
- 일단 따른 것은 오염된 것으로 간주하므로 멸균된 용액을 용기에 따랐다가 다시 부어 채우지 않는다.
- 뚜껑이 열린 소독 용기 위로 물건을 건네지 않는다.

73 p.40의 제2회 문제 85번 해설 참조

74 코위관의 위치를 확인하기 위해 위 내용물을 흡인해 본다. 흡인한 내용물이 100mL 이상 나왔을 때 간호조무사는 영양액 주입을 연기하거나 내용물을 다시 밀어 넣고 간호사에게 보고해야 한다.

75 개두술 이후 두통을 호소할 경우 상체를 30도 정도 올려 준다.

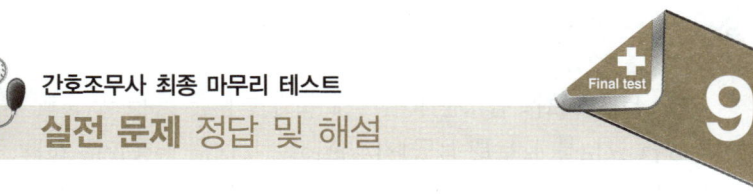

76 정상 분만 후 회음 절개술 간호 : 회음부 절개를 하기 전에 회음부 절개 부위의 감염을 방지하기 위하여 삭모를 하고, 절개술 후 좌욕을 시킨다.
- 부종 시 얼음주머니 적용
- 회음부에 가열등(열램프) 적용
- 회음부 부종 시 봉합 부위에 얼음찜질을 하고 24시간 후 열요법을 한다.

77 엽산은 적혈구 생성을 위해 필요하며, 결핍 시 태아의 신경계에 악영향을 미치고 태아의 성장을 지연시키기 때문에 충분히 섭취하도록 한다.

78 비타민 D
- 기능 : 칼슘과 인이 뼈에 축적되는 것을 도와준다.
- 결핍증 : 구루병으로 다리가 굽는 증상, 골연화증이나 골다공증, 새가슴, 기형아
- 1일 충분 섭취량 : 어린이는 5㎍, 노인(65세 이상)은 15㎍, 성인 남녀(19~64세)의 경우는 10㎍
- 식품 : 동물의 간, 어류의 내장, 버터, 난황, 우유, 효모, 버섯, 참치, 연어, 고등어

79 간호조무사의 사고 · 과실 방지법
- 자기의 직무 배당을 확실히 알고 일을 한다.
- 의문이 있을 때 언제나 감독자와 의논한다.
- 평소에 자신의 직무에 충실하고자 하는 이념을 갖는다.
- 쉬운 일이라도 정당한 순서와 절차를 밟아 일을 한다.
- 의사가 구두로 처방을 내려 약을 환자에게 주었을 때는 속히 기록 처방을 받는다.

80 대소변 가리기 훈련 : 대소변 훈련은 영아기를 지나 유아기에 하게 된다. 대변 훈련을 소변 훈련보다 먼저 시키는데 훈련 과정은 아동의 성격 형성에 영향을 미친다. 대변은 12개월쯤에 시작하여 18개월 정도에 가릴 수 있게 되고, 소변은 16~18개월에 시작하여 24개월 정도에 완성된다. 단, 밤에 소변 가리기는 3~4세가 되어야만 가능하다. 이때는 음식과 수분 섭취를 규칙적으로 시키고 정기적으로 배설 시간을 알아두어 그 시간에 대소변 훈련을 시킨다. 대소변 가리기 훈련은 전적으로 유아의 발달 상태가 준비되어 있을 때 하는 것이 바람직함을 부모가 알고 있어야 한다. 즉, 일반적으로 척수의 수초화로 항문과 요도 조임근의 수의적 조절 능력이 가능해지는 시기(아동이 소변을 참고 어머니의 말에 협조할 수 있는 시기)에 시작한다.

81 욕창 간호
- 자세를 변경하여 한 곳에 2시간 이상씩 압력을 받지 않도록 하여야 한다.
- 천골(엉치뼈) 부위에 발적이 생겼을 경우 측위를 취해 주며 30° 각도로 비스듬하게 침대에 눕힘으로써 몸과 매트리스가 닿는 면적을 넓혀서 압력 받는 부위의 압력을 줄여 주고, 무릎 사이에 베개를 끼워 준다.
- 등 마사지를 자주 실시하며 의자에 앉힐 때는 미끄러지지 않도록 주의한다.
- 피부에 가해지는 압력을 완화시키기 위해 변압매트리스(침요), 진동매트리스(침요), 공기매트리스(침요)나 물매트리스(침요)를 사용할 수 있다.

82 수분 섭취 : 가래 배출을 위해 필요하며, 구강으로 수분 섭취를 할 수 없는 시기이면 양치질을 시키고 거즈에 물을 적셔 입안에 물려 주거나 작은 얼음 조각을 몇 조각 입안에 넣어 준다. 수술에 따라 구강으로 물을 섭취하려면 2~3일 이상이 걸리는 경우도 있다. 물을 구강으로 섭취하게 되면 처음에는 소량씩 주다가 점차적으로 양을 늘린다.

83 당뇨병의 분류

종류	인슐린 부족 정도	발생 시기
제1형 : 인슐린 의존성 당뇨병 (Insulin dependent DM)	절대적인 인슐린 부족으로 외부에서 공급하는 인슐린 없이 혈당을 조절하기 힘들다.	주로 40세 이전에 나타나므로 소아 당뇨라고도 한다.
제2형 : 인슐린 비의존성 당뇨병 (Noninsulin dependent DM)	외부 인슐린 공급이 생존에 절대적인 것은 아니다.	비만이 원인이 될 수 있으며, 대개 40세 이후에 발생한다.
임신 당뇨 (gestational DM)		임신 중 혹은 임신 직후에 혈당 수준이 증가한다. 이들 중 80%는 20년 내에 당뇨병이 발생한다.

84 에릭슨의 정서적 발달과 프로이트의 심리 · 성적 발달

에릭슨의 사회적 발달		프로이트의 심리 성적 발달	
영아기(0~1세)	신뢰감 대 불신감	구강기(생후 약 1세)	성감대(입)
유아기(1~3세)	자율성 대 수치감	항문기(1~3세)	성감대(항문)
학령 전기(3~6세)	자발성(주도성) 대 죄책감(죄의식)	남근기(3~6세)	성감대(성기) 오이디푸스 콤플렉스 엘렉트라 콤플렉스
학동기(6~12세)	근면성 대 열등감	잠복기(6~12세)	성적 온화기
청소년기(12~18세)	자아정체감 대 역할 혼돈	생식기(12세~성인기)	성적 성숙기
성인 초기(18~40세)	친밀감 대 고립감		
중년기(40~60세)	생산성 대 침체성		
노년기(60세 이상)	자아통합감 대 절망감		

85 유도 분만(Induced Delivery)
- 태아를 분만시키는 데 있어 정상적인 진통이 시작되는 것을 기다리지 않고 인위적으로 분만 촉진제인 옥시토신으로 진통을 유발시켜 분만하도록 하는 것을 유도 분만이라고 한다.
- 유도 분만 시 자궁수축제 투여 후 자궁 수축 시간 및 강도 측정을 관찰하고, 태아의 맥박이 60회 이하로 감소 시 산모의 자세는 측위(좌측위)를 취해 준다. 그 이유는 산모의 하대정맥이 자궁 뒤 오른쪽으로 약간 치우쳐 있어 혈액순환에 방해되기 때문이다.

86 임신 초기에 반드시 매독 검사를 하여 임신 4개월 전까지는 태아에게 감염되지 않도록 완치시키는 것이 이상적이지만 이후라도 매독 감염 사실이 알려지면 시기에 상관없이 곧바로 치료해야 한다.

87 입맛이 없을 경우에는 다양한 음식을 조금씩 준비하여 반찬의 색깔을 보기 좋게 담아낸다거나 구강 간호를 실시하여 입맛을 돋우어 주도록 한다.

88 부동 노인 환자가 유치도관 제거 후 갑자기 실금을 하더라도 환자 스스로 배뇨 능력을 길러 주기 위해 정체 도뇨를 하지 않고 시간에 맞춰 규칙적으로 변기를 대어 준다.

89 대퇴골 골절 : 대퇴골은 인체의 뼈 가운데 가장 강하고 무거운 뼈이다. 골절이 발생하면 출혈에 의한 쇼크를 예방한다. 또한 뼈가 돌출되어 조직 손상이 있을 경우 멸균 거즈로 상처를 덮어 주고, 긴 견인 부목을 사용하여 고정한다.

90 심한 출혈일 경우에는 쇼크 상태가 되기 쉽기 때문에 우선 출혈 부위를 높여 주고 쇼크에 대한 처치를 하여야 한다. 또한 출혈이 멈추기 전에 음료를 주어서는 안 되는데, 그 이유는 병원에 가서 수술을 받게 될 수도 있기 때문이다.

91 좌욕의 방법
- 세숫대야에 1/2쯤 물을 담고 대야째 끓이거나 수돗물을 끓여 손으로 만져서 따끈하게 느낄 정도(약 40~43℃)로 식힌 후 넓은 세숫대야에 2/3 정도 채운 다음 낮은 의자 위에 올려놓고 엉덩이를 충분히 담근다.
- 이때 주의할 것은 재래식 변기에 변을 보듯이 세숫대야에 쪼그려 앉지 말고 그대로 걸터앉아야 하는데, 쪼그려 앉는 자세는 피가 아래로 몰려 혈액순환에 방해가 되기 때문이다.
- 좌욕은 1회 5~10분 정도가 적당하고, 하루 3~4회씩 꾸준히 해야 하며, 물이 식을 경우 뜨거운 물을 보충한다.
- 좌욕을 하는 동안 대상자의 허약감과 피로감을 주의해서 관찰한다.

92 노인 낙상의 환경 요인
- 목욕탕에는 타일 때문에 미끄러지지 않도록 매트를 깔아 준다.
- 카펫 가장자리는 테이프를 붙여 바닥에 고정한다.
- 미끄러운 바닥, 손잡이 없는 목욕탕 시설 등을 점검하고 개선한다.
- 편마비 환자 등에게는 침대 난간을 항상 올려 주도록 하고, 호출기를 손 가까이에 설치해 준다.
- 방이나 마루에 걸레나 장난감이 널려 있으면 치우도록 한다.
- 어두운 실내조명을 개선하고, 낙상 방지 교육을 시킨다.

93 동맥혈 기체분석(ABGA)의 천자 부위 및 방법
- 보통 요골동맥, 상완동맥, 대퇴동맥에서 채혈하는데 요골동맥이 접근하기 쉽고 잘 만져지기 때문에 가장 많이 이용된다.
- 계속해서 동맥혈 기체분석을 할 필요가 있을 때는 여러 번 천자하지 않고 요골동맥에 도관을 삽입하여 유치해 두고 채혈하기 위한 입구는 헤파린으로 주사기를 한번 통과시킨 후 채혈한다. 이 때 헤파린의 양이 많으면 pH에 영향을 주어 그 결과가 산성 쪽으로 기울게 되고, 양이 적으면 혈액이 응고되므로 주의한다. 채혈 검사물에 공기가 섞이면 기체분석 결과가 틀리게 나오므로 채혈 후 바늘 끝에 고무마개를 하여 공기를 차단시킨다. 보통 2.5mL의 혈액이면 충분히 검사할 수 있고 검사물은 채혈 즉시 얼음 상자 안에 넣어 검사실로 보내야 한다.

94 모유 수유 방법
- 수유 전에 젖은 기저귀를 교환해 준다.
- 수유 전에 반드시 어머니는 손을 씻는다.
- 모유를 먹일 때는 유방을 물로 잘 씻는다.
- 유방이 코를 막지 않도록 편안한 자세로 앉아서 아기를 안고 먹인다.
- 아기가 젖꼭지를 깊숙히 입에 넣을 수 있도록 손가락 두 개를 사용하여 잡고 지지해 준다.
- 유방을 바꾸어 가면서 10~20분 동안 충분히 먹여야 한다.
- 수유 후 반드시 가볍게 아기 등을 두들겨 트림을 시켜 복부 팽만을 없애 준다.
- 수유가 끝난 후 유방에 남은 젖은 모두 짜내 비워 둔다.

95 동료와의 관계 : 간호조무사는 대개 병원이나 보건소에서 여러 사람과 협력하여 근무하게 된다. 작은 병원인 경우 직원 수가 적어 가족적 분위기로 인간관계가 친밀해지지만, 큰 병원에서는 다수의 직원이 근무하게 되어 직원끼리 서로 가까워지기 어렵고 간호조무사의 수도 많아지게 되므로 서로 협력하지 못하여 갈등을 일으키는 경우가 있다. 예의 바르고 친근하게 대하고 협력하는 태도는 갈등 요인을 제거할 뿐만 아니라 갈등이 일어나더라도 해결하기가 쉬워진다.

96 위 절제 수술 환자의 간호 시 식사요법 : 저섬유질 음식 및 부드러운 음식을 조금씩 자주 섭취한다.

97 임종의 단계
- 부정 단계(denial stage) : "나는 아냐", "거짓이야" 등으로 자신의 죽음에 대해 강하게 부정하며, 받아들이지 않고 다른 병원을 찾아다니며 재확인하고 누군가의 도움과 기적을 오랫동안 포기하지 않는다.
- 분노 단계(anger stage) : "왜 내가"하는 분노와 적개심을 갖고 가족과 주위의 의료인에게 쉽게 화를 내고 분개하여 환자에게 접근하기가 어렵다. 특히 종교인에게 분노를 더 나타낸다.
- 협상 단계(bargaining stage) : "하지만 왜 나에게", "왜 하필 지금" 등으로 조금은 인정하나 자신의 과거의 죄의 대가라고 생각한다. 이에 대해 후회하고 회개하며 조금만 더 연장(예 "막내 결혼이나 시킨 후에 죽으면 한이 없겠어요.")시켜 주기를 바란다.
- 우울 단계(depression stage) : "그래 … 나는"이라고 죽음이 불가피하다는 것을 인식하여 깊은 슬픔에 잠기어 비탄에 빠진다. 울기도 하고 보고 싶은 사람을 만나게 해달라고 청을 한다. 우울 단계는 길며, 과거 상실에 대한 비탄과 미래 상실에 대한 비탄의 2단계가 있다.
- 수용 단계(acceptance stage) : 자신의 죽음을 인정하고 평화롭게 죽음을 기다리는 단계이다. 가족도 비슷한 과정을 밟지만 환자와의 대화에서 당황하게 된다.

98 간호조무사는 간호사의 지시와 감독하에 간호 업무를 한다. 병실 내의 침대나 의자는 수간호사의 관리 책임하에 있기 때문에 간호조무사는 간호사가 계획하는 간호 계획과 계획에 따른 지시 업무를 수행하여야 한다. 환자 상태에 이상을 발견했을 때나 간호사가 지시한 업무를 수행하지 못하였을 때에는 반드시 간호사에게 보고하여야 한다.

99 빈 침대를 준비할 때 방수포가 필요한 환자는 분만 후의 산모, 설사 환자, 요실금 환자, 관장 환자, 수술 후 분비물이 많은(상처 배액) 환자, 전신마취 수술 후 환자 등으로, 방수포는 침상 중앙에 깔며 환자가 누웠을 때 어깨에서 무릎까지 위치하도록 한다.

100 임신중독증 검사
- 혈압 측정
- 체중 측정 : 임신 고혈압 시 체중 증가의 가장 직접적인 원인은 염분과 수분의 축적으로 인한 부종이다.
- 소변 검사 : 단백뇨 검사

101 p.23의 제1회 문제 102번 해설 참조

102 침대에서 휠체어로 이동 시 돕는 법
- 환자에게 휠체어로 옮겨 앉는 것에 대하여 설명을 한다.
- 휠체어를 환자의 건강한 쪽 침대 난간에 붙인(또는 30~45° 비스듬히 놓은) 다음 반드시 잠금장치를 잠근다.
- 발받침대(발지지대)는 다리가 걸리지 않도록 젖혀 놓는다.
- 환자의 양발을 침대 밖으로 먼저 늘어뜨린 뒤 휠체어 앞쪽 바닥을 지지하도록 한다.
- 간호조무사의 무릎으로 환자의 마비 측 무릎을 지지하여 준다.
- 환자가 건강한 쪽 손으로 고정된 휠체어 팔걸이를 잡도록 한다.
- 간호조무사 쪽으로 허리를 굽히면서 양발을 축으로 하여 몸을 회전시켜 휠체어에 앉힌다.("일어섭니다. 또는 하나, 둘, 셋" 등의 말을 한다.)
- 환자의 뒤에서 겨드랑 밑으로 간호조무사의 손을 넣어 의자 깊숙이 앉힌다.(또는 상체와 골반을 좌우 교대로 기울여 엉덩이를 교대로 옮긴다.)
- 앉은 후 발받침대를 펴고 발을 받침대에 올려놓는다.
- 환자를 옮길 때 휠체어 위치를 잘못하면, 낙상을 당할 수 있으니 주의한다.

103 수술 후 배액관 관리 : 담낭절개 수술, 담관절개 수술 후 T자관이나 도관이 삽입되어 있으면 침대에서 관이 꺾이거나 눌리지 않도록 위치를 잡고 배액 주머니와 연결하여 침대 옆에 달아주도록 한다. 배액관이 제대로 기능하는지 점검하고 만약 배액관 삽입 부위에 발적이 있으면 보고한다.

104 당뇨 환자의 피부 및 발 위생 : 피부를 깨끗하게 유지하고, 특히 발의 상태를 자주 체크하며 꼭 끼는 신발은 신지 않는다. 그리고 발톱은 줄로 다듬거나 일자로 자르고, 바셀린 연고나 로션을 발라준다. 건조하지 않게 발 전체에 로션이나 보습제를 발라주되 발가락 사이나 젖가슴의 접히는 부분 등은 짓무름이나 곰팡이 등의 세균에 의한 무좀의 원인이 되기 때문에 로션이나 보습제를 바르지 않는다. 이는 말초신경염 장애를 갖고 있는 당뇨병 환자에게 피부 손상 방지를 위해 발을 오랫동안 물에 담그지 못하게 하는 이유와 같다. 상처가 나면 잘 치유되지 않으므로 상처가 생기지 않도록 조심하고, 상처가 나면 이에 즉시 대응한다.(예 티눈 발생 시 병원 치료) 당뇨병은 동맥경화증이나 말초 순환 부전을 진전시킬 수 있으므로 발간호를 잘 해야 하고 다리의 혈액순환을 증진시키는 방법을 배워야 한다.

105 등척성 운동(isometric exercise) : 관절을 움직이지 않고 특정 근육을 강화시키는 운동이다. 이 운동은 부동적인 환자의 다리에 석고붕대를 했을 때 손상된 다리의 근육 힘을 유지하도록 돕는 것(예 근육의 탄력 및 긴장도 유지)으로, 근육을 몇 초간 조였다가 이완시켜 작용한다. 등척성 운동은 가벼운 운동으로, 의사들이 관절염 환자나 골다공증 환자들에게 근력 강화를 위해 1차적으로 추천하고 있다. 예 물건을 들고 있을 경우, 벽을 밀 때, 골다공증 환자의 근육 수축 운동

Nursing assistants

● 정답 및 해설 : p.176~185

Final test

10 회차

합격을 위한 핵심 문제 정리
간호조무사 실전 문제

기초간호학 개요

01 교통사고로 두개골 골절이 의심되는 환자에 대한 기도 확보 방법으로 옳은 것은?

① 손으로 이물질을 빼낸다.
② 머리는 건드리지 말고 턱을 밀어 올린다.
③ 손가락을 입에 넣어 아래턱을 당긴다.
④ 혀를 잡아당긴다.
⑤ 머리를 들고 턱을 올린다.

02 응급 환자에 대한 대처 방법으로 옳은 것은?

① 골절 환자는 일단 안전한 곳으로 이동시켜 준다.
② 화상 환자에게는 연고를 발라 주도록 한다.
③ 복막염 환자에게는 온열요법을 적용한다.
④ 익수자는 기도 개방 후에 인공호흡하게 한다.
⑤ 비출혈 시 코를 풀게 한다.

03 코위관 영양 수행 시 소화되지 않은 흡인액이 100cc 이상 나왔다. 이때 간호조무사가 대처해야 할 행동으로 옳은 것은?

① 100cc 이상일 경우 그대로 주입한다.
② 가래 배출을 위해 흡인을 실시한다.
③ 정상이므로 그대로 위관 영양을 실시한다.
④ 흡인액을 버리고 의사에게 보고한다.
⑤ 영양액 주입을 연기한다.

04 온열치료가 가능한 경우로 옳은 것은?

① 충수염 환자   ② 개방 상처 환자
③ 치주염 환자   ④ 치핵(치질) 환자
⑤ 원인을 알 수 없는 복통 환자

05 일반적인 붕대법에 대한 설명으로 옳은 것은?

① 말단 부위까지 촘촘하게 감아 주도록 한다.
② 팔이 신전된 상태에서 감는다.
③ 중심으로부터 말초를 향해 감는다.
④ 상처 부위에서 시작하여 상처 부위에서 매듭짓는다.
⑤ 오염되거나 젖은 경우 갈아 준다.

06 인공 수유 시 수유 방법에 대한 설명으로 옳은 것은?

① 수유 시 손목에 한 방울 떨어뜨려 본다.
② 남은 우유는 보관한다.
③ 젖꼭지 부위에 우유를 반만 채운다.
④ 젖병을 물건에 기대어 놓는다.
⑤ 수유 시 머리를 낮춘다.

07 말기 암 환자가 "병원에서 열심히 하는 건 알겠는데 나아지지 않는 거 같아요."라고 할 때 간호조무사가 할 수 있는 말로 옳은 것은?

① "걱정마세요. 나을 거예요."
② "제가 보기엔 나아지는 것 같은데요."
③ "의사 선생님이 알아서 할 거예요."
④ "정말 힘드시겠어요."
⑤ "그렇게 쉽게 나을 병이 아니잖아요."

08 아동이 수두로 인해 얼굴과 몸통에 물집(수포)과 고름집(농포)이 형성되었다. 이에 대한 간호 보조 활동으로 옳은 것은?

① 비누로 목욕을 시킨다.   ② 방을 어둡게 한다.
③ 헐렁한 옷을 입힌다.   ④ 햇볕을 쪼이게 한다.
⑤ 수분을 제한시킨다.

09 아동이 구걸하거나 음식 쓰레기를 주워 먹으면서 학교에 가지 않고, 옷이 지저분하고 아픈데 부모가 그대로 두는 것을 무엇이라 하는가?

① 가정 폭력   ② 자기 방임
③ 정서적 학대   ④ 방임
⑤ 유기

10 제왕절개 적응증으로 옳은 것은?

① 산부가 요구할 때   ② 39주의 산모
③ 태아의 하강   ④ 태아 선진부의 둔위
⑤ 태아심음이 규칙적이다.

11 산후기(산욕기)에 산모에게 나타나는 생리적 반응으로 옳은 것은?

① 방광 근육의 수축으로 소변이 정체된다.
② 수유부는 비수유부보다 산욕 기간이 짧다.
③ 후진통(산후통)은 초산부가 경산부보다 오래간다.
④ 자궁 회복은 초산부보다 경산부가 빠르다.
⑤ 3주까지 갈색 산후질분비물(오로)이 나온다.

12 노인성 질환의 특성에 대한 설명으로 옳은 것은?

① 특정 질병에 수반되는 증상이 있거나 전형적인 경우가 많다.
② 질환에 걸렸을 때 원인을 명확히 알 수 있다.
③ 의식장애나 정신장애를 일으키지는 않는다.
④ 정상 노화와 병리 노화를 정확하게 구분하기 어렵다.
⑤ 특정 질병과 위험 인자 사이에 관련성이 있다.

13 고혈압 산모가 정기적으로 받아야 하는 검사로 옳은 것은?

① 빈혈 검사   ② 혈액형 검사
③ 흉부 X선 검사   ④ 매독 검사
⑤ 단백뇨 검사

14 출혈성 뇌졸중 환자 간호에 대한 설명으로 옳은 것은?

① 첫 24~72시간 동안 금식시킨다.
② 체온 유지를 위해 담요를 덮어 준다.
③ 정상 배변을 위해 복압을 유지시킨다.
④ 머리를 반듯이 하여 앙와위를 취해 준다.
⑤ 피부 손상 예방을 위해 앙와위-복와위-앙와위 순서로 체위를 변경시켜 준다.

15 노인에 대한 수면 교육으로 옳은 것은?

① 경쾌한 음악을 틀어 준다.
② 침실의 조도를 최대한 높여 준다.
③ 자기 전에 소변을 보도록 한다.
④ 잠자기 전에 운동을 하게 한다.
⑤ 낮잠을 권장하여 몸의 피로를 풀어 준다.

16 노인에게 운동을 권유하고자 한다. 그 내용으로 옳은 것은?

① 1주일에 한 번, 1일 2~3시간씩 운동하게 한다.
② 운동 중 탄산음료를 마시게 한다.
③ 관절염이 있는 노인은 수영을 금하도록 한다.
④ 스트레칭과 근력 운동을 하게 한다.
⑤ 자전거 타기 같은 유산소 운동은 하지 못하게 한다.

17 심장박동 시마다 다리의 동맥 혈관에서 선홍색의 피가 뿜어져 나오는 환자에 대한 가장 우선적인 간호로 옳은 것은?

① 혈관을 결찰하도록 한다.
② 수액을 공급하여 전해질 균형을 맞춘다.
③ 1시간 동안 지혈대를 하고 있는다.
④ 지혈제를 주사하도록 한다.
⑤ 거즈를 대고 손으로 직접 압박한다.

18 임신 20주 이후가 되면 임신의 확진이 가능하다. 임신의 확정적 징후로 옳은 것은?

① 월경 중지
② 복부 증대
③ 체중 감소
④ 입덧
⑤ 태아심음 청취

19 얼굴신경(안면신경)이 관여하는 곳으로 옳은 것은?

① 얼굴 위쪽 1/3까지 근육운동을 담당한다.
② 혀의 뒤쪽 2/3까지 미각을 담당한다.
③ 혀의 앞쪽 2/3까지 미각을 담당한다.
④ 혀의 운동을 담당한다.
⑤ 안구 운동에 관여한다.

20 통증에 대한 내용으로 옳은 것은?

① 내성에 따라 통증을 느끼는 강도가 다르다.
② 성격의 외향성, 내향성과 신경쇠약 등은 통증에 영향을 미치지 않는다.
③ 진통제를 많이 사용할수록 통증을 많이 느낀다.
④ 어르신이 젊은이에 비해 통증을 느끼는 강도가 더 낮다.
⑤ 개인의 정서 상태 중 불안과 공포는 통증에 대한 반응을 감소시킨다.

21 영양소 중 무기질의 기능이 바르게 연결된 것은?

① 인 — 갑상샘 기능 조절 관여
② 소듐(나트륨) — 뼈와 치아에 관여
③ 철분 — 혈액 관여
④ 아이오딘 — 삼투압 조절 관여
⑤ 칼슘 — 체액 조절 관여

22 혈액에 관련된 내용으로 옳은 것은?

① 적혈구는 기체교환과 산과 염기의 조화를 이룬다.
② 혈액은 혈구 55%, 혈장 45%로 구성되어 있다.
③ 글로불린은 혈액의 삼투압을 유지하여 정상 혈액량을 유지하게 한다.
④ 혈소판은 포식작용(식균작용)을 한다.
⑤ 백혈구는 혈액응고 작용으로 지혈을 한다.

23 녹내장 수술 환자의 퇴원 시 교육해야 할 내용으로 옳은 것은?

① "머리를 숙이고 다니세요."라고 말한다.
② "안전사고 예방을 위해 실내조명을 밝게 하세요."라고 말한다.
③ "더 이상의 약물 처방은 필요 없어요."라고 말한다.
④ "해를 쳐다보았을 때 눈앞에 무지개가 보이는 것 같으면 내원하세요."라고 말한다.
⑤ "갑작스런 통증은 정상이에요."라고 말한다.

24 성인 남성 A씨의 체질량 지수를 측정한 결과 28.5가 나왔다. 이때 진단 내릴 수 있는 것은?

① 병적 비만
② 저체중
③ 비만
④ 과체중
⑤ 정상

25 개에게 물렸을 때 공수병 의심 시 물린 상처와 개에 대한 관리로 옳은 것은?

① 상처를 물로 닦고 개는 즉시 광견병 예방접종을 실시한다.
② 상처를 소독약으로 닦고 환자는 격리하며 개는 죽인다.
③ 상처를 소독약으로 닦고 개는 묶어 놓고 관찰한다.
④ 상처를 알코올로 닦고 개는 죽인다.
⑤ 상처를 물로 닦고 개는 죽인다.

26 말기암 환자에게 모르핀을 투여했을 때 가장 우선적으로 확인해야 할 사항으로 옳은 것은?

① 호흡
② 설사
③ 고혈압
④ 경련
⑤ 발한

27 대뇌를 도와서 평형 유지와 운동 조절을 담당하는 기관으로 옳은 것은?

① 시상하부
② 연수
③ 중뇌
④ 소뇌

⑤ 대뇌

28 약물 관리 시 냉장 보관해야 하는 약물로 옳은 것은?

① 나이트로글리세린　　② 디아제팜
③ 코데인　　　　　　　④ 디곡신
⑤ 인슐린

29 소화 궤양을 앓고 있는 환자가 심한 복통과 강직을 느끼고 있다. 합병증으로 올 수 있는 질환으로 옳은 것은?

① 농양　　　　　　　　② 복막염
③ 천공　　　　　　　　④ 위궤양
⑤ 위염

30 만성 신부전증 환자의 간호에 대한 내용으로 옳은 것은?

① 수분 제한
② 고단백 식사
③ 전해질의 불균형 유지
④ 식전 · 식간에 철분 섭취
⑤ 바나나와 오렌지 섭취

31 간호조무사가 환자나 환자 가족에게 알려 줄 수 있는 사항으로 옳은 것은?

① 병원의 재정 상태　　② 수술실 구조
③ 퇴원 일자　　　　　④ 질병의 진단 결과, 예후
⑤ 병원규칙

32 침을 맞는 도중 환자가 어지럼증을 호소하면서 현훈을 보이고 있다. 이때 간호조무사의 대처 방법으로 옳은 것은?

① 침을 뺀 후 침 부위를 마사지해 준다.
② 침을 돌리면서 빼 준다.
③ 따뜻한 핫 팩을 해준다.
④ 침을 빼고 베개에 머리를 올려 준다.
⑤ 침을 빼 주고 따뜻한 물을 마시게 한다.

33 침을 맞는 경락의 부위와 뜸을 놓는 자리로 적당한 곳은?

① 영혈　　　　　　　　② 경혈
③ 유혈　　　　　　　　④ 합혈
⑤ 정혈

34 올바른 양치질로 예방할 수 있는 사항으로 옳은 것은?

① 침 분비량 증가　　　② 치태(치면세균막) 제거
③ 치면 열구 소와 청결　④ 잇몸낭(치주낭)
⑤ 치석 제거

35 치아의 조직에 대한 설명으로 옳은 것은?

① 치아의 경도는 사기질(법랑질)이 상아질보다 더 무르다.
② 시멘트질(백악질)은 경도가 약해 일단 충치가 되면 쉽게 썩는다.
③ 이머리(치관)는 치아가 부딪칠 때의 느낌을 신경에 전달한다.
④ 치수에는 신경과 혈관이 분포하고 있다.
⑤ 상아질은 맨 바깥층으로 씹는 기능을 한다.

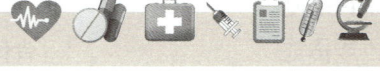

보건간호학 개요

36 의료 급여에 대한 설명으로 옳은 것은?

① 의료 급여 1종은 국민의료비를 지불할 수 있는 사람이 해당된다.
② 의료 급여 1종 환자에 대한 1차, 2차, 3차 의료기관의 진료범위가 다르다.
③ 의료 급여 1종에는 이재민이나 의사상자, 2종에는 북한 새터민이 해당된다.
④ 의료 급여는 사회보험이다.
⑤ 의료 급여 1종은 근로능력이 있는 자들이 해당된다.

37 노인 치매에 대하여 국가가 실시하고 있는 내용으로 옳은 것은?

① 노인장기요양보험이 적용되지 않는다.
② 보건소와는 무관하다.
③ 약값은 무료이다.
④ 치매 검사를 동네 의원에서 무료로 해준다.
⑤ 국가적으로 노인 치매를 상담 · 계획 · 관리해 주는 체계적인 프로그램이 있다.

38 68세 할머니가 밤 10시경 오심, 구토, 복통, 설사, 발열 등의 증상을 호소하며 응급실에 왔다. 지난 2일간 섭취한 음식을 조사하던 중 유통기한이 지난 케이크를 당일 오후 7시경 섭취하였다고 한다. 의심되는 식중독으로 옳은 것은?

① 병원성 대장균 식중독　② 장염비브리오 식중독
③ 노로 바이러스 식중독　④ 황색 포도알균 식중독
⑤ 살모넬라 식중독

39 국민의 건강과 보건, 복지, 사회보장 등 삶의 질 제고를 위한 정책 및 사무를 관장하며, 방역 · 위생 등을 실시하는 중앙 행정기관으로 옳은 것은?

① 질병관리청　　　　　② 식품의약품안전처
③ 보건복지부　　　　　④ 행정안전부
⑤ 기획재정부

40 환경 오염 물질 처리 시 환경 개선을 위해 경유를 연료로 사용하는 자동차 소유자에게 부담시키는 정책으로 옳은 것은?

① 수질 개선 부담금　　② 환경 개선 부담금
③ 폐기물 부담금　　　　④ 폐기물 예치금
⑤ 배출 부과금

41 환경에 대한 설명으로 옳은 것은?

① 우리의 생활이 다변화되면서 환경의 의미는 단순화되었다.
② 자연환경에는 대기, 물, 폐기물, 소음, 교육 등이 있다.
③ 생활환경에는 지하, 기후, 증기, 생물 등이 있다.
④ 환경은 건강 수준에 영향을 주는 절대적 요소이다.
⑤ 환경은 인간을 둘러싸고 있는 모든 내부 조건이다.

42 진폐증과 같은 직업병에 관한 설명으로 옳은 것은?

① 직업병 판정이 간단하다.
② 조기에 발견된다.
③ 인체에 미치는 영향이 확인되지 않은 신물질이 많다.
④ 임상적 또는 병리적 소견은 일반 질병과 명확히 구분된다.
⑤ 폭로 시작과 첫 증상이 나타나기까지 시간적 차이가 나지 않는다.

43 앞으로 발생할 수도 있는 어떤 좋지 않은 일을 미연에 방지하기 위하여 식품이나 의약품 안전 관리 시 해야 할 사항으로 옳은 것은?

① 통제
② 지도
③ 감독
④ 감시
⑤ 규제

44 높은 건물이 들어선 도심 지역에서 건물, 도로 등에 의한 복사열, 냉·난방 장치의 열에 의해 영향을 받아 변두리 지역보다 온도가 상승하는 것은?

① 침강 역전
② 기온역전
③ 열섬 현상
④ 스모그
⑤ 군집중독

45 의료 처치나 진료 서비스 행위에 대하여 가격을 책정하여 의료 수가를 부과하며, 진료한 만큼 보상받으므로 의료인이 가장 선호하고, 현실적으로 시행이 가장 용이한 진료비 보상제도는 무엇인가?

① 총액 예산제
② 봉급제
③ 포괄 수가제
④ 행위별 수가제
⑤ 인두제

46 세계보건기구에서 강조한 일차 보건의료의 대두 배경으로 옳은 것은?

① 사람들이 최고의 건강 수준 상태로 끌어올려져 있었다.
② 병·의원 중심으로 의료 활동이 강화되어 종합병원이 위축되었다.
③ 노인 인구의 급격한 감소로 의료 기술이 발전하지 못하였다.
④ 의료 인력의 비전문화로 의료사고가 자주 발생하였다.
⑤ 의료의 불균형으로 지역 간의 보건의료 격차가 심했다.

47 청소년 흡연자를 대상으로 금연 예방 교육을 실시한 후 평가해야 할 내용으로 옳은 것은?

① 학습자의 가족 관계 여부
② 학습자의 경험 정도
③ 학습자의 목표 달성 여부
④ 학습자의 학습 준비도 여부
⑤ 학습자의 경제 능력 정도 여부

48 인슐린 주사 교육 시 사용될 수 있는 가장 효율적인 매체로 옳은 것은?

① 슬라이드
② 비디오
③ 환등기
④ 모형
⑤ 궤도

49 노인을 위한 교육을 실시하려고 한다. 교육 매체 선정 방법으로 옳은 것은?

① 대상자의 학력을 파악하여 선정한다.
② 한 번에 많은 내용을 교육시킬 수 있는 매체를 고른다.
③ 대상자의 교육 수준에 맞추어 선정한다.
④ 대상자의 경제성을 파악하여 선정한다.
⑤ 1:1로 교육할 수 있는 매체를 선정한다.

50 건강 증진과 보건교육의 관계에 대한 설명으로 옳은 것은?

① 보건교육은 건강 증진의 일부이다.
② 건강 증진과 보건교육은 서로 대등한 관계이다.
③ 건강 증진은 질병의 예방에 우선하여 치료가 강조된다.
④ 보건교육은 행동 변화에 영향을 미치지 않는다.
⑤ 보건교육은 건강 증진을 포함한다.

공중 보건학 개론

51 할아버지가 10살 손녀와 함께 살고 있는 가정에 방문 간호를 실시하였다. 아들 내외는 이혼하여 돌아오지 않고 있는 상황에서 10살 손녀는 학교가 마치면 다른 친구들과 어울림 없이 늘 집에 와 집안 살림을 한다고 하였고 아동의 학업 성취도 또한 낮다. 이 때 제공할 수 있는 우선적 간호중재로 옳은 것은?

① 가족을 도울 수 있는 사회적 자원을 조사하여 연계해 준다.
② 할아버지와 아이의 가족 역할을 재분배하도록 돕는다.
③ 가족이 가지고 있는 문제를 직접 해결해 주려 노력한다.
④ 대상자 가족을 정서적으로 지지한다.
⑤ 할아버지의 건강 상태를 살핀다.

52 정신 질환자 치료 시 정신 재활 프로그램 서비스에 해당되는 것은?

① 요양시설병원
② 정신의료시설
③ 방문 간호
④ 요양재활병원
⑤ 낮병원

53 영유아 보건의 사업대상에 해당되는 내용으로 옳은 것은?

① 8세의 여자 아동
② 7세의 유치원 아동
③ 초등학교 2학년 여학생
④ 6세의 이상의 남자 아동
⑤ 6세 미만의 아동

54 모자보건사업의 중요성에 대한 설명으로 옳은 것은?

① 임산부와 어린이의 질병을 방치하면 사망률이 낮다.
② 많은 비용으로 건강 증진에 기여한다.
③ 다음 세대의 인구 자질에 영향을 미친다.
④ 다른 연령층에 비해 파급 효과가 크다.
⑤ 모자보건과 관련된 질환은 예방이 어렵다.

55 노인의 건강검진을 위해 실시할 수 있는 사업으로 옳은 것은?

① 노인실태조사사업
② 노인재활요양사업
③ 노인성질환 예방사업
④ 노인건강증진사업
⑤ 노인장기요양시설

56 가정방문의 장점으로 옳은 것은?

① 가족의 상황과 실정에 맞는 서비스를 제공한다.
② 건강 관리실의 물품 활용이 용이하다.
③ 다른 환자와 서로 교류할 수 있는 기회가 많다.
④ 보건간호사의 시간과 비용을 절약할 수 있다.
⑤ 환자의 건강만을 관리할 수 있다.

57 인구 변천 5단계 중 다음의 내용에 해당하는 단계로 옳은 것은?

> • 출생률이 사망률보다 낮다.
> • 현재 우리나라가 이 단계에 있다.

① 저위 확장기
② 고위 확장기
③ 저위 정지기
④ 고위 정지기
⑤ 감퇴기

58 지역보건 의료계획에 대한 설명으로 옳은 것은?

① 의료기관이나 주민 조직과는 별도의 독립된 계획이다.
② 지역 주민에게 효율적인 보건 서비스를 제공하기 위해 실시한다.
③ 보건의료기본법에 법적 근거를 두고 있다.
④ 지역의 풍습이나 관습을 향상시키기 위해 실시한다.
⑤ 지역보건 의료계획을 5년마다 실시한다.

59 지역사회 건강 문제 중 지역 주민에게 미치는 문제의 범위를 생각했을 때 가장 먼저 다루어야 하는 문제로 옳은 것은?

① 노인 고혈압
② 청소년 우울증
③ 감염병 발생
④ 임산부 산전 관리
⑤ 영 · 유아 예방접종 미흡

60 모자보건사업에 있어서 바람직한 신생아 진찰의 추후 관리로 옳은 것은?

① 1~6개월까지는 1개월에 한번씩
② 1~12개월까지는 2개월에 한번씩
③ 6~12개월까지는 4개월에 한번씩
④ 13~36개월까지는 6개월에 한번씩
⑤ 24~36개월까지는 1년에 한번씩

61 인간 병원소 중 보균자에 대한 개념으로 옳은 것은?

① 병원체가 몸 밖으로 빠져나와 병을 여러 사람에게 전파시키는 사람을 의미한다.
② 병원체를 몸 안에 지니고 있지 않지만 병의 징후가 나타나는 사람을 의미한다.
③ 병원체를 몸 안에 지니고 있지만 오랫동안 병의 징후를 나타내지 않는 사람을 의미한다.

④ 증세가 가볍거나 미미하여 인지되지 않는 사람을 의미한다.
⑤ 명백하게 질병에 이환되어 있는 사람을 의미한다.

62 질병 발생 결정 인자 중 숙주 요인으로 옳은 것은?

① 전리방사선
② 온도, 습도
③ 유해가스
④ 생활 행태
⑤ 병원체

63 병원체가 바이러스인 감염병으로 옳은 것은?

① 유행성 이하선염
② 파라티푸스
③ 콜레라
④ 성홍열
⑤ 결핵

64 「의료법」상 간호조무사 자격인정은 어디에서 하고 있는가?

① 보건소장
② 질병관리청장
③ 행정안전부 장관
④ 보건복지부 장관
⑤ 시 · 도지사

65 「혈액관리법」 중 헌혈할 때 확인해야 할 대상자의 검사항목으로 옳은 것은?

① 위내시경 검사
② B형 간염 검사
③ MRI 검사
④ 산소포화도
⑤ 대장내시경 검사

66 「결핵예방법」상 결핵환자의 정의로 가장 옳은 것은?

① 기침을 매우 심하게 하고 호흡곤란을 보이는 경우
② 투베르쿨린 검사상 음성반응이 나타난 경우
③ X선상 석회화된 작은 음영이 보인 경우
④ 임상적 특징이 나타나고 양성으로 확인된 경우
⑤ 가래검사 결과 비활동으로 판정된 경우

67 「구강보건법」상 학교 구강보건사업에 속하는 것은?

① 불소용액 양치
② 치아마모증 상태
③ 조기 치료
④ 껌 씹기 운동
⑤ 사랑니 제거 운동

68 정신 질환자를 입소시켜 요양서비스를 제공하는 시설을 가리켜 무엇이라 하는가?

① 정신재활시설
② 정신의료기관
③ 정신요양시설
④ 정신건강복지센터
⑤ 정신교육시설

69 정신 질환자의 보호 및 치료에 관한 설명으로 옳은 것은?

① 정신의료기관의 장은 입원을 한 사람 또는 보호의무자가 퇴원을 신청한 경우 다른 사람에게 해를 끼칠 위험이 있더라도 그 사람을 반드시 퇴원을 시켜야 한다.
② 정신의료기관의 장은 자의입원을 한 사람에 대하여 입원 등을 한 날부터 3개월마다 퇴원을 할 의사가 있는지를 확인하여야 한다.

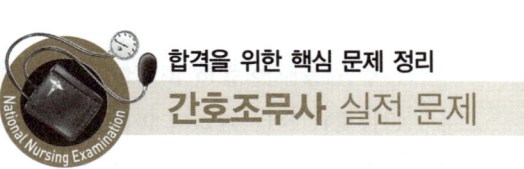

③ 정신 질환자로 의심되는 사람을 입원시킨 정신의료기관의 장은 지체 없이 2명 이상의 정신건강의학과전문의에게 그 사람의 증상을 진단하게 하고 그 결과를 보건복지부장관에게 서면으로 통지하여야 한다.
④ 정신의료기관의 장은 정신건강의학과전문의가 입원 등이 필요하지 않다고 진단한 경우 필요할 경우 해당 정신 질환자를 입원시킬 수 있다.
⑤ 정신의료기관의 장은 보호의무자의 동의를 받아 입원 등을 한 정신 질환자가 퇴원을 신청한 경우에는 지체 없이 퇴원을 시켜야 한다.

70 감염병을 예방하기 위해 필요한 조치로 옳은 것은?

① 유행기간 중 의사나 간호사의 동원을 금지한다.
② 감염병 매개동물의 구제 또는 구제시설 설치를 불허한다.
③ 감염병 전파의 위험성이 있는 음식물이나 배설물의 폐기를 금지한다.
④ 일정한 장소에서의 어로(漁撈)·수영 또는 일정한 우물의 사용을 허용한다.
⑤ 쓰레기장·화장실의 신설·개조·변경·폐지 또는 사용을 금지한다.

실기

71 미숙아로 태어난 신생아가 보육기에서 지내다가 눈이 실명하게 되는 경우가 종종 발생하게 된다. 그 요인으로 옳은 것은?

① 제대의 감염으로 인하여   ② 기도가 막혀 있어서
③ 체온조절이 미숙하여   ④ 습도가 지나치게 높아서
⑤ 고농도 산소에 장시간 노출되어서

72 중환자실에 누워 있는 대상자에게 식사를 주려고 한다. 이 대상자를 위한 식사 돕기 시의 내용으로 옳은 것은?

① 환자에게 식사 준비를 도와주고 스스로 먹게 한 후 나간다.
② 누워 있는 환자일 경우 그대로 누운 채로 먹인다.
③ 식사 중에 대상자에게 말을 시키지 않는다.
④ 식사 전 주사 행위나 치료를 한다.
⑤ 소화를 위해 고형 식이를 먹인다.

73 병원 환경 관리에 대한 설명으로 옳은 것은?

① 햇빛이 병실에 직접 들어오게 커튼을 걷는다.
② 환기시킬 때 맞바람이 환자에게 직접 닿게 한다.
③ 젖은 걸레로 닦고 물기는 그대로 마르게 둔다.
④ 진공청소기를 사용한 후 비질을 하도록 한다.
⑤ 소리가 나지 않도록 운반차에 고무바퀴를 달아 준다.

74 요추천자 후 두통을 호소하는 환자에 대한 간호로 옳은 것은?

① 천자 측 상지를 머리 위로 올리게 한다.
② 옆으로 누워 다리를 구부리게 한다.
③ 진통이 있을 시 똑바로 눕힌다.
④ 복와위를 취하여 누워 있게 한다.
⑤ 진통제를 주도록 한다.

75 환자의 퇴원 및 전동 시 간호에 대한 설명으로 옳은 것은?

① 퇴원 시에 의사의 허락이 있어야 퇴원할 수 있다.
② 환자의 전동 사항은 물리치료실에만 알리면 된다.
③ 대상자의 개인 소지품은 병원 측에서 임의대로 처리한다.
④ 다른 병동으로 전동 시 의무기록지를 의무기록실로 갖다 놓는다.
⑤ 퇴원 시 환자에게만 가정에서의 추후 관리 내용을 교육시킨다.

76 혈압 측정 결과에 대한 내용으로 옳은 것은?

① 측정띠(커프)의 공기를 너무 빠르게 뺄 경우 수축기압이 실제보다 높게 측정된다.
② 혈압을 너무 빠르게 재측정한 경우 수축기압이 실제보다 낮게 측정된다.
③ 팔의 위치가 심장보다 높을 경우 실제보다 높게 측정된다.
④ 혈압계의 수은기둥을 내려다보는 위치에서 측정할 경우 실제보다 낮게 측정된다.
⑤ 측정띠(커프)가 너무 넓은 경우 실제보다 높게 측정된다.

77 일반 소변 검사물을 채취하는 방법으로 옳은 것은?

① 종이컵에 처음과 중간 소변을 받는다.
② 종이컵에 중간 소변을 받는다.
③ 종이컵에 처음과 마지막 소변을 받는다.
④ 종이컵에 마지막 소변을 받는다.
⑤ 종이컵에 처음 소변을 받는다.

78 충수염 환자 수술 후 심호흡을 권장하는 이유로 옳은 것은?

① 혈전 정맥염을 예방하기 위하여
② 통증을 완화시켜 주기 위하여
③ 기체교환으로 폐 확장을 돕기 위하여
④ 수술 부위의 상처 회복 촉진을 위하여
⑤ 장운동을 촉진시켜 주기 위하여

79 각종 검사 시 검사 전 주의 사항에 대한 내용으로 옳은 것은?

① 위내시경 검사 전에 장세척을 위한 관장을 실시한다.
② 복수 천자를 하기 전에 금식을 하였는지 확인한다.
③ 폐기능 검사 전에 동의서를 확인하도록 한다.
④ 조영제, 달걀이나 닭고기에 알레르기가 있는지 물어 본다.
⑤ 심전도 검사 전 금식을 요하기 때문에 음식을 먹었는지 물어 본다.

80 중환자실에 누워 있는 저산소증 환자의 간호에 대한 내용으로 옳은 것은?

① 비강 카테터는 카테터 끝에 윤활제를 바른 후 재빨리 밀어 넣는다.
② 증류수 병에 물방울이 생기면 비정상이다.
③ 코삽입관(비강 캐뉼라) 사용 시 비강 배관은 1시간마다 제거하

고 깨끗이 한다.
④ 산소마스크가 코삽입관(비강 캐뉼라)보다 고농도 산소를 준다.
⑤ 산소마스크에 습기가 차더라도 그대로 둔다.

81 구개 수술을 시행한 어린아이를 긁지 못하게 하는 보호대로 옳은 것은?

① 손목 보호대
② 홑이불 보호대
③ 팔꿈치 보호대
④ 재킷 보호대
⑤ 클로브 히치

82 격리 환자 간호 시 마스크 사용법으로 옳은 것은?

① 마스크의 안쪽은 오염되었기 때문에 만지지 않는다.
② 마스크를 벗을 때 위 끈 먼저 풀고 아래 끈을 푼다.
③ 같은 환자 간호 시 마스크는 교환하지 않아도 된다.
④ 가운을 입은 후 마스크를 착용한다.
⑤ 습기가 있을 때 교환한다.

83 주삿바늘, 수술용 칼날, 한방 침, 파손된 유리 재질의 시험기구 등을 버리는 폐기물로 옳은 것은?

① 일반 의료폐기물
② 조직물류 폐기물
③ 격리 의료폐기물
④ 손상성 폐기물
⑤ 병리계 폐기물

84 유치 도뇨에 대한 내용으로 옳은 것은?

① 유치도관 제거 시 가능한 한 천천히 제거하도록 한다.
② 소변 주머니를 방광과 같은 위치에 걸어 놓는다.
③ 소변줄이 꺾이게 한다.
④ 조절기를 잠가 놓는다.
⑤ 소변 주머니를 폐쇄적으로 유지한다.

85 골다공증 환자의 근육 수축 운동으로 옳은 것은?

① 유산소 운동
② 능동 운동
③ 수동 운동
④ 등척성 운동
⑤ 등장성 운동

86 어깨 외회전 운동을 시킬 때 수동으로 운동 보조 시 관절 가동 범위에 대한 설명으로 옳은 것은?

① 어깨를 고정시키고 팔목을 좌우로 움직여 준다.
② 팔꿈치를 아래로 내린다.
③ 팔꿈치를 잡고 몸의 안쪽에서 바깥쪽으로 돌린다.
④ 팔꿈치를 잡고 뒤로 돌린다.
⑤ 팔목과 손목을 잡고 앞뒤로 왔다갔다 한다.

87 오른쪽 반신마비(편마비) 환자를 침대가에 걸터앉게 하기 위하여 돕고자 한다. 이때의 간호로 옳은 것은?

① 스스로 하도록 옆에서 지켜보도록 한다.
② 환자 앞쪽에 서서 부축한다.
③ 환자 뒤쪽에 서서 부축한다.
④ 환자의 왼쪽 어깨를 부축한다.

⑤ 환자의 오른쪽 어깨를 부축한다.

88 감염에 예민하고 면역력이 약한 환자로 옳은 것은?

① 디프테리아 환자
② 대상포진 환자
③ 백혈병 환자
④ 결핵 환자
⑤ 홍역 환자

89 앙와위로 누워 있는 환자의 경우 욕창이 잘 생기는 부위로 옳은 것은?

① 견갑골
② 대전자
③ 외측과
④ 발가락
⑤ 늑골

90 남녀 생식기 간호에 대한 내용으로 옳은 것은?

① 생식기 간호 시 소독솜은 2회 이상 사용하지 않는다.
② 항문 부위에서 치골 쪽으로 닦아 준다.
③ 포경수술을 하지 않은 사람은 포피를 뒤집어 닦아 준다.
④ 남성은 치골에서 음경, 귀두 순서로 닦는다.
⑤ 소음순, 대음순 순서로 닦아 준다.

91 외과적 손 씻기로 옳은 것은?

① 오염이 된 부위에서 깨끗한 부위로 물이 흐르게 한다.
② 수도꼭지는 가능한 한 손으로 잠근다.
③ 팔꿈치에서 손끝으로 물이 흐르도록 한다.
④ 손끝이 팔꿈치보다 아래로 가도록 한다.
⑤ 손이 상지에서 가장 깨끗한 부위이다.

92 기도흡인의 간호에 대한 설명으로 옳은 것은?

① 호흡곤란 환자는 앙와위를 취해 주도록 한다.
② 흡인과 흡인 사이에 환자에게 기침과 심호흡을 시킨다.
③ 흡인 카테터는 하루에 한번 교환한다.
④ 1회 흡인 시간은 총 30초까지 가능하다.
⑤ 흡인기 압력은 일반적으로 성인은 120~150mmHg, 영아는 20~30mmHg, 아동은 95~110mmHg이다.

93 구강 간호에 대한 설명으로 옳은 것은?

① 알코올을 사용하여 간호를 하도록 한다.
② 전달집게(이동 섭자) 사용 시는 치아에 직접 닿게 한다.
③ 백태를 부드러운 솔로 닦는다.
④ 거즈를 물에 적셔서 입술에 대어 준다.
⑤ 양치질을 할 때는 어금니 안쪽을 먼저 닦은 후 치아의 바깥쪽을 닦는다.

94 한쪽이 불편한 반신마비(편마비) 환자에게 옷을 입히려고 한다. 그 방법으로 옳은 것은?

① 상의는 양쪽 다 동시에 손을 넣어 준다.
② 하의는 불편한 쪽부터 벗긴다.
③ 하의는 건강한 쪽부터 입힌다.

④ 상의는 건강한 쪽을 먼저 벗긴다.
⑤ 상의는 불편한 쪽을 먼저 벗긴다.

95 격리병동 병실 관리에 대한 설명으로 옳은 것은?
① 감염성이 강한 감염병 환자이더라도 이동에는 제한이 없다.
② 간호조무사가 감염병 환자 방에 들어갈 때는 마스크와 장갑을 착용하지 않는다.
③ 감염병 환자가 쓰던 매트리스는 폐기물 처리시킨다.
④ 개인 소지품과 귀중품은 도난 방지를 위하여 간호사실에 보관한다.
⑤ 감염병 환자 사망 후 병실과 침구 등을 소독제로 소독한다.

96 도뇨 세트를 세척하는 방법에 대한 설명으로 옳은 것은?
① 쓰지 않은 물품은 세척하지 않아도 된다.
② 더운물로 세척한 후 찬물로 세척한다.
③ 뜨거운 물로 세척한 후 세제로 세척한다.
④ 겹치는 부위에 끼어 있는 이물질은 솔로 닦아 준다.
⑤ 먼저 뜨거운 물로 세척한다.

97 수술 직후 배뇨곤란으로 힘들어하는 대상자에게 자연 배뇨시키는 방법으로 옳은 것은?
① 따뜻한 물에 손을 담가 주거나 씻어 준다.
② 하복부에 찬물 찜질을 해준다.
③ 눕힌 상태에서 변기를 대어 준다.
④ 이뇨제를 투여하여 배뇨시키도록 한다.
⑤ 수분 섭취를 점차적으로 감소시킨다.

98 기관지확장증으로 병원에 입원한 환자 A씨가 기관지경 검사를 받고 병실로 돌아왔다. 이 환자 A씨를 간호할 때 특히 관찰해야 할 사항으로 옳은 것은?
① 체위 배액으로 가래 배출을 용이하게 한다.
② 호흡곤란이 나타나는지 관찰한다.
③ 침대에서 절대안정시킨다.
④ 충분한 수분 섭취를 권장한다.
⑤ 출혈 시 기관 절개한다.

99 통 목욕 시 대상자가 어지러움증을 호소할 경우 대처 방법으로 옳은 것은?
① 앉은 자세로 환자를 부축하여 준다.
② 통의 물을 빼고 머리를 낮춰 준다.
③ 통의 물을 빼고 머리를 높여 준다.
④ 통 밖으로 환자를 내보낸다.
⑤ 즉시 침대로 옮긴다.

100 심즈 자세가 필요한 경우로 옳은 것은?
① 월경통 관리 ② 산후 운동
③ 인공 도뇨 ④ 흉부 천자
⑤ 청결 관장

101 성인 환자의 침상목욕 방법으로 옳은 것은?
① 발톱을 둥글게 깎아 준다.
② 눈은 바깥쪽에서 안쪽으로 닦아 준다.
③ 목욕물의 온도는 30~35℃를 유지한다.
④ 팔은 손끝에서 겨드랑이 방향으로 닦아 준다.
⑤ 가슴과 등을 닦은 후 팔과 다리를 닦아 준다.

102 입원 수속 후 병동에 도착한 환자에게 안내해야 할 일은?
① 수술 동의서 받기 ② 외래 방문일자 안내
③ 질병 경과에 대한 설명 ④ 간호사실에 귀중품 보관
⑤ 식사 시간 및 면회 시간 안내

103 전신마취 수술이 예정되어 있는 환자에게 수술 당일 아침에 시행하는 일반적인 간호보조활동으로 옳은 것은?
① 유동식을 제공한다.
② 가능하면 소변을 참게 한다.
③ 속옷 위에 수술가운을 입힌다.
④ 매니큐어가 지워져 있는지 확인한다.
⑤ 귀중품은 수술실로 가지고 가게 한다.

104 외과적 무균술 원칙상 멸균상태를 유지하고 있는 물품은?
① 시야를 벗어난 수술기구
② 개봉한 흔적이 있는 주삿바늘
③ 다른 멸균물품과 접촉한 멸균거즈
④ 알코올로 소독한 피부에 닿은 이동겸자
⑤ 멸균포의 가장자리 안쪽 1cm에 놓아둔 생검바늘

105 무의식 환자에게 구강간호를 제공할 때 올바른 체위는?
① 복위 ② 측위
③ 슬흉위 ④ 배횡와위
⑤ 트렌델렌버그 체위

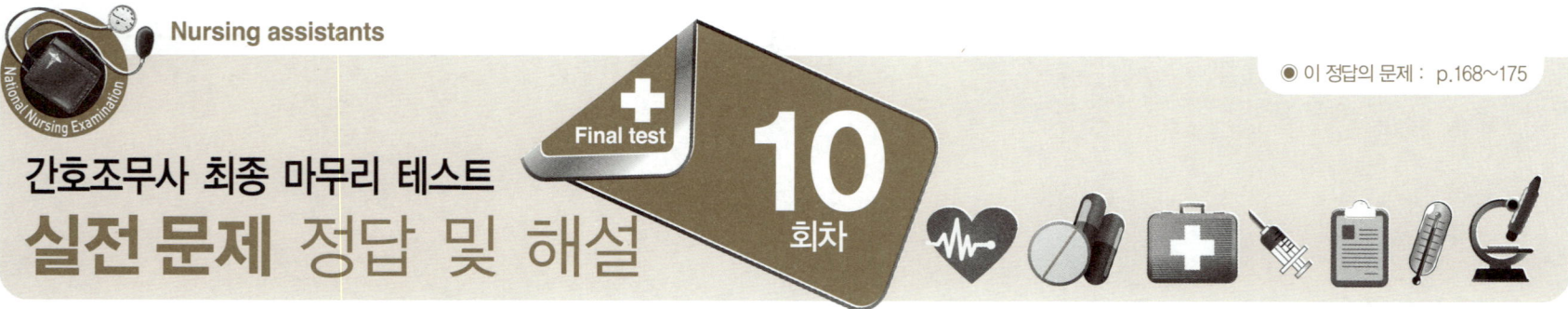

01	02	03	04	05	06	07	08	09	10	11	12	13	14	15	16	17	18	19	20
②	④	⑤	④	⑤	①	④	③	④	④	②	④	⑤	④	④	⑤	⑤	③	⑤	①
21	22	23	24	25	26	27	28	29	30	31	32	33	34	35	36	37	38	39	40
③	①	④	③	③	①	④	⑤	③	①	⑤	⑤	②	②	④	②	⑤	④	②	②
41	42	43	44	45	46	47	48	49	50	51	52	53	54	55	56	57	58	59	60
④	③	④	④	⑤	④	⑤	④	③	①	③	④	⑤	⑤	④	④	⑤	②	③	①
61	62	63	64	65	66	67	68	69	70	71	72	73	74	75	76	77	78	79	80
③	④	①	④	④	④	⑤	⑤	⑤	⑤	⑤	⑤	③	①	④	②	③	④	④	④
81	82	83	84	85	86	87	88	89	90	91	92	93	94	95	96	97	98	99	100
③	⑤	④	⑤	④	⑤	③	①	③	⑤	④	④	④	④	⑤	④	①	②	②	⑤
101	102	103	104	105
④	⑤	④	③	②

01 두개골 골절 시 머리를 고정시키고 턱을 들어 올리되 경추와 두개골을 촉진하며 귀나 코에서의 분비물이나 유양돌기에 반상출혈이 있는지 관찰한다. 안면골을 촉진하고 동공을 잘 관찰하며 환자가 웃을 때의 입 모양과 구강의 치아 배열 상태, 눈꺼풀 처짐 등이 있는지 관찰한다.

02 ① : 골절 환자는 이동시키기 전에 부목을 대어 준다.
② : 열의 방출을 막기 때문에 화상 부위는 연고를 금한다.
③ : 복막염 환자에게는 찬물 주머니를 적용한다.
⑤ : 비출혈 시에는 코를 풀지 못하게 한다.

03 위관의 위치를 확인하기 위해 위 내용물을 흡인해 본다. 흡인한 내용물이 100mL 이상 나왔을 때 간호조무사는 영양액 주입을 연기하거나 내용물을 다시 밀어 넣고 간호사에게 보고해야 한다.

04 더운물 주머니의 사용 금지 : 충수염 및 치주염, 이염(귀의 염증), 원인 모를 복통, 고름 형성(화농)을 지연시켜야 할 경우, 출혈 시 피부장애, 개방 상처, 순환장애, 의식장애, 감각장애나 감각 소실 부위

05 붕대 감을 때의 주의점
• 목적에 맞는 붕대를 골라 말단부로부터 체간을 향해 감는다.
• 약간 관절을 구부린 상태의 정상 체위를 유지하도록 붕대를 감는다.
• 붕대를 감을 부위 중 말단 부위(예 손가락, 발가락), 색깔, 감각, 온도, 부종을 관찰하기 위하여 노출시킨다.(청색증은 순환장애를 의미한다.)
• 붕대는 분비물이 흡수되고 지지될 수 있도록 충분히 두껍게 감는다. 그러나 너무 부피가 커서 활동에 장애를 주어서는 안 된다.
• 마찰을 피하기 위해 붕대 감은 반대편 피부에 솜이나 거즈를 대어 준다.
• 젖은 드레싱이나 배액이 있는 상처 위에 적용할 붕대는 마르면서 수축되어 국소 빈혈을 일으킬 수 있으므로 느슨하게 감아 준다.
• 압박이 균등하게 가해지도록 감으며 뼈 돌출 부위와 오목한 부위

는 솜을 대어 주어 균일한 압박이 가해지도록 한다.
• 가능한 한 체간보다 높게 하거나 든 상태에서 붕대를 적용하여 정맥 울혈과 부종을 경감시킨다.
• 특히 상처 위에서 붕대를 감기 시작하거나 끝내지 않도록 한다.
• 붕대가 오염되거나 젖은 경우에는 교체해 준다.
• 붕대는 고루 감되 너무 단단하거나 느슨하게 감지 않는다.

06 모유의 수유 방법
• 수유하기 전에 젖은 기저귀를 살핀 후 교환해 준다.
• 수유 전 반드시 손을 씻고, 조제유의 종류와 양이 정확한지 관찰한다.
• 물은 100℃ 이상으로 끓인 후 50~60℃ 정도로 식힌 다음 분유를 탄다.
• 우유병과 젖꼭지는 매회 소독한 것으로 사용하며 젖꼭지의 구멍은 적당하게 뚫어서 너무 많은 양이 한꺼번에 나오지 않도록 한다. 수유 시에는 젖꼭지를 잘 기울여서 공기가 들어가지 않도록 주의한다.
• 침대에 눕힌 채 우유병을 물려서는 안 되고 편안한 의자에 앉아 한쪽 팔과 손으로 아기를 지지하고 몸에 붙여 안거나 무릎에 앉혀 수유한다.
• 보통 1회 수유량은 2주까지는 50~90mL 정도이고, 한 번 수유 시 15~20분 정도 먹이고, 수유 횟수는 3~4시간 간격으로 6~7회 정도가 적당하다.
• 수유 후에는 반드시 트림을 시켜 준다.
• 수유량, 역류 여부 및 양, 수유 시간, 수유 양상을 관찰·기록한다.
• 남은 우유는 버린다.

07 환자에 대한 이해 : 환자를 동정하는 것은 바람직한 관계를 형성할 수 없다. 환자를 깊이 이해하고 환자의 심리 상태를 잘 파악하여 정서적·심리적 격려를 아끼지 말아야 신뢰감이 형성될 것이고 전인 간호를 실시하는 기본적 요소가 될 것이다.

08 수두 환아의 간호

- 환아 격리
- 가려움증(소양증)이 있으면 처방에 따라 칼라민 로션 등을 발라 주고, 전분 목욕이나 황산마그네슘, 중조수 등으로 씻어 준다.
- 2차 감염 예방을 위해 긁지 못하도록 팔꿈치 보호대와 손에 장갑을 끼워 주고 헐렁한 옷을 입힌다. 또한 손톱을 짧고 깨끗하게 유지하도록 한다.
- 처방에 따라 항생제가 투여될 수 있다.

09 아동 학대 중 방임
- 방임은 부모 및 양육자가 아동에게 필요한 음식, 옷, 거주지, 의료 서비스, 건강관리, 안전, 행복 등을 적절히 제공하지 못하고 실패하는 것을 의미한다.
- 방치된 아동은 학교 결석, 음식이나 돈 구걸, 의료 및 치아 관련 서비스 부재, 지속적인 위생 불량, 날씨에 어울리지 않는 옷 착용 등으로 알아볼 수 있다.

10 제왕절개 분만의 적응증
- **모체 측 요인** : 과거 제왕절개 분만, 분만전출혈 및 자궁 수술의 경험, 고혈압 질환, 유도 분만의 실패, 35세 이상의 노초산부나 불임이었던 임부, 난산[골반 협착, 아두 골반 불균형, 산도 종양, 태위 이상(둔위, 횡위, 후방안면위, 혼합위 등), 자궁 수축 이상]
- **태아 측 요인** : 거대아, 태아 저산소증, 제대 탈출된 상태로 태아가 살아 있는 경우
- **태반 측 요인** : 전치태반, 태반조기박리

11 ① : 방광 근육의 이완으로 소변이 정체된다.
③ : 산후통은 경산부가 초산부보다 오래간다.
④ : 자궁 회복은 초산부가 경산부보다 빠르다.
⑤ : 3주까지 백색 산후질분비물(오로)이 나온다.

12 노인성 질환의 특성
- 특정 질병과 위험 인자 사이의 관련성이 없다.
- 특정 질병에 수반되는 증상이 없거나 비전형적인 경우가 많다.
- 생활력, 병력, 경제 형편, 일상생활 동작 능력에 따라 차이가 있다.
- 동시에 여러 가지 질병(질병의 중복성)을 갖고 있는 경우가 많다.
- 의식장애나 정신장애를 일으키기 쉽다.
- 수분과 전해질의 균형, 즉 항상성을 유지하기가 어렵다.
- 사회적으로 소외되거나 경제적 생활이 어려운 경향이 있다.
- 체력과 예비 능력이 위축되어 있는 경우가 많다.
- 정상적 노화와 병리적 노화를 정확하게 구분하기가 어렵다.
- 질환의 경과가 길고 재발률이 높다.
- 질환의 원인이 명확하지 않아 치료가 어렵고, 만성질환이 대부분이어서 지속적인 관리가 필요하다.
- 원인의 다중성, 반응의 취약성을 갖고 있다.

13 임신중독증 검사
- 혈압 측정
- 체중 측정 : 임신성 고혈압 시 체중 증가의 가장 직접적인 원인은 염분과 수분의 축적으로 인한 부종이다.
- 소변 검사 : 단백뇨 검사

14 뇌졸중의 치료 및 간호
- 금식 : 발생 후 1~3일 동안 금식시킨다.
- 약물 요법 : 혈전제나 항응고제 등을 복용할 수 있고, 뇌경색 발생 4시간 이내에는 주사제인 혈전 용해제로 치료를 받을 수 있다.
- 현기증, 팔다리 저림, 뒷골 통증 등과 같은 뇌졸중의 전구 증상을 주의 깊게 관찰한다.
- 연하 곤란(삼키는 것이 어려움)이 있거나 구음 장애(발음이 어눌해짐)가 있는 환자는 음식을 삼킬 때 폐로 흡입되지 않도록 주의해야 한다.

15 노인을 위한 수면 교육 내용
- 매일 규칙적이고 적절한 양의 운동을 하되, 잠자기 전에 운동하는 것을 피하고, 수면을 방해하는 성분이 먹는 약 중에 들어 있는지 확인한다.
- 정규적으로 수면제를 복용하는 것을 금지시키고 수면 습관을 조정하여 아침 기상 시간을 일정하게 유지시킨다.
- 낮잠을 피하고 오랜 시간 동안 자는 것을 조절하도록 한다.
- 과도한 카페인·알코올·담배를 제한시킨다.
- 밤에 수분 섭취를 제한하고, 잠자기 전에 소변을 보게 한다.
- 배가 고파 잠이 오지 않을 경우에는 간단한 먹거리를 제공한다.
- 침실의 조도를 낮추고 환경 자극을 최소화한다. 예 소음 방지
- 등 마사지를 해 준다.

16 노년기의 운동
- **유산소 운동** : 지구력 운동이라고도 불리며, 신체의 큰 근육들을 규칙적이고 지속적으로 움직여 주는 것으로, 대개 숨이 가빠지는 운동(예 빠르게 걷기, 조깅, 자전거 타기, 댄스, 수영 등)을 말한다.
- **근력 강화 운동** : 근육을 단련하여 낙상과 골절을 예방하는 데 도움이 되며(예 역기 들기, 탄력밴드 운동, 맨손체조, 계단 오르기, 짐 나르기 등), 탄산음료는 골 밀도를 낮추므로 마시지 않게 한다.
- **유연성 운동** : 관절 유연성은 주당 2~3회 이상 규칙적인 스트레칭을 약 3~4주 동안 지속하면 그 효과가 지속된다.
- **균형 운동** : 최근에 낙상의 경험이 있거나 보행에 문제가 있는 낙상의 위험군의 경우에는 주당 3일 이상 균형 운동(예 뒤로 걷기, 옆으로 걷기, 발뒤꿈치로 걷기, 발끝으로 걷기, 앉았다 일어서기 등)을 하는 것이 좋다.

17 직접 압박 : 손바닥으로 상처를 압박하여 출혈을 막고 소독된 거즈나 깨끗한 헝겊을 두껍게 접어서 상처 바로 위에 대고 붕대를 단단히 감는다. 손을 댐으로써 상처에 병균이 들어갈 경우가 있지만 상처 감염의 위험성이 있더라도 출혈을 막아서 부상자의 생명을 구하는 것이 우선이다. 예 심한 출혈 환자

18 임신의 진단 : 가능한 증후로는 월경 중단, 입덧 등이 가장 먼저 나타난다. 이후 임신 20주 정도에는 복부의 증대, 태아의 윤곽 촉진, 자궁의 유연성 증가, 임신 반응 검사로 확인할 수 있다. 임신 20주 이후가 되면 태아심음의 청취, 태동, 초음파에 의한 태아 확인 등으로 확진할 수 있다.

19 뇌신경(cranial nerve) : 뇌에서 나오는 신경은 모두 12쌍이 있다. 이들은 그 나오는 순서에 의하여 또는 그 기능에 따라 명명되는데 순서대로 기술하면 다음과 같다.

- 후각신경(olfactory nerve) : 냄새감각을 담당(제1뇌신경)
- 시신경(optic nerve) : 시각을 담당(제2뇌신경)
- 눈돌림신경(동안신경, oculomotor nerve) : 안구의 운동을 담당 (제3뇌신경)
- 도르래신경(활차신경, trochlear nerve) : 안구의 운동을 담당(제4뇌신경)
- 삼차신경(trigeminal nerve) : 혀의 운동 및 안면의 일반감각을 담당(제5뇌신경)
- 외향신경(abducens nerve) : 안구의 운동을 담당(제6뇌신경)
- 얼굴(안면)신경(facial nerve) : 안면 근육의 운동과 혀의 앞쪽 2/3를 지배하는 신경으로 미각을 담당(제7뇌신경)
- 속귀신경(청신경, vestibulocochlear nerve) : 청각 및 평형감각을 담당(제8뇌신경)
- 혀인두(설인)신경(glossopharyngeal nerve) : 혀의 미각과 경돌인두근의 운동을 담당(제9뇌신경)
- 미주신경(vagus nerve) : 뇌신경 중 가장 긴 것으로 흉곽, 복강 등의 장기에 분포(제10뇌신경)
- 더부신경(부신경, accessory nerve) : 승모근 및 흉쇄유돌근의 운동 담당(제11뇌신경)
- 혀밑(설하)신경(hypoglossal nerve) : 혀의 운동 담당(제12뇌신경)

20 통증이란 실제적 또는 잠재적 조직 손상이나 이와 관련하여 표현되는 감각적이고 불쾌한 경험을 의미한다. 통증은 내성에 따라 통증을 느끼는 강도가 각각 다르다. 노인은 젊은이에 비해 면역체계가 약해 통증의 강도가 더 크고, 진통제를 복용할 경우 통증이 약해진다. 또한 성격의 외향성과 내향성 및 신경쇠약 등도 통증에 영향을 미친다.

21 ① 인 : 칼슘과 함께 뼈의 구성 성분이다.
② 소듐(나트륨) : 체내 산–알칼리 평형 유지에 관여한다.
④ 아이오딘 : 갑상샘호르몬인 타이록신의 주성분이다.
⑤ 칼슘 : 혈액 응고와 뇌신경에 관여한다.

22 ② : 혈액은 혈장이 약 55%, 혈구와 혈소판이 45%를 차지한다.
③ : 알부민은 혈액의 삼투압을 유지하여 정상 혈액량을 유지하게 한다.
④ : 혈소판은 혈액응고 작용으로 지혈을 한다.
⑤ : 백혈구는 포식 작용(식균 작용), 조직의 재생과 치유 작용을 한다.

23 녹내장의 특징 및 치료
- 안구의 안압이 병적으로 상승하기 때문에 시신경이 손상되어 시야가 좁아지고 사물이 뿌옇게 보이며 시력 감퇴, 무지개 잔상, 두통과 안구 통증 등이 나타난다.
- 홍채 절제술이 가장 효과적이다.
- 녹내장 수술을 한 후 안구 운동을 최소화하기 위해서 눈에 보호용 안대를 착용한다.

24 국내외 연구 결과를 바탕으로 세계보건기구 아시아 태평양 지역과 대한비만학회에서는 과체중의 기준을 체질량 지수 23kg/m² 이상, 비만의 기준은 체질량 지수 25kg/m² 이상으로 정의하였다. 이러한 기준은 우리나라 성인에서 체질량 지수에 따른 비만 관련 질환 증가가 체질량 지수 25kg/m²를 시점으로 1.5~2배로 증가하는데 근거를 두고 있다.

한국인에서 체질량 지수와 허리둘레에 따른 동반 질환 위험도

분류	체질량 지수 kg/m²	허리둘레에 따른 동반 질환의 위험도	
		< 90cm(남자), < 85cm(여자)	≥ 90cm(남자), ≥ 85cm(여자)
저체중	< 18.5	낮다	보통
정상	18.5~22.9	보통	증가
위험체중(과체중)	23~24.9	증가	중등도
1단계 비만	25~29.9	중등도	고도
2단계 비만	≥30	고도	매우 고도

출처 : 대한비만학회

25 개에 의한 교상
- 사람에 대한 응급처치 : 교상 즉시 비눗물 또는 70% 알코올이나 1% 염화벤잘코늄(벤잘코늄클로라이드, benzalkonium chloride) 액을 가지고 상처를 깨끗이 닦고 식염수로 다시 닦아 낸다.
- 개에 대한 처치 : 개를 가두어 놓고 1주일 이상 관찰하도록 한다. 광견은 대개 10일 이내에 자연히 죽게 된다.

26 모르핀이나 데메롤은 호흡 억제 작용이 있기 때문에 투약 전 반드시 호흡수를 확인하며, 디곡신과 같은 디기탈리스 투여 시 관찰해야 할 사항은 맥박(서맥)으로, 서맥 시 의사에게 보고해야 한다.

27 뇌의 분류
- 대뇌(cerebrum) : 대뇌에는 지각, 시각, 청각, 후각 등의 중추와 운동중추가 있어 인체의 행동과 감정을 조절하는 기능을 한다.
- 중뇌(midbrain) : 눈의 움직임과 청각에 관여하고 소뇌와 함께 몸의 평형 기능을 유지하며, 숙련된 근육의 움직임을 조절한다.
- 시상하부(hypothalamus) : 주로 항상성의 유지에 관여하며 자율신경계통, 내분비계통 및 변연계통과 관련된다. 항이뇨호르몬과 옥시토신을 생성하고 뇌하수체전엽호르몬 분비를 자극하는 유리호르몬을 생성하며, 체온과 음식 섭취를 조절하고 자율신경계의 기능을 통합한다.
- 소뇌(cerebellum) : 후두부에 위치하며 대뇌의 운동중추를 도와서 골격근의 운동을 조절하고 몸의 평형을 유지한다.
- 연수(숨뇌, medulla oblongata) : 뇌와 척수를 연결하는 신경로가 있으며, 생명에 직접 관여하는 중추(심장, 혈관 운동, 연하, 구토)가 있는 뇌의 부분으로서 호흡, 심박동, 위장 작용 등을 조절하는 자율신경의 핵이 있다.

28 연고, 리니멘트(liniment), 마사지용 알코올, 소독약 등은 약장의 다른 칸막이에 따로 둔다. 혈청, 예방약(예 BCG 용액, PPD 용액), 알부민, 인슐린, 간장 추출물 등은 2~5℃의 냉장고에 보관하며 기름 종류의 약품은 10℃ 전후로 보관하는 것이 좋으며, 유효기간이 지난 것은 간호사에게 보고하여 처리한다.

29 위천공의 특징
- 원인 : 위에 구멍이 뚫린 상태를 위천공이라고 하는데, 심한 위궤양이 위천공을 일으키는 흔한 원인이며 또 위암으로 발생하기도 한다.
- 증상 : 갑자기 일어나는 상복부 통증, 오른쪽 어깨로 방사되는 통증, 널판지와 같은 단단한 복부 등
- 치료 및 간호 : 응급 상황으로 즉각적인 수술을 필요로 한다.

30 만성 신부전증 치료 및 간호(대증 요법)
저단백질 식사, 부종 예방을 위한 수분과 염분 제한, 포타슘(칼륨)과 인의 섭취 제한, 수분과 전해질 불균형이 심할 경우 수분 공급, 수술 요법(예 신장 이식 수술)

31
환자나 환자 가족들에게 간단한 간호법과 예방 조치를 교육할 기회가 있으면 간호사의 지시에 의해 교육한다. 병원의 규칙, 오물 처리, 조리실 등을 알려 주어 입원 생활의 불편을 덜어 주고 환자 주변을 깨끗이 정리하도록 협조를 구한다.

32 훈침(暈針)
- 원인 : 침술 치료 과정에서 침훈 발생은 대부분 초진 환자가 침이나 뜸을 두려워해서 너무 긴장하거나 혹은 체질이 허약하고, 치료 수법이 과중해서 환자가 참을 수 없을 때 일어난다.
- 증상 : 다양한 증상이 나타나는데, 가벼운 경우는 어지럽고 얼굴색이 하얗게 되며, 가슴이 번거롭고 답답하며 토하려 하고, 심한 사람은 졸도하고, 얼굴색이 창백하고 입술색이 파래지며, 온몸에 땀이 많이 난다.
- 처치 : 즉시 침을 빼 주며 가벼운 환자는 따뜻하게 끓인 물을 먹이면 신속하게 회복할 수 있고, 심한 환자는 인중(人中), 중충(中衝)혈을 눌러 주고 역시 백회(百會)혈에 쑥뜸을 한다.

33 경혈(經血)의 특징
- 경혈은 인체의 중요한 기초적 물질인 기(氣)와 혈(血)이 지나는 통로인 경락을 따라 신체의 바깥 부분에 위치한다.
- 기(氣)가 모이고 출입하는 곳이라 하여 혈(穴 : 구멍)이라 지칭한다.
- 신체 표면에 있는 뜸·부항·침 치료의 자극점으로서 경락상에 있어서 침을 놓거나 뜸을 뜨기에 적당한 자리이다.

34 양치질
- 양치질은 치주 질환과 충치를 예방하고 치태(치면세균막)를 제거하는 가장 기본적이고 효과적인 방법이다.
- 구강 관리 중 1차 예방에 해당된다.

35 치아 조직의 명칭 및 특성
- 사기질(법랑질, Enamel) : 치아의 맨 바깥층으로 먹거리를 씹는 기능을 한다.
- 상아질(Dentin) : 사기질의 충격을 흡수하여 신경을 보호하는 완충 지대이다. 경도가 약하므로 일단 충치가 되면 쉽게 썩는다.
- 시멘트질(백악질, cementum) : 이뿌리(치근)의 겉 표면을 싸고 있으며, 치아를 악골에 고정시키는 역할을 하고 뼈의 치밀골과 유사한 조직이다.
- 치수(Pulp)(신경+혈관) : 이뿌리(치근)의 가장 가운데 있으며 신경과 혈관이 존재한다. 신경은 치아의 외부 자극을 고통으로만 느낀다. 혈관은 신경을 유지시키고, 상아질에 수분을 공급한다.
- 치주 인대 : 치아를 이틀뼈(치조골)에 붙이는 접착과 충격의 완충 역할을 한다. 치아가 부딪칠 때의 느낌을 신경에 전달한다.
- 이머리(치관, Crown) : 잇몸(치은) 바깥으로 나와 있는 치아
- 이목(치경)부(Cervical) : 이머리(치관)와 이뿌리(치근)의 경계부
- 이뿌리(치근, Root) : 잇몸뼈(치조골) 안에 있는 치아, 즉 잇몸 속에 들어가 있는 이뿌리
- 이뿌리관(치근관, Canal) : 치수가 들어 있는 이뿌리의 공간

36
- ① : 의료 급여 1종은 국민의료비를 지불할 수 없는 사람이 해당된다.
- ③ : 북한 새터민도 의료 급여 1종에 해당된다.
- ④ : 의료 급여는 공공부조이다.
- ⑤ : 의료 급여 1종은 근로능력이 없거나 근로가 곤란하다고 인정되는 사람으로 구성된다.

37
- ① : 노인 치매는 노인장기요양보험이 적용된다.
- ② : 보건소에서 치매 환자 프로그램에 참여할 수 있다.
- ③ : 약값이 무료는 아니다.
- ④ : 치매 검사를 일반 병원이나 의원에서 무료로 해주는 것은 아니다.

38 포도알균 식중독
- 우리나라에 가장 많은 식중독으로 식중독균 중 잠복기가 가장 짧으며 식중독 독소가 100℃에서 30분간 끓여도 파괴되지 않는다. 이 포도알균은 당분이 함유된 식품에 침입하여 번식할 때에는 장독소(엔테로톡신)를 분비하여 식품을 유독하게 만든다. 증상은 심한 구역질과 함께 복통, 설사, 발열 등의 위장염 증세를 나타내는데 보통 2~3일 후에는 회복되지만 탈력감, 권태감, 기억력 감퇴 등의 후유증이 있을 때도 있다.
- 이 균의 침입 경로를 보면 식품 취급자의 손, 먼지, 파리나 쥐가 음식물에 닿을 때 옮겨지며 유통기한이 지난 케이크를 먹은 경우에도 발생한다. 따라서 화농과 편도선염을 가진 사람은 음식을 취급하지 말아야 한다. 이 식중독은 기온이 높은 여름철에 많이 발생하며 집단 식중독을 일으킬 때가 많다.

39
보건복지부는 국민의 건강과 보건, 복지, 사회보장 등 삶의 질 제고를 위한 정책 및 사무를 관장하며, 방역·위생 등을 실시하고 국민의 건강과 복지 수준 향상에 관한 정책 수행 주무 부처로 전 국민을 대상으로 한 사회 통합적 역할을 담당하는 부서이다.

40 환경개선부담금제도의 시행
환경 개선을 위한 대책을 종합적·체계적으로 추진하고 이에 따른 투자 재원을 합리적으로 조달하여 환경 개선을 촉진하기 위해 1991년 「환경개선비용 부담법」이 제정되어 환경 오염 물질 처리 시 환경 개선을 위해서 폐기물 쓰레기 비용을 소비자에게 부담시키는 환경개선부담금제도가 시행되어 왔으나 2015년 「환경개선비용 부담법」이 다시 개정되면서 경유를 연료로 사용하는 자동차의 소유자에게 환경 개선 부담금이 부과·징수되게 되었다.

41
환경이란 건강 수준에 영향을 주는 절대적인 요소로써 인간을 둘러

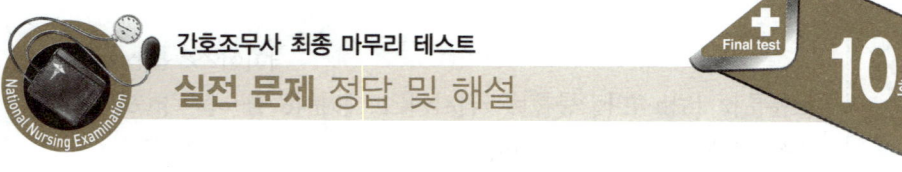
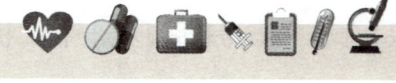

싸고 있으며 인간으로 하여금 계속적으로 변화하도록 하는 외계를 의미한다. 인간을 둘러싼 환경은 크게 자연적 환경과 넓은 의미의 사회적 환경으로 구별되며 공기, 토양, 광선, 물, 소리 등의 물리·화학적 환경과 곤충, 병원성 미생물 등의 생물학적 환경은 전자에, 의복, 식품, 주택, 산업, 도시 등의 인위적 환경과 정치, 경제, 종교 등의 좁은 의미의 사회적 환경은 후자에 속한다.

42 직업병의 특징

- 임상적 또는 병리적 소견이 일반 질병과 구분하기 어렵다.
- 노출 시작과 첫 증상이 나타나기까지 긴 시간적 차이가 있다. 수년에서 수십 년이 걸리기도 하고 이직한 후에 발생하기도 한다.
- 많은 직업 요인이 비직업 요인에 상승작용을 일으킨다.
- 임상 의사가 관심이 적어 이를 간과하거나 직업 이력을 소홀히 하는 경우가 있어서, 질병을 직업병으로 진단하지 못하는 경우가 있다.
- 인체에 대한 영향이 확인되지 않은 신물질이 많아서, 그런 신물질로 인한 직업병이 발생하더라도 직업병으로 인정받기 어렵다.
- 직업병은 심한 경우 산업재해 보상을 받지만 경미한 경우 산업재해 보상을 받지 않는다. 특히 노동자가 직업병 인정 요구를 하지 않는 경우가 적지 않아 직업병의 발생 수 파악이나 산재 보상 등이 실재 발생 수보다 적게 이뤄진다.

43 감독과 규제

- 감독 : 어떤 일을 잘못이 없도록 보살펴 단속하는 것을 말한다.
- 규제 : 규칙이나 규정에 의하여 일정한 한도를 정하거나 정한 한도를 넘지 못하게 막는 것을 의미한다.

44 열섬 현상(heat island effect)

- 도시 공기의 오염으로 인하여 도심의 온도가 변두리보다 약 5℃ 정도 높게 되며, 더운 공기는 상승하고, 도시 주변의 찬 공기가 지표로 흐르게 된다. 이에 의해서 도심의 먼지 등의 오염물질이 먼지 지붕을 형성함으로써 도시가 커다란 먼지 지붕에 휩싸이게 되며, 이를 열섬 현상이라고 한다.
- 열섬 현상은 그 도시 지역의 기온을 올라가게 할 뿐만 아니라 구름을 더 끼게 하고, 태양광선도 차단한다. 공장에서 배출하는 분진(먼지+수분)이 대기로 방출되면서 지표에 도달하는 태양 복사 에너지를 감소시켜 공기의 수직 운동을 방해하여 도시 공기의 오염도가 더욱 심하게 된다. 이로 인하여 도시나 공장 지대에서는 안개가 자주 생기게 된다.

45 행위별 수가제

- 사후 보상으로, 진료 행위당 수가를 정해 보상하는 방법이다.
- 진료에 사용된 약품비나 재료비, 제공한 진료 행위마다 일정값을 정해 의료비를 지불하는 것이다.
- 역사적으로 가장 오래된 방법이며, 진료한 만큼 보상받으므로 의료인이 가장 선호하고, 현실적으로 시행이 가장 용이한 방법이다.

46 일차 보건의료의 대두 배경

- 의료 자원의 불균형적 분포
- 의료의 불균형
- 종합병원 중심의 의료
- 치료 중심의 의료
- 인간의 기본권 보장
- 의료 인력의 전문화

- 비감염성 질환의 양상

47

보건교육 평가는 대상자의 보건교육에 대한 요구 사정과 행동 변화, 학습 과정에 대한 정보를 수집하여 보건교육 목표 수립에 활용한다. 보건교육 평가는 교육 활동 수행이나 의사결정을 하는 과정 자체를 말한다. 보건교육 평가는 대상자 요구 사정, 교육 목적 및 목표 설정, 인적·물적 자원 파악, 교육 방법 선정 및 교육 활동 수행, 평가와 피드백의 순환과정을 거친다.

48 교육 매체의 특성

구 분	장점 및 단점	비 고
실물	• 구체적·직접적인 입체적 관찰을 할 수 있음. • 모든 학습자에게 직접 사용을 시범할 수 있으며, 광범위하게 사용됨. • 자연물에 의한 산 교재를 주어 실생활과 결부시켜 줌. • 거리와 시간적 소비를 필요로 하며, 실물의 크기에 한정이 있음.	• 실물의 보관 시 변질에 유의해야 하며, 실물을 보고, 만지고, 먹어보는 데 피해가 없는지 살펴보아야 한다. • 다른 자료와 병행해서 사용하도록 함.
모형	• 실제와 가까운 유사물 묘사 예 인슐린 주사교육 시 효율적으로 사용 가능 • 역동적 학습 가능 • 공간 점유 • 이동 불편 • 시간의 소모, 고비용	• 교육 장소 내 배치 • 모형마다 설명 첨부 • 교육의 개념을 친밀한 방식으로 대상자에 알림.
비디오 테이프	• 실제 상황을 대비한 대리 경험 • 구입 용이 • 재생 및 수정 가능 • 반복학습 가능 • 스크린의 크기를 고려한 대상자 수 조절 • 기술 능력 필요	• VTR 준비 • 테이프 제작 시 많은 시간과 경비 소요

49 보건교육 매체 선정 기준

- 보건교육 내용에 대한 적합성 : 보건교육 내용에 꼭 필요한 매체인가, 보건교육 목표나 학습조건에 적합한 것인가, 보건교육 내용의 습득에 가장 효과적인 매체인가
- 대상자의 발달수준에 대한 적합성 : 대상자의 지적·신체적 발달 수준, 대상자의 흥미·학습 경험이나 배경, 대상자의 활동 촉진성
- 교육자의 활동 가능성과 용이성 : 교육 매체 구입의 용이성, 교육 매체 조작의 간편성, 교육 매체의 보관·운반의 용이성, 교육 매체 활용의 유용성, 교육 매체의 수선이나 정비, 교육 매체에 대한 교육자의 특별한 훈련성
- 교육 상황에 대한 적합성 : 교육 매체 활용을 위한 특별한 시설의 필요성, 교육 매체 활용을 위한 시청각 자료의 적절성, 대상자 집단 규모와 교육 매체의 준비도, 교육 매체 사용 시 교육 분위기와의 관련성
- 기타 요인 : 교육 매체의 손상 시 추후 관리 서비스의 체제, 구입 경비의 적절성과 충분성, 사용 지침서의 마련 등

50

일반적으로 보건교육에 대한 개념을 고찰한 결과 보건교육이란 단순히 지식을 전달하거나 가지고 있는 데 그치는 것이 아니라 건강을 자기 스스로 지켜야 한다는 태도를 가지고 건강에 올바른 행동을 일상생활에서 습관화하도록 돕는 교육과정이라고 할 수 있다. 따라서 보건교육은 건강 증진을 실현하는 중요 수단으로서 건강 증

진의 일부에 포함된다고 볼 수 있다.

51 이 가정은 도움이 절실하다. 따라서 가장 우선적으로 가족을 도울 수 있는 사회적 자원을 조사하여 연계해 주어야 한다.

52 낮병원 : 입원 치료와 외래 치료의 중간 단계로, 정신 질환자의 증상이 호전된 후 사회 복귀를 위해 사용할 수 있는 중재 프로그램이다.

53 「모자보건법」상 모자보건의 사업 대상자
- 임산부 : 임산부란 임신 중이거나 분만 후 6개월 미만인 여성을 의미한다.
- 영유아 : 영유아란 출생 후 6년 미만인 사람을 말한다.
- 미숙아 : 미숙아란 신체의 발육이 미숙한 채로 출생한 영유아를 의미한다.
- 모성 : 모성이란 임산부와 가임기 여성을 통칭해 일컫는 말이다.
- 신생아 : 신생아란 출생 후 28일 이내의 영유아를 의미한다.
- 선천적 이상아 : 선천적 이상아란 선천성 기형과 또는 변형이 있거나 염색체에 이상이 있는 영유아를 의미한다.

54 모자보건사업의 중요성
- 모성과 아동의 건강은 다음 세대의 인구 자질에 직접적인 영향을 준다.
- 지속적인 건강관리와 질병 예방사업에 효과가 크며 다음 세대에 영향을 준다.
- 임산부와 영유아는 질병에 이환되기 쉽고, 영유아기의 건강 문제는 치명률이 높거나 후유증으로 장애가 되기 쉽다.
- 모자보건의 대상 인구가 전체 인구의 50~70%로 인구의 다수를 차지한다.
- 임신, 분만, 산후(산욕) 시 일어날 수 있는 사망을 감소시킨다.

55
- 노인건강증진사업 서비스 : 국가적으로 노인 건강을 상담·계획·관리해 준다.
  - 사업 목적 : 지역 노인을 대상으로 체계적인 운동 및 건강관리 프로그램을 운영하여 자가 건강관리 능력을 향상시키고, 운동 실천을 생활화하여 노년기 건강 증진에 기여한다.
  - 내용 : 건강 100세 활력 프로젝트, 낙상 예방을 위한 어르신 생생 교실, 기타 노인 건강관리 교육
- 노인건강진단 서비스
  - 서비스 대상 : 시·군·구 관할구역에 거주하는 만 65세 이상 의료급여 수급권자 중 노인건강진단 희망자. 단, 2011년 수검자 중 건강한 자는 제외(건강보험 가입자의 경우 국민건강보험공단의 건강검진 수검 가능, 의료급여 수급권자는 66세가 되는 해에 생애전환기 건강검진 수검 가능), 기타 보건소장이 노인건강진단이 필요하다고 인정하는 자
  - 검사 항목 : 노인건강진단 항목에 의해 실시하되, 보건소장은 노인 욕구 및 지역보건사업 특성에 맞는 검사가 실시될 수 있도록 예산 범위 내에서 검사 항목의 조정이 가능하다.

56 가정방문의 장점
- 가정 실정에 맞는 적당한 계획을 세울 수 있다.
- 가족들의 건강 상태 파악이 가능하므로 포괄적 가족 건강 보호를 할 수 있다.
- 환자와 가족이 긴장 없이 대할 수 있어 유리하다.
- 가족들의 시간을 절약해 줄 수 있다.
- 짧은 시간에 친밀하여 이해력을 도울 수 있다.
- 가정에 있는 자원을 이용할 수 있다.
- 간호사 측면에서 가족에 관한 정보를 얻을 수 있다.
- 거동 불능자가 건강관리를 받기 쉽다.
- 새로운 문제를 조기에 발견할 수 있는 기회가 된다.

57 블래커(Blacker)의 인구 변천 5단계 : 출생률과 사망률에 의한 인구 변천 과정을 5단계로 구분하여 유형화한 것을 말하는데, 각 단계는 경제발전 정도를 반영한다.
- 1단계(고위 정지기) : 근대화 이전 단계인 전통적인 농업 사회에서 나타나는 다산 다사형의 고위 정체기, 고출생률·고사망률인 인구 정지형 예 저개발 국가(아프리카)
- 2단계(고위 확장기) : 의학 기술의 발달과 경제 발달로 인구 부양력이 향상됨에 따라 다산 감사형의 인구 폭발기, 고출생률·저사망률인 인구 증가형 예 개발 도상국(동남아 후진국)
- 3단계(저위 확장기) : 여성들의 사회·경제적 지위의 향상과 가족계획 등의 산아제한 정책 등에 따른 감산 소사형의 인구 증가 둔화기, 저출생률·저사망률인 인구 성장 둔화형 예 중진국(동남아 개발국)
- 4단계(저위 정지기) : 낮은 인구 성장률과 노인 문제가 대두되는 소산 소사형의 인구 안정기, 출생률과 사망률이 최저인 인구 증가 정지형 예 고도의 산업화를 이룬 선진국(프랑스, 호주 등)
- 5단계(감퇴기) : 출생률과 사망률이 최저이면서 출생률이 사망률보다 더 낮은 인구 감소형
- 현재 우리나라는 5단계인 감퇴기에 있다.

58 지역사회 간호사업의 목적 : 지역사회 간호사업은 지역사회 주민 전체의 건강 증진(건강의 유지 및 증진)에 그 목적이 있으며, 가장 중요한 목적은 가족으로 하여금 건강의 필요성을 인식시키고, 건강문제 해결에 대한 힘을 길러주는 것(가족 단위의 자기 건강관리 능력 향상)이다.

59 지역사회 간호사업 시 고려할 사항 : 지역사회 보건사업에서 우선적으로 고려해야 할 대상은 감염병이 발생한 지역으로, 감염병 환자는 다른 질병보다 우선적으로 관리한다.

60 영유아의 건강진단 기준

바람직한 건강진단	「모자보건법」에 근거한 건강진단
• 신생아 : 2주마다 1회	• 신생아 : 수시
• 1~6개월 : 1개월마다 1회	• 출생 후 1년 이내 : 1개월마다 1회
• 7~12개월 : 2개월마다 1회	• 출생 후 1~5년 : 6개월마다 1회
• 13~30개월 : 3개월 1회	

61 보균자 : 임상 증세가 없어 외견상 건강하면서 병원체를 보유하고

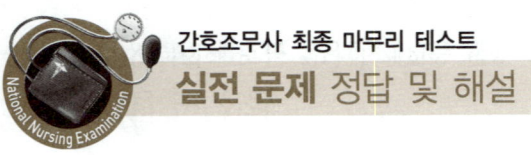
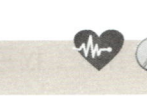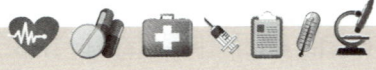

이것을 배출함으로써 감염을 일으킬 위험이 있는 사람을 말한다. 보균자는 무증상 감염자와 더불어 감염원으로서 중요한 위치를 차지하고 있으며, 보균자 관리는 전염을 관리할 때 가장 어렵고 중요하다.

62 숙주 요인
- 생물학적 요인 : 연령, 성, 종족
- 행태 요인 : 생활습관, 개인위생
- 체질적 요인 : 선천적·후천적 저항력(면역), 건강 상태, 영양 상태

63 병원체의 종류에 따른 분류
- 세균 감염병 : 병원체가 세균인 감염병을 의미한다. **예** 장티푸스, 이질, 결핵, 폐렴, 콜레라, 백일해, 세균성 이질, 성홍열, 디프테리아, 브루셀라증, 탄저병, 야토병, 렙토스피라증, 살모넬라증, 비브리오증 등
- 바이러스 감염병 : 병원체가 바이러스인 감염병을 뜻한다. **예** 인플루엔자, 간염(A·B·C형 간염), 일본뇌염, 두창(천연두), 홍역, 볼거리(유행성 이하선염), 폴리오(소아마비), 급성회백수염), 공수병, 앵무병, 뉴캐슬병, 림프구성 맥락수막염, 묘슬병 등
- 리케차 감염병 : 병원체가 리케차인 감염병을 의미한다. **예** 발진티푸스, 쓰쓰가무시병 등

64 간호조무사 자격(법 제80조)
- 간호조무사가 되려는 사람은 보건복지부령으로 정하는 교육과정을 이수하고 간호조무사 국가시험에 합격한 후 보건복지부장관의 자격인정을 받아야 한다.
- 간호조무사는 '무면허의료행위 금지'의 규정에 불구하고 간호보조업무에 종사할 수 있다. 이 경우에는 이 법을 적용할 때 간호사에 관한 규정을 준용하며, "면허"는 "자격"으로, "면허증"은 "자격증"으로 한다.
- 간호조무사의 자격시험·자격인정과 그 업무한계 등에 필요한 사항은 보건복지부령으로 정한다.

65 부적격혈액의 범위 및 혈액·혈액제제의 적격여부 판정기준(시행규칙 제2조)

검사항목 및 검사방법		부적격기준
비(B)형간염검사	B형간염표면항원(HBsAg) 검사	양성
	B형간염바이러스(HBV) 핵산증폭검사	양성
시(C)형간염검사	C형간염바이러스(HCV) 항체 검사	양성
	C형간염바이러스(HCV) 핵산증폭검사	양성
후천성면역결핍증검사	사람면역결핍바이러스(HIV) 항체 검사	양성
	사람면역결핍바이러스(HIV) 핵산증폭검사	양성
사람T세포림프친화바이러스(HTLV)검사(혈장성분은 제외)	사람T세포림프친화바이러스(HTLV) Ⅰ형/Ⅱ형 항체 검사(혈장성분은 제외)	양성
매독검사		양성
간기능검사(ALT검사, 수혈용으로 사용되는 혈액만 해당)		10 IU/L 이상

※ B형 간염표면 항원 검사, C형간염바이러스 항체 검사, 사람면역결핍바이러스 항체 검사, 사람T세포림프친화바이러스 Ⅰ형/Ⅱ형 항체 검사의 검사방법은 효소면역측정법EIA 또는 이와 동등이상의 감도를 가진 시험방법에 따라야 함

66 「결핵예방법」에 사용되는 용어의 정의
- 결핵 : 결핵균으로 인하여 발생하는 질환을 말한다.
- 결핵환자 : 결핵균이 인체 내에 침입하여 임상적 특징이 나타나는 자로서 결핵균검사에서 양성으로 확인된 자를 말한다.
- 결핵의사(擬似)환자 : 임상적, 방사선학적 또는 조직학적 소견상 결핵에 해당하지만 결핵균검사에서 양성으로 확인되지 아니한 자를 말한다.
- 전염성결핵환자 : 결핵환자 중 객담(喀痰)의 결핵균검사에서 양성으로 확인되어 타인에게 전염시킬 수 있는 환자를 말한다.
- 잠복결핵감염자 : 결핵에 감염되어 결핵감염검사에서 양성으로 확인되었으나 결핵에 해당하는 임상적, 방사선학적 또는 조직학적 소견이 없으며 결핵균검사에서 음성으로 확인된 자를 말한다.

67 학교구강보건사업 : 구강보건교육, 구강검진, 칫솔질과 치실질 등 구강위생관리 지도 및 실천, 불소용액양치와 치과의사 또는 치과의사의 지도에 따른 치과위생사의 불소도포, 지속적인 구강건강관리, 기타 학생의 구강건강 증진에 필요하다고 인정되는 사항

68 p.146의 제8회 문제 69번 해설 참조

69 ① : 정신의료기관 등의 장은 입원 등을 한 사람 또는 보호의무자가 퇴원 등을 신청한 경우에는 지체 없이 그 사람을 퇴원 등을 시켜야 한다. 다만, 정신의료기관 등의 장은 그 입원 등을 한 사람이 정신 질환을 앓고 있으면서 자신이나 다른 사람에게 해를 끼칠 위험이 있는 경우에는 퇴원 등을 거부할 수 있다.
② : 정신의료기관 등의 장은 자의입원 등을 한 사람에 대하여 입원 등을 한 날부터 2개월마다 퇴원 등을 할 의사가 있는지를 확인하여야 한다.
③ : 정신 질환자로 의심되는 사람을 입원시킨 정신의료기관의 장은 지체 없이 2명 이상의 정신건강의학과전문의에게 그 사람의 증상을 진단하게 하고 그 결과를 특별자치시장·특별자치도지사·시장·군수·구청장에게 서면으로 통지하여야 한다.
④ : 정신의료기관 등의 장은 정신건강의학과전문의가 입원 등이 필요하다고 진단한 경우에만 해당 정신 질환자를 입원 등을 시킬 수 있다.

70 감염병의 예방 조치(법 제49조) : 질병관리청장, 시·도지사 또는 시장·군수·구청장은 감염병을 예방하기 위하여 다음에 해당하는 모든 조치를 하거나 그에 필요한 일부 조치를 하여야 한다.
- 관할 지역에 대한 교통의 전부 또는 일부를 차단하는 것
- 흥행, 집회, 제례 또는 그 밖의 여러 사람의 집합을 제한하거나 금지하는 것
- 건강진단, 시체 검안 또는 해부를 실시하는 것
- 감염병 전파의 위험성이 있는 음식물의 판매·수령을 금지하거나 그 음식물의 폐기나 그 밖에 필요한 처분을 명하는 것
- 인수공통감염병 예방을 위하여 살처분(殺處分)에 참여한 사람 또는 인수공통감염병에 드러난 사람 등에 대한 예방조치를 명하는 것
- 감염병 전파의 매개가 되는 물건의 소지·이동을 제한·금지하거나 그 물건에 대하여 폐기, 소각 또는 그 밖에 필요한 처분을 명하는 것

- 선박·항공기·열차 등 운송 수단, 사업장 또는 그 밖에 여러 사람이 모이는 장소에 의사를 배치하거나 감염병 예방에 필요한 시설의 설치를 명하는 것
- 공중위생에 관계있는 시설 또는 장소에 대한 소독이나 그 밖에 필요한 조치를 명하거나 상수도·하수도·우물·쓰레기장·화장실의 신설·개조·변경·폐지 또는 사용을 금지하는 것
- 쥐, 위생해충 또는 그 밖의 감염병 매개동물의 구제(驅除) 또는 구제시설의 설치를 명하는 것
- 일정한 장소에서의 어로(漁撈)·수영 또는 일정한 우물의 사용을 제한하거나 금지하는 것
- 감염병 매개의 중간 숙주가 되는 동물류의 포획 또는 생식을 금지하는 것
- 감염병 유행기간 중 의료업자나 그 밖에 필요한 의료관계요원을 동원하는 것
- 감염병병원체에 오염된 건물에 대한 소독이나 그 밖에 필요한 조치를 명하는 것
- 감염병병원체에 감염되었다고 의심되는 자를 적당한 장소에 일정한 기간 입원 또는 격리시키는 것

71 호흡 유지 : 보육기 내에서 고농도의 산소를 장기간 흡입했을 경우 미숙아는 망막증(수정체 뒤 섬유증식)으로 실명하게 되므로 특히 주의하며, 산소 공급 시 산소 농도 및 모니터링에 가장 우선을 두어야 하고, 최소한의 산소를 투여하도록 한다.

72 식사 돕기 : 혼자서 먹을 수 없는 환자는 간호조무사 또는 가족의 도움을 필요로 하며, 무의식 환자에게는 기도 흡인을 예방하기 위하여 구강으로의 음식물 섭취를 금지한다.
- 가능하면 평상시 사용하던 그릇을 이용한다.
- 식사 중에는 환자에게 말을 시키지 않으며, 서두르지 말고 가능한 한 앉아서 먹도록 하고 한번에 조금씩 준다.
- 환자가 좋아하는 음식을 주고, 물을 줄 때는 빨대가 있는 컵이 좋다.
- 식사 시간에 앞서 식욕 감퇴를 초래하는 증상(예 통증, 열, 피로)을 완화시켜 준다. 예 통증이 심한 경우 진통제 투여
- 음식·물의 온도를 알기 위해 처음 간호조무사 손등에 조금만 떨어뜨려 본다.
- 가능한 한 환자 자신이 먹도록 해주고 환자 곁을 떠나서는 안 된다.
- 식사가 끝나면 가능한 한 30분 정도 앉아 있도록 한다.

73 드레싱 카트나 휠체어 등에서 마찰로써 생기는 소음은 윤활제를 칠하여 예방하고, 환자 운반차나 드레싱 카트 등의 바퀴는 고무를 사용하도록 한다. 직원들이 큰 소리로 웃거나 말하는 것, 걸을 때의 구두 소리 등은 환자를 짜증스럽게 할 수 있고, 라디오나 TV도 사람에 따라 소음으로 느낄 수 있으므로 세심한 배려가 필요하다.

74 요추천자 후 뇌척수액 압이 갑자기 떨어지게 되면 곧 두통을 호소하게 되는데, 이를 최소화하기 위해서는 반듯이 누워 움직이지 않고 쉬게 해 준다. 두통이 더 심해질 경우에는 진통제를 주도록 한다.

75 입·퇴원, 전동(전입·전출) 시 간호
- 입원 시 검사 및 앞으로의 치료에 대해 설명하여 환자의 불안을 감소시킨다.
- 퇴원 시 보관하였던 환자의 개인 소지품은 돌려준다.
- 퇴원 시 환자가 가지고 갈 약물 등 모든 필요한 물품이 준비되어 있는지 간호조무사가 확인한다.
- 퇴원 시에는 의사의 허락이 있어야 한다. 만일 의사의 권유 없이 퇴원을 원할 경우 이에 관한 적절한 절차(각서)가 있는지 확인한다.
- 다른 병동으로 전동 시 의무기록지는 정리하여 해당 병동으로 보낸다.
- 다른 병동으로 전동 시 환자의 기록 상태와 기록 사항을 검토하며 전실 이유, 환자 상태 등을 기록한다.

76 수은 혈압계를 위에서 아래로 내려다볼 경우 낮게 측정될 수 있으며, 아래에서 위로 올려다볼 경우 높게 측정될 수 있다.(p.130의 제7회 문제 92번 해설 참조)

77 일반 소변 검사용 소변을 받는 경우 환자에게 처음 소변 50㏄ 정도를 배뇨하다가 소변 컵에 중간뇨 30~50㏄ 받게 하고, 생리중인 여자는 검사물에 생리중임을 표시한다.

78 급성 충수염 시 간호
- 통증의 위치를 잘 파악하고, 금식시킨다.
- 간호조무사는 얼음주머니를 대어 주고 수술할 때까지 관찰한다.
- 관장이나 완화제, 복부에 열요법을 실시하지 않는다.
- 환자를 편안히 해주기 위해 알코올로 등 마사지를 해준다.
- 체온 감소를 위해 알코올 스펀지 목욕을 시킨다.
- 기체교환으로 폐 확장을 돕기 위하여 심호흡을 권장한다.

79 조영제를 정맥으로 주입하기 전에 조영제 알레르기가 있는지를 문진한다.(주로 달걀이나 닭고기에 예민 반응을 보인 적이 있는지를 알아본다.)

80 산소마스크(O_2 mask) : 산소 공급을 위해 환자의 입과 코를 덮는 안면 마스크는 투명하고 유연한 고무나 플라스틱으로 되어 있으며, 얼굴 모양에 맞게 되어 있다. 마스크 옆에는 이산화탄소가 배출될 수 있는 구멍이 몇 개 있다. 가장 효과적인 산소 투여 방법으로 100%에 가깝게 산소를 투여할 수 있어 코삽입관(비강 캐뉼라)보다 고농도의 산소를 줄 수 있다. 산소마스크로 산소를 투여할 때의 단점은 우선 마스크가 대상자의 의사소통할 수 있는 능력을 제한한다는 것이다.

81 팔꿈치 보호대(주관절 보호대, elbow restraint) : 영아나 어린아이에게 주로 적용(예 소아에게 정맥주사 후 또는 구개 수술 후 사용)되며 수술 상처나 피부 병변을 긁지 못하도록 팔꿈치를 구부리는 것을 방지하기 위함이다. 무릎을 구부리지 못하게 할 필요가 있을 경우 무릎에도 적용할 수 있다.

82 ① : 마스크의 바깥쪽은 오염되었기 때문에 만지지 않는다.

② : 마스크를 벗을 때는 아래 끈을 먼저 풀고 위 끈을 푼다.
③ : 보통 마스크는 한 번만 사용하고 버린다.
④ : 마스크를 착용한 후에 가운을 입는다.

83 의료폐기물 분류

구 분		내 용	도형의 색상	
격리 의료폐기물		「감염병의 예방 및 관리에 관한 법률」 제2조 제1호에 따른 감염병으로부터 타인을 보호하기 위하여 격리된 사람에 대한 의료 행위에서 발생한 일체의 폐기물(최대 보관기간 7일)	붉은색	
위해의료폐기물	조직물류 폐기물	인체 또는 동물의 조직·장기·기관·신체의 일부, 동물의 사체, 혈액·고름 및 혈청, 혈장, 혈액제제(최대 보관기간 15일)	노란색 (상자형 용기)	검정색 (봉투형 용기)
	병리계 폐기물	시험·검사 등에 사용된 배양액, 배양용기, 보관균주, 폐시험관, 슬라이드, 커버글라스, 폐배지, 폐장갑(최대 보관기간 15일)		
	손상성 폐기물	주삿바늘, 봉합바늘, 수술용 칼날, 한방 침, 치과용 침, 파손된 유리재질의 시험 기구(최대 보관기간 30일)		
	생물·화학폐기물	폐백신, 폐항암제, 폐화학치료제(최대 보관기간 15일)		
	혈액오염 폐기물	폐혈액백, 혈액투석 시 사용된 폐기물, 그 밖에 혈액이 유출될 정도로 포함되어 있어 특별 관리가 필요한 폐기물(최대 보관기간 15일)		
일반 의료 폐기물		혈액·체액·분비물·배설물이 함유되어 있는 탈지면, 붕대, 거즈, 일회용 기저귀(감염병 환자 등이 사용한 기저귀나 혈액이 함유되어 있는 것), 생리대, 일회용 주사기, 수액세트(최대 보관기간 15일)		
인체 조직물 중 태반		재활용하는 경우 4℃ 이하 전용 냉장 시설(최대 보관기간 15일)	녹색	

※ 일반의료폐기물 중 입원실 없는 의원·치과의원·한의원에서 발생하는 섭씨 4도 이하로 냉장 보관하는 것 : 최대 보관기간 30일
※ 조직물류 폐기물 중 치아 : 최대 보관기간 60일

84 ① : 유치도관은 가능한 한 빨리 제거하여 감염에 유의한다.
② : 소변 주머니는 항상 방광의 위치보다 아래에 놓는다.
③ : 도뇨관이 꺾이거나 꼬이지 않게 한다.
④ : 도뇨관을 잠그지 않도록 한다.

85 등척성 운동(isometric exercise) : 관절을 움직이지 않고 특정 근육을 강화시키는 운동이다. 이 운동은 부동적인 환자의 다리에 석고붕대를 했을 때 손상된 다리의 근육 힘을 유지하도록 돕는 것(예 근육의 탄력 및 긴장도 유지)으로, 근육을 몇 초간 조였다가 이완시킴으로써 작용한다. 등척성 운동은 가벼운 운동으로, 의사들이 관절염 환자들에게 근력 강화를 위해 1차적으로 추천하고 있다. 예 물건을 들고 있을 경우, 벽을 밀 때, 골다공증 환자의 근육 수축 운동

86 활막성 관절의 각 운동
• 굴곡 : 두 골의 각이 감소하는 운동이며 서로 가까워지는 운동 예 팔꿈치를 구부리고, 대퇴를 복부에 가깝게 들어 올리고 장딴지를 대퇴의 후면에 가깝게 구부리는 것
• 신전 : 굴곡의 반대로 두 골의 각이 증가하여 서로 멀어지는 운동 예 구부렸던 팔, 대퇴, 무릎을 펴는 것
• 과신전 : 곧게 편 위치를 지나쳐 뒤로 구부리거나 손등 쪽으로 구부리는 것
• 외전 : 사지가 인체의 정중선에서 멀어지는 것

• 내전 : 외전의 반대 운동으로 사지가 인체의 중앙선으로 가까이 오는 것, 즉 해부학적 자세로 되돌아오는 것
• 회외 : 전완을 외측 회전하여 손바닥을 앞쪽으로 돌려 요골과 척골이 나란히 되도록 하는 운동 예 무거운 물체를 들고 난 후 방문 손잡이를 돌릴 때 통증이 느껴지는 경우
• 회내 : 전완을 내측 회전하여 손등을 앞쪽으로 돌려 요골과 척골이 서로 꼬이는 운동
• 내번 : 발바닥이 안쪽을 향하도록 발을 꼬는 운동으로, 발의 내측연이 위로 올라가는 것
• 외번 : 발바닥이 바깥쪽을 향하도록 발을 꼬는 운동으로, 외측연이 위로 올라가는 것
• 외회전 : 차렷 자세에서 팔꿈치를 굽히고 밖으로 회전시키는 것 예 어깨 외회전 운동 시 양쪽 팔을 팔꿈치를 중심으로 직각이 되게 구부려 손끝이 수평을 향하게 한 자세에서 손끝이 위로 향하게 위쪽으로 팔꿈치를 들어 올린다.
• 내회전 : 차렷 자세에서 팔꿈치를 굽히고 안으로 회전시키는 것

87 오른쪽 반신마비(편마비) 환자를 침대가에 걸터앉게 하기 위하여 돕고자 할 때는 환자의 건강한 쪽에서 간호조무사의 팔을 반신마비(편마비) 환자의 건강한 쪽 어깨 뒤로 길게 넣어 반신마비(편마비) 측 어깨를 부축하도록 한다.

88 p.22의 제1회 문제 88번 해설 참조

89 체위에 따른 욕창 호발 부위
• 앙와위 : 두부 후면(후두골), 견갑골(어깨뼈), 팔꿈치, 천골(엉덩뼈), 발꿈치, 미골(꼬리뼈), 등뼈(척추)
• 측위 : 늑골, 장골능, 두부 옆면, 귀, 어깨, 대전자, 무릎 과(malleolus), 발목 과
• 복위 : 전두골, 하악골, 상완골, 흉골, 경골, 뺨과 귀, 견봉돌기, 유방, 생식기(남자), 무릎, 발가락
• 반좌위 : 천골, 좌골결절, 발꿈치, 미골, 견갑골, 등뼈, 무릎 뒤

90 p.59의 제3회 문제 76번 해설 참조

91 외과적 손 씻기 : 손은 상지에서 가장 깨끗한 부위이다.
• 팔꿈치가 항상 아래로 가도록 한다.
• 원형 동작으로 닦는다.
• 2~5분 정도 손소독제를 이용하거나 항균 비누와 물을 사용하여 손을 씻는다.
• 손 씻기를 마친 후는 어떠한 경우에도 손으로 수도꼭지를 만지지 않는다.
• 무균술을 위하여 손을 씻을 때는 발이나 다리로 조절되는 수도꼭지 시설이 필요하다.
• 수술실에 들어가기 전 솔과 비누를 사용해 팔꿈치 위까지 닦는다.
• 흐르는 물로 헹구고 멸균 타월로 닦는다.
• 손을 닦은 후 가슴 이하로 내리지 않는다.

92 ① : 호흡곤란 환자의 체위는 상반신을 높여 주는 것(반좌위)이 좋다.
③ : 일반적으로 8시간마다 카테터와 용액을 교환한다.

④ : 흡인 시간은 1회에 10초 이내, 총 5분을 초과해서는 안 된다. 그 이유는 흡인 시간이 길어지면 저산소증을 초래할 수 있으므로 흡인 시간을 제한한다.
⑤ : 성인의 흡인기 압력은 100~120mmHg, 아동은 95~110mmHg, 영아는 50~95mmHg를 유지한다.

93 ① : 구강 간호 시 알코올은 사용하지 않는다.
② : 전달집게(이동 섭자) 사용 시 환자의 치아에 직접 닿지 않게 한다.
③ : 백태는 과산화수소수를 이용하여 닦는다.
⑤ : 양치질을 할 때는 치아의 바깥쪽을 먼저 닦고 어금니의 안쪽을 닦는다.

94 반신마비(편마비) 환자 옷 갈아입히고 벗기기 : 반신마비(편마비)나 장애가 있는 경우, 옷을 벗을 때는 건강한 쪽부터 벗고 옷을 입을 때는 불편한 쪽부터 입힌다.

95 ① : 감염성이 강한 감염병 환자는 격리시킨다.
② : 감염병 환자 방에 들어갈 때는 마스크와 장갑을 착용하도록 한다.
③ : 감염병 환자가 쓰던 침대와 침구는 소독 처리한다.
④ : 개인 소지품과 귀중품은 환자 가족이 책임지도록 한다.

96 ① : 쓰지 않은 물품은 세척하여 보관하도록 한다.
②, ③, ⑤ : 도뇨 세트는 찬물로 먼저 세척한 후 더운물로 세척한다.

97 p.41의 제2회 문제 94번 해설 참조

98 기관지경검사 후 가래를 뱉을 때 피가 많이 나거나 울컥 쏟아질 때, 열이 1~2일 이상 계속 있을 때, 가슴 통증과 호흡곤란이나 숨찬 것이 가라앉지 않는 경우에는 즉시 보고한다.

99 통 목욕 시 주의 사항
- 자주 들여다 보고 문을 안에서 잠그지 않도록 한다.
- 환자에게 20분 이상 물속에 있지 않도록 한다.
- 뜨거운 물을 더 받을 때는 일단 통 밖으로 나와서 받도록 한다.
- 젖은 손으로 전기 스위치를 만지지 않도록 한다.
- 목욕 중 어지러운 증세를 일으키거나 실신케 되면 통의 물을 빼고 머리는 수평으로 유지하거나 낮추어 주고 다리는 높여 준다.
- 환자를 혼자서 일으키려 하지 않는다.
- 편마비 환자가 통 목욕 시 욕조에 들어가고 나올 때는 건강한 쪽부터 움직이게 한다.

100 p.94의 제5회 문제 85번 해설 참조

101 ① : 발톱은 일자로, 손톱은 둥글게 깎도록 한다.
② : 눈은 안쪽에서 바깥쪽으로 닦아 준다.
③ : 침대 목욕 시 43~46℃의 물을 대야에 준비한다.
⑤ : 팔과 다리를 닦은 후 가슴과 등을 닦는다.

102 입원 생활의 안내 : 먼저 병원 환경과 병실의 일과에 대하여 간호사의 지시에 따라 안내한다. 즉, 병동의 구조(간호사실, 세면실, 화장실 등의 위치), 의사의 진찰과 회진에 관한 것, 침대 사용, 병원 물품의 사용법, 간호사 호출기 사용법, 식사 시간 및 면회 시간 등에 관한 사항이다.

103 수술 날 아침의 간호
- 관찰 : 먼저 환자의 신체적·심리적 상태를 세심하게 관찰한다. 활력징후를 측정하고 이상이 있는 경우나 감기의 증상을 발견할 경우 즉시 간호사에게 보고한다.
- 신체적 준비 : 금식을 확인하고 속옷을 벗긴 뒤 수술 가운을 입힌다.
  - 머리 : 머리핀은 빼고, 긴 머리는 갈라 묶어 단정하게 해준다.
  - 틀니(의치) 및 보철기 제거 : 틀니나 부분적 틀니는 제거하여 그릇에 넣어 귀중품과 같이 보호자가 보관한다. 이것은 목에 틀니가 막혀 호흡 기능의 장애나 상처를 내거나 분실 및 파손되는 것을 막기 위함이다.
  - 배뇨 : 수술실로 옮겨가기 직전에 전신 마취 시에는 유치 도관(유치 도뇨관)을 삽입하고, 국소 마취 시에는 소변을 보아 방광을 비우도록 한다. 수술 중 소변을 보아 주변 조직을 오염시키지 않게 하는 것은 물론 복강 내 수술을 하는 경우 수술하는 의사의 시야를 넓혀 주며 방광이 소변으로 팽창되어 있어 수술할 때 방광이 손상받을 위험을 예방하기 위함이다.
  - ID밴드(팔찌) 착용 : 환자의 이름, 성별과 연령, 병동 및 병실이 적혀진 ID밴드를 착용한다.
- 수술 전 투약 : 수술을 위한 준비로 투약은 의사의 지시에 따라 선택된다.

104 외과적 무균술의 원칙
- 멸균 물품은 품목과 규격별로 분류하여 보관한다.
- 멸균 영역 내에서 사용되는 모든 물품은 무균적이어야 한다.
- 멸균 물품이 멸균되지 않은 물품과 접촉하면 오염된 것이다.
- 멸균 물품이 시야에서 벗어난 것은 오염된 것으로 간주한다.
- 멸균 물품도 공기 속의 미생물에 장시간 노출되면 오염되었다고 간주한다.
- 멸균 영역의 가장자리는 균이 있다고 간주한다.
- 피부는 멸균이 될 수 없고 균이 있다고 간주한다.
- 습기는 모세관 현상으로 멸균 물품을 오염시킨다. 즉, 멸균된 거즈에 습기가 스며들었을 때는 오염된 것으로 본다.
- 수술실에서 소독 가운을 입은 사람끼리 통과할 때는 서로의 손과 가운의 앞면이 불결해지지 않도록 서로 등을 향하게 하고 지나간다.
- 손 씻기를 할 때 손끝을 팔꿈치보다 높게 한다.
- 가운의 앞면 중 허리 아래나 뒷면, 소독포의 외면은 오염된 것이다.
- 개봉한 흔적이 있거나 멸균 유효기간이 지난 것은 오염된 것이다.
- 멸균 표시지의 색 변화가 불분명한 경우 오염된 것으로 간주한다.
- 소독포를 폈을 때 가장자리에서 늘어진 부분은 오염된 것이다.

105 구토 반사가 없는 무의식 환자는 흡인의 위험성이 매우 높아 주의하며, 액체가 입 밖으로 쉽게 흘러내려 폐 흡인이 되지 않도록 측위를 취해 준다.

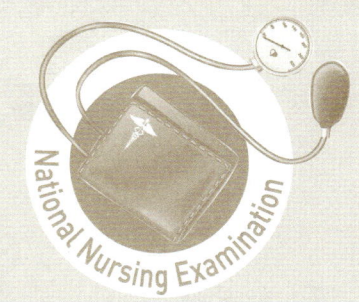

| 부 록 |

간호조무사 자격시험 실기 관련 그림 문제

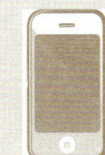 스마트폰 문제풀이 동영상 강의

 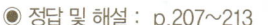

간호조무사 실전 문제
합격을 위한 핵심 문제 정리
부록 Final test

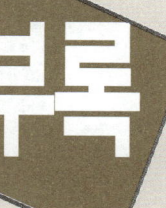 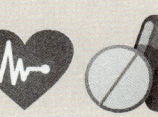 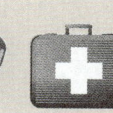 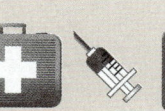  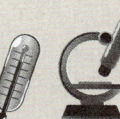

01 요골동맥에서의 맥박 측정 방법으로 옳은 것은?

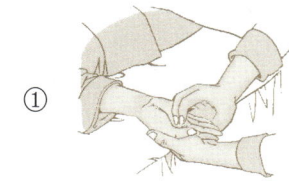 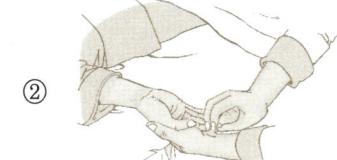
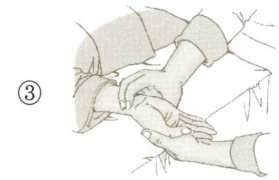 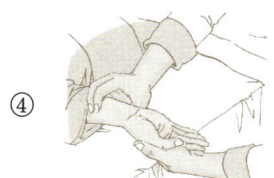
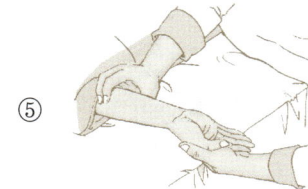

02 혈압을 정확히 측정하기 위한 자세로 옳은 것은?

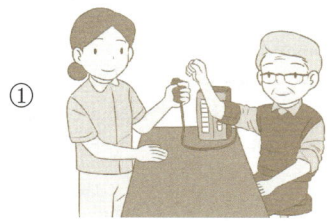 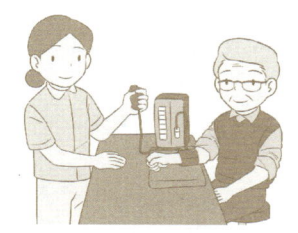
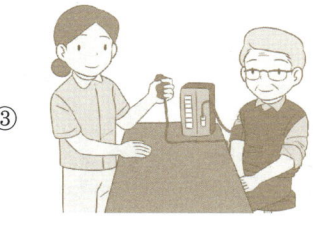 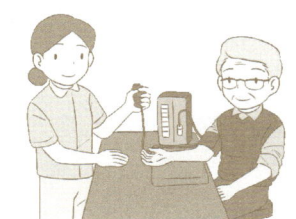
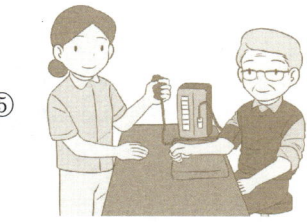

03 소독 장갑의 착용 순서로 옳은 것은?

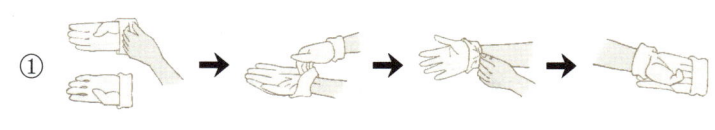
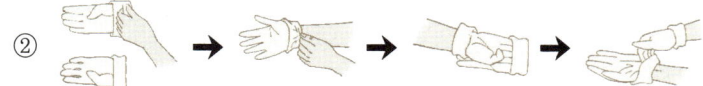
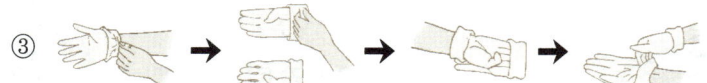
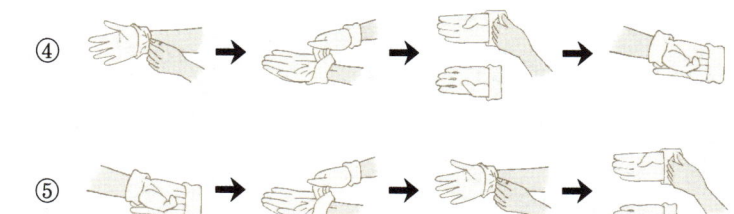

04 소독 장갑 벗는 순서로 옳은 것은?

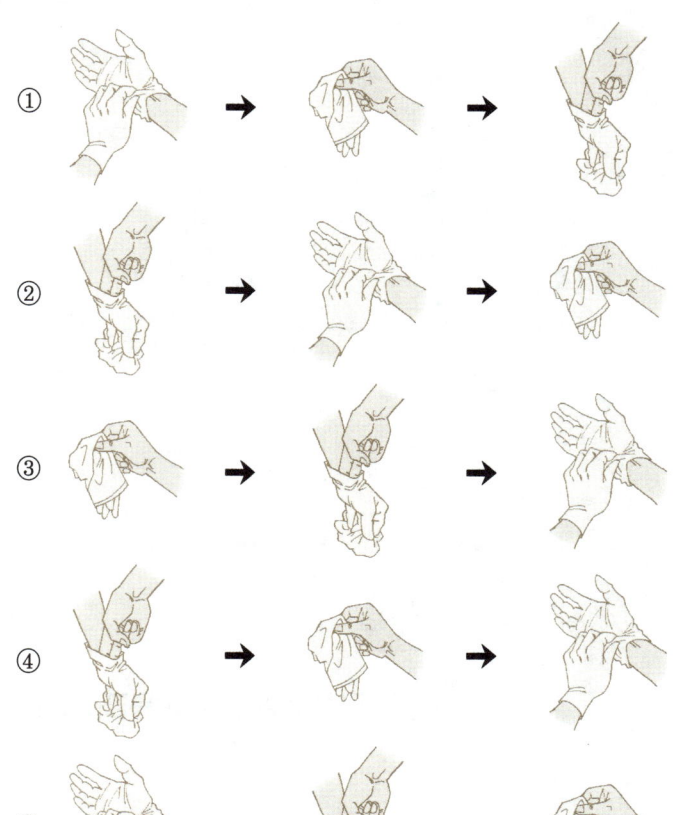

05 포장된 멸균 물품을 여는 순서로 옳은 것은?

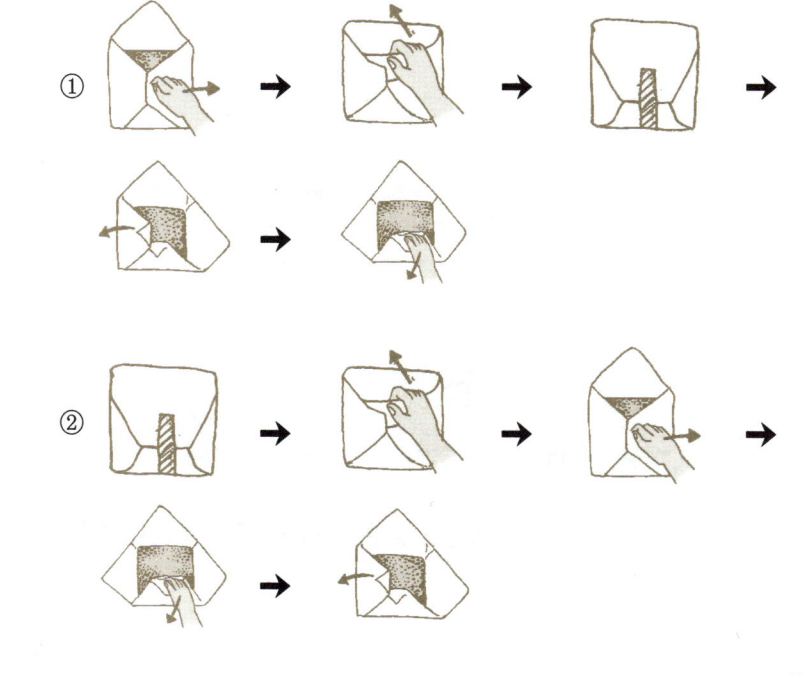

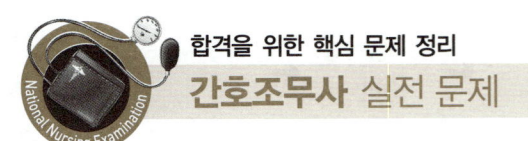 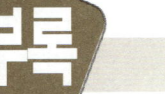 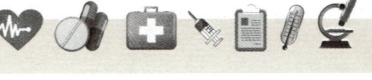

③

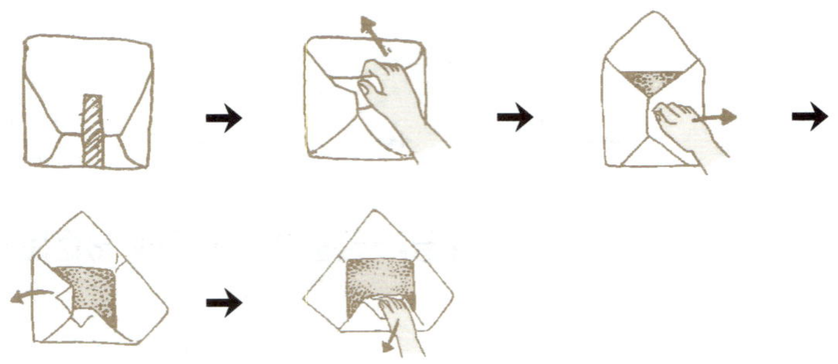

④

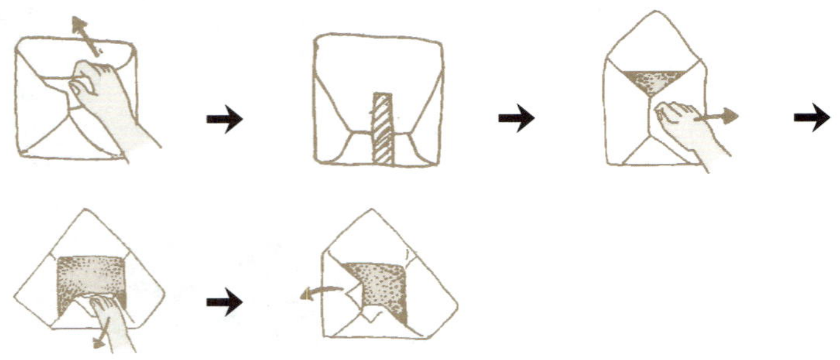

⑤

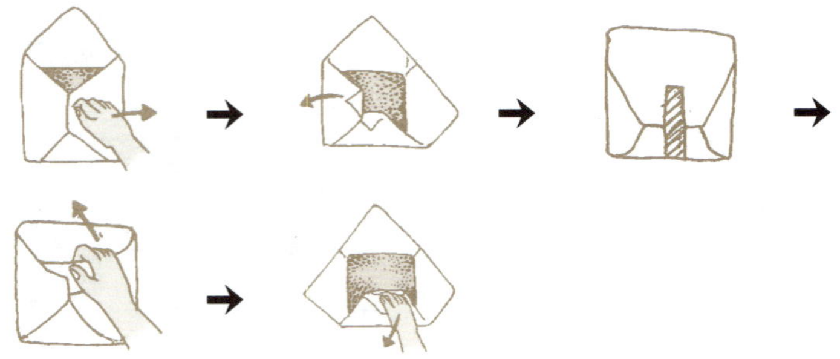

06 병에 들어 있는 소독 용액을 따르는 순서로 옳은 것은?

①

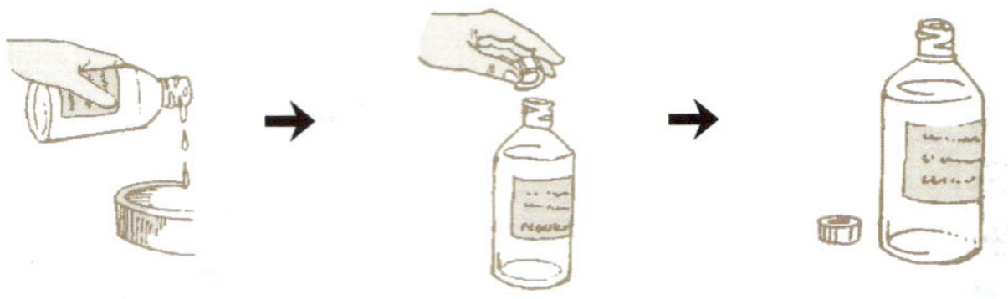

②

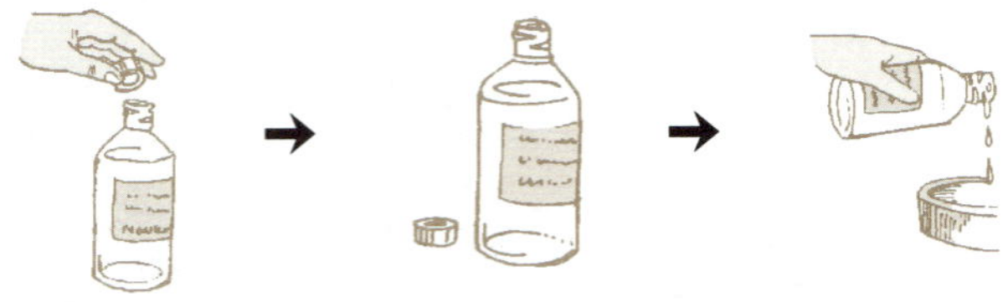

③

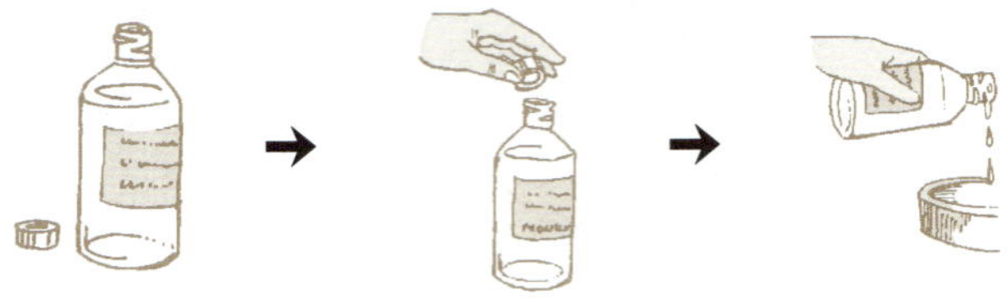

④

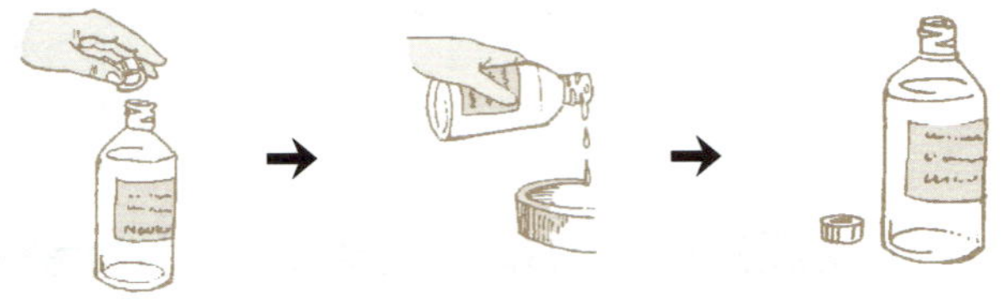

⑤

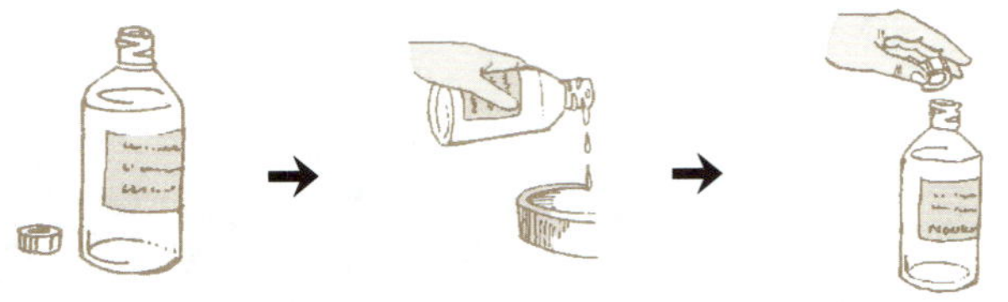

07 격리 가운을 입는 순서로 옳은 것은?

가. 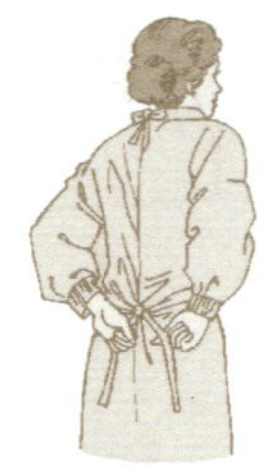   나. 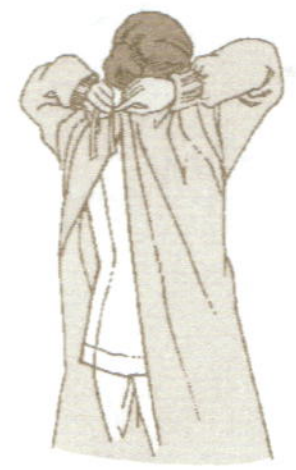   다.

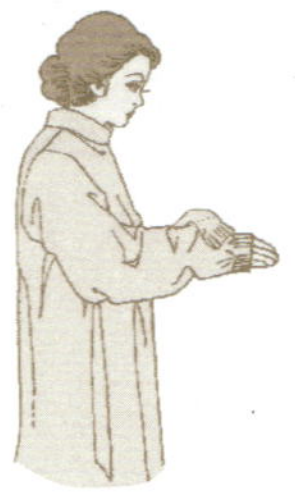

라. 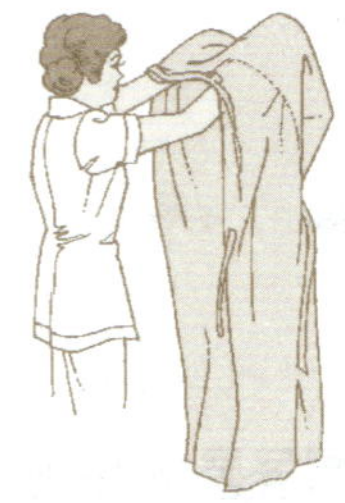   마.

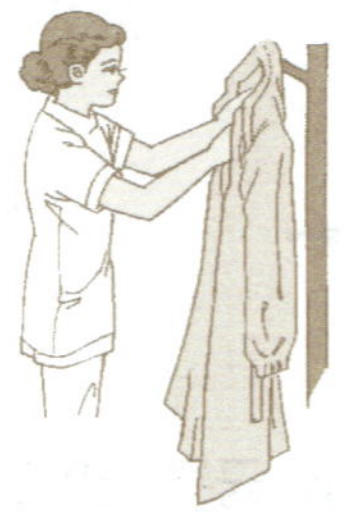

① 가 – 나 – 다 – 라 – 마   ② 나 – 라 – 마 – 가 – 다
③ 다 – 라 – 마 – 가 – 나   ④ 라 – 마 – 가 – 나 – 다
⑤ 마 – 라 – 다 – 나 – 가

08 격리 가운을 벗는 순서로 옳은 것은?

①

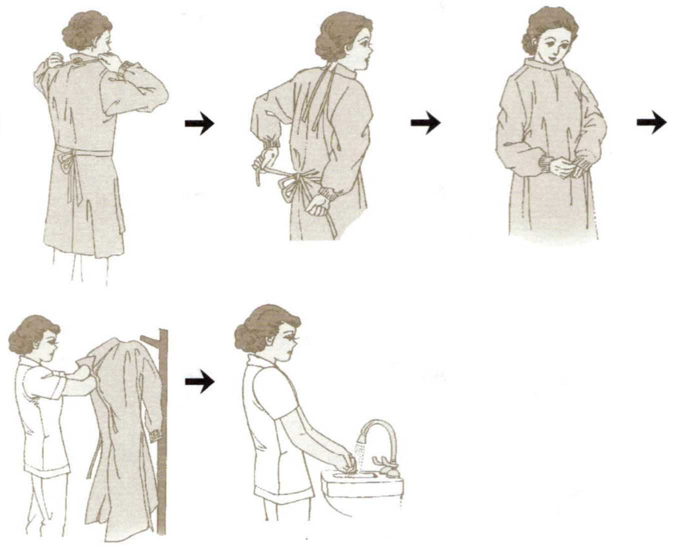

②

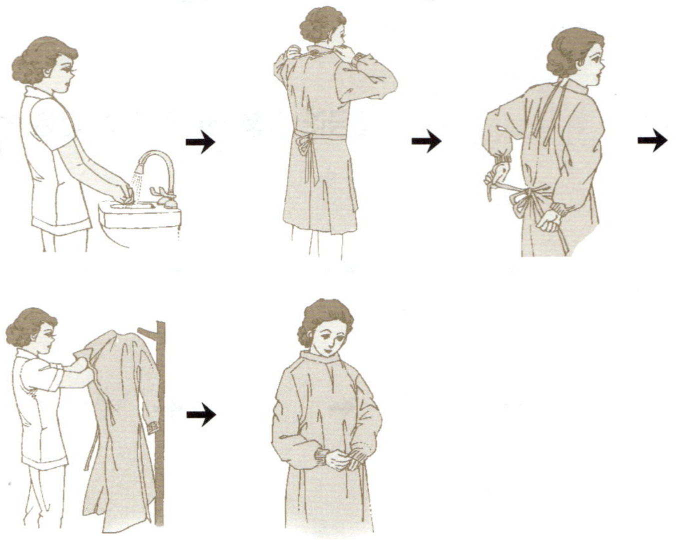

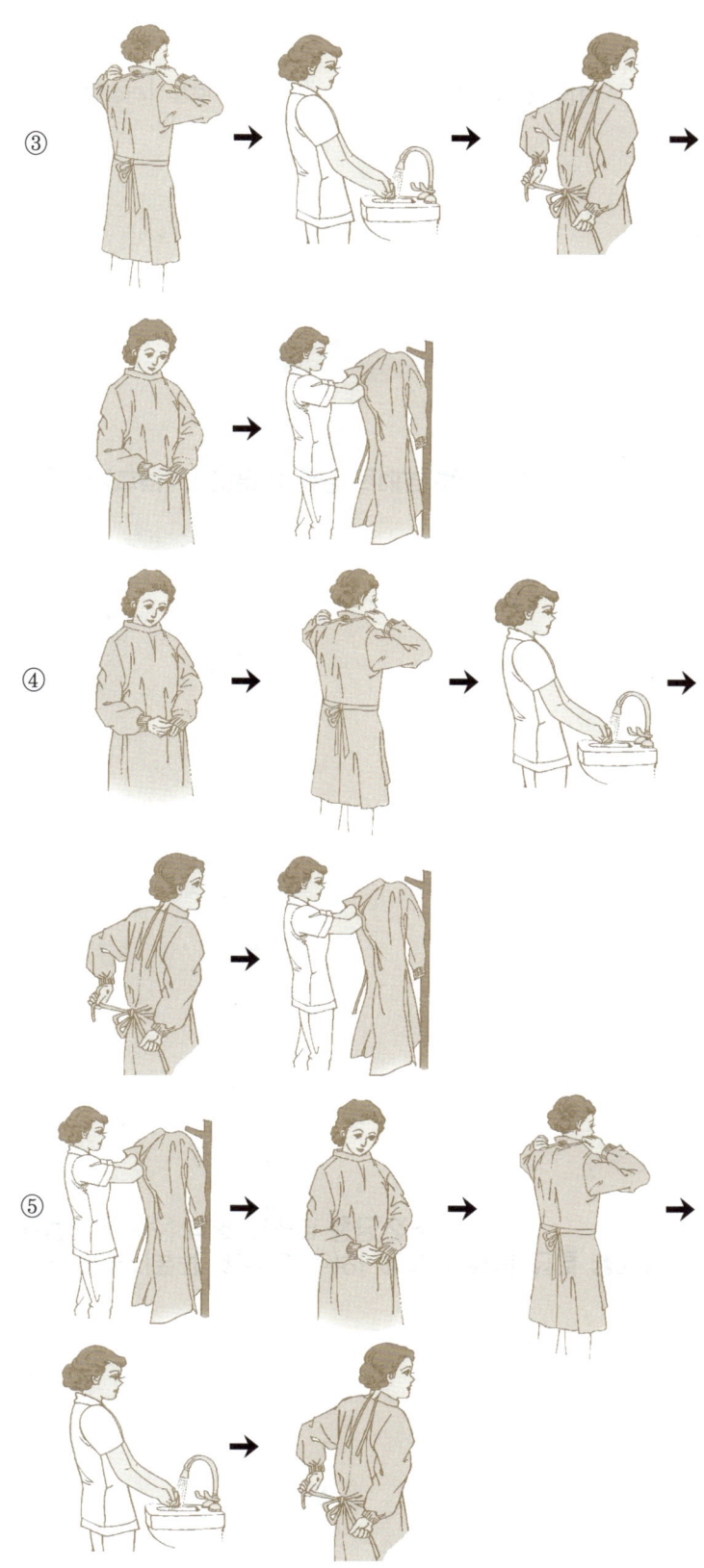

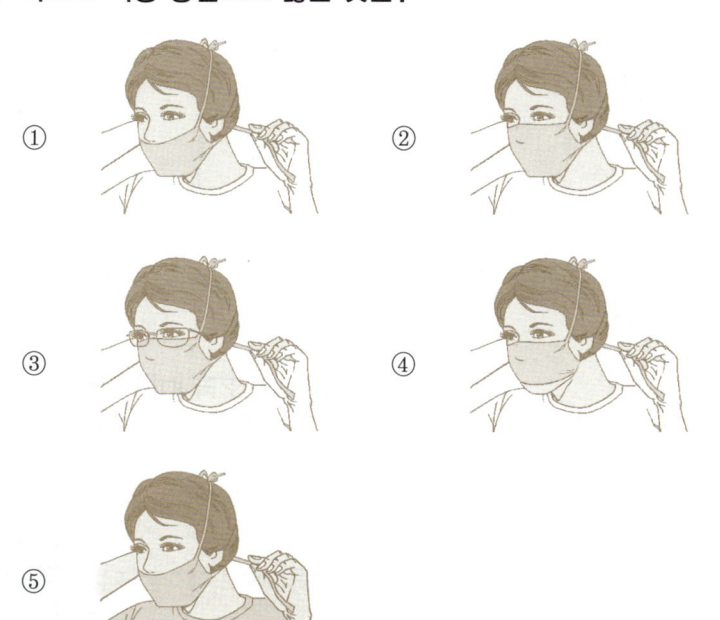

09 마스크 착용 방법으로 옳은 것은?

10 흉강천자 시의 체위로 옳은 것은?

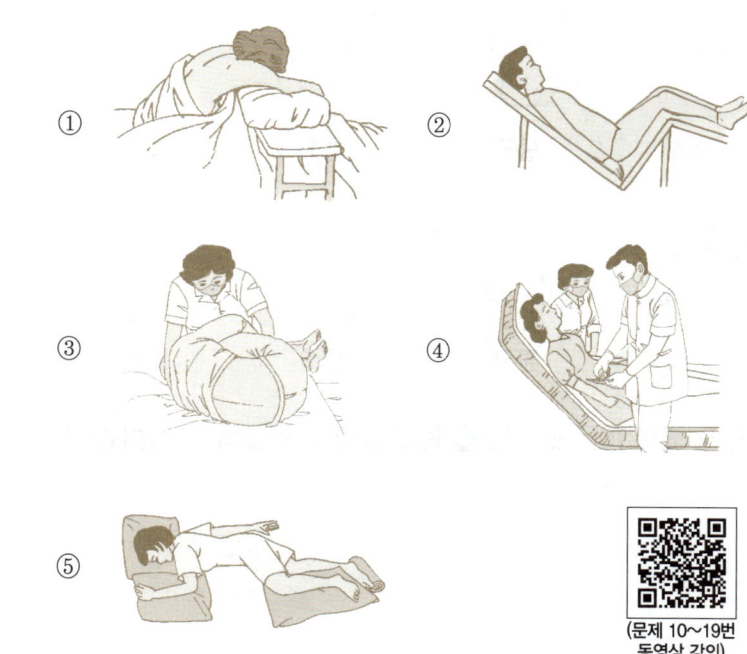

11 요추천자 시의 체위로 옳은 것은?

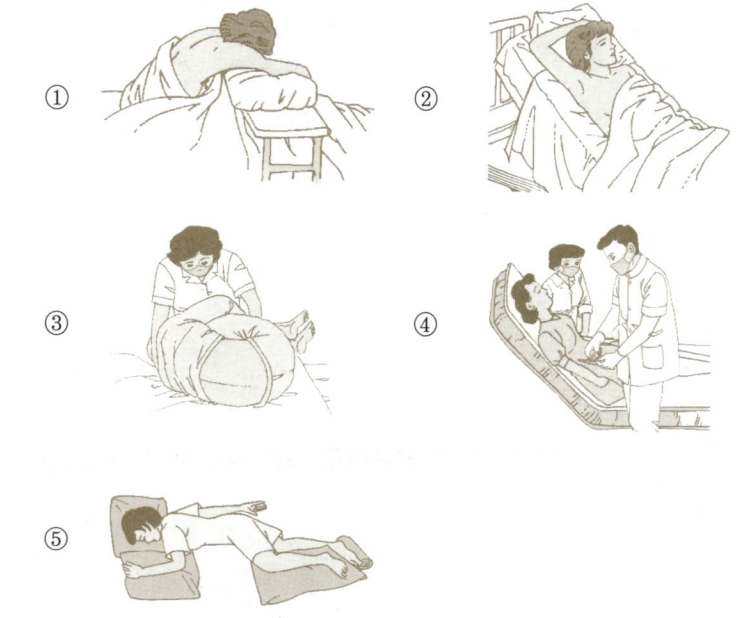

12 다리의 외회전(external rotation)을 방지하기 위하여 사용하는 침대 보조 기구로 옳은 것은?

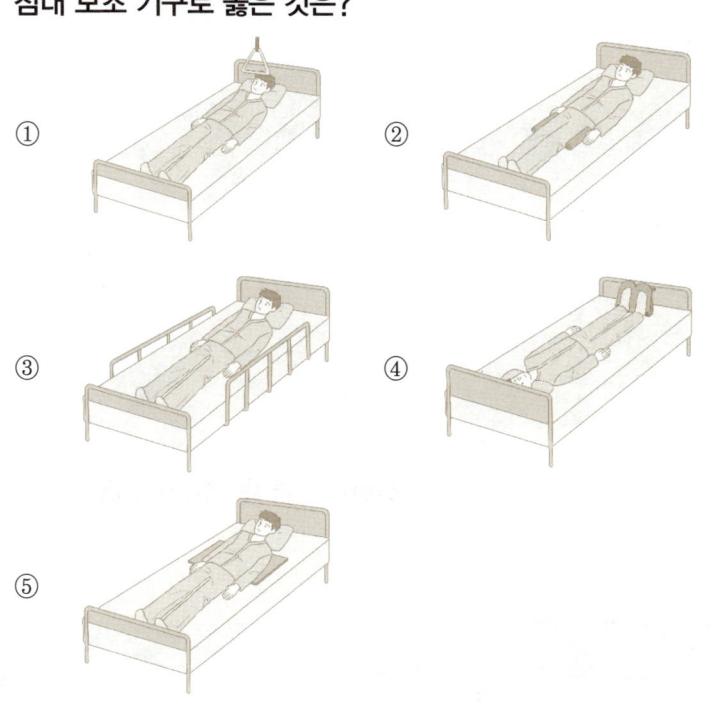

기본간호학 최종 마무리 테스트

기본간호사 실전 모의고사

13 침상 높낮이 조절, 골절된 사지의 견인이나 둔부 지지를 위하여 사용하는 침대 보조 기구로 옳은 것은?

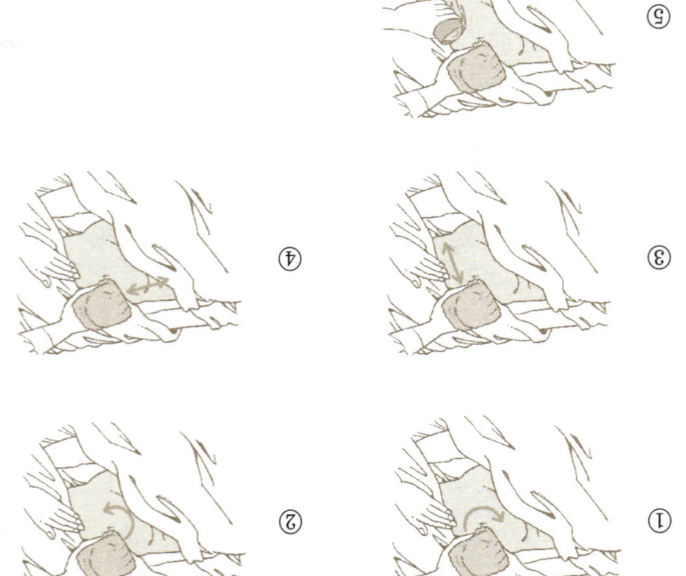

14 발처짐(족저굴곡, foot drop)이 예방되고 신체 선열 유지를 위해 사용하는 침대 보조 기구로 옳은 것은?

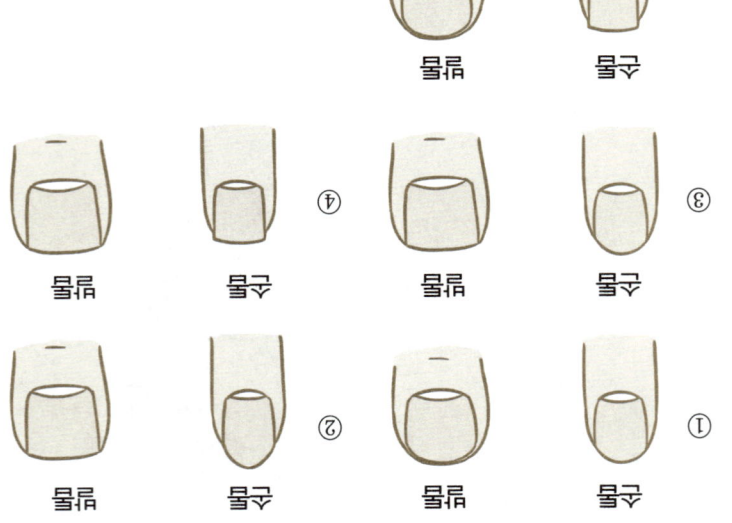

15 다음의 〈그림〉과 침대로 옳은 용도로 옳은 것은?

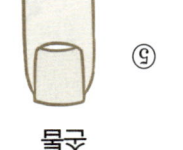

① 공장 청가 침대
② 뇌성(그네들) 침대
③ 개방 침대
④ 빈 침대
⑤ 사용 중 침대

16 침대 바퀴의 방향으로 옳은 것은?

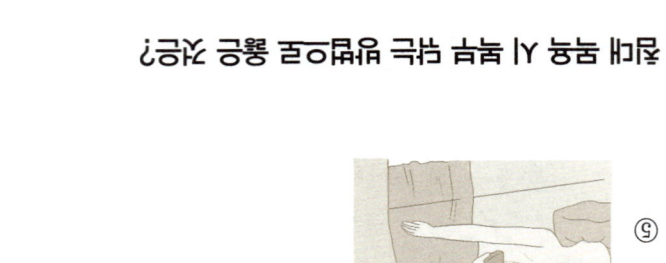

17 침대 정리 시 베개 놓는 방향으로 옳은 것은?

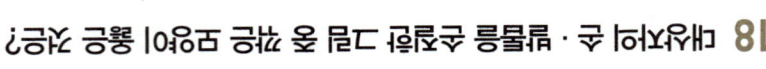

18 대상자의 손·발톱의 수정상을 그림과 같은 중 그림이 모양인 것은?

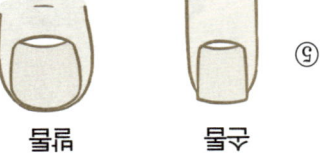

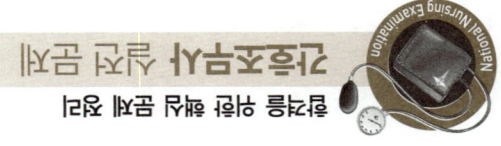

19 전체 의치(틀니)를 보관하는 방법으로 옳은 것은?

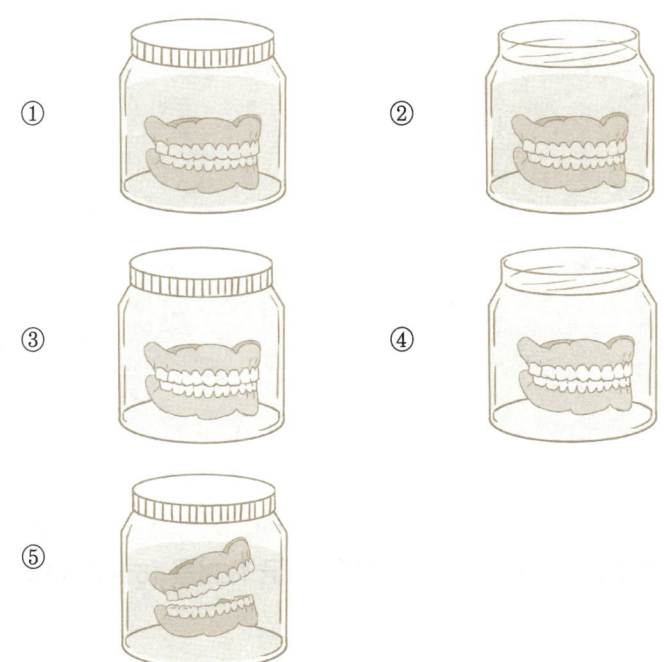

20 다음의 그림은 배변 돕기 시 환자가 엉덩이를 스스로 들어 올릴 수 없는 경우이다. 그 설명이 옳은 것은?

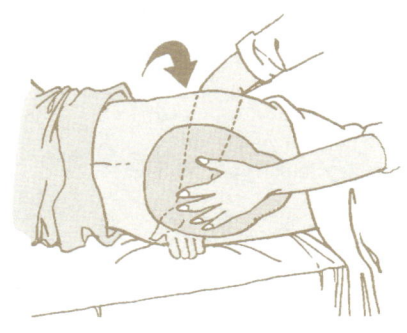

(문제 20~29번 동영상 강의)

① 기저귀를 채워 주고 난 후 용변이 끝나면 씻어 준다.
② 환자의 엉덩이를 들어 올려 손으로 받친 후 변기를 아래에 넣는다.
③ 환자 스스로 변기를 사용할 수 있도록 옆에서 지켜본다.
④ 측위로 뉘었다가 변기를 대어 준 후 앙와위로 바꿔 준다.
⑤ 환자를 앉게 한 후 변기 위에 올라앉게 도와준다.

21 유치 도뇨 환자의 소변 배액 주머니를 침대에 연결시킨 모습이 옳은 것은?

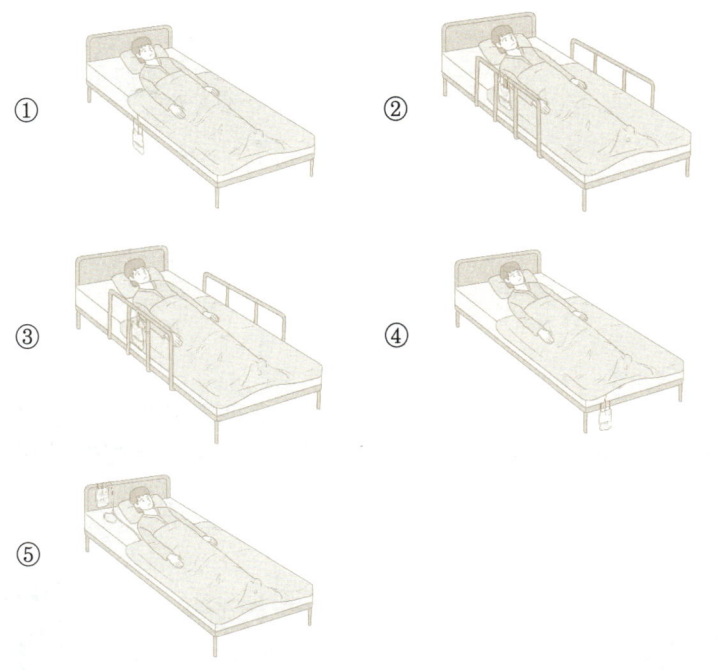

22 모든 체위의 기초로서, 척추 천자 후 요통이나 두통을 방지하기 위한 자세로 옳은 것은?

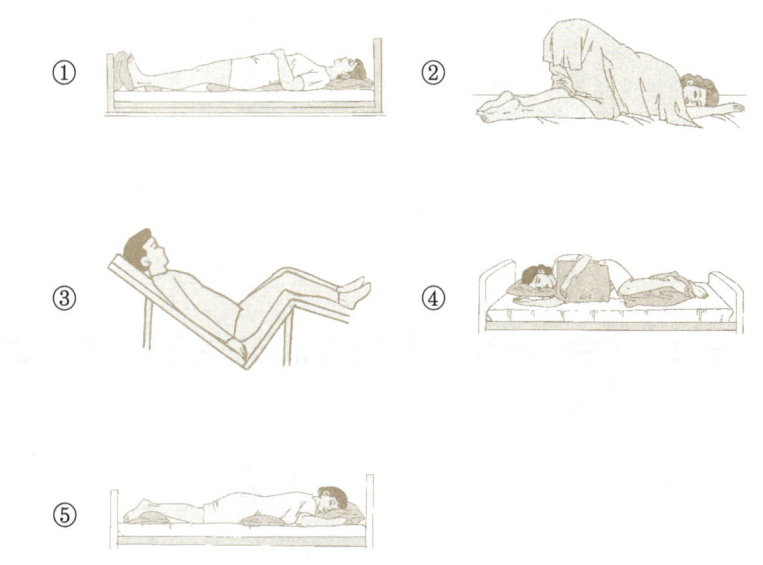

23 호흡곤란 환자나 흉부 수술 또는 심장 수술 후에 환자를 편하게 하기 위한 자세로 옳은 것은?

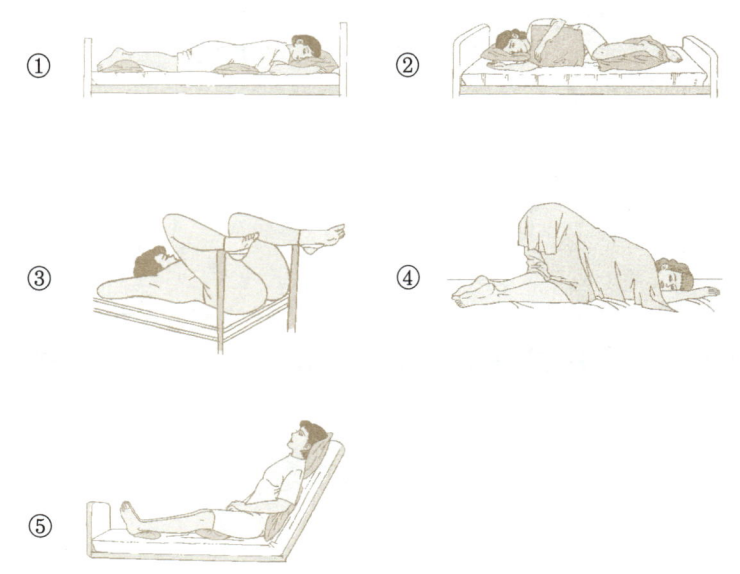

24 복부 검사, 질 검사, 여자의 인공 도뇨 시와 회음열 요법 시 취해야 하는 자세로 옳은 것은?

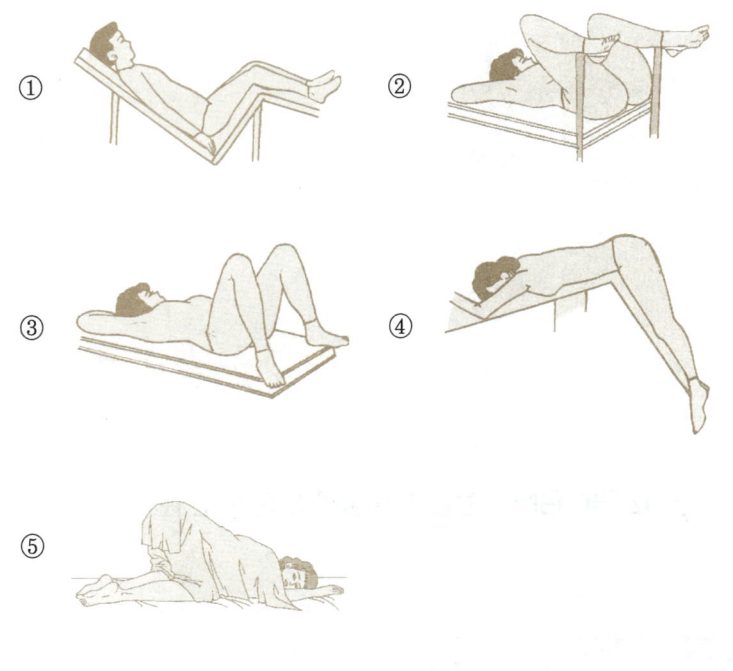

25. 산후 자궁복구 이완, 자궁 내 태아 하강 교정, 응급상황 산소공급 위한 자세로 옳은 것은?

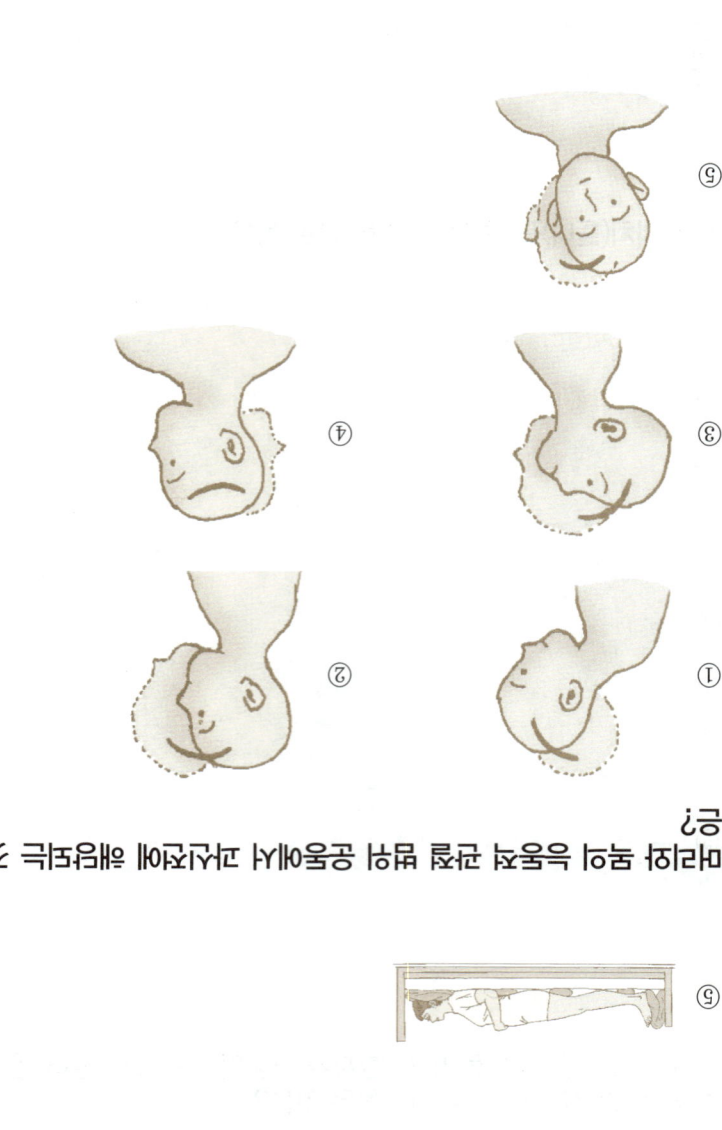

26. 사람얼굴로 승모판 폐쇄부전 때 취하는 체위로 옳은 것은?

27. 머리의 운동기 관절 범위 운동에서 과신전에 해당하는 그림은?

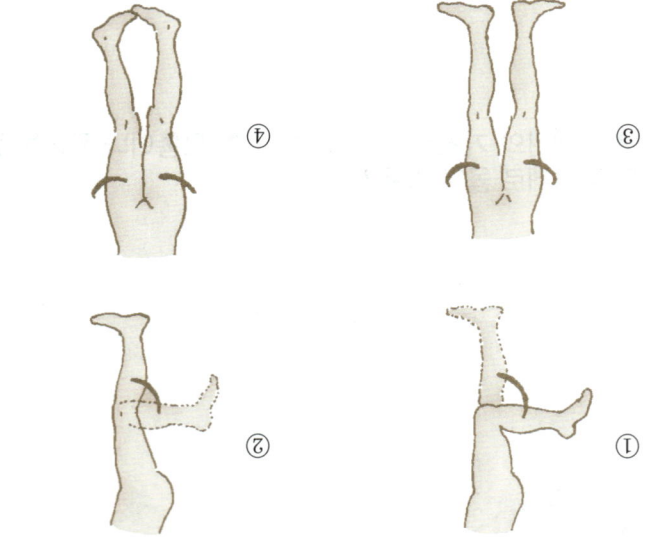

28. 어깨의 운동기 관절 범위 운동에서 굴곡에 해당하는 것은?

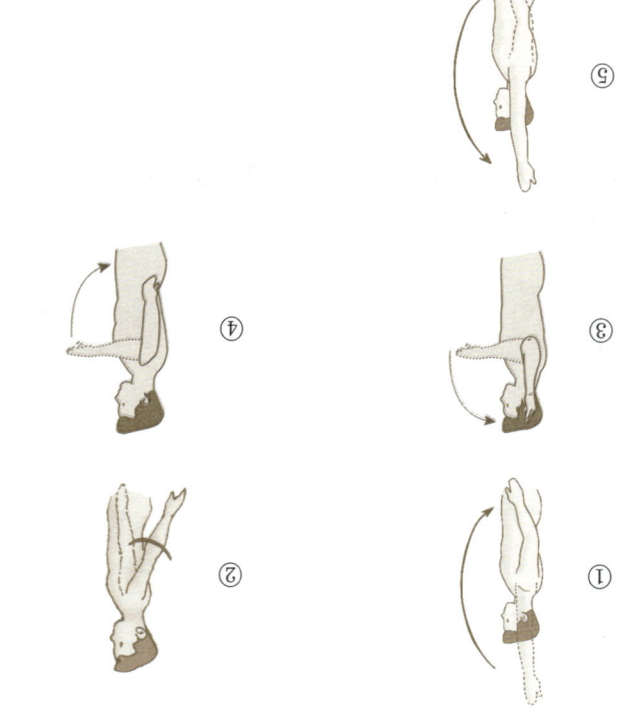

29. 발목의 운동기 관절 범위 운동에서 배측굴곡(족지굴곡)에 해당하는 그림은?

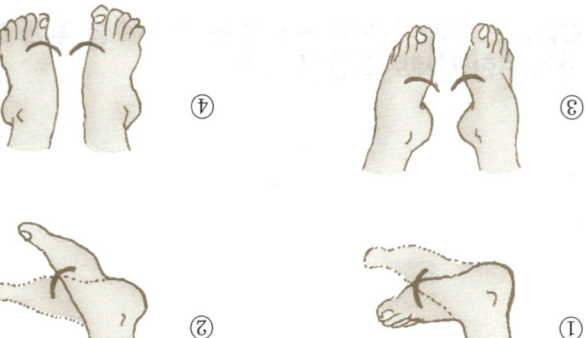

30. 다리의 운동기 관절 범위 운동에서 신전에 해당하는 그림은?

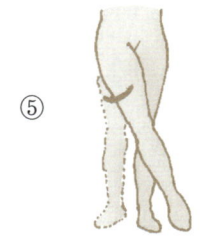
⑤

31 발가락의 능동적 관절 범위 운동에서 외전에 해당되는 것은?

① 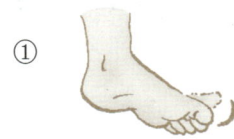   ②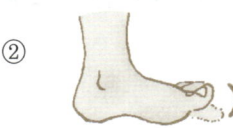

③ 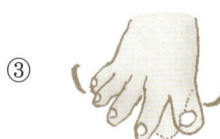   ④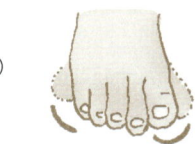

⑤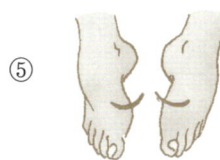

(문제 31~40번 동영상 강의)

32 팔꿈치의 능동적 관절 범위 운동에서 신전에 해당되는 그림은?

① 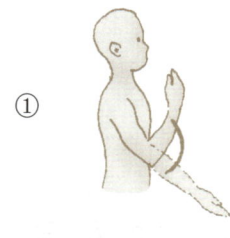   ②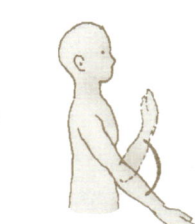

③ 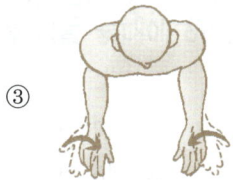   ④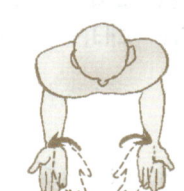

⑤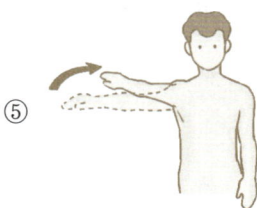

33 손목의 능동적 관절 범위 운동에서 과신전에 해당되는 그림은?

① 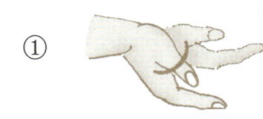   ②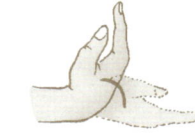

③ 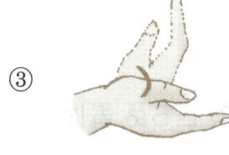   ④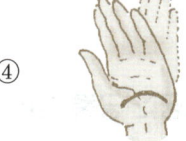

⑤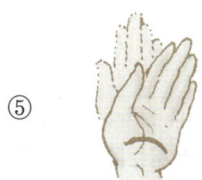

34 엄지손가락의 능동적 관절 범위 운동에서 외전에 해당되는 그림은?

① 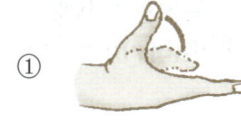   ②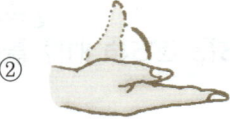

③ 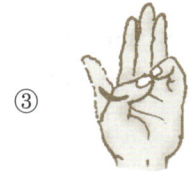   ④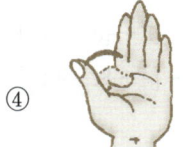

⑤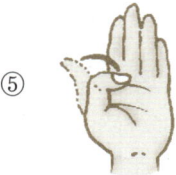

35 신체 부위별 관절 운동에서 척주의 측면 굴곡에 해당되는 그림은?

① 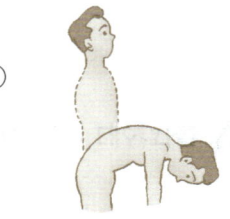   ②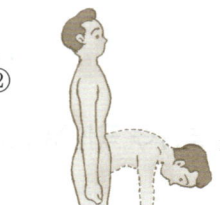

③ 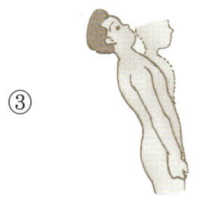   ④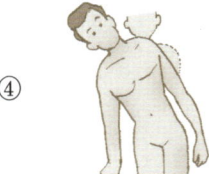

⑤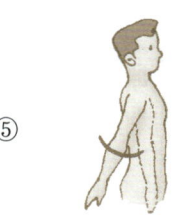

36 간호조무사가 물건을 양손으로 들어 올려 이동시킬 때 신체적 손상을 예방하기 위한 자세로 옳은 것은?

① 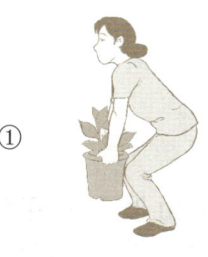   ②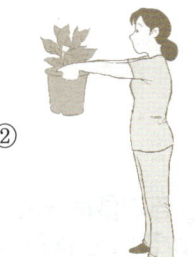

③ 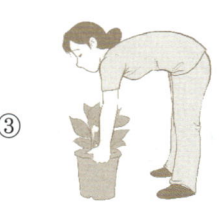   ④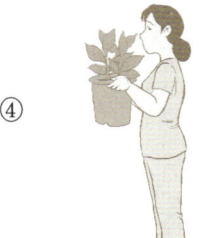

⑤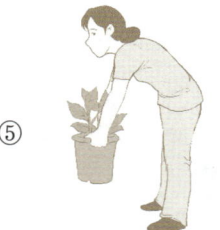

37 대상자를 옆으로 눕히려 할 때 순서로 옳은 것은?

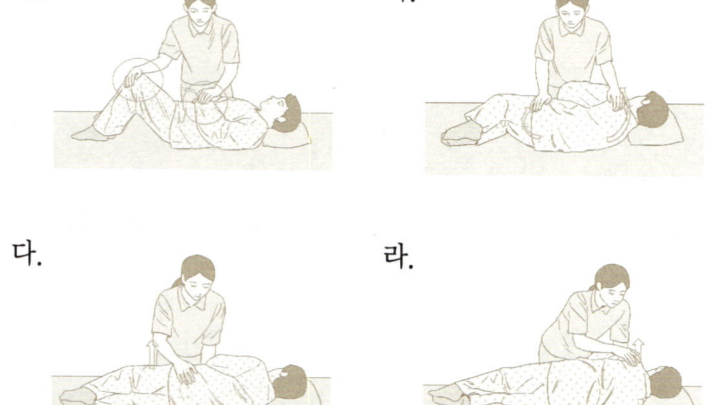

① 가-나-다-라
③ 다-라-가-나
⑤ 라-다-나-가
② 나-라-가-다
④ 라-가-나-다

38 환자를 침대에 앉히고자 하는데, 환자의 상태가 전혀 협조할 수 없는 경우이다. 이때 환자를 침대에 앉히는 방법으로 옳은 것은?

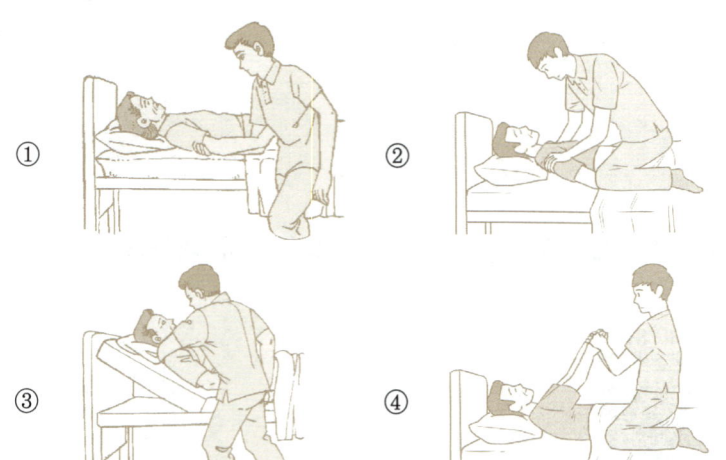

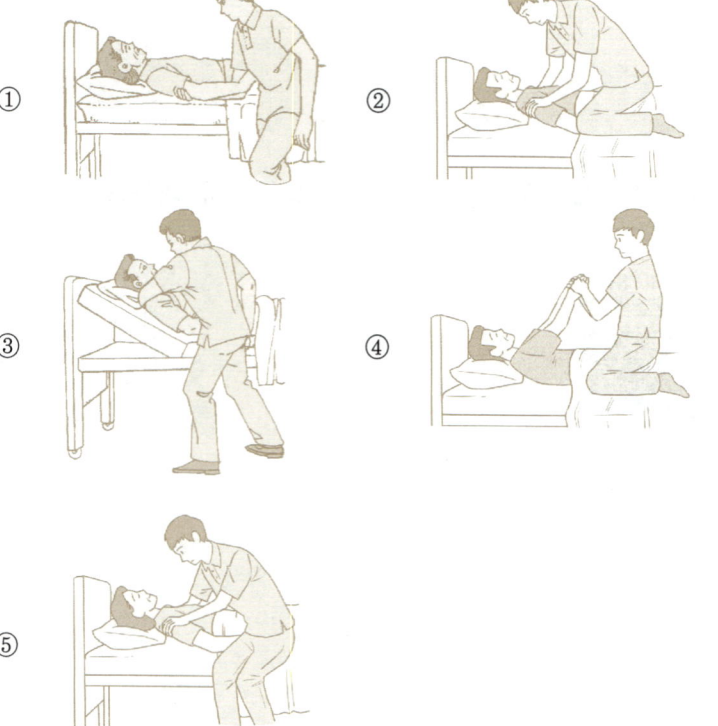

39 협조할 수 있는 와상 환자가 침대 발치 쪽으로 미끄러져 내려가 있을 때 침대 머리 쪽으로 이동시키는 방법으로 옳은 것은?

40 협조할 수 없는 와상 환자가 침대 발치 쪽으로 미끄러져 내려가 있을 때 침대 머리 쪽으로 이동시키는 방법으로 옳은 것은?

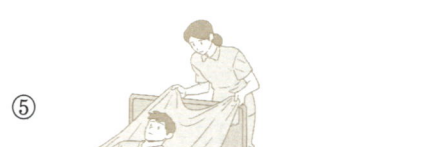

41 사지마비 대상자를 침대에서 일어나 앉히는 순서로 옳은 것은?

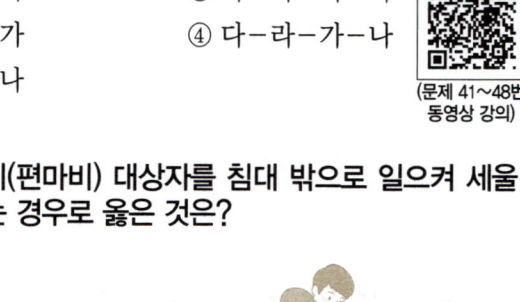

① 가-나-다-라
③ 나-라-다-가
⑤ 라-가-다-나
② 나-가-라-다
④ 다-라-가-나

(문제 41~48번 동영상 강의)

42 오른쪽 반신마비(편마비) 대상자를 침대 밖으로 일으켜 세울 때 앞에서 보조하는 경우로 옳은 것은?

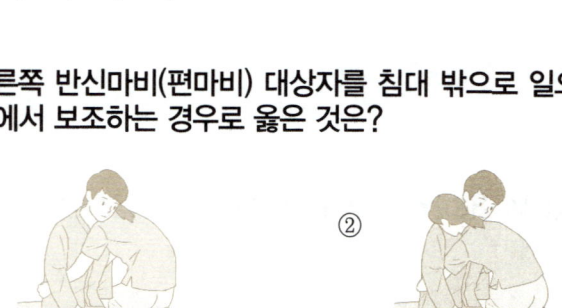

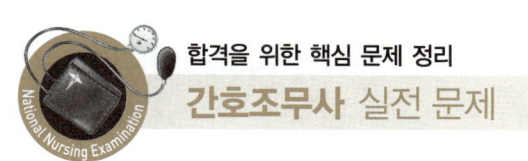
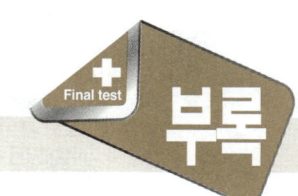
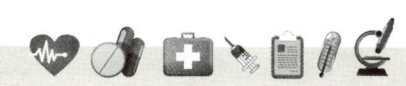

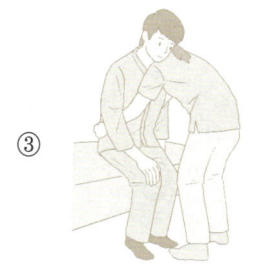
③

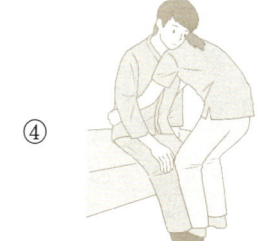
④

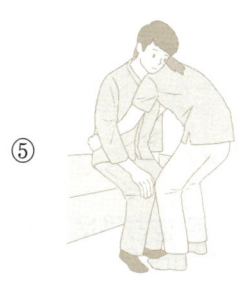
⑤

43 왼쪽 반신마비(편마비) 대상자를 침대 밖으로 일으켜 세울 때 옆에서 보조하는 경우로 옳은 것은?

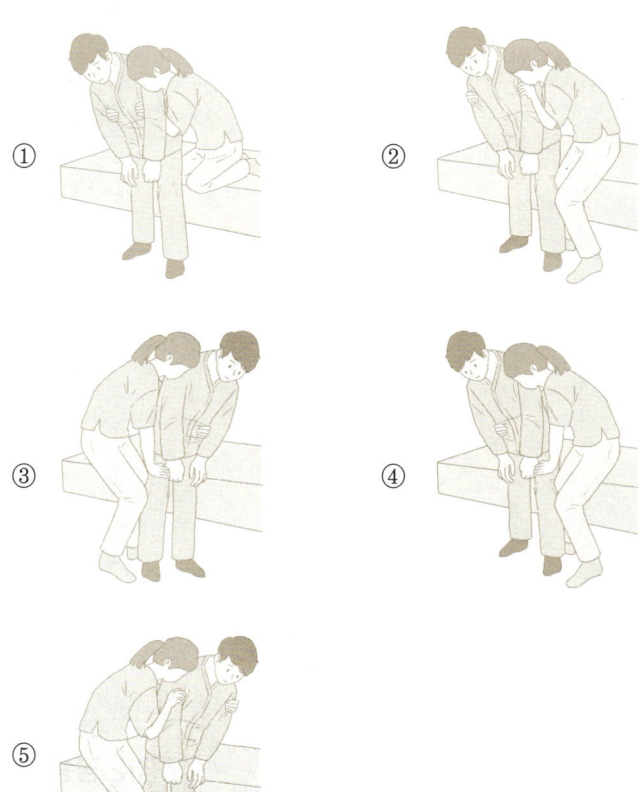

44 오른쪽 반신마비(편마비) 대상자를 침대 위에서 일어나 앉힐 때의 방법으로 옳은 것은?

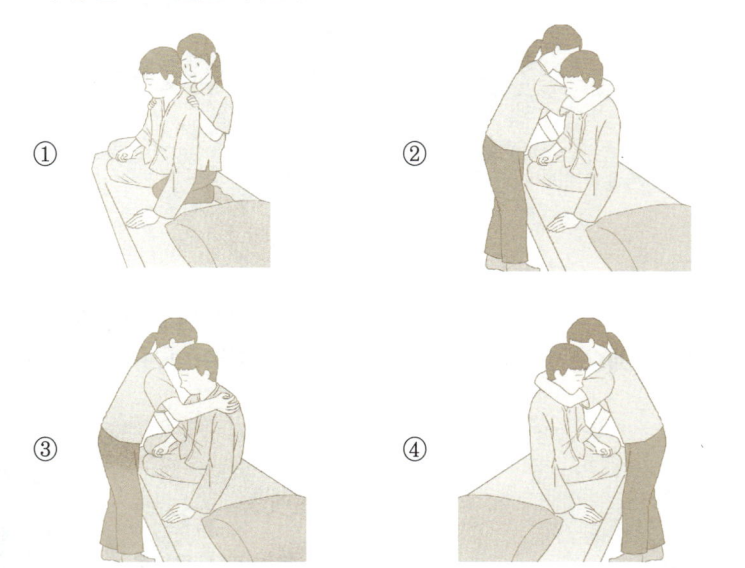

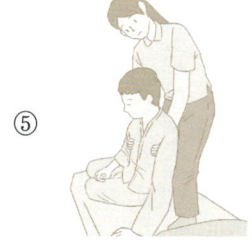
⑤

45 대상자를 침대가에 걸터 앉게 하는 방법으로 옳은 것은?

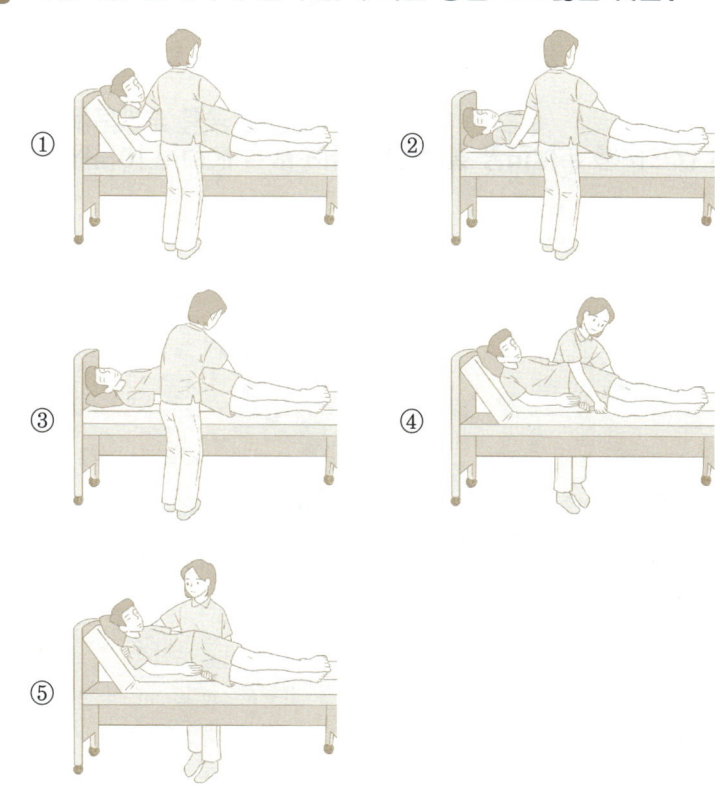

46 왼쪽 다리가 마비된 환자를 휠체어에 태울 때 올바른 휠체어 위치로 옳은 것은?

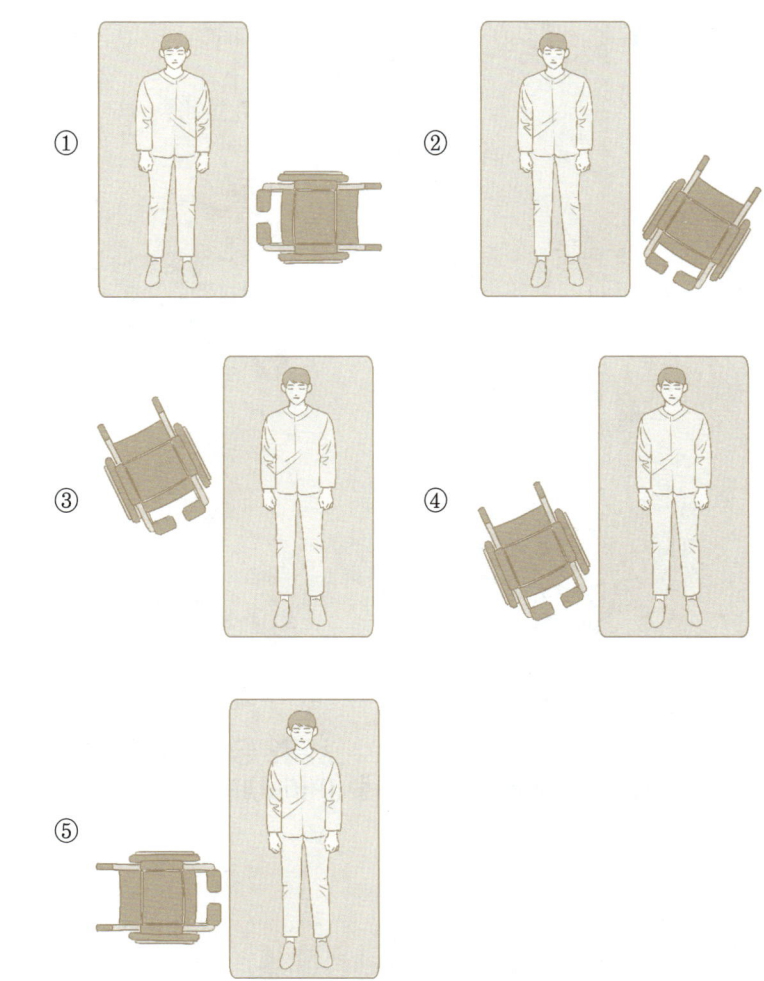

복원 실전 모의고사

요양보호사 실전 모의고사 문제

47 오른쪽 편마비(팔마비) 대상자를 침대에서 휠체어로 옮길 때 휠체어를 두는 방향으로 옳은 것은?

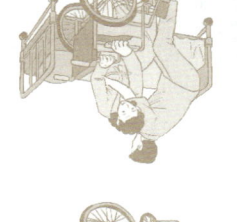
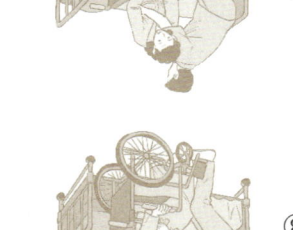
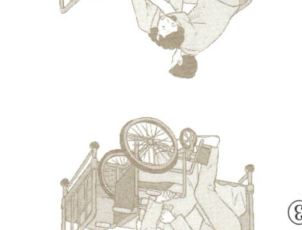
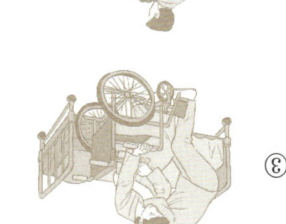
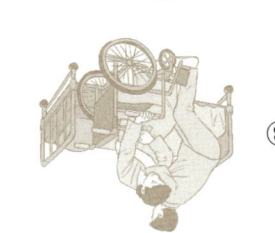

48 왼쪽 편마비(팔마비) 대상자를 침대로 이동할 때 휠체어 위치로 옳은 것은?

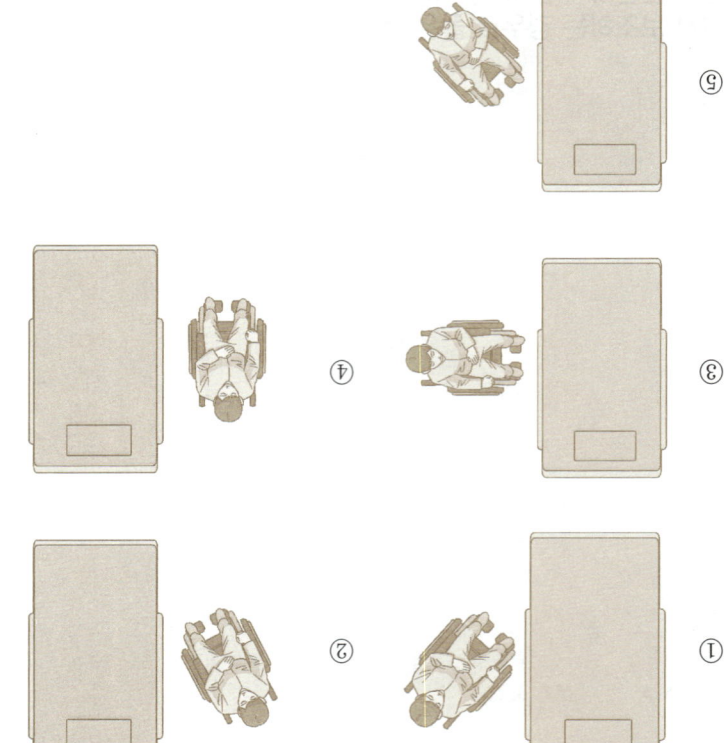

49 오른쪽 편마비(팔마비) 대상자를 침대에서 이동시킬 때의 휠체어 방향으로 옳은 것은?

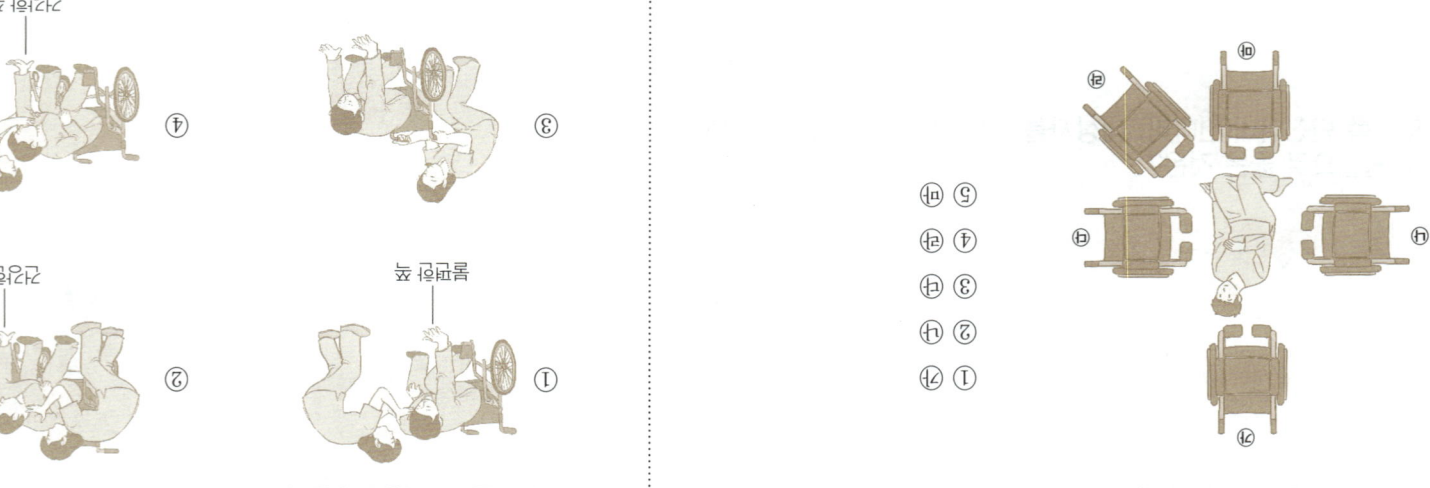

50 오른쪽 편마비 대상자를 휠체어에서 바닥으로 옮길 때의 그림으로 옳은 것은?

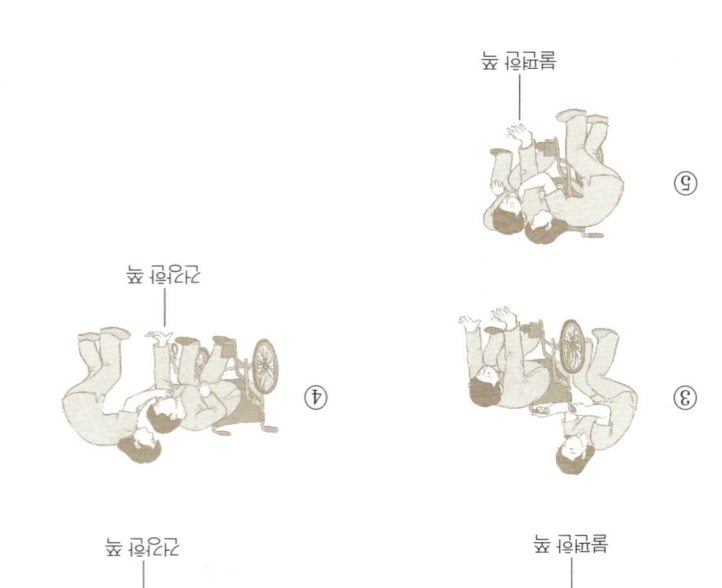

51 두 사람이 사지마비 대상자를 침대에서 옮기고자 할 때의 방법으로 옳은 것은?

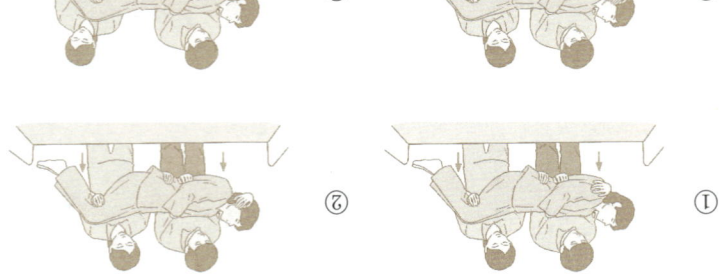

52 세 사람이 침대 위에 있는 대상자를 들어올려 옮기고자 할 때 이동방향으로 옳은 것은?

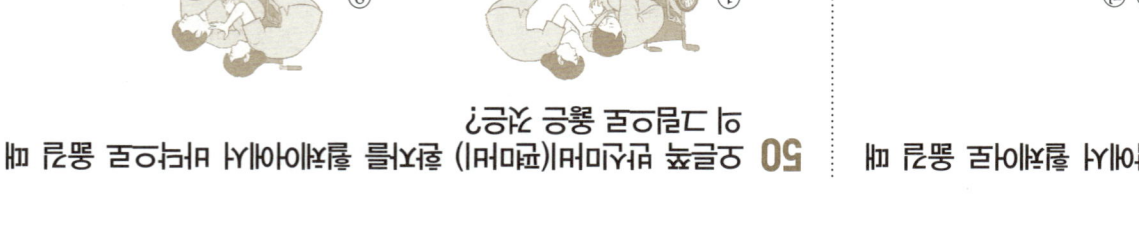

QR 동영상 강의 (문제 49~55번)

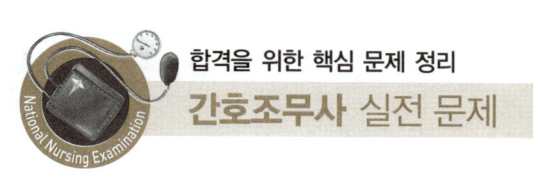
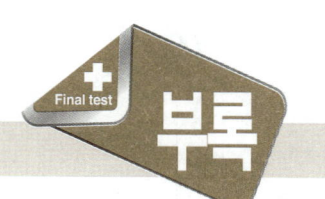

53 오른쪽 반신마비(편마비) 대상자를 간호조무사가 보행차로 이동시키는 방법으로 옳은 것은?

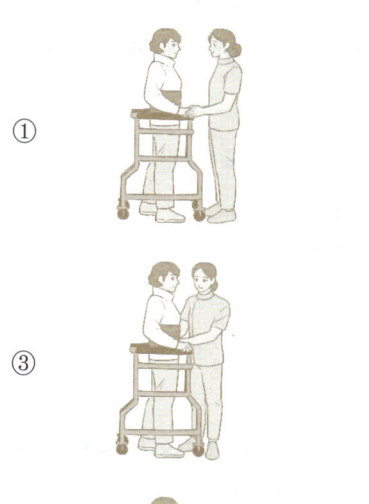

54 한쪽 다리만 약한 대상자의 보행기 이동 방법으로 옳은 것은?

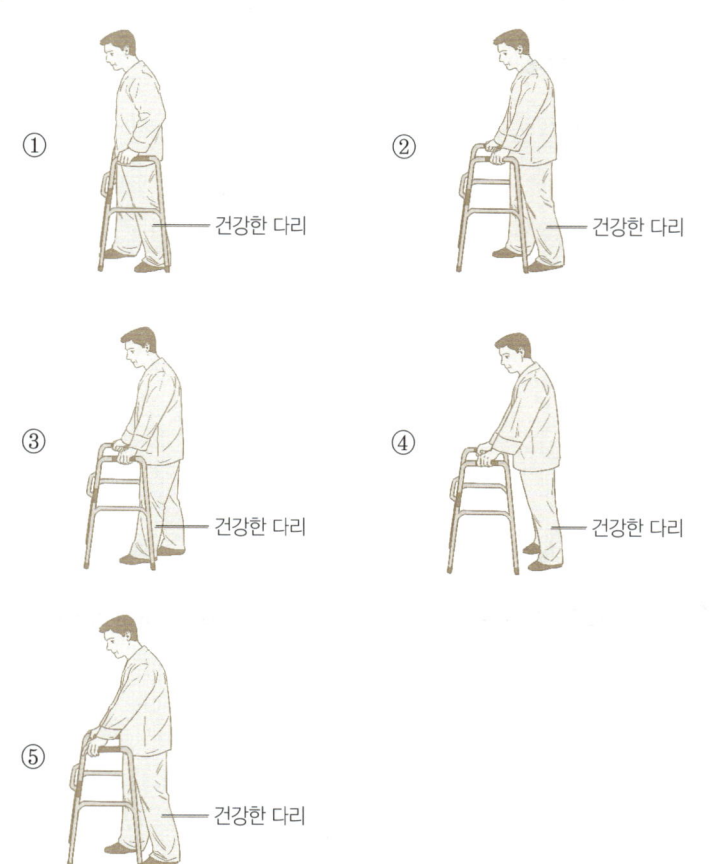

55 왼쪽 반신마비(편마비)가 있는 대상자의 지팡이 사용 시 옳은 것은?

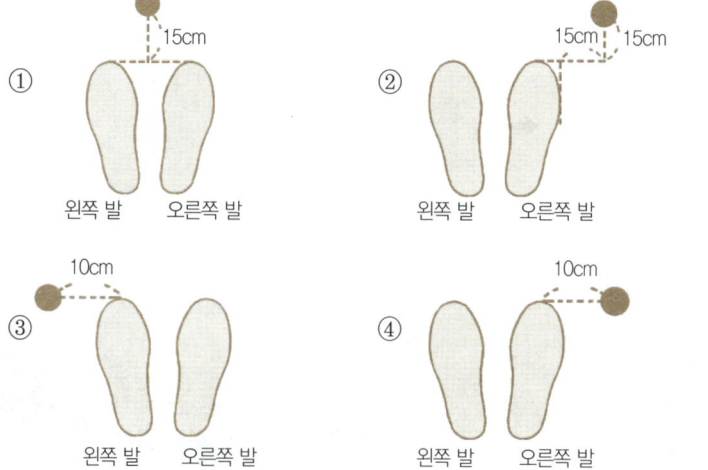

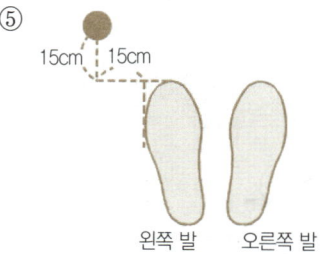

56 지팡이를 사용하지 않는 오른쪽 반신마비(편마비) 환자를 1인이 부축해서 이동하는 방법으로 옳은 것은?

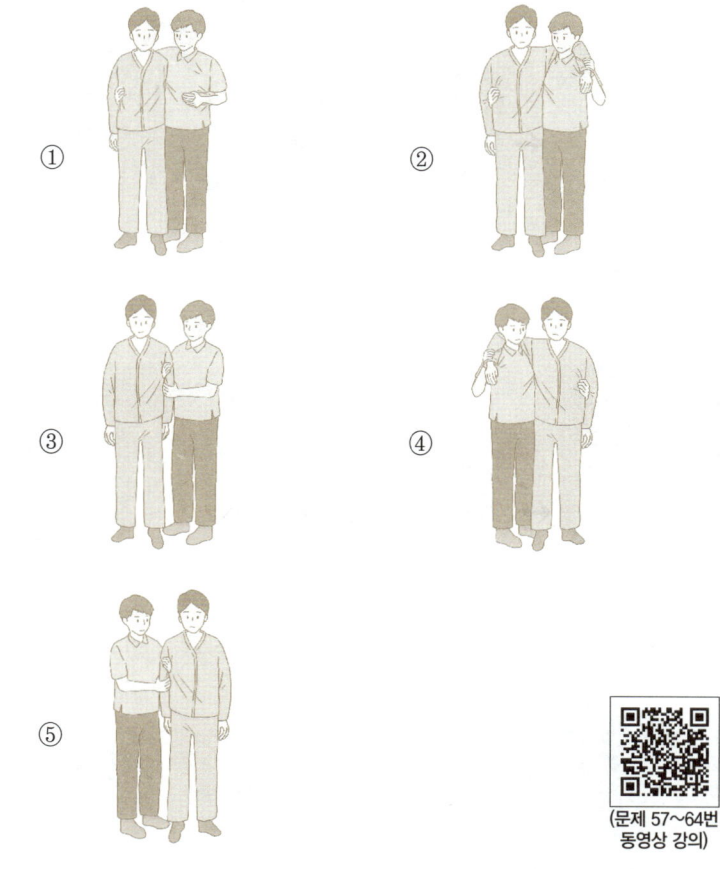

(문제 57~64번 동영상 강의)

57 지팡이 보행 시 오른쪽 다리가 불편한 대상자가 평지를 갈 때 순서로 옳은 것은?

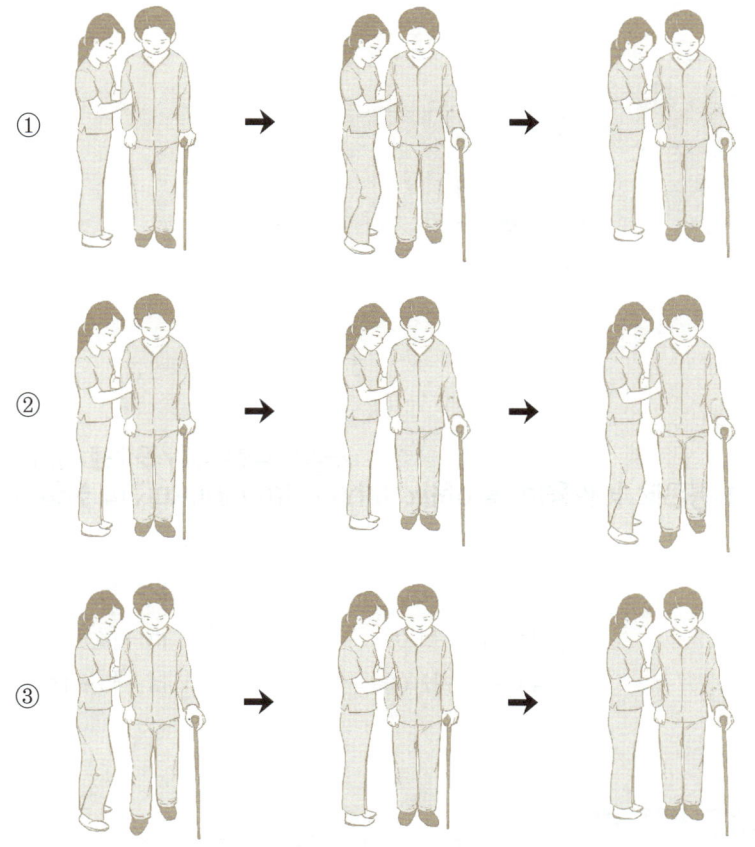

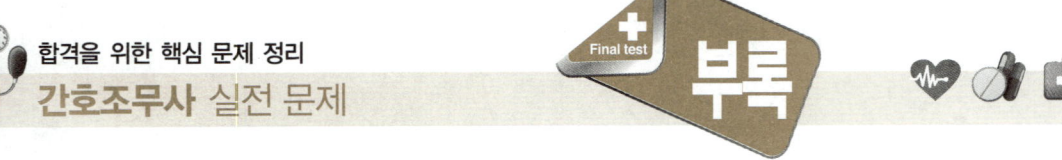

④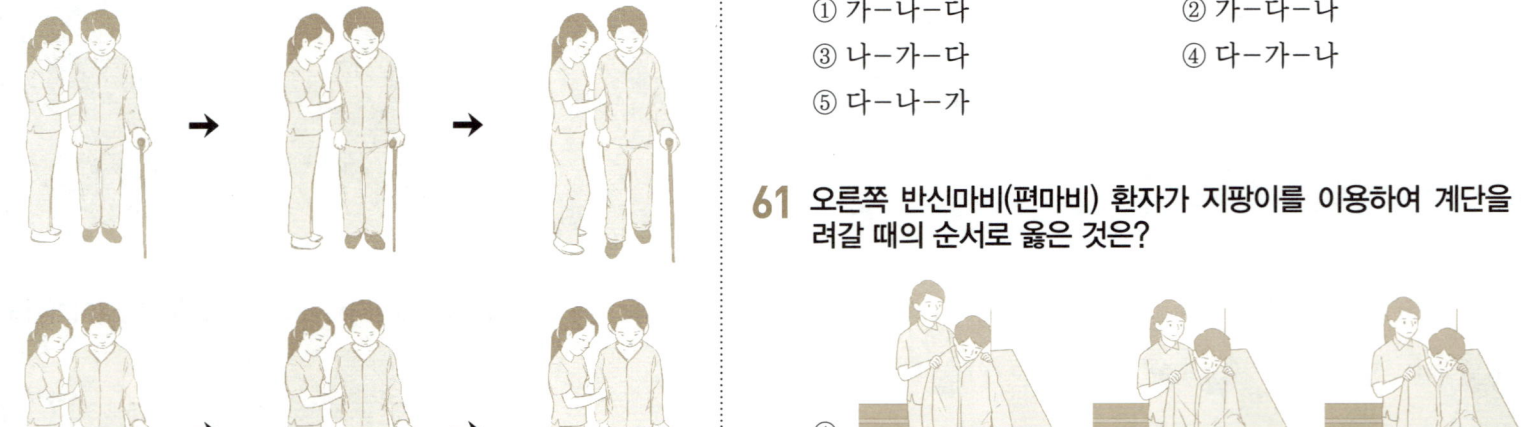

⑤

58 왼쪽 반신마비(편마비) 대상자의 지팡이 이용 보행 돕기로 옳은 것은?

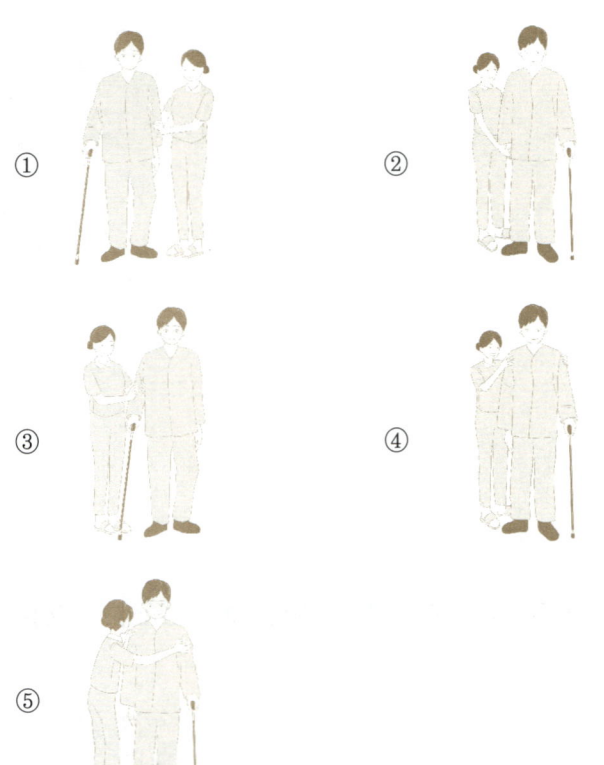

①

②

③

④

⑤

59 오른쪽 반신마비(편마비) 대상자가 지팡이를 이용하여 계단을 오를 때의 순서로 옳은 것은?

① 지팡이 → 왼쪽 다리 → 오른쪽 다리
② 왼쪽 다리 → 지팡이 → 오른쪽 다리
③ 오른쪽 다리 → 지팡이 → 왼쪽 다리
④ 지팡이 → 오른쪽 다리 → 왼쪽 다리
⑤ 왼쪽 다리 → 오른쪽 다리 → 지팡이

60 지팡이 보행 시 왼쪽 반신마비(편마비) 대상자가 평지를 걸어갈 때의 순서로 옳은 것은?

가.   나.   다.

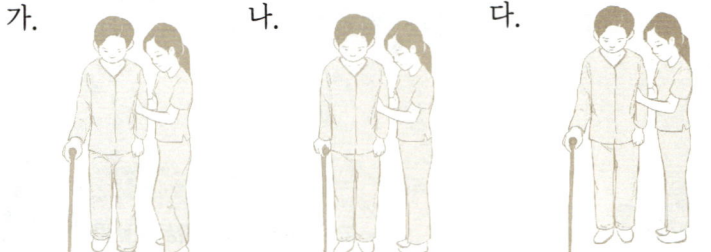

① 가-나-다   ② 가-다-나
③ 나-가-다   ④ 다-가-나
⑤ 다-나-가

61 오른쪽 반신마비(편마비) 환자가 지팡이를 이용하여 계단을 내려갈 때의 순서로 옳은 것은?

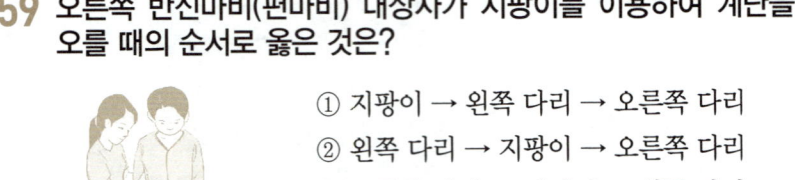

①

②

③

④

⑤

62 왼쪽 다리를 다친 대상자가 목발을 이용하여 계단을 오를 때의 순서로 옳은 것은?

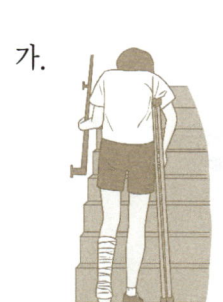 가. 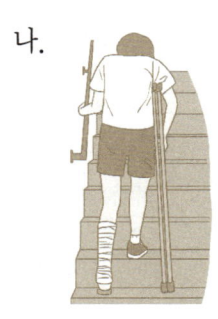 나. 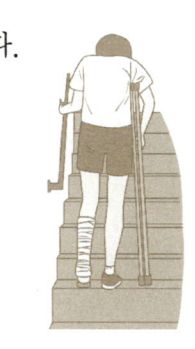 다.

① 가-나-다
③ 나-다-가
⑤ 다-나-가
② 가-다-나
④ 다-가-나

63 오른쪽 다리를 다친 대상자가 목발을 이용하여 계단을 내려갈 때의 순서로 옳은 것은?

①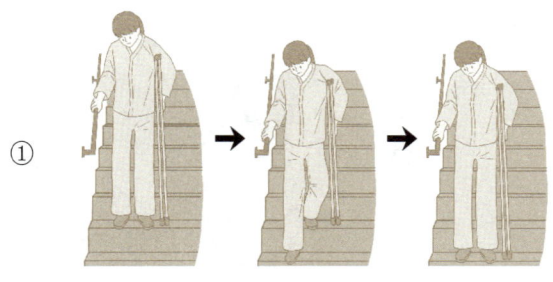

②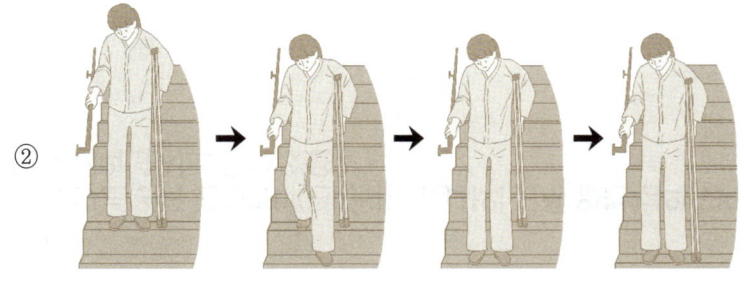

③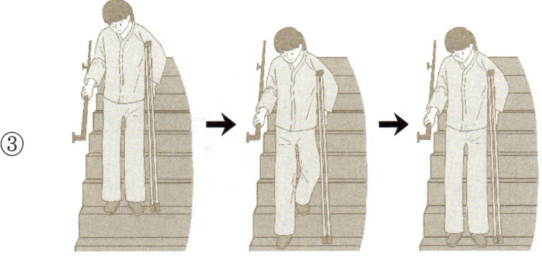

④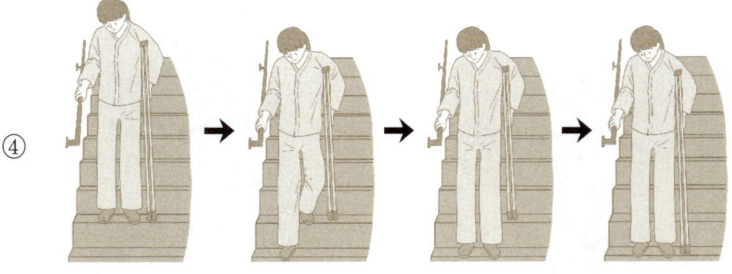

⑤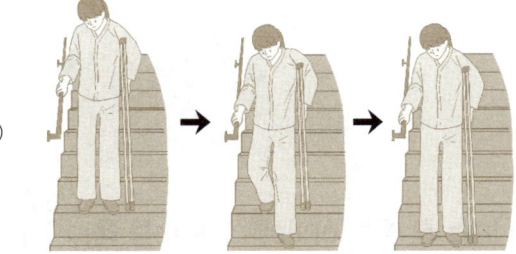

64 왼쪽 다리를 다쳐 보행이 불편한 환자가 목발 3점 보행으로 첫 발을 내딛을 때 옳은 것은?

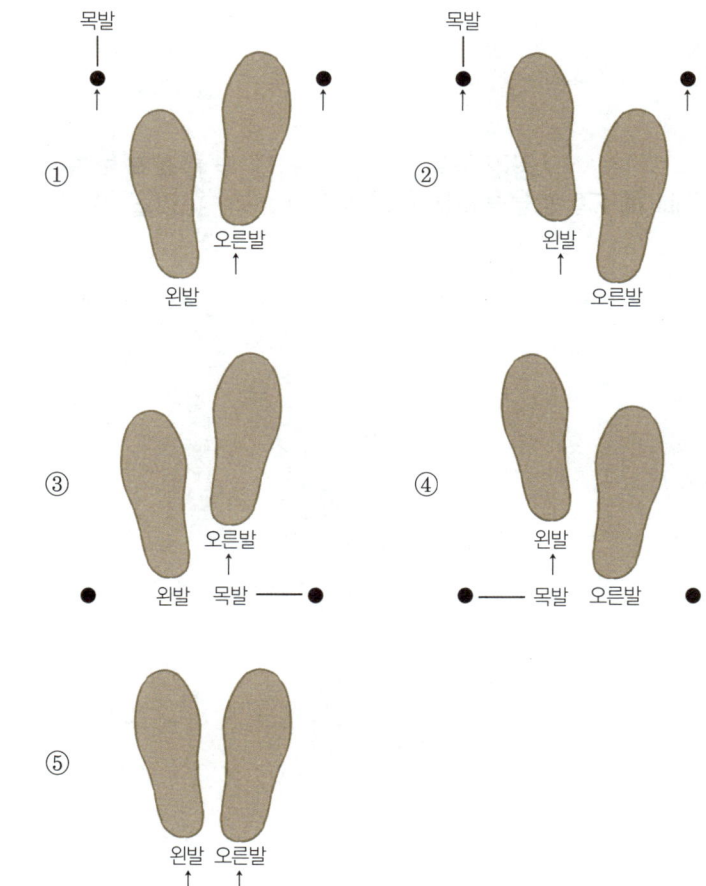

65 간호조무사가 뒤에 서서 휠체어의 뒷바퀴를 내려놓고, 앞바퀴를 들어 올린 상태로 뒷바퀴를 천천히 뒤로 빼면서 앞바퀴를 조심히 내려놓는 이동은?

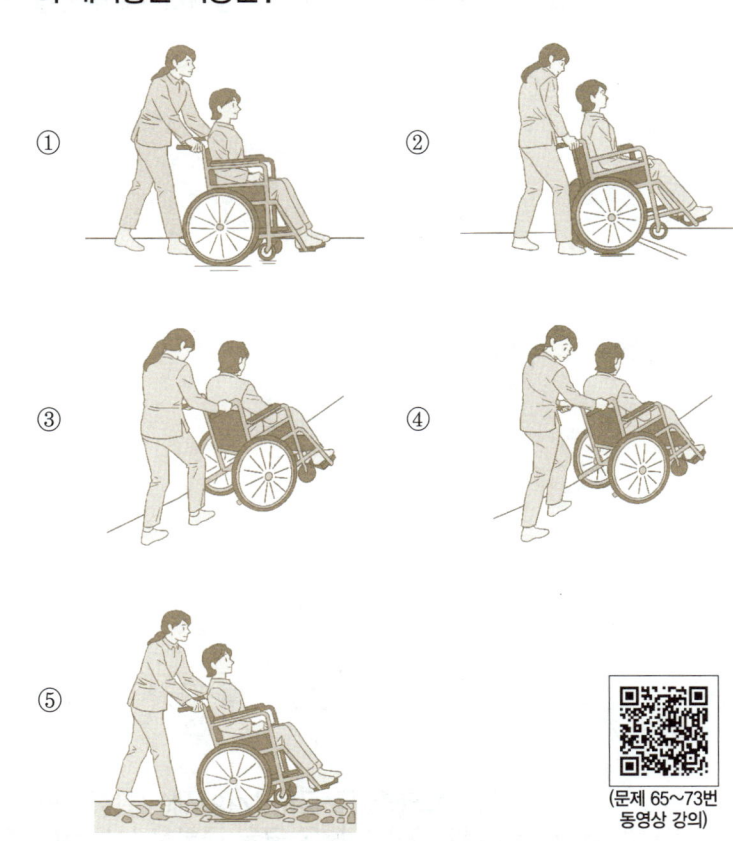

66 다음의 〈그림〉은 어떤 상황에서의 휠체어 이동 방법인가?

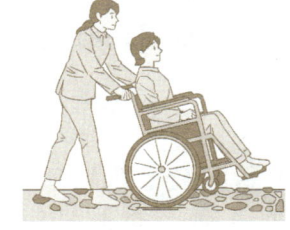

① 평지를 이동할 때
② 엘리베이터를 타고 내릴 때
③ 울퉁불퉁한 길을 갈 때
④ 내리막길을 내려갈 때
⑤ 오르막길을 올라갈 때

67 휠체어 이동 돕기에서 엘리베이터를 탈 때의 방법으로 가장 옳은 것은?

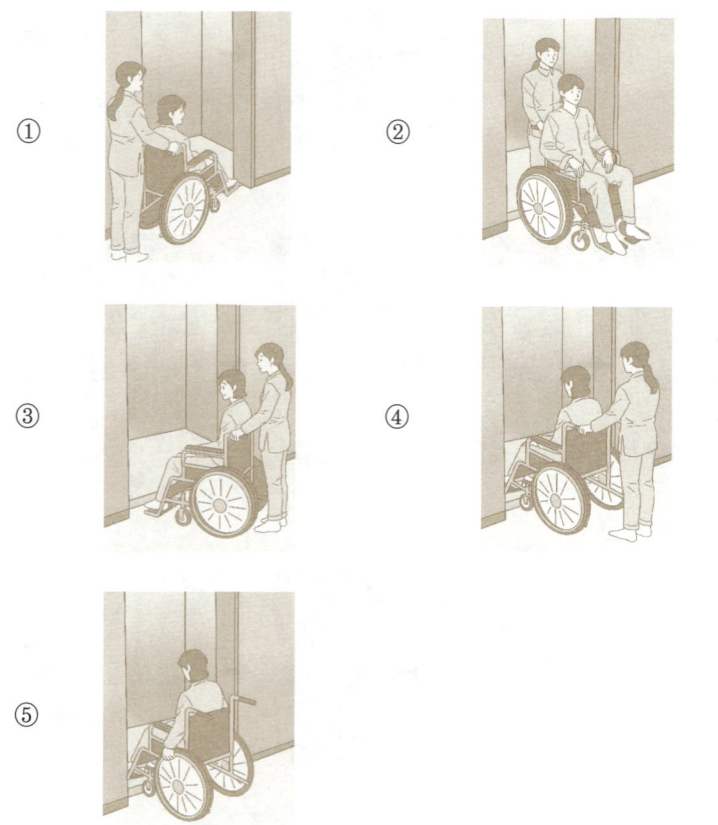

68 누워 있는 왼쪽 반신마비(편마비) 대상자의 단추 없는 상의 갈아 입힐 때의 순서로 옳은 것은?

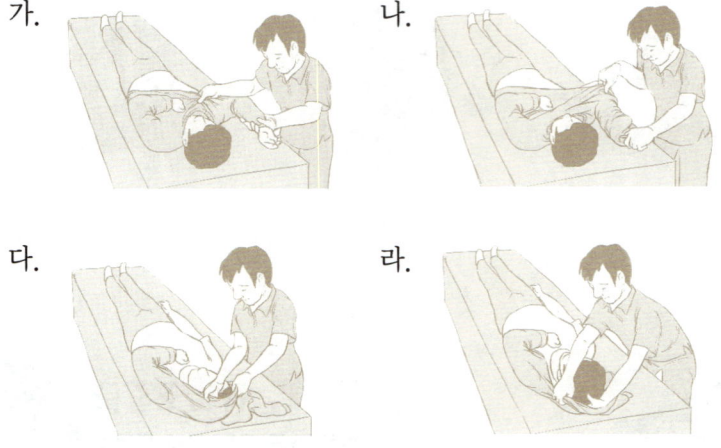

① 가-나-다-라 ② 나-가-라-다
③ 나-다-라-가 ④ 다-나-가-라
⑤ 라-나-다-가

69 누워 있는 왼쪽 반신마비(편마비) 대상자의 단추 없는 상의 벗길 때의 순서로 옳은 것은?

① 가-나-다-라 ② 나-가-라-다
③ 나-다-라-가 ④ 다-라-가-나
⑤ 라-가-다-나

70 지남력이 상실된 혼돈 환자나 진정제를 투여한 환자에게 사용하여 낙상을 예방하기 위한 신체보호대는?

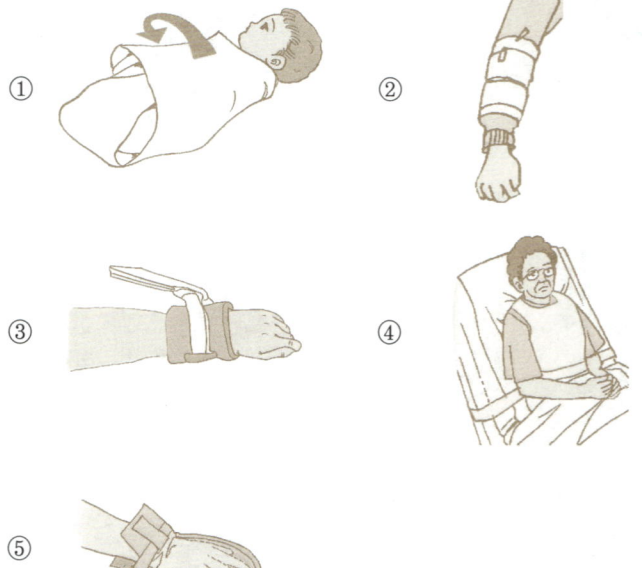

71 혼돈된 환자가 주삿바늘이나 삽입한 튜브를 제거하는 것을 방지하기 위한 신체보호대는 무엇인가?

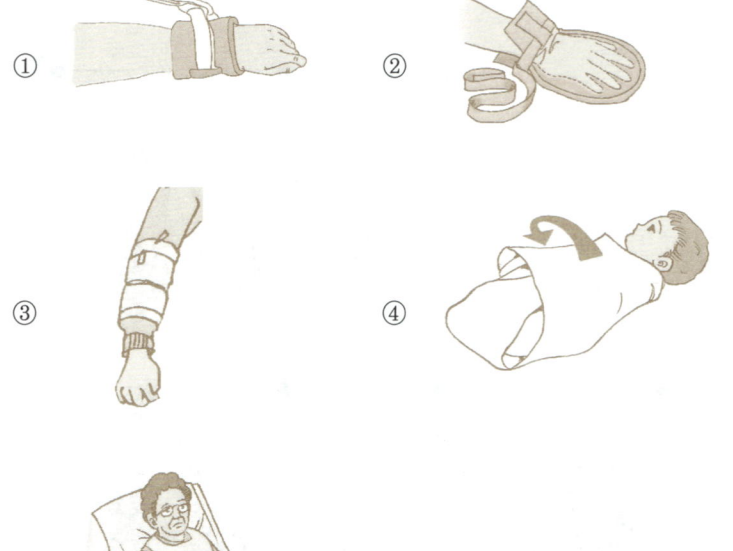

72 정신이 혼미한 성인이 몸의 심한 가려움증을 호소할 때 긁지 못하도록 보호할 수 있는 방법으로 옳은 것은?

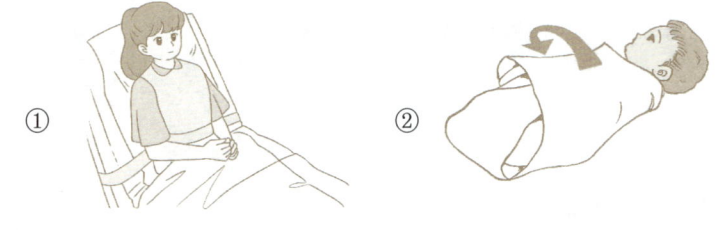

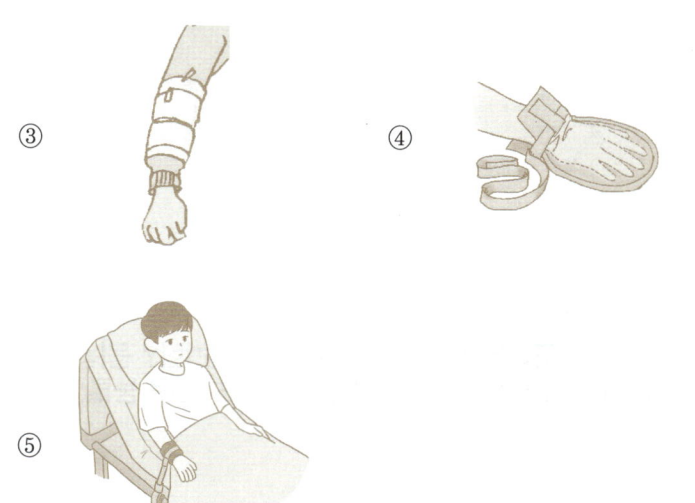

73 영아나 어린아이에게 주로 적용되며, 수술 상처나 피부 병변을 긁지 못하게 예방하는 신체보호대는?

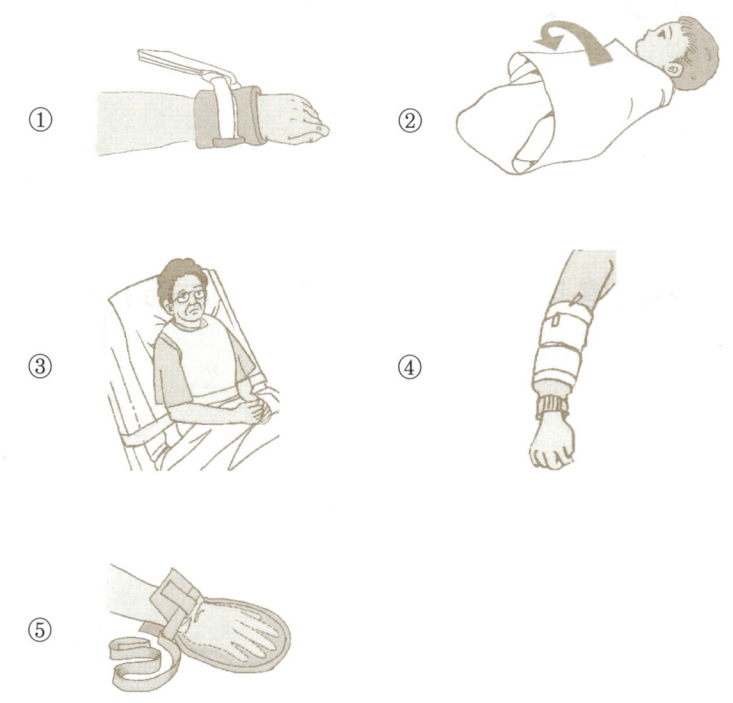

74 신체보호대를 위한 매듭 중 클로브 히치 매듭 만드는 순서가 옳은 것은?

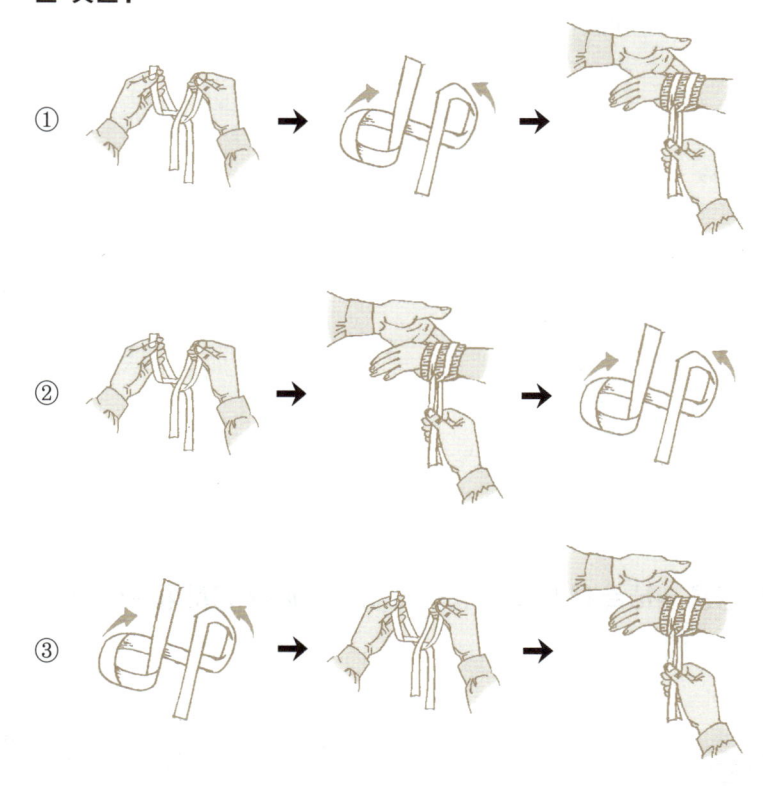

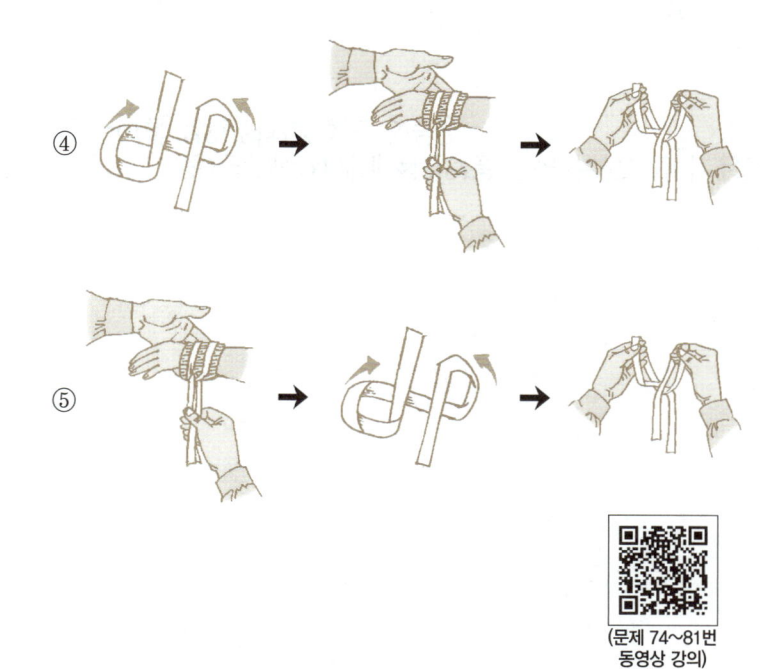

75 신체보호대에 사용되는 매듭 중 정방형 매듭 만드는 순서가 옳은 것은?

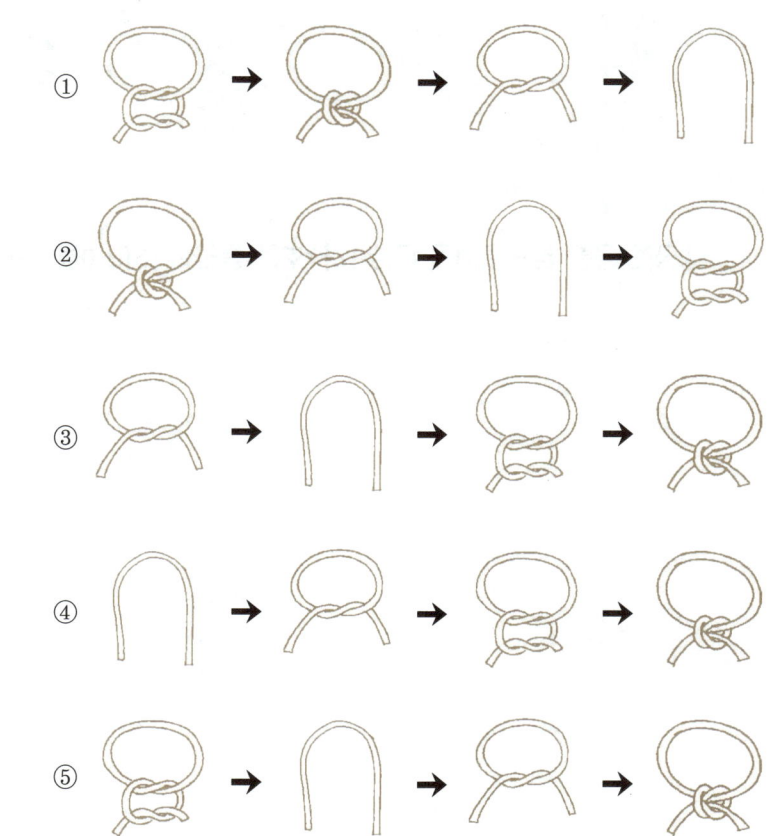

76 다음의 〈그림〉 중 욕창이 특히 잘 발생하는 부위에 해당하는 것은?

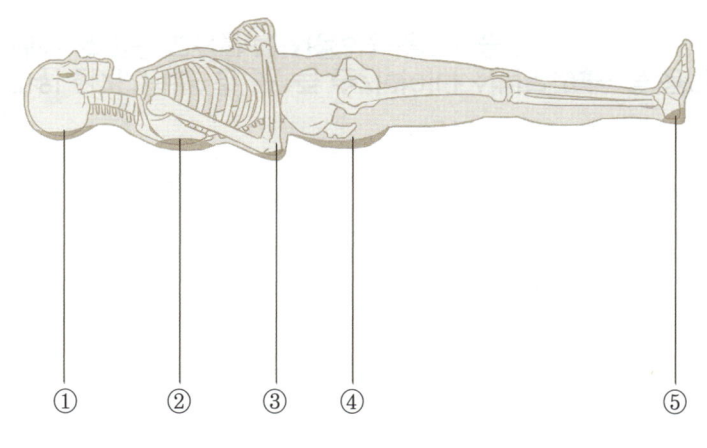

간호조무사 실전 모의고사

최종 마무리 테스트

77 대상자의 턱 관절 사이(관자턱이)에 압정 붕대 하기로 옳은 것은?

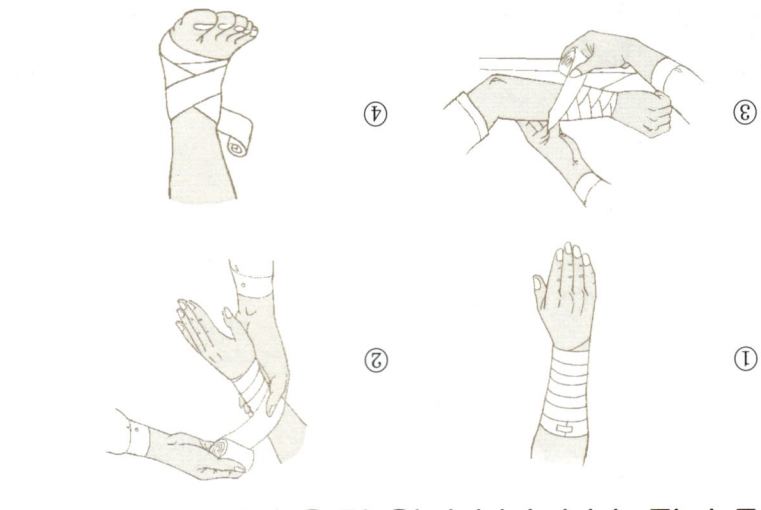

78 대상자의 엉덩뼈 사이에 압정 붕대 하기로 옳은 것은?

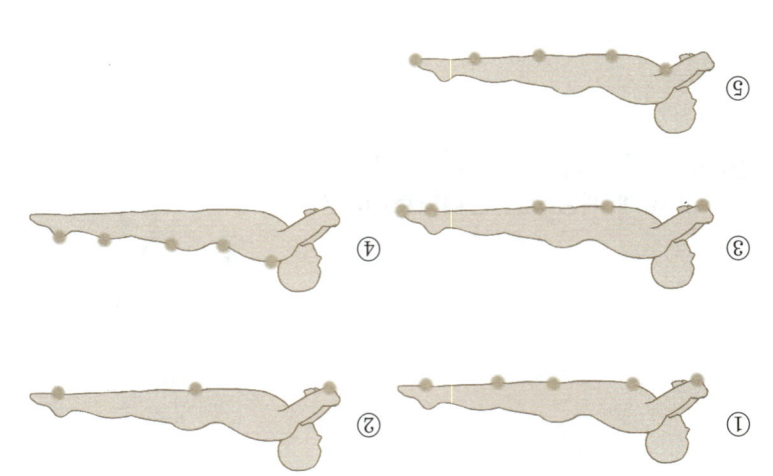

79 손목, 발목 등의 드레싱을 고정시킬 목적으로 이용되며, 되돌이 형식 붕대에 사용되는 붕대법은?

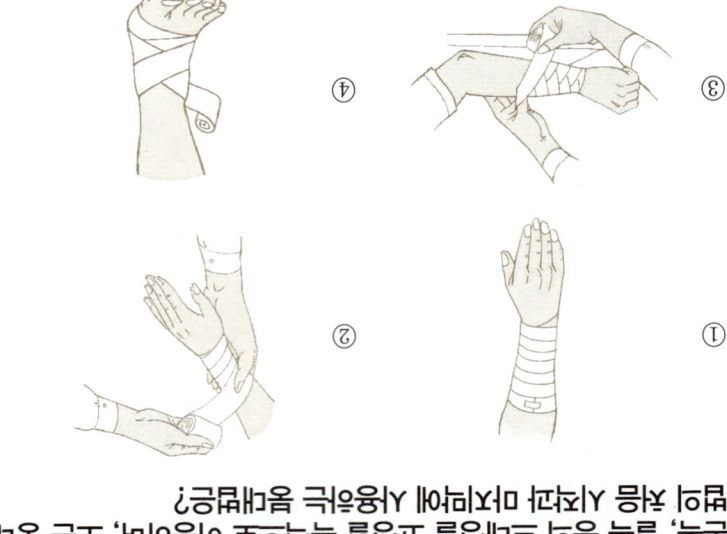

80 주위 붕대가 미끄러질 것, 주 기저귀나 상박부 또는 몸 등의 드레싱, 부목을 고정할 때 사용하는 붕대법은?

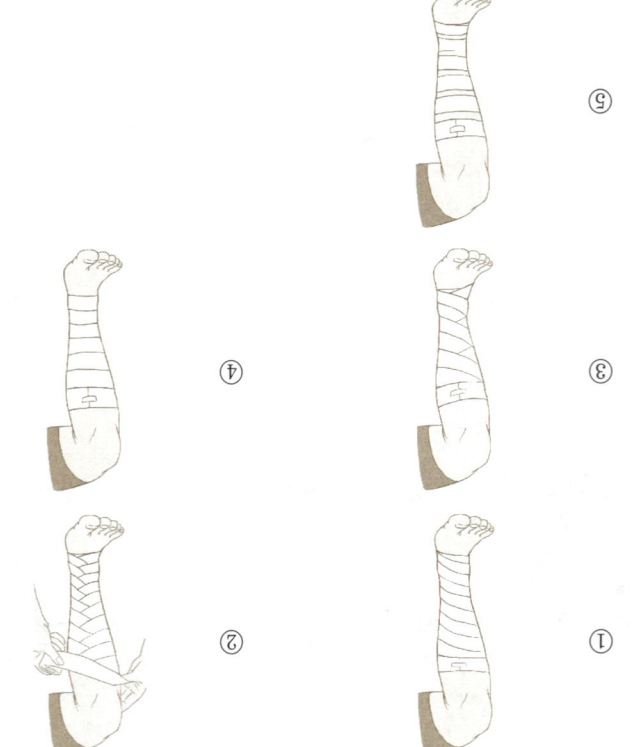

81 종아리의 상처를 감싸기 위한 붕대법으로 옳은 것은?

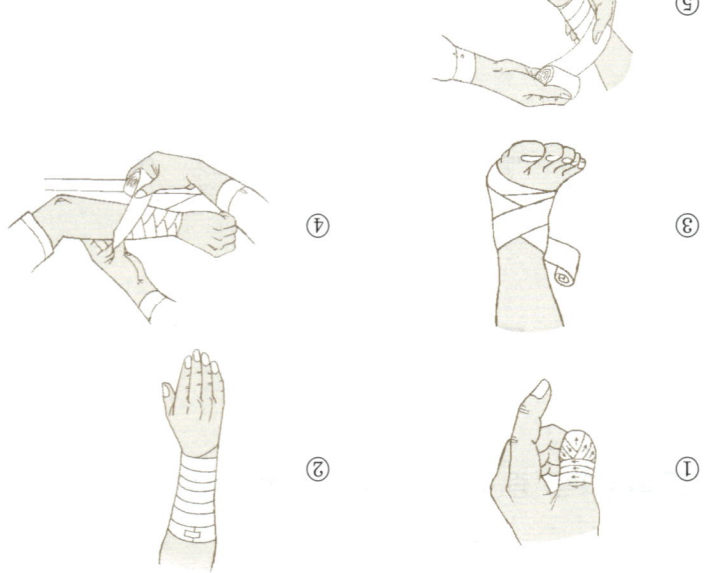

82 다음의 〈그림〉은 대상자에게 경장영양을 투여하려고 한다. 정맥이 들어가는 때의 순서로 맞는 것은?

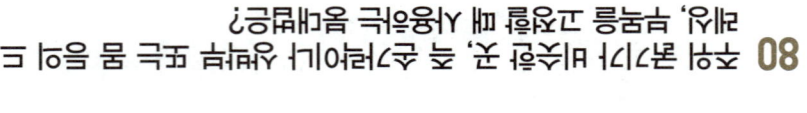

① ㉮
② ㉯
③ ㉰
④ ㉱
⑤ ㉲

(문제 82~90번 동영상 강의)

83 성인 대상자의 귀에 약물을 투여할 때의 모습으로 옳은 것은?

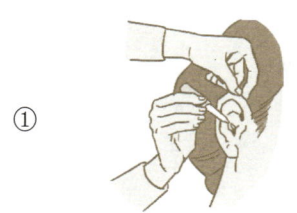 ① ②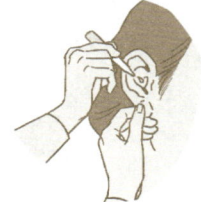

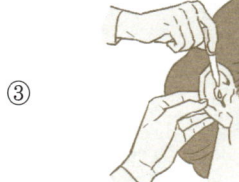 ③ ④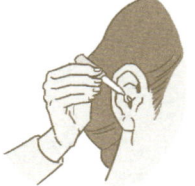

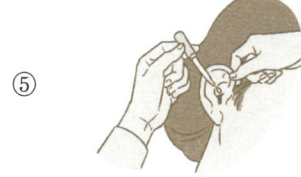 ⑤

84 2세 유아에게 귀약을 투여할 때의 방법으로 옳은 것은?

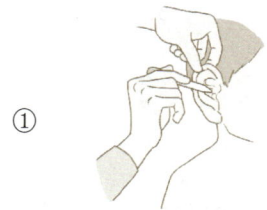 ① ②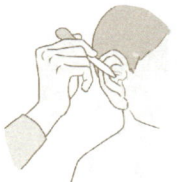

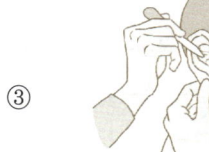 ③ ④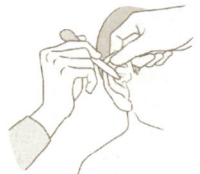

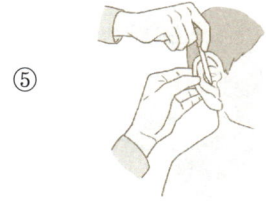 ⑤

85 대상자가 갑자기 침을 흘리며 경련을 일으켰을 때 응급처치 방법으로 옳은 것은?

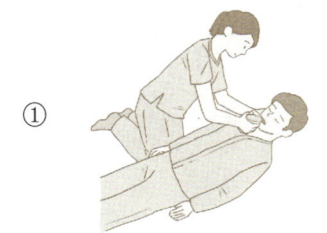 ① ②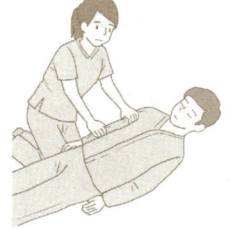

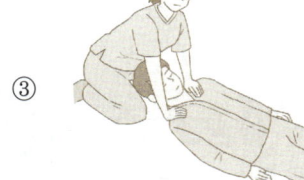 ③ ④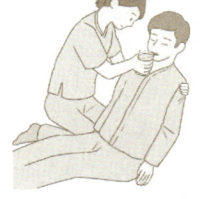

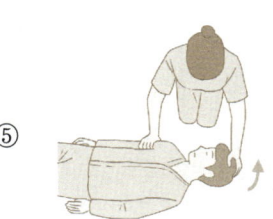 ⑤

86 손목에 출혈이 있을 경우 출혈 부위의 압박과 그 위치로 옳은 것은?

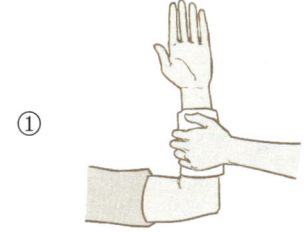 ① 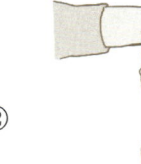 ②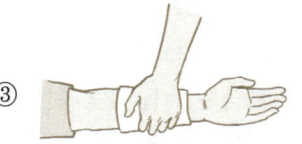

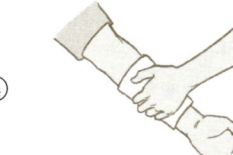 ③ ④

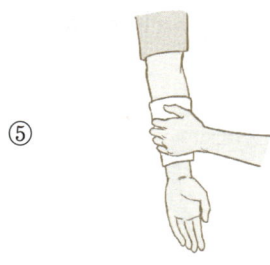 ⑤

87 가슴압박을 위한 손의 위치로 옳은 것은?

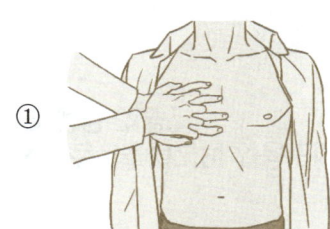 ① ②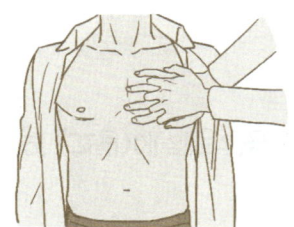

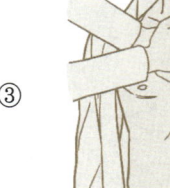 ③ 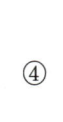 ④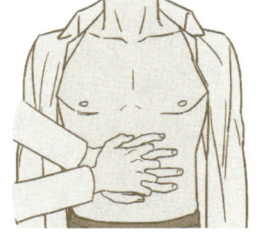

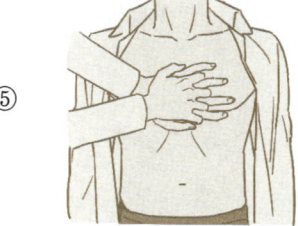 ⑤

88 자동심장충격기의 사용 단계가 바르게 나열된 것은?

가.
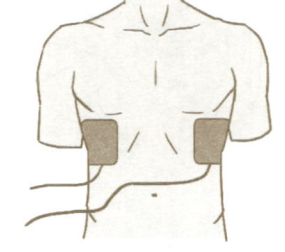

나.
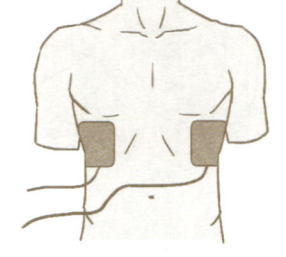

다.
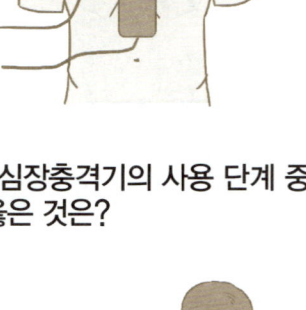

라.
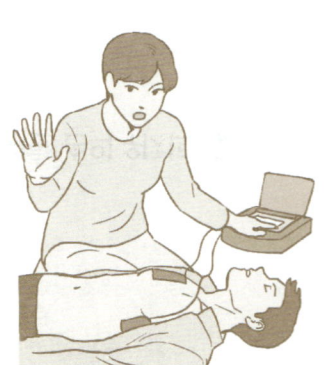

① 다-가-나-라
② 다-가-라-나
③ 다-나-가-라
④ 다-나-라-가
⑤ 다-라-가-나

89 자동심장충격기 사용 시 패드 부착 위치로 옳은 것은?

①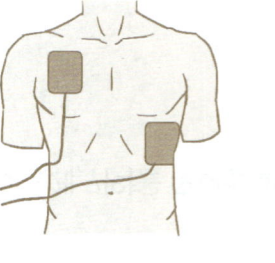
②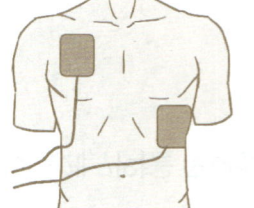

③
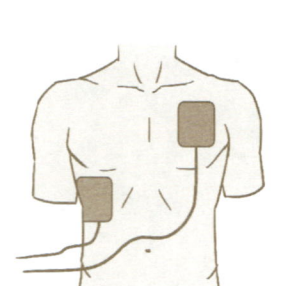

④
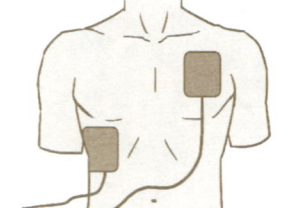

⑤
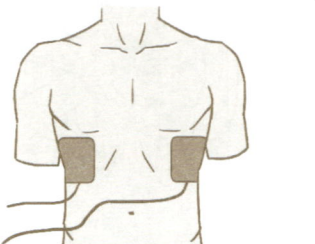

90 자동심장충격기의 사용 단계 중 다음의 〈그림〉에 해당하는 단계로 옳은 것은?

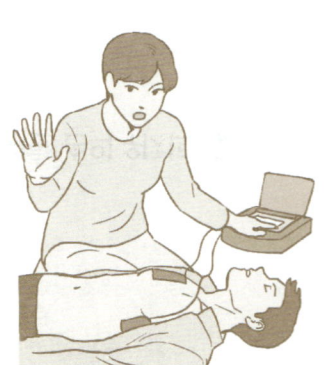

① 전원 켜기
② 전극 패드 부착
③ 심장 리듬 분석
④ 심장충격 시행(세동제거, 제세동)
⑤ 심폐소생술 다시 시행

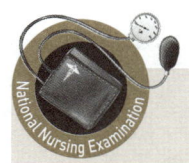
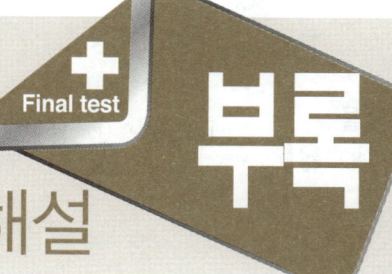

간호조무사 최종 마무리 테스트
실전 문제 정답 및 해설

● 이 정답의 문제 : p.189~206

정답

01	02	03	04	05	06	07	08	09	10	11	12	13	14	15	16	17	18	19	20
③	④	②	⑤	②	⑤	①	②	①	③	②	⑤	③	②	①	①	①	③	①	④
21	22	23	24	25	26	27	28	29	30	31	32	33	34	35	36	37	38	39	40
①	①	⑤	③	①	①	④	⑤	②	②	④	④	③	③	④	②	①	③	①	④
41	42	43	44	45	46	47	48	49	50	51	52	53	54	55	56	57	58	59	60
④	⑤	④	②	④	③	④	②	④	①	④	②	①	②	③	②	⑤	①	①	④
61	62	63	64	65	66	67	68	69	70	71	72	73	74	75	76	77	78	79	80
②	①	③	②	③	①	①	①	④	②	③	⑤	④	②	④	④	①	①	①	⑤
81	82	83	84	85	86	87	88	89	90
②	④	②	③	⑤	②	④	①	①	④

01 요골동맥에서의 맥박 측정 방법 : 환자의 요골동맥을 측정하는 방법은 환자의 손목 안쪽에서 엄지손가락을 연결하는 선 위에 간호사의 둘째, 셋째 손가락 끝을 대어 맥박을 측정한다. 보통 1분간 재며 동맥벽의 탄력성, 맥박 수, 리듬, 강도, 동일성 등을 주의깊게 촉지한다.

02 혈압 측정 시 주의 사항 : 혈압을 정확하게 측정하기 위해서는 환자의 팔을 심장과 같은 높이로 놓는 것이 가장 중요하다. 혈압 측정 시에 잘못 해석할 수 있는 요인으로는 다음과 같은 것이 있으며 특히 커프의 크기가 중요하다.

혈액 측정 시에 흔히 나타나는 오류

오 류	결 과
측정띠(커프)의 크기가 너무 좁은 경우	실제보다 혈압이 높다.
측정띠(커프)의 크기가 너무 넓은 경우	실제보다 혈압이 낮다.
팔을 심장 높이로 지지하지 않은 경우	실제보다 혈압이 높다.
혈압 측정 전에 충분히 안정이 안된 경우	실제보다 혈압이 높다.
반복 측정 시 충분히 휴식하지 않은 경우	실제보다 수축기압은 높고 확장기압은 낮다.
측정띠(커프)를 느슨하게 감은 경우	실제보다 혈압이 높다.
측정띠(커프)의 공기를 지나치게 빨리 뺄 경우	실제보다 수축기압은 낮고 확장기압은 높다.
팔의 높이가 심장보다 높은 경우	실제보다 혈압이 낮다.
식사 직후나 흡연 직후에 혈압을 측정한 경우	실제보다 혈압이 높다.

03 소독 장갑의 착용 순서 : 손을 씻는다. 필요하면 마스크를 착용한다. → 멸균 장갑이 찢어지지 않도록 주의 깊게 착용한다. 멸균 가운을 입었을 때는 멸균 장갑을 잡아당겨서 소매를 덮도록 하고 멸균 가운을 입지 않았을 때는 손목 위까지 잡아당긴다. → 잘 사용하지 않는 손으로 반대 손의 멸균 장갑의 접혀져 있는 커프 바깥쪽 을 잡아 올린다. 예를 들어, 오른손잡이면 왼손으로 오른쪽 장갑의 접혀진 커프, 즉 손목의 접혀진 부위를 잡아서 들어 올린다. → 적어도 탁자로부터 30~40cm 위로 멸균 장갑을 올린 뒤, 멸균 장갑의 바깥 면과 닿지 않게 하면서 멸균 장갑을 들고 있지 않은 손의 손바닥을 위로 해서 멸균 장갑 속으로 집어넣는다. → 멸균 장갑 낀 오른손의 손가락을 구부려 왼손 멸균 장갑의 접혀진 커프 안으로 엄지를 제외한 손가락을 집어넣는다. → 멸균 장갑을 낀 오른손의 엄지손가락을 손바닥에 붙이고, 오염된 곳에 닿지 않도록 주의하면서 왼쪽 장갑을 곧게 들어 올린다. → 손바닥을 위로 해서 왼손을 멸균 장갑 속으로 집어넣는다. 이 때, 멸균 장갑을 낀 오른손 엄지손가락을 둘째손가락으로부터 최대한 바깥쪽으로 벌려 오염된 곳에 닿지 않도록 주의한다. → 왼손 멸균 장갑의 커프가 평평해질 때까지 커프 밑의 앞뒤로 멸균 장갑을 낀 오른손을 왔다 갔다 하면서 커프를 위로 올려붙인다. 이 때, 장갑을 낀 오른손은 반드시 왼손 멸균 장갑의 겉만을 만지도록 한다. → 오른손 멸균 장갑의 커프가 평평해질 때까지 왼손 멸균 장갑의 겉만을 만지면서 커프를 위로 올려붙인다. → 멸균 장갑의 표면을 부드럽게 잡아당겨 멸균 장갑에 생긴 주름을 없애고 손에 잘 맞게 한 뒤, 구멍이나 찢어진 부위가 있는지를 확인한다. → 일단 멸균 장갑을 끼고 나면 그 손은 허리와 어깨 사이에 있게 하여 시야에서 벗어나지 않도록 한다.

04 소독 장갑 벗는 순서 : 먼저 벗을 손의 장갑의 손바닥 쪽 손목 아랫부분을 장갑끼리만 닿도록 해서 잡는다. 오염된 장갑의 바깥쪽이 손목이나 손의 피부에 닿지 않도록 한다. → 먼저 벗을 장갑은 안쪽이 바깥으로 나오도록 뒤집으면서 조심스럽게 벗는다. → 장갑 낀 손가락은 뒤집어진 장갑을 잡고 있다. → 벗은 쪽 손가락을 반대 손 장갑 안쪽에 넣는다. → 손가락을 바깥쪽을 향해 당기면서 뒤집어 벗는다. 이때 먼저 벗은 장갑이 두번째 장갑 안으로 들어가도록 한다. → 양쪽 장갑이 뒤집혀 말아진 채로 용기에 버린 후 손을 씻는다.

05 멸균된 물품을 꺼내는 순서 : 편평한 곳에 소독된 물품을 놓고 멸균 날짜를 확인 후 멸균 확인용 테이프를 뗀다. → 준비하는 사람으로부터 먼 쪽 귀를 먼저 손으로 잡고 편다. → 오른손으로 오른쪽 귀의 접혀진 끝을 잡고 편 뒤 왼손으로 왼쪽 귀의 접혀진 끝을

잡고 차례차례 편다. → 가장 가까운 쪽의 앞 귀를 잡고 포를 편다. → 포장의 안쪽 면은 가장자리 경계선 2~3cm 내에서부터 다른 멸균 물품을 놓을 수 있는 멸균 영역으로 간주한다.

06 소독 용액 따르는 순서 : 필요할 때에만 열고 가능한 한 빨리 닫는다. → 뚜껑을 열어서 멸균된 내면이 아래로 향하게 잡는다. → 뚜껑을 놓아야 할 경우에는 멸균된 내면이 위로 향하게 놓는다. → 라벨이 붙은 쪽을 위로 가게 하여 병을 잡은 후 병이나 병마개의 가장자리는 오염된 것으로 간주하므로 용액을 조금 따라 버린 후 쓴다. → 일단 따른 것은 오염된 것으로 간주하므로 멸균된 용액을 용기에 따랐다가 다시 부어 채우지 않는다. → 뚜껑이 열린 소독 용기 위로 물건을 건네지 않는다.

07 격리 가운 착용 순서 : 먼저 손을 충분히 씻은 후 필요하면 마스크를 착용한다. → 양손으로 깨끗한 격리 가운의 목 가장자리를 집거나 안쪽 면을 잡고 가운이 바닥에 닿지 않게 하면서 조심스럽게 아래로 펼친다. → 동시에 격리 가운의 소매 속으로 양손을 집어넣는데 왼손을 소매 속에 넣은채 오른쪽 소매를 잡아당겨 소매 밖으로 오른손을 뺀다. 왼손은 위로 들고 흔들어 소매 밖으로 뺀다. → 목 뒤의 끈을 묶는다. → 등에서 가능한 한 많이 겹치도록 여민 후 허리를 굽혀 허리띠 끝을 잡아서 묶는다. → 필요하면 장갑을 낀다.

08 격리 가운 벗는 순서 : 장갑을 벗은 후 목 뒤의 끈을 풀고 가운이 어깨에 걸쳐지도록 내린다. 가능한 한 바깥 부분에 닿지 않도록 한다. → 허리끈을 풀어 양옆으로 늘어뜨린다.[가운의 허리끈을 앞(복부)에 묶는 경우에는 끈을 풀고 장갑을 제거하며, 가운의 허리끈을 뒤(등)에 묶는 경우에는 장갑을 벗고 끈을 목 → 등의 순서로 푼다.] → 오른손의 손가락을 격리 가운 왼쪽 소매 밑에 넣고 손등 위로 끌어내린다. → 격리 가운의 오른쪽 소매를 왼쪽 격리 가운의 소매 속에 덮여진 손으로 잡고 끌어내린다. → 가운 안쪽에서 손을 움직여 어깨의 내면을 잡고 가운을 벗는다. 이때 절대로 가운의 바깥 면을 만져서는 안 된다. → 안쪽에서 어깨솔기를 두 손으로 잡고 가운을 붙든 후 두 손을 모은다. 깨끗한 안쪽이바깥으로 나오도록 한쪽 어깨를 위로 해서 뒤집는다. → 일회용의 경우 격리 의료 폐기물 전용 용기에 넣고 재사용 가운의 경우는 오염 세탁물 수집 용기에 넣거나 걸어 놓는다. → 마스크를 벗어 격리 의료 폐기물 전용 용기에 넣는다. → 손소독제로 손위생을 실시한다. → 격리실 밖으로 나와서 물과 비누로 손위생을 한다.

09 마스크 착용 방법 : 손을 씻는다. → 마스크의 위쪽 가장자리를 콧마루 위에 놓고, 위끈부터 머리 뒤에서 단단히 묶는다. 안경을 쓴 경우는 안경 아래쪽 가장자리에 마스크의 위쪽 가장자리를 맞춘다. 마스크의 겉쪽은 오염된 것으로 간주한다. → 아래쪽 가장자리는 턱 밑까지 내려오게 하고 아래끈은 목뒤로 묶는다. → 코와 입이 완전히 가려지도록 한다. → 마스크를 모두 착용한 후 가운을 입는다.

10 ② : 잭-나이프 체위 중 등 체위, ③ : 요추천자 체위, ④ : 복수천자, ⑤ : 심즈 자세

11 ① · ② : 흉강천자 시의 체위, ④ : 복수천자, ⑤ : 심즈 자세

12 침대 보조기구
- 골절용 판자(Fracture Board, Bed board) : 척추 손상 부위, 골절 부위를 지지해 주거나 허리 지지를 위하여 사용
- 발받침대(발지지대, Foot Board) : 발처짐(족저굴곡, foot drop)의 예방(예 무의식 환자의 등마사지를 위해 엎드려 눕힌 후 무릎 아래와 발등 사이에 쿠션을 넣어주는 경우)과 신체 선열 유지를 위하여 사용
- 손 두루마리(Hand roll) : 붕대, 스펀지 등을 손에 넣어 손 모양을 유지하고 손가락의 굴곡 상태를 유지하기 위하여 사용
- 대전자 두루마리(Trochanter roll) : 다리의 외회전(external rotation)을 방지하기 위하여 사용
- 삼각대(Trapeze bar) : 침대 위에서 스스로 운동할 수 있도록 돕는 기구
- 요람(크래들, Cradle) : 윗침구의 무게가 가해지지 않도록 하기 위해 사용 예 화상 환자
- 침대난간(Side rail) : 환자의 이동 시 추락을 방지하기 위하여 사용

13 문제 12번 해설 참조

14 문제 12번 해설 참조

15 요람(크래들) 침대
- 요람(크래들)은 쇠나 나무로 만들어진 반원형의 침구 버티개를 말하며 사용 부위에 따라 크기가 다르다.
- 목적 : 윗침구의 무게로 인해 압박감을 느끼지 않도록 하기 위함이며, 특별 치료 시 침구가 직접 몸에 닿지 않도록 하기 위함이다. 예 화상, 피부염, 궤양, 피부 이식 환자

16 세수수건을 가슴 위에 펴고 물수건을 적셔 눈, 코, 뺨, 입, 이마, 턱, 귀, 목을 빠짐없이 순서대로 닦아 준다.(환자가 할 수 있으면 손에 쥐어 준다.) 이때 비루관의 감염 방지를 위해 눈은 안쪽에서 바깥쪽으로 닦되 눈곱이 끼어 있을 경우에는 눈곱이 끼지 않은 쪽부터 닦는다. 비누는 사용하지 않는다. 상지를 닦을 때는 팔에서 어깨 쪽으로 닦고, 팔은 목욕수건을 반대쪽 팔 밑에 깔고 하박에서 상박으로 씻어 낸 후 잘 말리며, 하지는 발끝에서 허벅지 쪽으로 닦는다. 손은 대야물에 담그고 씻을 수 있도록 목욕수건을 깐 위에 대야를 놓고 물 속에서 씻기고 말린다. 등과 둔부는 옆으로 눕게 하여 목 뒤에서 둔부까지 닦아 주고 손톱을 청결히 한다. 목욕수건으로 가슴을 덮고 목욕담요를 허리까지 내린 후 수건 밑에서 가슴과 겨드랑이 부분을 씻고 잘 말린다.

17 목욕담요를 밑으로 접어 내린 뒤 장운동을 활발하게 하여 배변에 도움이 될 수 있도록 배꼽을 중심으로 시계 방향에 따라 마사지하듯 복부를 씻고 목욕담요로 가슴과 복부를 덮어 준다.

18 대상자의 손 · 발톱 깎기 : 손톱깎이로 손톱은 둥근 모양으로, 발톱은 일자로 자른다.

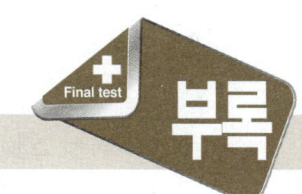

19 틀니(의치) 보관법
- 의치를 사용하지 않는 동안은 맑은 찬물이 담긴 거즈나 솜이 깔린 뚜껑 있는 컵이나 그릇 속에 넣어 안전한 곳에 보관한다.
- 수술실에 갈 때 무의식·경련 환자일 경우 의치가 기도로 넘어가 질식할 우려가 있기 때문에 틀니를 반드시 빼놓는다. 이 틀니는 세척한 후 컵에 담고 이름표를 붙이도록 한다.

20 환자가 엉덩이를 스스로 들어 올릴 수 없는 경우라면 환자가 간호조무사 쪽으로 등을 대고 옆으로 눕는 자세를 취하게 한 후 엉덩이에 대변기를 대준다. 한 손은 변기에 대고 다른 손은 환자 엉덩이를 완전히 감싸듯이 환자 몸의 앞쪽으로 넣어 반대쪽 엉덩이에 밀어 넣는다. 변기를 대어준 후 금기가 아니라면 침대머리를 30°정도 올려 주고, 침상 난간을 올려 준다.

21 소변 배액 주머니는 침상 난간에 매달지 않고 침상 틀 밑에 매달도록 한다.

22 앙와위 또는 배위(supine 또는 dorsal position)
- 이 체위는 모든 체위의 기초이다. 앙와위와 배위는 혼용되어 사용되며 엄격히 말하면 머리와 어깨를 지지하지 않을 때를 앙와위라고 한다.
- 목적
  - 휴식 또는 수면 시에 편안감을 주기 위함이다.
  - 척추 수술 또는 척추 손상 시 척추 선열을 유지하기 위함이다.
  - 척추 천자 후 요통이나 두통을 방지하기 위함이다.
  - 남성의 인공 도뇨 시와 복부 검사 시에 적절한 체위를 유지하기 위함이다.

23 파울러 자세(Fowler's position, 반좌위) : 파울러 자세는 폐 확장을 최대로 하여 호흡곤란 환자, 흉부 수술 또는 심장 수술 후에 환자를 편안하게 하고, 자궁의 산후질분비물(오로)과 기타 질분비물 배출을 촉진하기 위해 사용되는 자세이다.

24 배횡와위(Dorsal recumbent position)
- 목적 : 이 체위는 복부 검사, 질 검사, 여자의 인공 도뇨 시와 회음열 요법 시 적절한 자세를 유지하기 위함이다.
- 방법 : 등을 대고 눕게 한다. → 다리를 약간 벌린다. → 발바닥을 침상에 붙이고 무릎을 구부린다.

25 무릎가슴 자세(슬흉위, knee-chest position) : 무릎가슴 자세(슬흉위)는 나이 든 사람에게는 매우 힘든 자세이므로 모든 기구가 준비되어 시작할 때까지 미리 체위를 취하지 않는다.
- 목적 : 관절 부위의 압력을 감소시키고, 골반 내 장기를 이완시키는 체위로 산후 자궁후굴을 예방하는 운동, 자궁 내 태아 위치 교정, 월경통 완화, 직장이나 대장 검사 시에 적절한 자세를 유지하기 위함이다.
- 방법 : 머리를 옆으로 돌리고 가슴이 침상 바닥이나 베개 위에 닿도록 한다. → 무릎을 펴서 약간 벌리고 대퇴가 다리와 직각이 되게 한다. → 팔을 머리 위로 펴서 팔꿈치에서 구부리게 한다. → 무릎과 가슴에 무게중심을 두게 한다.

26 트렌델렌부르크 자세(Trendelenburg's postion)
- 목적 : 복부 진찰, 쇼크 시 신체 하부의 혈액을 심장으로 모으기 위해 취해 주는 체위이다.
- 방법 : 반듯하게 눕히고(앙와위) 침대 발치를 45°정도 올려 머리가 다리보다 낮게 한다. 그러나 일반적으로 환자의 안위감 증진을 위해서 변형된 트렌델렌부르크 자세를 더 많이 사용한다.
- 주의 사항 : 장시간의 트렌델렌부르크 자세 유지는 상완신경총의 마비와 위 내용물 역류 등의 합병증을 초래할 수 있어 주의하며, 이 때문에 변형된 트렌델렌부르크 자세를 활용한다.

27 ① : 굴곡(45~50°), ② : 신전(45~50°), ③ : 과신전(10°), ④ : 회전(70~80°), ⑤ : 측면굴곡(40~45°)

28 ① : 신전(180°), ② : 과신전(50°), ③ : 외회전(90°), ④ : 내회전(90°), ⑤ : 굴곡(180°)

29 ① : 등쪽굽힘(족배굴곡, 20°), ② : 발처짐(족저굴곡, 45~50°), ③ : 내번(40~50°), ④ : 외번(15~20°), ⑤ : 발가락의 신전(35~60°)

30 ① : 굴곡(120~130°), ② : 신전(120~130°), ⑤ : 고관절의 내전(20~30°)

31 ① : 굴곡(35~60°), ② : 신전(35~60°), ③ : 외전(0~15°), ④ : 내전(0~15°), ⑤ : 발목의 내번(40~50°)

32 ① : 굴곡(150°), ② : 신전(150°), ③ : 전완의 회내(70~90°), ④ : 전완의 회외(70~90°), ⑤ : 어깨의 수평외전(30~45°)

33 ① : 과신전(70~90°), ② : 굴곡(80~90°), ③ : 신전(80~90°), ④ : 외전(0~20°), ⑤ : 내전(0~20°)

34 ① : 외전(30°), ② : 내전(30°), ③ : 대립, ④ : 신전(90°), ⑤ : 굴곡(90°)

35 ① : 신전(70~90°), ② : 굴곡(70~90°), ③ : 과신전(20~30°), ④ : 측면굴곡(35°), ⑤ : 어깨의 과신전(50°)

36 간호조무사가 물건을 양손으로 들어 올릴 때의 자세
- 허리를 펴고 무릎을 굽혀 몸의 무게중심을 낮추고 지지면을 넓힌다.
- 무릎을 펴서 들어 올린다.
- 물건을 든 상태에서 방향을 전환 시 허리를 돌리지 않고 발을 움직여 조절한다.
- 물체는 최대한 몸 가까이 위치하도록 하여 들어 올린다.
- 허리가 아닌 다리를 펴서 들어 올린다.

37 대상자 옆으로 돌려 눕히는 순서 : 무릎을 세우고 팔을 가슴 위에 놓기 → 간호조무사로부터 먼 쪽에 있는 환자의 어깨나 팔꿈치를 한 손으로 잡고 다른 한 손으로 반대편 엉덩이 부분이나 무릎 밑을 잡는다. → 엉덩이를 뒤로 이동시키고 아래쪽 어깨를 살짝 뒤로 움직여 대상자를 간호조무사 쪽으로 돌려 눕힌다.

38 침대에 앉는 것을 돕는 법
- 환자에게 수행 절차를 설명한다.
- 앙와위 또는 파울러 자세(Fowler's position)를 해준다.
- 간호조무사는 환자를 향해 두 발을 비껴 벌려 기저면을 넓힌다.
- 환자가 협조할 수 있는 경우라면 환자에게 무릎을 구부리게 하고 서로 양팔을 붙잡는다. 간호조무사는 환자를 들 때 팔꿈치를 침대에 댄다.
- 환자가 협조할 수 없으면 환자의 양 어깨 사이에 한 쪽 손을 넣고 다른 손은 침대를 잡는다.
- 간호조무사는 뒷다리에 체중을 이동하고 엉덩이를 내리면서 무릎을 구부려 환자를 일으켜 앉힌다.

39 대상자가 침대 아래(발)쪽으로 미끄러져 내려가 있을 때 옮기는 순서
- 침대 매트를 수평으로 눕히고 베개를 머리 쪽에 옮긴다.
- 대상자가 협조를 할 수 있는 경우 : 대상자가 침대 머리 쪽 난간을 잡게 한 후 간호조무사는 대상자의 대퇴 아래에 한쪽 팔을 넣고 나머지 한팔은 침대 면을 밀며 신호를 하여 대상자와 같이 침대 머리 쪽 방향으로 움직인다.
- 대상자가 협조를 할 수 없는 경우 : 침대 양편에 한 사람씩 마주 서서 한쪽 팔은 머리 밑으로 넣어 어깨와 등 밑을, 다른 팔은 둔부와 대퇴를 지지하도록 하여 신호에 맞춰 두 사람이 동시에 대상자를 침대머리 쪽으로 옮긴다.
- 불편한 곳이 있는지 확인하고, 바르게 하여 준다.(침대 커버와 옷이 구겨져 있는지, 팔의 위치와 찰과상 등)

40 문제 39번 해설 참조

41 사지마비 대상자를 일어나 앉히는 방법 : 간호조무사는 대상자를 향하여 가까이 서고 대상자의 마비된 양손은 가슴 위에 올려 놓는다. → 간호조무사는 한쪽 팔을 대상자의 목 밑을 받쳐 깊숙하게 넣은 후 손바닥으로 반대쪽 어깨 밑을 받쳐 준다. → 간호조무사의 다른 손은 대상자의 가슴 위에 올려진 손을 지지한다. → 대상자 어깨 밑에 위치한 손바닥으로 대상자의 상체를 밀어 올리면서 간호조무사 쪽으로 몸통을 돌려 일으켜 앉힌다.(먼저 돌아 눕힌 후 앉힐 수도 있다.)

42 반신마비 대상자를 일으켜 세울 때 앞에서 보조하는 경우의 순서 : 대상자는 침대에 가볍게 걸터앉아 발을 무릎보다 살짝 안쪽으로 옮겨 준다. → 간호조무사는 자신의 무릎으로 대상자의 마비된 쪽 무릎 앞쪽에 대고 지지하여 준다. → 양손은 허리를 잡아 지지하고 대상자 상체를 앞으로 숙이며 천천히 일으켜 세운다. → 대상자가 좀 더 많은 보조가 필요하다면 간호조무사의 어깨로 대상자의

가슴(어깨 앞 쪽)을 지지하여 상체를 펴는 데 도움을 줄 수 있다. → 대상자가 완전하게 양 무릎을 펴고 선 자세를 취하면 간호조무사는 앞쪽으로 넘어지지 않도록 선 자세에서 균형을 잡을 수 있을 때까지 잡아 준다.

43 반신마비 대상자를 옆에서 보조하여 일으켜 세우는 순서 : 대상자를 침대 끝에 앉혀 양발을 무릎보다 조금 뒤쪽에 놓는다. → 간호조무사는 대상자의 마비된 쪽에 가까이 위치하고, 발을 대상자의 마비된 발 바로 뒤에 놓는다. → 간호조무사는 한 손으로 대상자의 마비된 대퇴부를 지지하고, 다른 한 손은 대상자의 반대쪽 허리를 부축하여 천천히 일으켜 세운다. → 대상자가 양쪽 무릎을 펴서 일어서면 대퇴부에 있던 손을 대상자의 가슴 부위로 옮겨 대상자가 상체를 펴서 자세가 안정될 수 있도록 한다.

44 반신마비 대상자를 침대에서 일어나 앉히는 순서 : 일어나는 것에 대해 설명한다. → 간호조무사는 대상자의 건강한 쪽에 선다. → 대상자의 마비된 손을 가슴 위에 올려 놓는다. → 대상자의 양쪽 무릎을 굽혀 세운 후 어깨와 엉덩이 또는 넙다리를 지지하여 간호조무사 쪽으로(마비 측이 위로 오게) 돌려 눕는다. → 간호조무사의 팔을 대상자의 목 밑에 넣어 손바닥으로 등과 어깨를 지지하고, 반대 손은 엉덩이 부분(넙다리)을 지지하여 일으켜 앉힌다. → 이때 대상자는 건강한 손을 짚고 일어날 수 있도록 한다.

45 침대가로 이동시키거나 앉도록 돕는 법 : 환자에게 수행 절차를 설명한다. → 환자를 똑바로 눕게 하고 침대 머리를 45°정도 올린다. → 간호조무사는 이동하려는 쪽에 서서 발을 벌리고 한 발을 앞으로 놓는다. → 환자 가까이 서서 돌아 눕히는 방법에 따라 환자를 돌아 눕힌다. → 침대 끝에 환자의 발과 다리가 오도록 다리를 모은다. → 상반신을 이동시킬 때는 환자의 어깨 밑에, 하반신을 이동시킬 때는 환자의 허리와 대퇴부에 팔을 놓는다. → 체중을 뒷다리에 이동하면서 환자의 다리를 침대가로 끌어내린다. → 환자의 두 팔을 쓰러지지 않도록 침상을 짚게 한다. → 환자가 균형을 유지할 때까지 지지해 준다.

46 침대에서 휠체어로의 이동 방법 : 침대 가까이에 휠체어를 놓는다. 편마비 대상자의 경우, 건강한 쪽에 휠체어를 두고, 침대 난간에 빈틈없이 붙이거나 30~45° 비스듬히 붙인다. 옮기는 동안 대상자가 다치지 않도록 휠체어를 고정하고, 발 받침대는 올려 두도록 한다.

47 대상자를 바닥에서 휠체어로 옮기는 순서 : 대상자 가까이에 휠체어를 가져와 잠금장치를 잠근다. 대상자는 바닥에 무릎을 대고 한 손으로 준비한 휠체어를 잡게 한다. → 대상자 양쪽 무릎을 바닥에 지지한 상태로 무릎을 꿇고 엉덩이를 들어 허리를 편다. → 간호조무사는 대상자 뒤에서 한 손으로 허리를 잡아주고 한 손은 어깨를 지지하여 준다. → 대상자 건강한 쪽 무릎을 세워 천천히 일어나도록 도와주어 휠체어에 앉힌다.

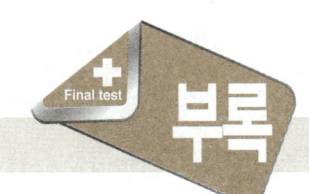

간호조무사 최종 마무리 테스트
실전 문제 정답 및 해설

48 휠체어에서 침대로 옮기기
- 대상자의 건강한 쪽이 침대와 붙여서 평행이 되도록(또는 30~45° 비스듬히) 휠체어를 두고 잠금장치를 잠근다.
- 휠체어 발 받침대를 올리고, 발을 바닥에 내려놓아 대상자 발이 바닥을 지지하게 한다.

49 침대에서 휠체어로 옮기는 방법
- 대상자에게 휠체어로 옮겨 앉는 것에 대하여 설명을 한다.
- 대상자의 건강한 쪽 침대난간에 붙인(또는 30~45° 비스듬히 놓은) 다음 반드시 잠금장치를 잠근다.
- 발 받침대는 다리가 걸리지 않도록 젖혀 놓는다.
- 대상자의 양발이 휠체어 앞쪽 바닥을 지지하도록 한다.
- 간호조무사의 무릎으로 대상자의 마비 측 무릎을 지지하여 준다.
- 대상자가 건강한 쪽 손으로 고정된 휠체어 팔걸이를 잡도록 한다.
- 간호조무사 쪽으로 허리를 굽히면서 양발을 축으로 하여 몸을 회전시켜 휠체어에 앉힌다.("일어섭니다. 또는 하나, 둘, 셋" 등의 말을 한다.)
- 대상자의 뒤에서 겨드랑이 밑으로 간호조무사의 손을 넣어 의자 깊숙이 앉힌다.(또는 상체와 골반을 좌·우 교대로 기울여 엉덩이를 교대로 옮긴다.)
- 앉은 후 발 받침대를 펴고 발을 받침대에 올려 놓는다.
- 대상자를 옮길 때 휠체어 위치를 잘못하면, 낙상을 당할 수 있으니 주의한다.

50 휠체어에서 바닥으로 옮기기
- 휠체어의 잠금장치를 잠그고 발 받침대를 올려 발을 바닥에 내려 놓는다.
- 간호조무사는 대상자의 마비 측 옆에서 어깨와 몸통을 지지해 준다.
- 대상자는 건강한 손으로 바닥을 짚고 건강한 다리에 힘을 주어 바닥에 내려 앉는다.
- 간호조무사는 대상자가 이동하는 동안 상체를 지지하여 준다.

51 두 사람이 대상자를 침대에서 침대로 이동 시 순서 : 대상자의 두 팔을 가슴에 모아 준다. → 대상자의 두 다리를 모으고 무릎을 세운다. → 한 사람은 대상자의 어깨와 다른 팔은 허리 쪽에 넣고 지지한다. → 다른 한 사람은 한 팔을 대상자의 허리 아래를 지지하고 한 팔은 두 무릎 밑을 지지한다. → 두 사람이 호흡을 맞추어 들어 올린다.

52 세 사람이 대상자를 침대에서 운반차로 이동 시 순서 : 환자에게 수행 절차를 설명한다. → 운반차의 바퀴를 고정시켜 둔다. → 환자를 옮기는 세 간호조무사는 침대 옆에서 환자를 향하여 서고 환자의 양팔을 가슴 위에 포개 놓는다. → 첫번째 간호조무사는 머리와 목, 가슴 상부에 양팔을 넣고, 두번째 간호조무사는 가슴 하부와 엉덩이 부분에, 세번째 간호조무사는 대퇴와 다리에 양팔을 넣어 대상자의 반대편 쪽에 손이 나오도록 한다. 이때 운반자는 몸을 최대한 환자에 가깝게 하고 무릎을 굽힌 자세를 취하여 환자를 침대가로 옮긴다.

53 한쪽 다리만 약한 대상자의 보행기 사용법 : 약한 다리와 보행기를 함께 앞으로 한 걸음 정도 옮긴다. → 일단 체중을 보행기와 손상된 다리 쪽에 의지하면서 건강한 다리를 앞으로 옮긴다. → 간호조무사는 대상자의 뒤쪽에 서서 보행 벨트를 잡고 걷는다.

54 문제 53번 해설 해설 참조

55 지팡이 평지 보행 방법 : 지팡이 종류를 확인한다. 지팡이의 고무받침이 닳지 않았는지, 손잡이가 안전한지를 확인한다. → 미끄러지지 않는 양말과 신발을 신도록 돕는다. → 낙상의 위험이 있는 물건을 치운다. → 대상자의 건강한 쪽 손으로 지팡이를 잡고 선다. → 대상자의 발 앞 15cm, 옆 15cm 지점에 지팡이 끝을 놓는다. → 마비 측 다리를 앞으로 옮겨 놓는다. → 건강한 쪽 다리를 옮겨 놓는다.

56 이동 돕기
- 반신마비 환자의 지팡이 평지 보행 돕기 : 보조 지팡이를 사용하여 환자 스스로 이동 시에 보조자는 환자의 불편한 쪽에 서서 보조해주고, 보조자가 환자를 부축하여 지팡이 없이 함께 이동할 때는 보조자는 환자의 건강한 쪽에 서서 환자의 건강한 팔을 잡고 이동한다.
- 반신마비가 아닌 일반 손상 환자 부축하기 : 간호조무사는 대상자의 손상되지 않은 쪽에 서서 대상자의 손상되지 않은 쪽(건강한) 팔을 간호조무사의 어깨에 걸치게 하고 대상자의 손목을 잡고 이동한다.

57 지팡이 보행
- 평지를 이동하거나 계단을 내려갈 때 : 지팡이 → 마비된 다리 → 건강한 다리
- 계단을 오를 때 : 지팡이 → 건강한 다리 → 마비된 다리

58 지팡이 이용 보행 돕기(옆에서 보조) : 간호조무사는 지팡이를 쥐지 않은 옆쪽에 위치하여 겨드랑이에 손을 넣어 대상자가 넘어지지 않도록 잡고 대상자와 호흡을 맞춰 보행한다.

59 반신마비 대상자가 지팡이를 이용하여 계단을 오를 때의 순서 : 지팡이 → 건강한 다리 → 마비된 다리 순서로 이동한다.

60 지팡이 보행 시 왼쪽 반신마비 대상자가 평지를 걸어갈 때의 순서 : 지팡이 → 마비된 다리 → 건강한 다리

61 지팡이를 이용하여 계단을 내려갈 때 : 지팡이 → 마비된 다리 → 건강한 다리의 순서로 이동한다.

62 목발을 이용하여 계단 오르기
- 방법 1 : 수술한 쪽 손으로 계단의 난간을 잡고, 난간과 목발 사이에 고르게 무게를 지탱한 다음 건강한 다리를 위 계단에 올린다. 그런 후 환측 다리와 목발을 계단 위로 올린다.
- 방법 2 : 한 손은 난간 그리고 다른 쪽은 목발을 힘 있게 잡고, 먼저 건강한 다리로 계단을 오른 후 목발을 올리고, 다음에 환측 다리를 올린다.
※ 손잡이 난간이 없을 때에는 양측 겨드랑이 밑에 각각의 목발을 유지한다. 만일 층계가 미끄럽거나 가파르다면 앉은 자세에서

한 계단씩 움직인다.

63 목발을 이용하여 계단 내려가기
- 방법 1 : 한 손으로 난간을 잡은 상태에서, 건강한 다리에 몸무게를 싣고 환측 다리와 목발을 내려놓는다. 그런 후 난간과 목발 사이에 고르게 무게를 지탱하고, 천천히 건강한 다리를 내려놓는다.
- 방법 2 : 한 손은 난간 그리고 다른 쪽은 목발을 힘 있게 잡고, 목발을 먼저 아래 계단으로 내린 후 환측 다리를 내리고, 건강한 다리를 내린다.
- ※ 손잡이 난간이 없을 때에는 양측 겨드랑이 밑에 각각의 목발을 유지한다. 만일 층계가 미끄럽거나 가파르다면 앉은 자세에서 한 계단씩 움직인다.

64 3점 보행
- 이 방법은 한쪽 하지가 약해서 체중 부하를 할 수 없고 다른 한쪽 하지는 튼튼하여 전체 체중 유지가 가능할 때 사용한다.
- 양쪽 목발로 환측 다리를 지탱하면서 동시에 나가고 그 다음 강한 쪽 다리를 내딛는다.
- 좌측 목발, 우측 목발, 환측 발, 건측 발의 순이며, 점차적으로 좌측 목발과 우측 목발을 동시에 내고 환측 발, 건측 발의 순으로 훈련시킨다. 나중에는 좌측, 우측 목발과 환측 발을 동시에 내고 건측 발의 순으로 한다.

65
① : 평지를 가는 방법, ③ : 경사길 올라가는 방법, ④ : 경사길 내려가는 방법, ⑤ : 울퉁불퉁한 길 가는 방법

66 울퉁불퉁한 길을 갈 때 휠체어 이동 방법
- 휠체어 앞바퀴를 들어 올려 뒤로 젖힌 상태에서 이동한다.
- 크기가 작은 앞바퀴가 지면에 닿게 되면 휠체어를 앞으로 밀기가 힘들고, 대상자가 진동을 많이 느끼기 때문이다.

67
엘리베이터 타고 내리기 : 뒤로 들어가서 앞으로 밀고 나온다. 이는 엘리베이터 층 버튼에 쉽게 접근할 수 있으며, 엘리베이터에서 나갈 때 돌려야 하는 불편함을 피할 수 있기 때문이다.

68
왼쪽 반신마비(편마비) 대상자의 단추 없는 상의 입히기 : 왼쪽 팔 → 머리 → 오른쪽 팔

69
누워 있는 대상자 상의 벗기기 : 간호조무사는 대상자의 건강한 쪽 팔꿈치를 구부려 머리 방향으로 올리게 한다. → 건강한 쪽 상의를 허리 쪽에서 겨드랑이까지 모아 쥔다. → 대상자의 얼굴 쪽에서 시작하여 머리 쪽으로 옷을 벗긴다. → 마비된 쪽 어깨, 팔꿈치, 손목 순으로 옷을 벗긴다. → 대상자의 마비된 쪽 손목을 잡고 한쪽 팔을 벗긴 후 양팔을 편안하게 한다.

70
재킷 보호대(jaket restraint) : 지남력이 상실된 혼돈 환자나 진정제를 투여한 환자에게 사용하여 낙상을 방지하기 위함이다. 또한 환자가 자해하려 하거나 폭력적 행동을 보일 경우, 환자 운반차나 휠체어에서 안전하게 이동시킬 때도 사용한다.

71
장갑 보호대(mitt restraint) : 혼돈된 환자가 자신의 손으로 긁거나 손상을 입히는 것(예 주삿바늘이나 삽입한 튜브 제거)을 방지하기 위함이다. 이는 손과 손가락의 움직임만을 제한할 뿐 팔의 움직임은 제한하지 않아 팔을 자유롭게 움직일 수 있다.

72
문제 71번 해설 해설 참조

73
팔꿈치 보호대(주관절 보호대, elbow restraint) : 영아나 어린아이에게 주로 적용(예 소아에게 정맥주사 후 또는 구개 수술 후 사용)되며 수술 상처나 피부 병변을 긁지 못하도록 팔꿈치를 구부리는 것을 방지하기 위함이다. 무릎을 구부리지 못하게 할 필요가 있을 경우 무릎에도 적용할 수 있다.

74
클로브 히치(clove hitch) 매듭 : 손목이나 발목 보호대에 사용한다. 잡아당겼을 때 조여지지 않으며 쉽게 풀리고, 환자의 움직임을 어느 정도 허용하는 장점이 있다.
- 8자를 만든 후 8자의 두 고리를 집어 든다.
- 두 개의 고리를 마주 붙이고 고리 속으로 손목을 넣어 끝은 잡아당겨 안전하게 묶는다.

75
정방형 매듭 : 두 개의 끈을 서로 묶을 때 사용한다. 잡아당겼을 때 조여지지 않고 압력이 풀려도 미끌어지지 않는다.
- ① : U자 모양의 고리를 만든다.
- ② : 한쪽 끝은 다른쪽 끝의 밑에 놓은 후 교차한다.
- ③ : ②와 반대 방향으로 다시 한번 교차한다.
- ④ : 매듭을 단단히 조인다.
- ⑤ : 매듭이 다 만들어지면 같은 쪽의 양끝이 똑같이 고리 위나 아래에 있게 된다.

76
욕창 발생 부위 : 욕창이란 병상에 오래 누워 있는 대상자의 등, 허리 및 엉덩이, 어깨, 팔꿈치 등 바닥면과 접촉되는 피부가 혈액의 공급을 받지 못해서 괴사되는 상태를 말한다. 천골 부위의 엉덩이는 욕창이 특히 잘 생기는 부위이다.

77
반 앉은 자세(반좌위)에서의 욕창 발생 부위 : 궁둥뼈결절, 넙다리뒷면, 척추뼈가시돌기

78
엎드린 자세에서의 욕창 부위 : 위팔뼈 앞머리, 복장뼈, 위앞엉덩뼈가시, 무릎뼈, 정강뼈능선, 발등

79 환행대(circular turns)
- 이마, 목, 손목, 발목 등의 드레싱을 고정할 목적으로 이용되며 어떤 붕대법이든 처음 시작과 마지막은 환행대를 한다.
- 동일 부위를 수차 돌려 감는다.

80 나선붕대
- 주위 굵기가 비슷한 곳, 즉 손가락, 상박부, 몸 등의 드레싱, 부목을 고정할 때 이용한다.

- 먼저 감은 곳보다 1/2~1/3 정도 올려 감는다.

81 나선절전대(나선역행붕대)
- 전박, 다리 등 굵기가 급히 변하는 부분에 사용한다.
- 두 번 환행으로 감은 후 약 30° 각도로 위쪽으로 비스듬히 감는다. 이후 붕대의 위쪽에 왼손의 엄지손가락을 뺀 후 붕대를 뒤집어서 돌린다.
- 붕대가 2/3 정도 겹치도록 하면서 계속 감아 내려온다.

82 점안약 투여 : 안약 투여 시 대상자에게 천장을 보도록 하고 약물명, 점적 방울 수를 확인하여 눈의 측면에서 하부 결막낭의 바깥쪽 3분의 1 부위에 안약을 투여한다.

83 귀약 점적 : 성인 대상자의 귀에 약물을 투여할 때는 귓바퀴(이개)를 후상방으로 잡아당겨 약물 투여가 쉽도록 한 후 측면을 따라 정확한 방울 수의 약물을 점적한다.

84 3세 미만의 아동은 이수(lobe)를 후하방(귓바퀴를 아래쪽 뒤쪽)으로 잡아당겨서 약을 귀에 떨어뜨려 넣는다.

85 경련 환자의 간호 돕기 : 뇌전증(간질) 환자가 발작 증상을 보이거나 경련 시에는 신속한 판단과 행동이 요구되는데, 구체적인 간호는 다음과 같다.
- 기도를 확보하고, 필요시 처방된 산소를 공급한다.
- 외상을 입지 않도록 주변의 물건을 제거하고, 발작 중에는 환자의 입 안에 아무 것도 넣지 않는다. 경련 시에는 보호대가 오히려 손상을 입힐 수 있으므로, 보호대는 착용하지 않는다.
- 측위나 고개를 옆으로 돌려 이물질이 흡인되지 않도록 한다.
- 환자를 바로 눕히고 환자의 목과 가슴 주변의 옷을 풀어 준다.
- 처방에 따라 항경련제를 투여한다.
- 경련 양상을 주의 깊게 관찰하고, 이를 기록한다.
- 경련 후에는 분비물을 닦고, 바로 눕혀 기도를 유지하며, 피부 손상, 상처, 혀의 깨물림 등의 손상이 없는지 관찰한다.
- 환자가 완전히 회복될 때까지 구강 섭취를 금하며, 필요시에는 수액을 주입한다. 활력 징후를 자주 측정하고, 섭취량, 배설량을 측정한다. 경련 경험이 있는 환자의 경우 예방적 조치로 침대 난간을 올리고 패드를 대주며, 침대 높이를 낮추고, 산소 흡인 기구, 그 외의 응급 물품을 침대 가까이에 비치한다.

86 손목에 출혈이 있을 경우 출혈 부위의 압박과 그 위치 : 출혈 부위를 압박하면서 출혈 부위를 심장보다 높게 위치하도록 한다.

87 기본소생술 중 가슴압박의 특징
- 가슴압박은 분당 100~120회를 유지한다.
- 30회의 가슴압박이 끝나면 2회의 인공호흡을 실시한다.(가슴압박 대 인공호흡 30 : 2)
- 손가락이 가슴에 닿지 않도록 주의하면서 양팔을 쭉 편 상태에서 체중을 실어 대상자의 몸에 수직이 되도록 하며 가슴이 최소 5cm 정도 눌릴 정도의 강도로 압박한다. 6cm가 넘지 않도록 한다.
- 대상자의 흉골의 아래쪽 절반 부위(해부학적 위치)에 두 손을 깍지 끼고 올려놓는다.
- 호흡이 없거나 비정상적이면 가슴압박을 시작해야 한다.

88 자동심장충격기의 사용 단계 : 전원 켜기(다)-전극 패드 부착(가)-심장 리듬 분석(나)-세동 제거(잔떨림 제거, 제세동) 시행(라) 순이다.

89 자동심장충격기 사용 시 패드 부착 위치 : 전극 패드 1은 오른쪽 빗장뼈(쇄골) 바로 아래에 부착하고, 전극 패드 2는 왼쪽 젖꼭지 아래 중간 겨드랑이 선에 부착한다.

90 세동 제거 시행
- 세동 제거가 필요한 경우에만 세동 제거 버튼이 깜박인다.
- 깜박이는 세동 제거 버튼을 눌러 세동 제거를 시행한다.
- 세동 제거 버튼을 누르기 전에는 반드시 다른 사람이 대상자에게서 떨어져 있는지 다시 한 번 확인한다.